transtornos psiquiátricos na mulher

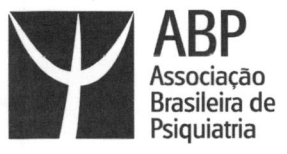

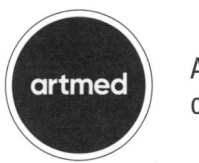

A Artmed é a editora oficial da ABP

NOTA

A medicina é uma ciência em constante evolução. À medida que novas pesquisas e a própria experiência clínica ampliam o nosso conhecimento, são necessárias modificações no tratamento e na farmacoterapia. Os autores desta obra consultaram as fontes consideradas confiáveis, em um esforço para oferecer informações completas e, geralmente, de acordo com os padrões aceitos à época da publicação. Entretanto, tendo em vista a possibilidade de falha humana ou de alterações nas ciências médicas, os leitores devem confirmar estas informações com outras fontes. Por exemplo, e em particular, os leitores são aconselhados a conferir a bula de qualquer medicamento que pretendam administrar, para se certificar de que a informação contida neste livro está correta e de que não houve alteração na dose recomendada nem nas contraindicações para o seu uso. Essa recomendação é particularmente importante em relação a medicamentos novos ou raramente utilizados.

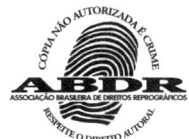
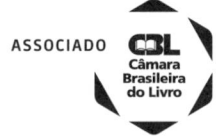

T772   Transtornos psiquiátricos na mulher : diagnóstico e manejo / Organizadores, Amaury Cantilino, Maila Castro L. Neves, Joel Rennó Jr. – Porto Alegre : Artmed, 2023.
xix, 356 p. ; 23 cm.

ISBN 978-65-5882-077-2

1. Psiquiatria. 2. Semiologia. 3. Mulheres – Saúde mental. I. Cantilino, Amaury. II. Neves, Maila Castro L. III. Rennó Jr., Joel.

CDU 616.89

Catalogação na publicação: Karin Lorien Menoncin – CRB 10/2147

transtornos psiquiátricos na mulher

diagnóstico e manejo

ORGANIZADORES

- Amaury Cantilino
- Maila Castro L. Neves
- Joel Rennó Jr.

Reimpressão

artmed

Porto Alegre
2023

© Grupo A Educação S.A., 2023.

Gerente editorial: *Letícia Bispo de Lima*

Colaboraram nesta edição:
Coordenadora editorial: *Cláudia Bittencourt*
Capa: *Tatiana Sperhacke*
Imagem da capa: *©shutterstock.com/metamorworks*
Ilustração (Figura 21.2): *Gilnei da Costa Cunha*
Preparação de originais: *Marcela Bezerra Meirelles*
Leitura final: *Fernanda Luzia Anflor Ferreira*
Projeto gráfico: *Tipos – Design editorial e fotografia*
Editoração eletrônica: *Kaéle Finalizando Ideias*

Reservados todos os direitos de publicação ao GRUPO A EDUCAÇÃO S.A.
(Artmed é um selo editorial do GRUPO A EDUCAÇÃO S.A.)
Rua Ernesto Alves, 150 – Bairro Floresta
90220-190 – Porto Alegre – RS
Fone: (51) 3027-7000

SAC 0800 703 3444 – www.grupoa.com.br

É proibida a duplicação ou reprodução deste volume, no todo ou em parte, sob quaisquer formas ou por quaisquer meios (eletrônico, mecânico, gravação, fotocópia, distribuição na Web e outros), sem permissão expressa da Editora.

IMPRESSO NO BRASIL
PRINTED IN BRAZIL

AUTORES

Amaury Cantilino (org.)
Psiquiatra. Doutor em Neuropsiquiatria e Ciências do Comportamento pela Universidade Federal de Pernambuco (UFPE).

Maila Castro L. Neves (org.)
Psiquiatra. Professora da Universidade Federal de Minas Gerais (UFMG). Doutora em Medicina Molecular pela UFMG.

Joel Rennó Jr. (org.)
Psiquiatra. Professor colaborador médico da Faculdade de Medicina da Universidade de São Paulo (FMUSP). Diretor do Programa Saúde Mental da Mulher (ProMulher) do Instituto de Psiquiatria (IPq) do Hospital das Clínicas (HC) da FMUSP. Doutor em Ciências pelo Departamento de Psiquiatria da FMUSP. Coordenador da Comissão de Estudos e Pesquisa da Saúde Mental da Mulher da Associação Brasileira de Psiquiatria (ABP).

Adriana Trejger Kachani
Nutricionista-responsável pelo Programa da Mulher Dependente Química (Promud) do IPq-HCFMUSP. Especialista em Nutrição Funcional pela Santa Casa de São Paulo. Mestra e Doutora em Ciências pela FMUSP.

Alcina Juliana Soares Barros
Psiquiatra judiciária do Tribunal de Justiça do Estado do Rio Grande do Sul (TJRS), Comarca de Santa Cruz do Sul. Especialista em Psiquiatria Forense pela Universidade Federal de Ciências da Saúde de Porto Alegre (UFCSPA). Doutora em Psiquiatria e Ciências do Comportamento pela Universidade Federal do Rio Grande do Sul (UFRGS).

Alexandre Okanobo Azuma
Psiquiatra. Colaborador do ProMulher do IPq-HCFMUSP.

Alexandre Pinto de Azevedo
Psiquiatra. Assistente do Programa de Transtornos Alimentares (Ambulim) do IPq-HCFMUSP. Mestre em Ciências pelo Departamento de Psiquiatria da FMUSP. Coordenador do Grupo Especializado em Comer Compulsivo e Obesidade e do Grupo Especializado em Atendimento a Homens com Transtornos Alimentares (Ambulim/IPq-HCFMUSP).

Ana Clara Franco Floresi
Psiquiatra do Ambulim/IPq-HCFMUSP. Supervisora voluntária dos residentes da Enfermaria do Comportamento Alimentar (Ecal) do IPq-HCFMUSP.

Carla Fonseca Zambaldi
Psiquiatra. Professora adjunta da UFPE. Mestra e Doutora em Neuropsiquiatria e Ciências do Comportamento pela UFPE.

Carlos Eduardo Rosa
Médico especialista em Psiquiatria e Clínica Médica. Pesquisador colaborador do Departamento de Imagens Médicas, Hematologia e Oncologia Clínica da Faculdade de Medicina de Ribeirão Preto (FMRP) da Universidade de São Paulo (USP). Doutor em Ciências Médicas (Clínica Médica e Investigações Clínicas) pela FMRP-USP. Membro da Comissão de Estudos e Pesquisa da Saúde Mental da Mulher da ABP.

Carmita Helena Najjar Abdo
Psiquiatra. Professora associada do Departamento de Psiquiatria da FMUSP. Livre-docente em Psiquiatria da FMUSP. Especialista em Psiquiatria pela ABP.

Caroline M. Magalhães
Psiquiatra. Atuação em Saúde Mental da Mulher no Hospital das Clínicas (HC) da UFMG.

Catarina de Moraes Braga
Psiquiatra. Professora do Curso de Medicina do *Campus* do Agreste da UFPE. Aperfeiçoamento em Sexualidade Humana pelo IPq-HCFMUSP. Mestra em Neuropsiquiatria e Ciências do Comportamento pela UFPE.

Christiane Carvalho Ribeiro
Psiquiatra. Preceptora de Residência Médica do HC-UFMG. Mestra em Medicina Molecular pela UFMG. Doutoranda em Medicina Molecular na UFMG.

Dennison Carreiro Monteiro
Psiquiatra. Professor assistente de Psiquiatria da Faculdade de Ciências Médicas da Universidade de Pernambuco (FCM-UPE). Mestre em Neuropsiquiatria e Ciências do Comportamento pela UFPE.

Dennys Lapenda Fagundes
Psiquiatra e médico do sono. Professor e preceptor de Psiquiatria da Faculdade Pernambucana de Saúde (FPS)/Instituto Materno Infantil de Pernambuco (IMIP)/Faculdade Tiradentes (FITS). Especialista em Terapia Cognitivo-comportamental pela Faculdade Frassinetti do Recife (Fafire), em Medicina do Sono pelo Hospital Otávio de Freitas e em Medicina do Trabalho pela Universidade Estácio de Sá. Mestre em Neuropsiquiatria pela UFPE. Doutorando em Neuropsiquiatria na UFPE.

Eduardo Severini da Rosa
Estudante de Medicina na UFCSPA.

Everton Botelho Sougey
Psiquiatra. Professor titular do Departamento de Neuropsiquiatria da UFPE. Especialista em Psiquiatra pela ABP. Mestre em Psiquiatria pela Université de Paris V, França. Doutor em Saúde Mental pela Universidade Estadual de Campinas (Unicamp).

Fabio Carezzato
Psiquiatra.

Fábio Tápia Salzano
Psiquiatra. Vice-coordenador do Ambulim/IPq-HCFMUSP. Mestre em Ciências pela USP.

Fernanda Pisciolaro
Nutricionista clínica. Coordenadora da Equipe de Nutrição Clínica e supervisora do Ambulim/IPq-HCFMUSP. Membro do Departamento de Transtornos Alimentares da Associação Brasileira para Estudo da Obesidade e Síndrome Metabólica (Abeso), do Grupo Especializado em Nutrição e Transtornos Alimentares (Genta) e colaboradora do Instituto Nutrição Comporta-

mental. Especialista em Doenças Metabólicas e Risco Cardiovascular pelo Centro de Extensão Universitária (CEU).

Frederico Duarte Garcia
Psiquiatra. Professor do Departamento de Saúde Mental da UFMG. Doutor em Medicina Celular e Molecular pela Université de Rouen, França.

Hélio de Lima F. Fernandes Costa
Ginecologista e obstetra. Professor adjunto regente de Ginecologia e Obstetrícia da UPE. Especialista em Ginecologia pela USP. Mestre e Doutor em Tocoginecologia pela FMRP-USP.

Hewdy Lobo Ribeiro
Psiquiatra. Professor da Pós-graduação da Universidade Paulista (Unip). Especialista em Psiquiatria Forense pela ABP. Mestre em Administração Estratégica pela Unip.

Igor Emanuel Vasconcelos e Martins Gomes
Psiquiatra. Coordenador do Serviço de Saúde Mental Perinatal (Psicomater) da Maternidade Escola Assis Chateaubriand (MEAC) da Universidade Federal do Ceará (UFC). Pós-graduado em Terapia Cognitivo-comportamental pela Pontifícia Universidade Católica do Rio Grande do Sul (PUCRS). Membro da Comissão de Estudos e Pesquisas em Saúde Mental da Mulher da ABP.

Isabela Pina
Psiquiatra. Preceptora da Residência Médica em Psiquiatria do Hospital das Clínicas (HC) da UFPE. Coordenadora do Ambulatório de Primeiro Episódio Psicótico do HC-UFPE. Mestranda em Neuropsiquiatria e Ciências do Comportamento na UFPE.

Jeronimo Mendes-Ribeiro
Psiquiatra. Diretor de Ensino do Programa de Formação em Psiquiatria da Associação de Psiquiatria Cyro Martins (CCYM). Especialista em Psiquiatria pela ABP. *Clinical fellowship* em Saúde Mental da Mulher e Transtornos do Humor da McMaster University, Canadá.

João Quevedo
Psiquiatra. Professor de Psiquiatria da UTHealth Houston, Estados Unidos. Doutor em Ciências Biológicas (Bioquímica) pela UFRGS.

João Vítor Bueno Ferrão
Estudante de Medicina na PUCRS.

Juliana Nascimento Bancovsky
Psiquiatra.

Kelen Cancellier Cechinel Recco
Psiquiatra. Doutora em Ciências da Saúde pela Universidade do Extremo Sul Catarinense (Unesc).

Laura Olinda Bregieiro Fernandes Costa
Ginecologista e obstetra. Professora adjunta de Tocoginecologia e responsável pelo Ambulatório de Ginecologia Endócrina e Climatério do Centro de Saúde Amaury de Medeiros da FCM-UPE. Especialista em Ginecologia Endócrina e Climatério pela FMRP-USP. Mestra e Doutora em Medicina (Ginecologia Endócrina e Reprodução Humana) pela FMRP-USP.

Leonardo Machado
Psiquiatra. Professor adjunto de Psiquiatria e Psicologia Médica da UFPE. Preceptor da Residência de Psiquiatria do HC-UFPE. Especialista em Terapia Cognitivo-comportamental pelo Instituto IWP. Mestre e Doutor em Neuropsiquiatria e Ciências do Comportamento pela UFPE.

Maíra Pinheiro Maux Lessa
Psiquiatra.

Marcela Bregieiro Fernandes Costa
Médica residente em Ginecologia e Obstetrícia do Instituto de Assistência Médica ao Servidor Público Estadual (IAMSPE) de São Paulo.

Marcela Clementino
Psicóloga.

Marcelo Allevato
Psiquiatra. Membro titular da ABP. Mestre em Ciências da Saúde (Psiquiatria) pela Universidade Federal do Rio de Janeiro (UFRJ).

Marina Chaves Amantéa
Estudante de Medicina na PUCRS.

Mario F. P. Juruena
Psiquiatra. Professor do Departamento de Psicologia Médica do Instituto de Psiquiatria, Psicologia e Neurociência do King's College London. Coordenador médico do Maudsley Advanced Treatment Service, South London and Maudsley NHS Foundation Trust, Inglaterra. Mestre em Psicobiologia pela Universidade Federal de São Paulo (Unifesp). Mestre em Neurociência Afetiva pela Universitat Maastricht, Holanda. PhD em Psiquiatria pela University of London & King's College London.

Mayra Brancaglion
Psicóloga cognitivo-comportamental e terapeuta de *Eye Movement Desensitization and Reprocessing* (EMDR). Especialista em Gestalt-terapia e Existencialismo pela UFMG. Mestra e Doutora em Medicina Molecular pela UFMG.

Michele de Oliveira Gonzalez
Psiquiatra. Médica voluntária do Ambulim/IPq-HCFMUSP.

Patricia Brunfentrinker Hochgraf
Psiquiatra. Professora colaboradora da FMUSP. Coordenadora médica do Promud/IPq-HCFMUSP. Doutora em Psiquiatria pela FMUSP.

Ritele Hernandez da Silva
Psiquiatra. Professora do Curso de Medicina da Universidade Federal de Santa Catarina (UFSC), Araranguá. Mestra e doutoranda em Ciências da Saúde na Unesc.

Rodrigo Coelho Marques
Psiquiatra. Doutor em Neuropsiquiatria e Ciências do Comportamento pela UFPE.

Rodrigo Darouche Gimenez
Psiquiatra.

Sandra Maria Flores
Psicóloga clínica. Técnica de referência do Centro Risoleta Neves de Atendimento às Mulheres (Cerna). Pós-graduanda em Psicologia Clínica (Análise Existencial e Gestalt-terapia) na UFMG.

Sarah Cristina Zanghellini Rückl
Psiquiatra. Professora adjunta de Psiquiatria da Universidade Federal do Paraná (UFPR). Especialista em Psicologia Clínica (Abordagem Psicanalítica) pela Pontifícia Universidade Católica do Paraná (PUCPR). Doutora em Medicina pela Universität Heidelberg, Alemanha.

Silvia Brasiliano
Psicóloga e psicanalista. Coordenadora do Promud/IPq-HCFMUSP. Doutora em Ciências pela FMUSP.

Táki Athanássios Cordás
Psiquiatra. Coordenador da Assistência Clínica do IPq-HCFMUSP. Coordenador do Ambulim/IPq-HCFMUSP. Professor dos Programas de Pós-graduação do Departamento de Psiquiatria da USP, do Programa de Neurociências e Comportamento do Instituto de Psicologia da USP e do Programa de Fisiopatologia Experimental da FMUSP.

Tatiana de Paula Santana da Silva
Fonoaudióloga. Professora da Faculdade Integrada Tiradentes (FITS). Especialista em Neuropsicologia pela Fafire. Mestra em Hebiatria pela UPE. Doutora em Neuropsiquiatria pela UFPE.

Tiago Costa Gomes
Psiquiatra. Preceptor voluntário do Internato em Medicina e da Residência de Psiquiatria do Hospital Universitário Walter Cantídio (HUWC) da UFC.

Tiago Couto
Psiquiatra e técnico administrativo. Mestre e Doutor em Medicina Molecular pela UFMG.

Ygor Arzeno Ferrão
Psiquiatra. Professor associado de Psiquiatria da UFCSPA. Mestre em Clínica Médica pela UFRGS. Doutor em Psiquiatria pela USP.

APRESENTAÇÃO

A saúde mental da mulher há mais de três décadas vem ganhando maior importância por suas peculiaridades, tanto para ginecologistas quanto para psiquiatras. O reconhecimento do impacto dos hormônios sexuais sobre o funcionamento psíquico e suas particularidades de gênero têm promovido avanços em diversos campos de conhecimento, envolvendo o comportamento, a cognição, o humor e a psicofarmacologia. Atualmente sabemos que as mulheres parecem particularmente mais suscetíveis à depressão e aos transtornos cognitivos do que os homens. A compreensão da diferença nas doenças mentais entre os gêneros, relativa à apresentação, à idade de início, à epidemiologia, à sintomatologia específica, à evolução e à resposta ao tratamento, assim como ao tipo de mecanismo envolvido (genético, neuroendócrino, psicossocial), evidencia que as mulheres têm necessidades diferentes e sofrem de maneira diferente, especialmente na idade reprodutiva e com problemas relacionados ao ciclo reprodutor – desde a menarca, o período pré-menstrual, a gravidez e o pós-parto até a perimenopausa e a menopausa. Por exemplo, existem fatores biológicos, hormonais e psicossociais que explicam a maior prevalência de depressão entre as mulheres.

É importante que psiquiatras, ginecologistas e médicos de todas as especialidades reconheçam, ao atender mulheres em idade reprodutiva, a influência das oscilações hormonais no aparecimento e na evolução dos sintomas e transtornos psiquiátricos, o que facilita o diagnóstico e os tratamentos adequados às especificidades femininas. Certamente, o contexto social e econômico é determinante para a superação desses riscos no ciclo da vida e influencia o cérebro feminino com alterações significativas. O contexto da vida fisiológica e interpessoal da mulher relaciona-se com o funcionamento psicossocial durante a adolescência, o início da vida adulta, a meia-idade e a idade avançada. A importância de incluir na anamnese a história menstrual e reprodutiva, bem como a história de vivências traumáticas relacionadas ao fato de ser mulher, proporciona a confiança da paciente no profissional que demonstra interesse por suas vivências.

Por todos esses aspectos, o livro *Transtornos psiquiátricos na mulher*, publicado pela parceria entre a Associação Brasileira de Psiquiatria (ABP) e a Artmed tem alta relevância no meio médico. Ele aborda desde a fisiologia feminina, passa por todos os transtornos mentais, as situações especiais como sexualidade, violência, suicídio, incluindo também abordagens psicofarmacológicas, psicoterápicas e de neuromodulação, além de aspectos forenses relacionados aos transtornos femininos. O livro conta com uma seleção de excelentes autores que escrevem com maestria e dedicação para que você possa ser beneficiado com a leitura de cada capítulo. Esta brilhante obra tem minha total recomendação. Boa leitura!

Alexandrina Maria Augusto da Silva Meleiro
Doutora em Medicina pela Faculdade de Medicina da Universidade de São Paulo (FMUSP).
Psiquiatra pela Associação Brasileira de Psiquiatria (ABP).
Vice-coordenadora da Comissão de Atenção à Saúde Mental do Médico da ABP.
Vice-presidente da Associação Brasileira de Estudo e Prevenção de Suicídio (Abesp)
Membro do Conselho Científico da Associação Brasileira de Familiares, Amigos e Portadores de Transtornos Afetivos (Abrata).

PREFÁCIO

O livro *Transtornos psiquiátricos na mulher* surge em um momento de intenso crescimento do interesse pelo tema em todo o mundo. O Escritório de Saúde da Mulher, do Departamento de Saúde e Serviços Humanos dos Estados Unidos, por exemplo, listou cinco áreas temáticas essenciais para a educação em saúde da mulher, entre elas a saúde mental. As metas da área incluem a divulgação do conhecimento gênero-específico a respeito de ansiedade/estresse, depressão/transtorno bipolar, violência doméstica, transtornos alimentares, comportamento sexual, abuso de substâncias e trauma. Em vista disso, para fornecer aos residentes em psiquiatria educação complementar e treinamento em saúde mental da mulher, os corpos docentes de algumas instituições criaram um currículo opcional. Foram introduzidos conteúdos com tópicos que abrangem o manejo de psicofármacos durante a gravidez e a amamentação, síndromes perinatais, cuidados paliativos e oncologia da mulher, transtornos perinatais por uso de substâncias e considerações éticas na gravidez. O currículo culmina em uma área de concentração de saúde mental feminina em programas de treinamento de residência em psiquiatria. Esses serviços também estão disponíveis para que residentes de outras áreas, como obstetrícia e ginecologia, medicina interna, medicina de família e comunitária, possam fazer rodízios.

No Brasil não tem sido diferente. É progressivo o número de profissionais que têm se dedicado a esses temas, sejam eles psiquiatras, psicólogos, psicanalistas, enfermeiros, terapeutas ocupacionais, educadores físicos, entre outros. Alguns estados brasileiros já contam com serviços de assistência, ensino e pesquisa em centros de referência. A Comissão de Estudos e Pesquisas em Saúde Mental da Mulher, da Associação Brasileira de Psiquiatria, tem sido atuante na promoção de simpósios, cursos, propostas de mesas-redondas em congressos e preparação de artigos e livros.

Este livro é uma contribuição da psiquiatria para esse conhecimento. Vários aspectos motivam essa diligência especial às questões relacionadas ao gênero feminino. Há elementos peculiares desde a biologia a questões socioculturais que podem influenciar a forma de apresentação, a epidemiologia, o tratamento e também o prognóstico dos transtornos psiquiátricos nessa população. Vejamos...

Diferenças relacionadas ao sexo na prevalência de transtornos psiquiátricos podem aparecer em decorrência da regulação particular das monoaminas. A depleção de triptofano, por exemplo, tende a resultar em diminuição temporária na transmissão de serotonina, o que aumenta os sintomas afetivos em mulheres significativamente mais do que em homens. O metabólito serotoninérgico ácido 5-hidroxiindolacético é encontrado mais em mulheres, o que pode estar associado a maior disponibilidade do transportador de serotonina e maior depleção dessa substância. Os níveis cerebrais de serotonina e norepinefrina mostram maiores alterações relacionadas à idade em mulheres do que em homens. Estudos sugerem que as mulheres têm concentração mais alta de dopamina sináptica no corpo estriado, e a idade diminui os níveis de dopamina sináptica nos homens mais do que nas mulheres. Além disso, os hormônios femininos parecem aumentar a taxa de renovação da dopamina pré-sináptica em investigações pré-clínicas.

Quanto à eficácia do tratamento com psicofármacos, são reconhecidas diversas variáveis que podem contribuir para diferenças sexuais. Podemos elencar a gordura corporal, a distribuição de peso, as taxas de metabolismo do fígado, o esvaziamento gástrico, a produção de ácido no estômago, as taxas de transporte e liberação de medicamentos, o volume e os níveis de proteína plasmáticos, além das alterações na fisiologia e nos níveis hormonais durante a puberdade, a menstruação e a menopausa. Nesse sentido, deve-se levar em conta as interações entre estrogênio e o funcionamento das monoaminas cerebrais. Esses aspectos podem impactar também nas diferenças de perfis de efeitos colaterais e, consequentemente, somado aos fatores culturais, na adesão ao tratamento. É surpreendente perceber que em muitos ensaios clínicos as mulheres estejam sub-representadas. Embora diferenças nos níveis plasmáticos de psicofármacos diversos já tenham sido documentadas entre os sexos, os *guidelines*, em geral, não fazem recomendações inerentes.

Durante a gravidez, desfechos como abortamento espontâneo, resultados obstétricos, malformações congênitas, toxicidade neonatal e alterações no neurodesenvolvimento devem ser estudados separadamente para cada medicamento (ou grupos farmacológicos). A prescrição para mulheres lactantes deve observar a passagem do psicofármaco para o leite materno, além da concentração plasmática e eventuais eventos adversos nos bebês lactentes. Esse conhecimento deve estar atrelado às informações sobre os riscos relacionados aos transtornos psiquiátricos não tratados durante esse período de acentuada vulnerabilidade para agravamento sintomatológico. A chamada "Psiquiatria Perinatal", ou "Psiquiatria Reprodutiva", nos traz esse enfoque.

Dentre as condições sociais, vale ressaltar que, embora as mulheres habitem o mesmo planeta que os homens, elas estão suscetíveis a experiências distintas. Por exemplo, estudos mostram que a violência por parceiro íntimo afeta 15 a 71% das mulheres ao longo da vida, a depender da região ou do país. As características incluem abuso físico e sexual, bem como abuso psicológico e comportamentos controladores, como coerção reprodutiva ou perseguição. Por mais incrível que pareça, a gravidez continua sendo um período especialmente arriscado para o aumento do abuso. Sabe-se que as vítimas sofrem muitas lesões e/ou complicações, incluindo lesões físicas, lesões cerebrais traumáticas e condições crônicas, como dores de cabeça, insônia e dor pélvica. Ademais, cumpre sublinhar a associação com depressão, ansiedade e transtorno de estresse pós-traumático. O feminicídio é uma consequência singularmente devastadora. Muitas vezes, pelo temor das repercussões, é difícil romper o ciclo de abuso.

Elemento particularmente estressante para a mulher contemporânea é a conhecida dupla jornada de trabalho. Com a emergência da revolução industrial e, poucas décadas depois, o advento das Grandes Guerras Mundiais, as mulheres começam a ocupar espaços na esfera pública, que até então era majoritariamente masculina. A partir de então, surgem mudanças na sociedade: as mulheres passam das categorias de filhas, mães, esposas e donas de casa para o acréscimo da posição de trabalhadoras remuneradas. Apesar de contribuírem ativamente com a renda familiar, o que é desejável para que não se perpetue um estado histórico de subordinação, as mulheres ainda continuam trabalhando bem mais nas atividades domésticas e nos cuidados com os filhos do que os homens. Em parte devido a isso e em parte por discriminação no local de trabalho, as mulheres têm muito maior probabilidade do que os homens de serem mais pobremente remuneradas.

Ainda nessa linha, as informações expostas ao longo deste livro devem ser anexadas a algumas ressalvas. A medicina contemporânea, pelas significativas vantagens concernentes à precisão nas categorizações, trata pacientes ponderando características como idade, peso, etnia, taxa de glicose plasmática, etc., e gênero. No entanto, é necessário lembrar que a pessoa que vem para o atendimento nunca é simplesmente uma dessas categorias. É fundamental a consciência de que há risco quando o médico reduz essa pessoa cheia de facetas a uma categoria e age alicerçado em preconceitos implícitos.

Cada indivíduo dentro de suas singularidades dispõe de atributos múltiplos de personalidade, porém há mecanismos culturais que conduzem as pessoas por meio de padrões que podem acabar levando à discriminação. Das ciências sociais surgem observações de que os homens ainda temem ser considerados menos "machos" se forem maleáveis e pacíficos. Por sua vez, as mulheres podem ser tomadas como pouco femininas se se relevarem seguras, empreendedoras, independentes. Assim, a mulher é imaginada como "sexo frágil": amável, passiva, cordata, influenciável, intuitiva e cuidadosa. Já o homem é identificado como "sexo forte": destemido, colérico, racional, inflexível, líder. O psiquiatra precisará estar atento a esses fatores em qualquer avaliação clínica para que diagnósticos não sejam equivocadamente realizados com base em pressuposições prescritas por estereótipos sociais.

Há evidências, por exemplo, de que no manejo da dor em ambientes de atendimento de urgência, e após o controle de idade, etnia, classe social e pontuações de intensidade álgica, as mulheres são até 25% menos propensas do que os homens a receber analgesia. A questão que se coloca é se eventualmente subestimamos a dor das mulheres porque as classificamos como mais emotivas ou ignoramos as suas angústias porque a forma de comunicação se desvia do esperado. Em um contexto de emergência psiquiátrica, é possível que desconsideremos a ideação suicida de mulheres porque os dados mostram que são mais propensas a tentar o suicídio, mas menos tendentes a consumá-lo? Nesse sentido, vozes já chamam a atenção para que os médicos de hoje sejam tão rigorosos na identificação dos próprios prejulgamentos em relação às mulheres quanto ao examinar as evidências científicas. O respeito à individualidade da paciente e a postura compreensiva são preceitos fundamentais de uma atenção adequada à saúde.

É diante desse panorama que este livro pretende colaborar para a prática do profissional de saúde que atua nos diversos serviços, desde a atenção básica até o suporte mais especializado. A compreensão das especificidades do atendimento a mulheres com transtornos mentais permitirá um melhor ajustamento de condutas que pode aprimorar os resultados de tratamentos e a qualidade de vida das pacientes.

Amaury Cantilino
Maila Castro L. Neves
Joel Rennó Jr.

SUMÁRIO

Apresentação xi
    Alexandrina Maria Augusto da Silva Meleiro

Prefácio xiii
    Amaury Cantilino, Maila Castro L. Neves, Joel Rennó Jr.

1. **Particularidades da fisiologia feminina** 1
    Laura Olinda Bregieiro Fernandes Costa, Hélio de Lima F. Fernandes Costa,
    Marcela Bregieiro Fernandes Costa

2. **Atividade sexual da mulher e transtornos psiquiátricos** 17
    Carmita Helena Najjar Abdo, Catarina de Moraes Braga

3. **Infertilidade e perda perinatal** 35
    Maila Castro L. Neves, Frederico Duarte Garcia

4. **Violência contra a mulher: impactos psicológicos** 44
    Mayra Brancaglion, Sandra Maria Flores, Christiane Carvalho Ribeiro

5. **Climatério e transtornos do humor** 57
    Joel Rennó Jr., Alexandre Okanobo Azuma, Rodrigo Darouche Gimenez,
    Maíra Pinheiro Maux Lessa

6. **Transtornos por uso de substâncias e dependências comportamentais na mulher** 72
    Patricia Brunfentrinker Hochgraf, Adriana Trejger Kachani,
    Fabio Carezzato, Silvia Brasiliano

7. **Transtornos psicóticos na mulher** 85
    Isabela Pina, Rodrigo Coelho Marques, Leonardo Machado

8. **Transtorno bipolar na mulher** 98
    Ritele Hernandez da Silva, Kelen Cancellier Cechinel Recco,
    João Quevedo

9. **Transtorno disfórico pré-menstrual** 111
    Joel Rennó Jr., Rodrigo Darouche Gimenez, Alexandre Okanobo Azuma,
    Maíra Pinheiro Maux Lessa

10. **Depressão perinatal** 122
    Amaury Cantilino

11. **Transtornos de ansiedade na mulher**.. 139
    Eduardo Severini da Rosa, João Vítor Bueno Ferrão,
    Marina Chaves Amantéa, Ygor Arzeno Ferrão

12. **Transtornos do espectro obsessivo-compulsivo na mulher** 164
    Eduardo Severini da Rosa, João Vítor Bueno Ferrão,
    Marina Chaves Amantéa, Ygor Arzeno Ferrão

13. **Transtornos relacionados ao estresse e ao trauma na mulher** ... 185
    Jeronimo Mendes-Ribeiro

14. **Transtornos alimentares** 199
    Ana Clara Franco Floresi, Michele de Oliveira Gonzalez,
    Fábio Tápia Salzano, Alexandre Pinto de Azevedo,
    Fernanda Pisciolaro, Táki Athanássios Cordás

15. **Transtornos da personalidade na mulher**.. 216
    Alcina Juliana Soares Barros

16. **Suicídio e automutilação entre mulheres. Aspectos históricos, fatores de risco e estratégias de apoio ao manejo clínico**.. 235
    Everton Botelho Sougey, Tatiana de Paula Santana da Silva,
    Dennys Lapenda Fagundes, Dennison Carreiro Monteiro

17. **Estresse precoce na vida e transtornos mentais na mulher**........ 243
    Mario F. P. Juruena

18. **Particularidades da psicofarmacologia na mulher** 253
    Marcelo Allevato, Juliana Nascimento Bancovsky

19. **Psicofármacos na gestação** 266
    Carla Fonseca Zambaldi, Amaury Cantilino

20. **Uso de psicofármacos na lactação** 283
    Christiane Carvalho Ribeiro, Sarah Cristina Zanghellini Rückl,
    Caroline M. Magalhães

21. **Neuromodulação no período perinatal** 299
    Dennison Carreiro Monteiro

22. **Psicoterapia na mulher** 310
    Igor Emanuel Vasconcelos e Martins Gomes, Tiago Costa Gomes,
    Marcela Clementino

23. **Interconsulta psiquiátrica na mulher** 324
    Carlos Eduardo Rosa, Sarah Cristina Zanghellini Rückl,
    Tiago Couto

**24. Aspectos forenses relacionados aos transtornos
psiquiátricos na mulher** 338
   Hewdy Lobo Ribeiro

Índice 353

1 PARTICULARIDADES DA FISIOLOGIA FEMININA

Laura Olinda Bregieiro Fernandes Costa
Hélio de Lima F. Fernandes Costa
Marcela Bregieiro Fernandes Costa

Até 2015, estudos desenvolvidos na área da neurociência que focavam em pacientes do sexo masculino eram cerca de seis vezes mais frequentes do que os que incluíam pacientes do sexo feminino.[1]

Historicamente, os pesquisadores excluíram as mulheres, com a justificativa de que a ciclicidade ovariana dificultava um ambiente hormonal estável, necessário para a análise das variáveis dos estudos. Entretanto, o que tem se tornado cada vez mais evidente é que o sexo, ao nascimento, como uma variável biológica, é essencial para a compreensão dos fatores envolvidos no risco, na evolução e na resposta terapêutica das doenças. Assim, desde 2015, o National Institutes of Health (NIH) tem incluído o sexo biológico como uma variável obrigatória nos estudos que fomenta.[1,2]

Aqui, será abordada a fisiologia do ciclo menstrual normal e os esteroides sexuais envolvidos, o efeito destes nas modulações estrutural e funcional do cérebro, na regulação das funções cerebrais, nos sistemas de neurotransmissores implicados nos transtornos psiquiátricos, bem como sua influência na evolução desses transtornos.

CICLO MENSTRUAL

O estudo do ciclo menstrual envolve o controle neuroendócrino da menstruação pelo eixo hipotálamo-hipófise-ovariano e as modificações dos órgãos-alvo genitais e extragenitais, sob a ação dos hormônios esteroides ovarianos estrogênio, progesterona (P4) e androgênio.

■ SISTEMA HIPOTÁLAMO-HIPÓFISE-OVARIANO

Um intrincado sistema de estimulação e retrocontrole de hormônios esteroides e proteicos regula o funcionamento do eixo hipotálamo-hipófise-ovariano. O hormônio liberador de gonadotrofina (GnRH) é secretado, em padrão pulsátil, a cada uma a quatro horas, por células localizadas no núcleo arqueado do hipotálamo médio-basal.[3] Por meio do sistema porta-hipofisário, alcança os gonadotrofos da hipófise anterior, onde estimula a produção e a liberação das gonadotrofinas, conhecidas como hormônio folículo estimulante (FSH) e hormônio luteinizante (LH). O LH e o FSH atuam nos ovários estimulando a foliculogênese e a esteroidogênese, que resultam na produção de estrogênio, P4 e androgênio. O principal estrogênio ovariano é o estradiol (E2), resultante da conversão da testosterona. A P4 exerce um retrocontrole negativo sobre o hipotálamo em relação à síntese e à liberação do GnRH, bem como sobre a hipófise, inibindo a secreção e a liberação de LH e FSH. Durante o período pré-ovulatório, entretanto, há uma exceção a esse retrocontrole negativo, quando pequenas concentrações de P4, depois de adequado estímulo estrogênico, facilitam o pico de LH e FSH.[4] Em seguida, níveis mais elevados voltam a inibir as gonadotrofinas. O E2, por sua vez, em níveis baixos ou moderados, também exerce um retrocontrole negativo sobre a secreção e a liberação hipotalâmica de GnRH e sobre as gonadotrofinas hipofisárias. Entretanto, em níveis superiores a 200 pg/mL, mantidos por mais de 48 horas, o E2 passa a exercer um retrocontrole positivo sobre as gonadotrofinas hipofisárias, mecanismo envolvido no pico ovulatório de LH e FSH. Ressalta-se que o retrocontrole negativo do E2 é mais acentuado em relação ao FSH, enquanto o positivo é mais marcante sobre o LH.

Por volta do quinto ao sétimo dia do ciclo menstrual, no estágio de folículo antral, ocorre o fenômeno da seleção do folículo dominante. Ainda no estágio de folículo antral, os níveis crescentes de estrogênio passam a exercer retrocontrole positivo em relação ao LH. De modo concomitante, o FSH, em conjunto com a ativina e o estrogênio, induz a formação de receptores para o LH, fundamentais para a manutenção do futuro corpo lúteo, em regime de baixas concentrações de LH.

A secreção em pico do E2 induz o pico do LH, o qual determina a postura ovular cerca de 12 horas após a sua ocorrência. Vários fenômenos concatenados, mediados por LH, FSH e P4 são necessários para uma adequada ovulação, incluindo a conclusão da meiose do ovócito, dando origem ao ovócito II e ao corpo polar e incremento da concentração de androgênios, pela ação do LH na esteroidogênese, que contribui para a atresia dos demais folículos e para a exacerbação da libido durante a fase fértil.

O envoltório do folículo, composto de granulosa e teca, passa a captar lipídeos e um pigmento amarelo, a luteína, recebendo a denominação de corpo lúteo. Verifica-se a mudança do aparelho enzimático, permitindo a secreção da P4, hormônio dominante dessa fase. Além da P4, o corpo lúteo é capaz de secretar estrogênio, androgênio e inibina, que mantêm as gonadotrofinas hipofisárias em níveis baixos durante toda a fase lútea. A supressão das gonadotrofinas garante a inibição do desenvolvimento de novos folículos no período.

A despeito dos baixos níveis de LH, o corpo lúteo é mantido graças ao grande número de receptores desenvolvidos na fase proliferativa. Dessa forma, na maioria dos quadros conhecidos como insuficiência ou defeitos da fase lútea, o problema hormonal é identificado durante a fase folicular. Em geral, cursam com ciclos curtos ou com sangramento de escape por baixos níveis de P4 e podem estar associados à infertilidade ou ao abortamento habitual precoce.

Durante a fase lútea, as células da teca passam a expressar a aromatase, permitindo que a esteroidogênese seja processada por completo em todas as camadas da estrutura. Além disso, o pico do LH induz uma neoangiogênese, com penetração dos vasos até a camada da granulosa.[5] Dessa maneira, o aporte mais abundante de substratos otimiza a esteroidogênese, ao tempo em que a melhor drenagem venosa facilita a circulação dos esteroides recém-secretados.

O máximo da esteroidogênese do corpo lúteo ocorre por volta do oitavo dia pós-ovulatório, enquanto seu tempo de vida média situa-se em torno dos 12 a 14 dias. Ocorrendo a fecundação, o trofoblasto do ovo em desenvolvimento secreta hormônio gonadotrófico coriônico humano (hCG) que mantém o corpo lúteo em funcionamento durante o primeiro trimestre da gravidez, caso contrário, a luteólise ocorre invariavelmente, por mecanismo ainda não esclarecido. Ocorrendo a regressão do corpo lúteo, observa-se redução dos níveis circulantes de estrogênio, P4 e inibina. Há liberação do retrocontrole negativo do FSH, que inicia seu pico no início da fase folicular, recomeçando todo o processo.

ESTEROIDES SEXUAIS

■ ESTROGÊNIOS

Os estrogênios são hormônios derivados do colesterol e, dependendo do número de radicais hidroxílicos, podem ser classificados em estrona (E1), estradiol (E2), estriol (E3) e estetrol (E4). Embora todos os estrogênios sejam produzidos durante as diferentes fases da vida da mulher, o E2, produto do crescimento folicular, durante o ciclo menstrual normal, predomina no período de vida reprodutivo e, portanto, tem a mais alta relevância na fisiologia feminina. Logo, o estrogênio citado nos estudos científicos específicos habitualmente se refere ao E2, ou 17 beta-E2.[6]

Além das funções fisiológicas do estrogênio no desenvolvimento dos órgão sexuais e das mamas, na regulação do ciclo menstrual e na reprodução, nos efeitos protetores no metabolismo, no sistema cardiovascular e na manutenção da massa óssea, evidências têm sugerido efeitos positivos do estrogênio nas modulações estrutural e funcional do cérebro, na regulação das funções cerebrais,[6] na neuroproteção e na neuroplasticidade e um papel anti-inflamatório cerebral.[7]

Os estrogênios são produzidos primariamente pelos ovários a partir da testosterona, mas podem ser produzidos pelo fígado, pelos tecidos adiposo e adrenal e pelo cérebro, em áreas específicas, como o hipocampo, a amígdala, o hipotálamo e o córtex, sugerindo envolvimentos seletivos nas funções cerebrais.[8]

Os efeitos do estrogênio no órgão-alvo, assim como de outros esteroides sexuais, são resultantes da ligação dos estrogênios com seus respectivos receptores. São reconhecidos, atualmente, três receptores estrogênicos: alfa, beta e, mais recentemente, o pouco estudado receptor 30 ligado à proteína G (GPER).

Os receptores estrogênicos alfa e beta são amplamente distribuídos pelo cérebro, com diferentes expressões em regiões específicas envolvidas em vários processos biológicos (p. ex., cognição e humor),[6,9] como hipocampo, hipotálamo, amídala, sistema de conectividade do tálamo,[10] cerebelo, córtex, *striatum* e sistema límbico.[11] Estudos de neuroimagem têm mostrado, amplamente, que o comprometimento funcional dessas áreas é o mais reportado em pacientes com transtornos psiquiátricos.

■ PROGESTERONA

A P4 é outro esteroide sexual sintetizado pelo corpo lúteo, a partir do colesterol, que, inicialmente, é convertido em pregnenolona e, em seguida, em P4. Mediada pela enzima 3 alfa-hidroxiesteroide desidrogenase, a P4 é metabolizada em alopregnanolona (ALLO). Por ser altamente lipofílica, a P4 atravessa com facilidade a barreira hematoencefálica. Além do ovário, a P4 pode ser produzida pela adrenal, pela placenta e pelo cérebro.[12] Seu efeito biológico ocorre após ligação a receptores intracelulares (PRs), que regulam a transcrição genética, e a receptores de membrana celular. Tem inúmeras funções reprodutivas e cerebrais, dentre elas, um importante efeito no humor. Na mulher, as maiores concentrações cerebrais de P4 parecem ser na amídala, no cerebelo, no núcleo *accumbens* e no hipotálamo. Similar à P4, a ALLO e outros metabólitos da P4 também são acumulados no cérebro, com predominância no hipotálamo, na substância negra e na amídala, e modulam de modo positivo os receptores para o ácido gama-aminobutírico (GABA). A neurotransmissão por meio dos receptores GABA é o principal sistema inibitório do cérebro.[12] Após a ligação aos receptores GABA, a alopregnanolona desencadeia efeitos sedativos, ansiolíticos, anticonvulsivantes, neuroprotetores e efeitos negativos sobre a memória e o humor.[13] A P4 e os seus metabólitos também modulam a ação de outros sistemas neurotransmissores como serotoninérgicos, colinérgicos e dopaminérgicos.

■ EFEITO DOS ESTEROIDES SEXUAIS NAS MODULAÇÕES ESTRUTURAL E FUNCIONAL DO CÉREBRO

Evidências têm mostrado que os esteroides sexuais têm um papel importante nas modulações estrutural e funcional do cérebro em períodos marcantes de transição hormonal ao longo da vida, desde a puberdade, permanecendo por toda a vida adulta, incluindo as oscilações hormonais durante o ciclo menstrual, no período pós-parto e na transição menopausal.[9] O cérebro representa um importante órgão-alvo do estrogênio, da P4 e dos metabólitos psicoativos da P4, a ALLO. Entretanto, o processo de adaptação estrutural cerebral durante essas fases de transição hormonal não são completamente compreendidos.[9] Evidências têm mostrado, cada vez mais, que as diferenças nas modulações estrutural e funcional do cérebro relacionadas ao sexo dependem não só dos efeitos dos esteroides sexuais, como também do sexo genético, ou seja, da presença de X ou Y, independentemente dos hormônios e dos efeitos de interações com o meio, como diferenças no metabolismo e interações com fatores estressores.[2] Os principais efeitos dos esteroides sexuais[14] nas modulações estrutural e funcional do cérebro são os seguintes.

EFEITOS NA PROGRAMAÇÃO/ATIVAÇÃO CEREBRAL

Os hormônios sexuais delineiam a arquitetura cerebral, assim como a funcionalidade subsequente.[2] Estudos clássicos definiram que a exposição do cérebro de cobaias fêmeas à testosterona, durante períodos críticos de desenvolvimento, pode influenciar e programar a morfologia, a organização sináptica do cérebro e o desenvolvimento de padrões de comportamento (p. ex., agressão e comportamento sexual) das cobaias femininas para responder com um comportamento masculino na vida adulta após a nova exposição à testosterona.[15]

Durante os períodos críticos do desenvolvimento cerebral (intraútero e puberdade), os hormônios sexuais têm a capacidade de regular muitos, senão todos os processos envolvidos na regulação do desenvolvimento funcional do cérebro. Parece não haver nenhum elemento da função cerebral que não seja regulado pelos hormônios sexuais.[11]

Essas diferenças programadas na estrutura e na função do cérebro em animais podem se manifestar a níveis celular e genético, assim como na rede de conexões neurais, e fornecem as maiores fontes de inferência sobre o papel dos esteroides sexuais na função cerebral e no comportamento.[2]

CONECTIVIDADE NEURAL/EXCITABILIDADE

Juntamente com a modificação estrutural dos neurônios, os esteroides sexuais podem modificar a rede neural e a conectividade no hipocampo e no córtex,[14] resultando no aparecimento, em poucos minutos, de novas espinhas sinápticas, que podem se tornar permanentes.[16] Portanto, o E2, a P4 e os seus metabólitos podem influenciar tanto a rápida conexão como a manutenção de novas redes sinápticas, modulando a excitabilidade neural e a função cognitiva em humanos.

REGULAÇÃO DA FUNÇÃO DAS CÉLULAS NEURAIS

Os esteroides sexuais regulam as funções dos neurônios e da glia, incluindo a sinalização por meio da ligação aos receptores intracelulares, transcrição, modificações epigenéticas da transcrição, manutenção da homeostase e formação de mielina nos nervos periféricos, dando suporte e proteção aos neurônios.[14]

REGULAÇÃO DA TRANSMISSÃO NEURAL

Estudos em animais e humanos têm documentado o amplo papel dos esteroides sexuais e seus metabólitos na neurotransmissão, incluindo efeitos nos sistemas noradrenérgicos, colinérgicos, serotoninérgicos, GABA, glutamato e dopaminérgico, assim como na função de importantes neuropeptídeos (p. ex., ocitocina e fator neurotrófico derivado do cérebro [BDNF]).[17] A ação dos esteroides sexuais impacta múltiplos aspectos da neurotransmissão, como a síntese, a liberação e o metabolismo da dopamina e a expressão dos receptores dopaminérgicos.[18]

NEUROPLASTICIDADE

Alterações na neuroplasticidade, incluindo neurogênese, morte celular e remodelação sináptica representam alguns dos processos fundamentais que explicam o desenvolvimento de diferenças cerebrais relacionadas ao sexo.[19] Tais diferenças têm sido reportadas, sobretudo, no hipocampo, região cerebral implicada nas alterações da regulação afetiva.[18]

A exposição aos esteroides sexuais regula eventos fisiológicos, como a puberdade, atuam no desenvolvimento da reprogramação cerebral em situações adversas e na instanciação de comportamento de risco ao longo do ciclo da vida. Em humanos, estudos de neuroimagem têm avaliado as regiões cerebrais-alvo dos hormônios sexuais na mulher, ao longo do ciclo menstrual, durante os protocolos de estimulação e retirada hormonal e durante reposição de esteroides sexuais na mulher menopausada. A tomografia por emissão de pósitrons (PET) e a ressonância magnética funcional (RMf) documentaram os efeitos do E2 e da P4 na memória (córtex pré-frontal e hipocampo), no mecanismo de recompensa (córtex orbitofrontal, amídala e *striatum*), *default mode* (córtex médio pré-frontal) e emoção (amídala e córtex orbitofrontal).[2]

NEUROPROTEÇÃO

Evidências têm mostrado que o estrogênio está envolvido na neuroproteção cerebral, por intermédio dos efeitos antioxidantes, regulando a apoptose, a plasticidade sináptica e a proteção contra excitotoxicidade.[6] Os esteroides sexuais têm efeito anti-inflamatório nos neurônios, facilitam a regulação do fluxo cerebral e o metabolismo da glicose e aumentam o transporte em cadeia de elétrons, disponibilizando mais energia aos neurônios.[20]

O E2 modula o sistema imune, regulando a produção e a expressão de receptores de citocinas, a função de monócitos e macrófagos e o número e a função das células dendríticas.[6]

Entretanto, parece existir um período crítico para o estrogênio exercer esses efeitos neuroprotetores, sendo necessária sua administração imediatamente após a lesão cerebral ou após a ooforectomia, já que o hipoestrogenismo, a longo prazo, pode causar depleção dos receptores estrogênicos nas estruturas cerebrais.[6]

■ EFEITO DOS ESTEROIDES SEXUAIS NA REGULAÇÃO DAS FUNÇÕES CEREBRAIS

HUMOR E COMPORTAMENTO

Ao longo da vida da mulher, oscilações fisiológicas dos hormônios sexuais durante períodos de transição, como puberdade, gestação/pós-parto, climatério/menopausa e mesmo as flutuações dos esteroides sexuais durante o ciclo menstrual, parecem exercer efeito na estrutura cerebral e predispor a alterações do humor e outros transtornos mentais.[21] Receptores dos esteroides sexuais, principalmente do E2 (RE alfa e RE beta) e da P4 (RP), têm ampla expressão e parecem ser mais proeminentes nas estruturas do sistema límbico e hipotálamo, importantes áreas para o processamento emocional da mulher.[9]

Os hormônios sexuais e seus metabólitos podem alterar os níveis de neurotransmissores, modulando a liberação de glutamato, GABA, acetilcolina, norepinefrina, dopamina e serotonina.

Atualmente, a maioria das evidências têm mostrado que as oscilações nos níveis dos esteroides sexuais, mais que diferenças entre os níveis absolutos, afetam os sintomas afetivos e cognitivos na mulher.[22]

Evidências mais recentes sugerem que metabólitos dos esteroides sexuais podem ser sintetizados no cérebro, os neuroesteroides, e modulam os mais relevantes sistemas inibitório e excitatório do sistema nervoso central (SNC), o GABA e o glutamato, respectivamente. Os neuroesteroides estão entre os moduladores do receptor GABA mais efetivos e potentes.[23]

O metabólito neuroesteroide da P4, ALLO, que regula amplamente a função neuronal, pode mediar os transtornos do humor e do comportamento, de modo concomitante à produção e à liberação hormonal durante o ciclo menstrual e a gravidez.[23]

A alopregnanolona age como um modulador positivo dos receptores GABA, com um potente efeito ansiolítico e tranquilizante. Além disso, o sistema GABA tem um papel inibitório do eixo hipotálamo-hipófise-adrenal (HHA), a nível do núcleo paraventricular do hipotálamo.[22] O E2 também modula o eixo HHA, regulando os níveis basais e induzidos pelo estresse do hormônio adrenocorticotrófico (ACTH) e cortisol. Como resultado, tem sido sugerido que a terapia *add-back* com o estrogênio, após perda da função ovariana, pode prevenir potencial hiperatividade do eixo HHA na menopausa, reduzindo as respostas do ACTH e cortisol em resposta ao hormônio liberador de corticotrofina (CRH).[14]

Outro aspecto importante para o entendimento dos efeitos comportamentais e neurorregulatórios dos esteroides sexuais é que eles são muito dependentes do contexto, ou seja, além de estímulos fisiológicos, os efeitos dos esteroides sexuais na ativação/inibição e neurorregulação são dependentes do estágio de desenvolvimento neurológico, das condições globais do meio em que a pessoa vive e da suscetibilidade genética.[14] Todos esses fatores, em conjunto, determinam os efeitos dos esteroides sexuais no humor e no comportamento. Portanto, para o entendimento das origens neurobiológicas das variações individuais no humor e no comportamento, é essencial a análise cuidadosa do contexto envolvendo todas as variáveis.

Durante a gestação, o padrão hormonal é peculiar, sendo observada uma variação significativa nos níveis de estrogênio, P4, cortisol, ocitocina, prolactina e hormônios tireoidianos, que interferem na regulação das funções cerebrais. A P4 e seu metabólito, a ALLO, aumentam cerca de 20 vezes na gestação, sendo inicialmente produzidos pelo corpo lúteo até 10 semanas de gestação, e, a partir daí, a placenta passa a ser a fonte principal da P4. Da mesma forma, estrogênios, E2 e estrona e, principalmente, o estriol aumentam cem a mil vezes durante a gravidez. Durante o período pós-parto, os níveis hormonais rapidamente regridem, alcançando os valores pré-gestacionais em torno de cinco a sete dias após o parto.[9] Entretanto, não existem evidências definitivas de que as expressivas alterações hormonais no pós-parto sejam diferentes em relação à intensidade e à duração entre as puérperas.[14] É possível que alterações de humor no pós-parto e até a depressão perinatal resultem de um aumento da sensibilidade às oscilações dos esteroides reprodutivos e aos estressores psicossociais do período pós-parto implicados no aumento do cortisol, secundário às alterações do eixo HHA.[24]

A menopausa marca o último período de transição hormonal na vida de uma mulher. Durante o período perimenopausal, que corresponde a cerca de um a dois anos anteriores à menopausa, a produção hormonal diminui gradualmente, embora os níveis de E2 apresentem significativa oscilação nesse período. Após a menopausa, os níveis de E2 continuam a reduzir e alcançam os mais baixos níveis dois a três anos pós-menopausa. Algumas mulheres, durante o período de transição menopausal, experimentam maior vulnerabilidade às oscilações dos esteroides, relacionadas a alterações do sono, do humor e até à depressão.[9]

COGNIÇÃO

Evidências mais recentes demonstraram a presença de receptores estrogênicos alfa e beta no cérebro, sobretudo, em áreas afetadas pela demência, como hipocampo, amídala, lobos temporal e frontal e o papel neuroprotetor do estrogênio, capaz de reduzir a inflamação, melhorar a plasticidade sináptica e reduzir os níveis da proteína beta-amiloide e tau hiperfosforilada, marcadores da demência.[25,26]

Clinicamente, o efeito neuroprotetor dos esteroides sexuais foi associado a um efeito positivo na velocidade de processamento, nas memórias verbal e visual, na habilidade motora fina e na função executiva.[26] Mulheres com níveis estrogênicos mais elevados apresentam menos erros nos testes de memória global *(working memory)* quando comparadas às mulheres testadas quando os níveis de E2 estão reduzidos.[14] Durante o ciclo menstrual, tem sido sugerido um aumento da habilidade verbal e uma redução das habilidades visual e espacial quando os níveis de estrogênio e P4 estão elevados, e um padrão oposto quando os esteroides sexuais estão baixos.[14,27]

Entretanto, as evidências são inconsistentes para concluir o efeito do ciclo menstrual sobre a cognição, até mesmo se o ciclo menstrual pode revelar alterações substanciais na cognição, já que as flutuações hormonais são muito transitórias. Estudos metodologicamente adequados não demonstram efeito significativo das fases do ciclo menstrual sobre a *performance* cognitiva.[27] RMf demonstrou diferenças no padrão de ativação cerebral durante as fases folicular e lútea, apesar de não ter conseguido observar diferenças entre essas fases na *performance* da fluência verbal.[27]

A associação entre a deficiência estrogênica da menopausa e a cognição tem sido observada há mais de cinco décadas.[26] A função cognitiva parece declinar durante a menopausa, independentemente da idade, o que sugere o efeito protetor estrogênico sobre a organização sináptica do córtex pré-frontal e do hipocampo,[14] embora o comprometimento cognitivo na menopausa, relacionado ao hipoestrogenismo, não tenha sido confirmado em humanos. Durante a transição menopausal (45-55 anos), quando ocorre redução marcante dos níveis de estrogênio, medidas objetivas mostram redução da memória verbal, memória episódica, fluência verbal e funcionalidade na execução de tarefas.[26]

Outras evidências que reforçam o papel do estrogênio na cognição vêm de estudos desenvolvidos em mulheres submetidas à ooforectomia bilateral (menopausa cirúrgica), que demonstraram um declínio da função cognitiva, controlado pela idade, além de maior incidência de neuropatias degenerativas, incluindo as placas cerebrais características e maior risco de demência.[26]

SONO

Os esteroides sexuais estão associados a vários processos fisiológicos, incluindo o sono. Iniciando na puberdade, os distúrbios do sono são mais frequentes nas meninas, quando comparadas aos meninos, e persistem nesse padrão durante todo o período de vida reprodutivo.[28]

Durante a transição menopausal, os distúrbios do sono exacerbam-se e podem estar relacionados à redução dos esteroides sexuais ou ao aparecimento dos sintomas vasomotores que costumam surgir, principalmente à noite.[14]

Estudos comparando o padrão de sono na fase folicular com a fase lútea não identificaram diferenças na latência do sono, no despertar após o início do sono e na eficiência do sono. Início mais precoce ou redução do sono REM são observados durante a fase lútea em alguns estudos e não em outros.[28] A importância do ritmo das oscilações hormonais, mais do que os níveis hormonais absolutos, é evidenciada pela associação entre alterações nas fases do sono e do aumento da frequência de despertares após o início do sono (apneia obstrutiva do sono – AOS) com a redução dos níveis de E2 e P4 no final da fase lútea, comparados aos níveis na fase folicular e pela correlação positiva entre o pico de P4 durante o meio da fase lútea e as alterações do sono.[29]

Medidas microestruturais do sono parecem ser sensíveis ao ciclo menstrual.[28] A atividade neural oscilatória mais intensa durante o sono, representada no eletroencefalograma (*spindle*), é observada durante a fase lútea e persiste até a perimenopausa. Os mecanismos ainda não são totalmente esclarecidos, mas é possível que a P4 module os receptores GABA. Embora a P4 esteja mais implicada na atividade oscilatória do que o E2, é possível que este possa atuar indiretamente aumentando os níveis de receptores para a P4.[14,28]

A perimenopausa está associada a um aumento da prevalência de insônia, síndrome das pernas inquietas (SPI) e apneia do sono.[30] Enquanto a idade pode ser um fator de risco para AOS, um índice apneia/hipopneia (IAH) mais elevado e uma saturação de oxigênio (StO2) no sangue arterial mais baixa na pós-menopausa do que na pré-menopausa. Estudos que avaliaram essas variáveis, controladas pela idade, sugere que a redução dos esteroides sexuais desse período pode contribuir para os distúrbios do sono.[28] A estrogenioterapia, entretanto, pode melhorar os distúrbios do sono, reduzir a insônia, a inquietação noturna e o despertar durante a noite na peri e na pós-menopausa, mas não está claro se a melhora dos distúrbios do sono é decorrente de um efeito direto da estrogenioterapia, independentemente da melhora dos sintomas vasomotores pela terapia de reposição hormonal.[14]

Portanto, mais estudos são necessários para a compreensão da complexa relação entre os esteroides sexuais e o sono, em especial, na transição menopausal.

■ EFEITO DOS ESTEROIDES SEXUAIS NOS SISTEMAS DE NEUROTRANSMISSORES IMPLICADOS NOS TRANSTORNOS PSIQUIÁTRICOS

Esteroides sexuais podem afetar vários sistemas de neurotransmissores implicados na fisiopatologia dos transtornos mentais. O E2 regula síntese, metabolismo, concentração de receptores e circulação de neurotransmissores, incluindo serotonina, dopamina e noradrenalina, por extensa área do sistema nervoso, na complexa regulação do comportamento.[2,14]

Os esteroides sexuais desempenham importante papel na regulação do sistema **serotoninérgico**, que é relevante para o controle das desordens afetivas na mulher.[31]

Estudos em animais sugerem que o E2 inibe, altera os níveis e os sítios de ligação da proteína carreadora da serotonina, aumenta a ligação da serotonina aos receptores 5-HT_{2A} e aumenta a expressão dos receptores 5-HT_{1A}. Estrogênios regulam a autoinibição da serotonina via receptor 5-HT_{1A}, resultando em uma atividade semelhante à do antidepressivo.[6] Evidências obtidas por estudos com imagens (PET *scan*) em humanos mostraram aumento na ligação aos receptores 5-HT_{2A} no córtex anterior, pré-frontal dorsolateral e orbitofrontal lateral relacionado à reposição de estrogênio e P4.[14]

A P4 aumenta a neurotransmissão serotoninérgica na área pré-óptica do hipotálamo quando administrada após o estrogênio.[31] Outros estudos mostram que a P4 diminui a neurotransmissão serotoninérgica, reduzindo a expressão dos receptores da serotonina e aumentando a degradação da serotonina pela monoaminoxidase (MAO). Assim, a ação coordenada do estrogênio, seguida pela P4, pode aumentar a atividade sináptica serotoninérgica, enquanto a P4 isolada parece inibir.[31]

O E2 tem influência na síntese, na liberação, no metabolismo, na modulação da expressão e da função do receptor da **dopamina**. Entretanto, diferentes estudos têm demonstrado variações significativas, de acordo com a região do cérebro. O E2 aumenta a liberação e a densidade de receptores da dopamina no *striatum*. A ooforectomia reduz o número de receptores da dopamina no *striatum*, os níveis de dopamina extracelular e as ações do *striatum* mediadas pelo sistema dopaminérgico. Em contrapartida, a estrogenioterapia aumenta a densidade de receptores e a liberação da dopamina, bem como induz comportamentos mediados pela dopamina no *striatum*.[14]

O efeito do estrogênio no sistema dopaminérgico também é importante no córtex pré-frontal e no sistema límbico, regiões com significativa quantidade de receptores de estrogênio. O estrogênio, por modular os níveis de dopamina, tem impacto na memória global e nos comportamentos emocional e motivacional.[31] A P4 parece potencializar o efeito do E2 na liberação de dopamina.[21]

A P4, assim como seu metabólito, ALLO, interagem com o sistema dopaminérgico.[31] No *striatum* e na área pré-óptica do hipotálamo, a P4 pode estimular a liberação da dopamina, apenas após pré-exposição ao estrogênio, ou seja, o efeito da P4 no sistema dopaminérgico parece depender primariamente da prévia ação do estrogênio e da área cerebral envolvida.[31]

Em contraste, está bem-estabelecido que o E2 exerce um efeito antidopaminérgico na hipófise anterior e no hipotálamo, inibindo a síntese e a atividade da enzima tirosina-hidroxilase, envolvida na síntese de dopamina, o que resulta na redução da liberação de dopamina para a hipófise anterior.[2]

Outro efeito do estrogênio é a supressão do sistema GABAérgico. No *striatum* e no córtex pré-frontal, a inibição das sinapses GABAérgicas promove um aumento na transmissão sináptica de glutamato.[31] A P4, sobretudo a ALLO, potencializa as sinapses por meio da ativação dos receptores GABA e inibe a transmissão sináptica, resultando em um efeito ansiolítico similar ao dos benzodiazepínicos (BZDs).[22]

Os esteroides sexuais desempenham importante papel na regulação do sistema **glutamatérgico**, o principal neurotransmissor excitatório no cérebro e relevante na fisiopatologia dos transtornos afetivos da mulher.[6] O estrogênio potencializa a liberação de glutamato, por intermédio da modulação positiva do receptor relacionado ao aumento da densidade das espinhas no hipocampo e na amídala e na plasticidade sináptica, no aprendizado e na memória.[14]

No córtex pré-frontal, a ALLO parece inibir a liberação de glutamato induzida pela dopamina, o que sugere sua importância no comprometimento da cognição e das doenças psiquiátricas. A P4 diminui a excitabilidade dos receptores glutamatérgicos.[31]

Os esteroides sexuais modulam também o sistema **noradrenérgico**. O E2 e a P4 influenciam a conexão sináptica noradrenérgica no hipotálamo, área pré-óptica e córtex, embora os efeitos sejam em regiões específicas. Na área pré-óptica, no córtex frontal e no hipotálamo, o estrogênio facilita e promove a liberação da noradrenalina, o que, possivelmente, explica a modulação hormonal da função cognitiva.[14]

A hiperatividade do eixo HHA está associada a transtornos mentais relacionados ao estresse, e o E2 regula os níveis basais e os níveis de CRH, ACTH e cortisol induzidos pelo estresse.[6] Assim, tem sido sugerido que a estrogenioterapia, após a perda da função ovariana, pode prevenir a hiperatividade do eixo HHA reduzindo a resposta do ACTH e do cortisol em resposta ao CRH. Além disso, parece que a P4, mais do que o E2, pode ser responsável pelo aumento da atividade do eixo HHA observado durante a fase lútea do ciclo menstrual.[22]

PAPEL DOS ESTROGÊNIOS NOS TRANSTORNOS PSIQUIÁTRICOS

ESQUIZOFRENIA

Diferenças relacionadas ao sexo na fisiopatologia da esquizofrenia são bem documentadas na literatura. Mulheres têm maior incidência de sintomas negativos, abuso de substâncias e depressão. Diferentemente do sexo masculino, a mulher tem dois picos de início da doença, o primeiro após a menarca, e o segundo após a menopausa.[6]

Estudos confirmam correlação entre os níveis de estrogênio e sintomas de esquizofrenia. Baixos níveis estrogênicos têm sido correlacionados com aumento do risco de sintomas de esquizofrenia, e existe uma correlação inversa entre os níveis de estrogênio ao longo do ciclo menstrual e os sintomas psicopatológicos em mulheres com esquizofrenia.³² Irregularidade do ciclo menstrual em mulheres com esquizofrenia tem sido considerada um preditor de baixa *performance* cognitiva na velocidade psicomotora, fluência e memória verbal, sugerindo que os déficits cognitivos na esquizofrenia podem ser atribuídos, em parte, ao estrogênio.⁶

Durante a gestação, condição em que os níveis de estrogênio estão elevados, pacientes têm apresentado baixos índices de recaída.⁶ Estudos também têm mostrado que os primeiros anos pós-menarca podem ser benéficos pelos efeitos neuroprotetores contra a deterioração e gravidade dos sintomas da psicose.⁶,³³

Estudos com a RMf reportaram uma associação positiva significativa entre esteroides sexuais e a atividade cerebral em mulheres com esquizofrenia.⁶

A terapia estrogênica com adesivos transdérmicos de E2 tem mostrado efeitos benéficos na melhora dos sintomas psicóticos em mulheres com esquizofrenia, sem efeitos positivos na função cognitiva. Assim, a chamada "hipótese estrogênica", na esquizofrenia, postula que o estrogênio tem um efeito neuroprotetor contra a doença, em relação ao início, à progressão e à gravidade dos sintomas.³⁴

▩ TRANSTORNO BIPOLAR

Relatos mostram que mulheres com transtorno bipolar (TB), durante períodos de flutuação hormonal, apresentam maior vulnerabilidade para desenvolverem depressão e maior risco de transtornos afetivos.⁶

Embora limitados, estudos que avaliaram a associação entre estrogênio e receptores estrogênicos no TB reportaram uma associação entre os períodos sintomáticos e as oscilações hormonais do ciclo menstrual.³² Mulheres com TB que apresentam exacerbação pré-menstrual são mais propensas a ter uma pior evolução da doença, menor tempo de remissão e aumento da gravidade dos sintomas.³²

Além disso, em um estudo recente, mulheres bipolares que tiveram piora do humor relacionada ao ciclo reprodutivo apresentaram ansiedade como comorbidade, alternada com episódios de alterações do humor. Assim, as evidências atuais têm mostrado que tanto a sinalização como os níveis estrogênicos estão associados aos sintomas do TB.⁶

▩ TRANSTORNO DEPRESSIVO MAIOR

Múltiplas linhas de evidências sugerem que os esteroides sexuais desempenham papel importante na fisiopatologia da depressão. Estudos mostram significativa associação entre o curso dos sintomas em mulheres com transtorno depressivo maior (TDM) e os períodos de flutuação hormonal do ciclo menstrual, a exemplo do que pode ser observado nos períodos pós-parto e pós-menopausa, nos quais há um aumento do risco de alterações de humor e de ocorrência do TDM, relacionado à redução dos níveis de estrogênio.¹⁴

Estudos com PET *scan* e RMf em mulheres eutímicas têm demonstrado que os hormônios sexuais modulam os circuitos neurais envolvidos no humor, embora esses estudos tenham limitações, como pequeno tamanho amostral, diferentes desenhos, faixas etárias, *status* reprodutivo das mulheres, avaliação hormonal utilizada (fases do ciclo menstrual ou hormônios exógenos) e o momento da realização do exame de imagem em relação ao ciclo menstrual.[14]

■ TRANSTORNO DE ANSIEDADE GENERALIZADA

O transtorno de ansiedade generalizada (TAG) é duas vezes mais prevalente em mulheres do que em homens e costuma se manifestar após a puberdade, sugerindo um papel dos esteroides sexuais na fisiopatologia do TAG, sobretudo dos estrogênios.[6]

■ TRANSTORNO DE ESTRESSE PÓS-TRAUMÁTICO

Recentes estudos têm sugerido que os esteroides sexuais, em especial o estrogênio, desempenham amplo papel na fisiopatologia e no tratamento do transtorno de estresse pós-traumático (TEPT).[6,32]

Tem sido demonstrado que os sintomas do TEPT oscilam em função dos níveis de estrogênio. Nillni e colaboradores reportaram intensificação da ansiedade fóbica e da depressão em períodos de reduzidos níveis de estrogênio.[11] Estudos de neuroimagem com RMf revelaram um papel modulador do estrogênio na intensidade dos sintomas do TEPT, assim como um papel protetor contra os impactos negativos dos sintomas do TEPT, sugerindo que o estrogênio pode ser um potencial coadjuvante no tratamento farmacológico desse transtorno.[6,35]

■ TRANSTORNOS ALIMENTARES

Estudos que avaliaram a influência genética na compulsão alimentar em meninas observaram que níveis elevados de estrogênio se associavam à mínima influência genética na compulsão alimentar. Em contrapartida, meninas com baixo nível de estrogênio apresentaram maior influência genética na compulsão alimentar.[6] Esses achados sugerem um papel protetor do estrogênio contra a compulsão alimentar mediada pela suscetibilidade genética. Entretanto, o uso do estrogênio no tratamento desse transtorno alimentar (TA) não tem sido estudado até o presente momento.

■ CONSUMO DE DROGAS

Embora o uso de drogas seja mais prevalente nos homens, mulheres com histórico de uso de substâncias, habitualmente, têm um perfil mais vulnerável, tendem a aumentar o consumo de modo mais rápido e aderem menos ao tratamento.[36] Algumas dessas diferenças podem ter como base diferenças neurobiológicas, incluindo a resposta farmacocinética das substâncias, diferenças na farmacogenética, diferenças nos sistemas neurobiológicos e sensibilidade aos hormônios sexuais.[36]

Os esteroides sexuais, estrogênio e P4, os metabólitos da P4, como a ALLO e os moduladores alostéricos do GABA (p. ex., deidroepiandrosterona), podem influenciar no efeito das drogas sobre o comportamento. Em recente revisão, os níveis oscilatórios do E2 durante o ciclo menstrual estiveram associados às diferenças, relacionadas ao sexo, na sinalização da dopamina no sistema de recompensa mesolímbico.[37] As fases do ciclo, nas quais os níveis de estrogênio estão elevados, relacionam-se ao aumento da resposta à cocaína e ao consumo da droga em resposta aos estímulos gatilhos *(cue)*. Mulheres na fase lútea mostraram menores efeitos psicológicos de euforia, sensação de poder e excitação física e mental após a administração da cocaína quando comparadas a mulheres na fase folicular ou ao homem.[36] A concentração de cocaína pode variar dependendo da fase do ciclo menstrual, alcançando maiores concentrações na fase folicular do que na fase lútea.

Em relação ao uso abusivo de nicotina, um estudo recente, que incluiu medidas diárias de P4, observou que maiores níveis desse esteroide predizem redução do número de cigarros consumidos por dia.[38] Outros estudos sugerem que os níveis de P4 durante a fase lútea do ciclo menstrual, relativamente maiores que estrogênio, podem proteger contra os estímulos-gatilhos que desencadeiam o desejo de fumar.[38] Mulheres no meio da fase folicular, comparadas a outras no meio da fase lútea, apresentavam mais frequentemente estímulos para fumar e desejo imperioso de fumar. Esses estudos mostram evidências, ainda que iniciais, de que a mulher na fase folicular do ciclo menstrual experimenta maior prazer como recompensa ao ato de fumar. O tratamento do tabagismo durante a fase lútea tem mostrado melhores índices de interrupção do uso, quando comparado ao tratamento de mulheres que iniciaram o tratamento na fase folicular do ciclo menstrual, em que se observa menores chances de a mulher permanecer em abstinência.[38] Portanto, alguns estudos têm mostrado resultados promissores com o uso da P4 como tratamento para o uso abusivo de cocaína e nicotina.

É reconhecida a influência do estrogênio como facilitador em comportamentos de busca de recompensa, um efeito mediado, pelo menos em parte, pela ação da dopamina no *striatum*.[39] Estudos em animais sugerem que níveis mais elevados de E2 em fêmeas, comparados aos níveis do macho, têm impacto no comportamento de ingestão de álcool independentemente das variações cíclicas nos níveis hormonais do ciclo estral de roedores.[39]

O uso do álcool em mulheres tem sido associado ao aumento dos níveis de E2 e testosterona, mas os resultados em relação à P4 têm sido contraditórios. Quando a avaliação foi feita em relação à fase do ciclo menstrual, foi observado que o uso do álcool esteve associado com os níveis elevados de P4 durante a fase lútea. Os achados atuais reforçam a necessidade de mais estudos em relação à influência dos esteroides sexuais no consumo de álcool.[39]

Em casos de psicoestimulantes, durante a fase folicular do ciclo menstrual, quando os níveis de E2 estão elevados e os da P4 estão baixos, foi observada maior responsividade a essa droga.[36]

REFERÊNCIAS

1. Bale TL. Sex matters. Neuropsychopharmacology. 2019;44(1):1-3.
2. Rubinow DR, Schmidt PJ. Sex differences and the neurobiology of affective disorders. Neuropsychopharmacology. 2019;44(1):111-28.

3. Haisenleder DJ, Dalkin AC, Ortolano GA, Marshall JC, Shupnik MA. A pulsatile gonadotropin-releasing hormone stimulus is required to increase transcription of the gonadotropin subunit genes: evidence for differential regulation of transcription by pulse frequency in vivo. Endocrinology. 1991;128(1):509-17.
4. McCartney CR, Gingrich MB, Hu Y, Evans WS, Marshall JC. Hypothalamic regulation of cyclic ovulation: evidence that the increase in gonadotropin-releasing hormone pulse frequency during the follicular phase reflects the gradual loss of the restraining effects of progesterone. J Clin Endocrinol Metab. 2002;87(5):2194-200.
5. McClure N, Macpherson AM, Healy DL, Wreford N, Rogers PA. An immunohistochemical study of the vascularization of the human Graafian follicle. Hum Reprod. 1994;9(8):1401-5.
6. Hwang WJ, Lee TY, Kim NS, Kwon JS. The role of estrogen receptors and their signaling across psychiatric disorders. Int J Mol Sci. 2020;22(1):373.
7. Azcoitia I, Barreto GE, Garcia-Segura LM. Molecular mechanisms and cellular events involved in the neuroprotective actions of estradiol. Analysis of sex differences. Front Neuroendocrinol. 2019;55:100787.
8. Denley MCS, Gatford NJF, Sellers KJ, Srivastava DP. Estradiol and the development of the cerebral cortex: an unexpected role? Front Neurosci. 2018;12:245.
9. Rehbein E, Hornung J, Sundström Poromaa I, Derntl B. Shaping of the female human brain by sex hormones: a review. Neuroendocrinology. 2021;111(3):183-206.
10. Fuentes N, Silveyra P. Estrogen receptor signaling mechanisms. Adv Protein Chem Struct Biol. 2019;116:135-70.
11. Nillni YI, Rasmusson AM, Paul EL, Pineles SL. the impact of the menstrual cycle and underlying hormones in anxiety and PTSD: what do we know and where do we go from here? Curr Psychiatry Rep. 2021;23(2):8.
12. Sundström-Poromaa I, Comasco E, Sumner R, Luders E. Progesterone - friend or foe? Front Neuroendocrinol. 2020;59:100856.
13. Bixo M, Johansson M, Timby E, Michalski L, Bäckström T. Effects of GABA active steroids in the female brain with a focus on the premenstrual dysphoric disorder. J Neuroendocrinol. 2018;30(2).
14. Schiller CE, Johnson SL, Abate AC, Schmidt PJ, Rubinow DR. Reproductive steroid regulation of mood and behavior. Compr Physiol. 2016;6(3):1135-60.
15. Barraclough C, Gorski R. Evidence that the hypothalamus is responsible for androgen-induced sterility in the female rat. Endocrinology. 1961;68:68-79.
16. Freeman EW, Frye CA, Rickels K, Martin PA, Smith SS. Allopregnanolone levels and symptom improvement in severe premenstrual syndrome. J Clin Psychopharmacol. 2002;22(5):516-20.
17. 1Sellers K, Raval P, Srivastava DP. Molecular signature of rapid estrogen regulation of synaptic connectivity and cognition. Front Neuroendocrinol. 2015;36:72-89.
18. Kim IB, Park SC. The entorhinal cortex and adult neurogenesis in major depression. Int J Mol Sci. 2021;22(21):11725.
19. McCarthy FN, Vries G. Sexual differentiation of the brain: a fresh look at mode, mechanisms, and meaning. In: Pfaff DW, editor. Hormones, brain, and behavior. 3rd ed. Oxford: Academic; 2017. p. 3-32.
20. Lu Y, Sareddy GR, Wang J, Zhang Q, Tang FL, Pratap UP, et al. Neuron-derived estrogen is critical for astrocyte activation and neuroprotection of the ischemic brain. J Neurosci. 2020;40(38):7355-74.
21. Yoest KE, Cummings JA, Becker JB. Oestradiol influences on dopamine release from the nucleus accumbens shell: sex differences and the role of selective oestradiol receptor subtypes. Br J Pharmacol. 2019;176(21):4136-48.
22. Standeven LR, McEvoy KO, Osborne LM. Progesterone, reproduction, and psychiatric illness. Best Pract Res Clin Obstet Gynaecol. 2020;69:108-26.
23. Schiller CE, Schmidt PJ, Rubinow DR. Allopregnanolone as a mediator of affective switching in reproductive mood disorders. Psychopharmacology (Berl). 2014;231(17):3557-67.
24. Schweizer-Schubert S, Gordon JL, Eisenlohr-Moul TA, Meltzer-Brody S, Schmalenberger KM, Slopien R, et al. Steroid hormone sensitivity in reproductive mood disorders: on the role of the GABAA receptor complex and stress during hormonal transitions. Front Med (Lausanne). 2021;7:479646.
25. 2Brann DW, Lu Y, Wang J, Zhang Q, Thakkar R, Sareddy GR, et al. Brain-derived estrogen and neural function. Neurosci Biobehav Rev. 2022;132:793-817.

26. Szoeke C, Downie SJ, Parker AF, Phillips S. Sex hormones, vascular factors and cognition. Front Neuroendocrinol. 2021;62:100927.
27. Le J, Thomas N, Gurvich C. Cognition, The menstrual cycle, and premenstrual disorders: a review. Brain Sci. 2020;10(4):198.
28. Brown AMC, Gervais NJ. Role of ovarian hormones in the modulation of sleep in females across the adult lifespan. Endocrinology. 2020;161(9):bqaa128.
29. Sharkey KM, Crawford SL, Kim S, Joffe H. Objective sleep interruption and reproductive hormone dynamics in the menstrual cycle. Sleep Med. 2014;15(6):688-93.
30. Baker FC, Lampio L, Saaresranta T, Polo-Kantola P. Sleep and sleep disorders in the menopausal transition. Sleep Med Clin. 2018;13(3):443-56.
31. Giannini A, Caretto M, Genazzani AR, Simoncini T. Optimizing quality of life through sex steroids by their effects on neurotransmitters. Climacteric. 2019;22(1):55-9.
32. Gogos A, Ney LJ, Seymour N, Van Rheenen TE, Felmingham KL. Sex differences in schizophrenia, bipolar disorder, and post-traumatic stress disorder: Are gonadal hormones the link? Br J Pharmacol. 2019;176(21):4119-35.
33. Damme KSF, Ristanovic I, Vargas T, Mittal VA. Timing of menarche and abnormal hippocampal connectivity in youth at clinical-high risk for psychosis. Psychoneuroendocrinology. 2020;117:104672.
34. Brand BA, Boer JN, Sommer IEC. Estrogens in schizophrenia: progress, current challenges and opportunities. Curr Opin Psychiatry. 2021;34(3):228-37.
35. Sartin-Tarm A, Ross MC, Privatsky AA, Cisler JM. Estradiol modulates neural and behavioral arousal in women with posttraumatic stress disorder during a fear learning and extinction task. Biol Psychiatry Cogn Neurosci Neuroimaging. 2020;5(12):1114-22.
36. Fonseca F, Robles-Martínez M, Tirado-Muñoz J, Alías-Ferri M, Mestre-Pintó JI, Coratu AM, et al. A gender perspective of addictive disorders. Curr Addict Rep. 2021;8(1):89-99.
37. Kokane SS, Perrotti LI. Sex differences and the role of estradiol in mesolimbic reward circuits and vulnerability to cocaine and opiate addiction. Front Behav Neurosci. 2020;14:74.
38. Wetherill RR, Spilka NH, Maron M, Keyser H, Jagannathan K, Ely AV, et al. Influence of the natural hormonal milieu on brain and behavior in women who smoke cigarettes: Rationale and methodology. Contemp Clin Trials Commun. 2021;21:100738.
39. Radke AK, Sneddon EA, Frasier RM, Hopf FW. Recent perspectives on sex differences in compulsion-like and binge alcohol drinking. Int J Mol Sci. 2021;22(7):3788.

2 ATIVIDADE SEXUAL DA MULHER E TRANSTORNOS PSIQUIÁTRICOS

Carmita Helena Najjar Abdo
Catarina de Moraes Braga

Segundo a Organização Mundial da Saúde (OMS), saúde mental é um estado de bem-estar no qual o indivíduo implementa suas capacidades, enfrenta o estresse normal da vida diária, trabalha produtivamente e contribui positivamente para a comunidade.[1] Parte integrante da saúde geral, é mais do que ausência de doença mental, estando intimamente conectada a saúde física e comportamento.[2]

A OMS define saúde sexual como um estado de bem-estar físico, emocional, mental e social relacionado à sexualidade, não sendo apenas a ausência de doença ou disfunção. Ela necessita uma abordagem positiva e respeitosa e a possibilidade de experiências sexuais que proporcionem prazer com segurança e sem constrangimentos, discriminação ou violência. A fim de atingir e manter a saúde sexual, os direitos humanos de todas as pessoas devem ser respeitados, protegidos e assegurados.[3]

ATIVIDADE SEXUAL FEMININA AO LONGO DA VIDA

■ MODELO FEMININO DE RESPOSTA SEXUAL

Masters e Johnson, nos anos 1960, descreveram a resposta sexual de homens e mulheres como uma sucessão de fases: excitação, platô, orgasmo e resolução.[4] Na década seguinte, Kaplan contestou esse modelo, argumentando que a resposta sexual começaria com o desejo sexual, seguido por excitação, que pode conduzir ao orgasmo e à resolução, sugerindo que, em circunstâncias naturais, os estágios da resposta sexual se sucedem de forma linear direta.[5]

Nos últimos 20 anos, observou-se a falta de evidências para suportar o modelo linear para as mulheres, sendo ele mais apropriado para os homens.[6] Um novo modelo para a resposta sexual feminina foi proposto por Basson.[7] Contrapondo-se ao modelo linear, a motivação para a atividade sexual foi considerada como um complexo de razões, abrangendo mais do que o desejo sexual (apesar de o desejo inicial ter de estar presente). Uma vez que a atividade sexual se inicia, a excitação crescente pode conduzir ao desejo, para a continuidade do ato sexual. Esse desejo "responsivo" pode, então, intensificar a excitação. Em função disso, o modelo é descrito como circular. Em conjunto, as recompensas positivas derivadas de atividades sexuais prévias (como proximidade emocional, comprometimento aumentado e vínculo) também podem fornecer motivação para atividades sexuais futuras. O modelo sugere ainda que as fases da resposta sexual podem se sobrepor (p. ex., desejo e excitação podem ocorrer simultaneamente, em vez de um preceder o outro). O modelo de Basson permite, além de uma via circular (em que a evolução influencia a motivação sexual), uma via linear (em que as atividades são iniciadas pelo desejo inato ou "espontâneo"). Nesse modelo, a via linear pode tornar-se menos comum ao longo do ciclo menstrual e/ou do ciclo da vida, e a via circular pode prevalecer com o aumento da idade ou a duração do relacionamento.[7]

■ ASPECTOS FÍSICOS E PSICOLÓGICOS DA RESPOSTA SEXUAL FEMININA

Nas mulheres, há menor grau de correspondência dos aspectos fisiológicos e psicológicos da resposta sexual em comparação aos homens. Também se observa a não especificidade (a este ou aquele estímulo sexual). Os potenciais para baixa concordância e não especificidade da resposta sexual são exemplos da relativa independência entre os aspectos fisiológicos, psicológicos e comportamentais da sexualidade feminina. Ou seja, a experiência subjetiva (ou autorreferida) e medidas genitais de excitação sexual nem sempre são coincidentes.[8]

Assim, na mulher, há diferença entre sentir excitação sexual e perceber mudanças físicas. A tendência à baixa consciência interoceptiva sexual pode resultar do fato de que as mulheres geralmente respondem mais às pistas externas (situacionais) ao avaliar seu estado emocional. A maior interferência de informação externa sugere que a experiência feminina de excitação é influenciada sobretudo por atitudes, crenças e valores acerca da sexualidade e por fatores contextuais imediatos (como características do estímulo) e sua interpretação dessas características.[8]

■ QUESTÕES REFERENTES AOS RELACIONAMENTOS

As queixas sexuais femininas podem ser fruto de expectativas inadequadas, discrepância de desejo no casal, questões da dinâmica do relacionamento, decorrência de doenças físicas ou psíquicas e até de disfunção sexual da parceria. Assim, antes de diagnosticar disfunção sexual, é preciso considerar esses aspectos para oferecer intervenções adequadas.[9]

Para mulheres, a satisfação sexual com frequência está associada a maior satisfação com o relacionamento. Além disso, a satisfação com a vida sexual pode ser prejudicada se o sexo é feito apenas para satisfazer a parceria.[9] Situações que podem se dar nos relacionamentos e que devem ser consideradas antes do diagnóstico de uma disfunção sexual feminina são discutidas a seguir.

DESEJO ESPONTÂNEO E RELACIONAMENTOS DE LONGA DURAÇÃO

Em uma relação monogâmica de longa duração ocorrem variações do desejo sexual.[10] Não é incomum um casal em dificuldade sexual estar apresentando a repercussão de uma emoção negativa de outra esfera do relacionamento. E problemas sexuais primários também podem influenciar negativamente o bem-estar geral do casal. Além disso, a resposta sexual é influenciada pelo contexto e varia ao longo da relação, sem qualquer disfunção sexual ou conflito.[9] Em relacionamentos longos, mulheres podem ter diminuição do desejo sexual espontâneo. Entretanto, o desejo responsivo, deflagrado quando há estímulo adequado, costuma permanecer e ser suficiente para que tenham interesse na atividade sexual e obtenham satisfação.

Assim, a primeira intervenção quando a mulher se queixa de diminuição do desejo sexual espontâneo é a educação sexual, para que ela compreenda o desejo responsivo como possibilidade saudável. Também deve-se orientar que a satisfação sexual em relacionamentos de longa duração costuma exigir mais dedicação do casal.[9]

DISCREPÂNCIA DE INTERESSE SEXUAL NO RELACIONAMENTO MONOGÂMICO

A motivação para a atividade sexual é influenciada por características individuais, comportamento de parceria, dinâmica interpessoal e/ou padrões socioculturais. Assim, vários fatores podem contribuir para a variação do desejo, cuja ausência não é necessariamente disfuncional. Entretanto, as variações individuais podem impactar negativamente o relacionamento e a qualidade de vida do casal. Discrepância de desejo sexual (DDS) é um conceito introduzido há algumas décadas, mas até hoje pouco estudado. Segundo a *European Society of Sexual Medicine* (ESSM), na abordagem à paciente com queixa de desejo reduzido, os clínicos devem, antes de firmar o diagnóstico de transtorno do desejo sexual hipoativo (TDSH), investigar aspectos do relacionamento.[10]

Não há consenso a respeito de qual seria a frequência "ideal" de desejo ou de atividade sexual, sendo a presença de sofrimento e a insatisfação os indicadores mais usados para o diagnóstico. Ante um casal com DDS, em vez de usar o desejo mais elevado como referência de saúde sexual, é mais adequado compreender o problema como uma questão de incompatibilidade no desejo. Assim, é possível evitar a patologização de um traço individual e direcionar a atenção para a dinâmica do casal. Além disso, questões associadas a expectativas culturais e crenças estereotipadas sobre os papéis de gênero podem ter influência no grau de sofrimento provocado pela DDS. Por exemplo, entre casais heterossexuais, quando é o homem que refere menor desejo sexual, o sofrimento parece ser maior.[10]

Ainda que a DDS não seja uma entidade clínica reconhecida, é preciso atentar para não abordar todos os casos de baixo desejo sexual como problema relacional, negligenciando a identificação de TDSH. O nível de angústia produzido pela DDS pode exigir intervenções para o casal, seja a ampliação do diálogo ou ações personalizadas, a depender de cada caso.[10] Algumas recomendações gerais podem ajudar na superação da DDS:[10]

- Evitar narrativa patologizante sobre discrepância de desejo sexual.
- Ampliar a comunicação efetiva do casal (sobre desejo, atividade e expectativas sexuais).
- Educação sexual (atenção para mitos e expectativas inadequadas).
- Buscar compatibilizar a rotina e o *script* sexual (aumento de repertório de atividades sexuais, criar oportunidades para que o desejo surja).
- Explorar necessidades emocionais e de intimidade.

ASSEXUALIDADE FEMININA

A assexualidade é uma entidade heterogênea que tem sido proposta como orientação sexual e vem ganhando visibilidade nos últimos anos. Indivíduos assexuais costumam se autoidentificar como tal, não sendo papel do profissional de saúde mental aplicar diagnóstico.[11]

Em geral, não sentem atração sexual ou necessidade intrínseca de manter atividade sexual. No *Manual diagnóstico e estatístico de transtornos mentais* (DSM-5), a definição de assexualidade é semelhante à de desejo sexual hipoativo (DSH). Entretanto, a principal diferença é que na primeira não há sofrimento significativo em relação à ausência de desejo e de fantasias sexuais.[12] Nesse caso, a falta de desejo é egossintônica e quando há sofrimento ele é circunstancial, sendo decorrente de cobranças e expectativas frustradas. Por isso, no DSM-5 a assexualidade é um critério de exclusão para o diagnóstico de DSH.[12]

QUEIXAS SEXUAIS DE MULHERES NÃO HETEROSSEXUAIS

A homofobia internalizada, a assertividade sexual, o grau de intimidade e o uso de acessórios sexuais são fatores associados à satisfação sexual em relacionamentos homoafetivos femininos. Enquanto as mulheres heterossexuais parecem conferir maior importância à frequência sexual e de orgasmos, as lésbicas e bissexuais consideram a qualidade das relações sexuais como maior preditor para satisfação sexual.[13] Também há variações individuais do desejo que podem resultar em DDS nessa população.[10]

FUNÇÃO SEXUAL DA MULHER NA GESTAÇÃO, NA IDADE MADURA E NO ENVELHECIMENTO

No ciclo gravídico-puerperal há diminuição da concentração de estrogênios circulantes, resultando em menor elasticidade da mucosa vaginal e redução da lubrificação, com sensação de ressecamento e dor durante o intercurso.

A partir do climatério, devido à crescente queda da concentração de hormônios sexuais, a mulher apresenta ondas de calor ("fogachos"); atrofia progressiva da mucosa da vagina, da uretra e das fibras do tecido conjuntivo que sustentam a mucosa nessas regiões; incontinência urinária e ardência à micção. Há vulnerabilidade para infecções urinárias e ginecológicas e fragilidade dos músculos do assoalho pélvico (podendo ocorrer prolapsos de útero e bexiga). Além disso, a pele se torna mais fina, menos elástica e menos sensível; as glândulas mamárias hipotrofiam e os mamilos perdem parcialmente a capacidade de ereção; há menor resposta clitoridiana aos estímulos e secura vaginal, sendo estas últimas minimizadas pela regularidade dos intercursos.[14]

Quanto à atividade sexual, ocorrem mudanças próprias da idade: menor desejo e excitação sexuais, necessidade de mais tempo para as preliminares, maior flacidez muscular e menor lubrificação da vagina, o que pode resultar em dispareunia (dor) durante o ato sexual.

Uma revisão sistemática sobre o impacto das atitudes das mulheres que experimentam sintomas da menopausa revelou que aquelas com atitudes mais negativas em relação a essa etapa da vida referem sintomatologia mais intensa durante a transição menopáusica.[15]

DIFICULDADES SEXUAIS AO LONGO DA VIDA DA MULHER

Pouca excitação e dificuldade de lubrificação ocorrem em 10 a 15% das mulheres na pré-menopausa *versus* 25 a 30% daquelas pós-menopausadas. A dispareunia é queixa de 12 a 45% das que já atingiram a menopausa.[16]

As causas das dificuldades sexuais podem também ser psíquicas (como conflitos pessoais ou de casal, depressão e ansiedade) ao longo da vida e no período da pós-menopausa. Entretanto, as doenças que costumam provocar disfunções sexuais são aquelas que prejudicam os vasos e os nervos, dificultando o afluxo sanguíneo aos genitais: doenças cardiovasculares, diabetes, hipertensão, dislipidemias e, muitas vezes, os respectivos tratamentos medicamentosos. Prejudicada a excitação, a falta de lubrificação vaginal e de intumescimento dos genitais pode levar à dor durante o ato. Na ausência de estrogênio circulante, própria do período não reprodutivo da mulher, a mucosa vaginal não mais responde com lubrificação suficiente aos estímulos, mesmo que adequados.[6,14]

PREVALÊNCIA DAS DISFUNÇÕES SEXUAIS FEMININAS

As disfunções sexuais femininas alcançam altas taxas em qualquer população. No Brasil, o Estudo da Vida Sexual do Brasileiro (EVSB) indica que a dificuldade para o orgasmo atinge 26,2% das mulheres e a dispareunia, 17,8%.[16] Queixam-se de dificuldade de excitação 26,6%,[16] e 9,5% têm DSH.[17] Essas médias variam conforme a faixa etária. Desta feita, dificuldade de excitação ocorre em 28% das mulheres brasileiras entre 18 e 25 anos, enquanto são acometidas 38,1% daquelas acima de 60 anos.[16]

Dificuldade sexual nem sempre é disfunção: só se considera disfunção sexual a dificuldade que causa sofrimento e tem duração de pelo menos seis meses.[12] No caso da mulher, disfunção do desejo implica ausência de desejo responsivo, além do espontâneo. Portanto, a prevalência de disfunção sexual não é superponível à de dificuldade sexual (p. ex., mulheres sem desejo sexual e que sofrem por isso são bem menos numerosas do que o total daquelas com essa dificuldade).[18]

QUADRO CLÍNICO E DIAGNÓSTICO DAS DISFUNÇÕES SEXUAIS FEMININAS

No DSM-5,[12] a classificação diagnóstica das disfunções sexuais femininas foi influenciada pela proposta de Basson[7] para o ciclo de resposta sexual. Parte dos quadros que vinham sendo considerados como falta de desejo foram revistos e constituem, no entendimento atual, uma variedade funcional e específica de resposta sexual da mulher (desde que o desejo responsivo esteja presente).

Segundo o DSM-5, disfunção sexual é a incapacidade do indivíduo de participar do ato sexual com satisfação, dificuldade essa persistente ou recorrente, além de vivenciada como algo indesejável, desconfortável e incontrolável, levando a sofrimento significativo.[12]

De acordo com a *Classificação internacional de doenças* (CID-11), as disfunções sexuais compreendem as diversas formas pelas quais adultos podem ter dificuldade em experimentar atividade sexual satisfatória e não coercitiva.[19] Uma breve descrição das disfunções sexuais femininas, segundo o DSM-5 e a CID-11 é apresentada na **Tabela 2.1**.

Disfunções sexuais essencialmente orgânicas (por doenças sistêmicas, como diabetes, hipertensão e alterações hormonais) iniciam-se com mais frequência na fase adulta tardia. Já as de base psíquica/emocional podem ocorrer desde o início da vida sexual e se manter até a maturidade. Apesar da maior prevalência de dificuldades sexuais no envelhecimento, o sofrimento devido a problemas de desejo e excitação nas mulheres diminui com a idade.[19,20]

■ **Tabela 2.1**
Descrição das disfunções sexuais femininas de acordo com o DSM-5 e a CID-11

DSM-5	CID-11	Descrição
	HA00 Transtorno do desejo sexual hipoativo	Em homens e mulheres. Ausência ou redução acentuada de desejo ou de motivação para participar em atividade sexual
302.72 Transtorno do interesse/excitação sexual feminino		Falta ou redução de interesse significativo por atividade sexual; redução de pensamentos ou fantasias sexuais; redução da excitação aos estímulos sexuais e durante a atividade sexual
	HA01.0 Transtorno da excitação sexual feminina	Ausência ou redução acentuada de resposta à estimulação sexual, que ocorre apesar do desejo por atividade sexual e estimulação sexual adequada

(Continua)

■ Tabela 2.1 (Continuação)
Descrição das disfunções sexuais femininas de acordo com o DSM-5 e a CID-11

DSM-5	CID-11	Descrição
302.73 Transtorno do orgasmo feminino	HA02 Transtornos do orgasmo	Atraso, ausência ou redução acentuada da intensidade do orgasmo em mais de 75% das atividades sexuais
302.76 Transtorno de dor genitopélvica/penetração	HA20 Transtorno da dor sexual à penetração	Anteriormente chamado de dispareunia e vaginismo. Dificuldade ou dor durante a penetração vaginal. Pode incluir medo ou ansiedade em relação à penetração ou tensionamento e contração dos músculos do assoalho pélvico durante a relação sexual
Disfunção sexual induzida por substância/medicamento	HA40.2 Disfunção sexual associada com uso de substâncias psicoativas ou medicamentos	Algum transtorno na função sexual causado pelo início do uso de alguma substância/medicamento, aumento de dose ou descontinuação de alguma substância/medicamento
302.70 Disfunção sexual não especificada	Outra disfunção sexual não especificada	Quando há sintomas característicos e predominantes de disfunção sexual que causam sofrimento clinicamente significativo, mas não satisfazem os critérios diagnósticos para outras disfunções sexuais
302.79 Outra disfunção sexual especificada	Outra disfunção sexual especificada	Os critérios para uma disfunção sexual específica não são satisfeitos e não há informações suficientes para que seja feito um diagnóstico mais específico

Fonte: Elaborada com base em American Psychiatric Association[12] e World Health Organization.[19]

As disfunções sexuais femininas resultam de elementos de base física, psíquica, emocional e/ou relacional, além de condições socioculturais e econômicas, que atuam de forma isolada ou conjunta. Os principais fatores de risco para essas disfunções são: condições sociodemográficas e hábitos de vida (idade avançada, baixa escolaridade, baixa renda, tabagismo, obesidade, sedentarismo, abuso de álcool, uso de drogas ilícitas e dificuldade de acesso a serviços de saúde); doenças de base física e psiquiátrica (hipertensão, dislipidemias, diabetes melito, doenças cardiovasculares; depressão e transtornos de ansiedade); distúrbios hormonais (deficiência de androgênios e estrogênios, hiperprolactinemia e hiper/hipotireoidismo); efeitos adversos de medicamentos (antidepressivos, anticonvulsivantes, ansiolíticos, diuréticos, anti-hipertensivos, antimicóticos, antiulcerosos, drogas quimioterápicas, drogas antiandrogênicas); aspectos culturais (tabus, mitos, preconceitos e expectativas errôneas); conflitos relacionais; agentes estressores (desemprego, privações, perdas emocionais); preocupação, cansaço, violência física/sexual, abuso emocional, distorções cognitivas, autocontrole excessivo e rigidez de costumes.[8,18,21,22]

É essencialmente clínico o diagnóstico das disfunções sexuais, considerando a queixa da paciente e/ou da parceria associada aos elementos de anamnese. Para o DSM-5, o mínimo de seis meses de sintomatologia é critério essencial para a caracterização do quadro.[12] Investigação da saúde sexual da parceria deve ser feita para afastar possíveis erros de avaliação ante o quadro referido pela paciente.

Para diagnóstico, planejamento terapêutico e prognóstico, deve-se fazer a distinção entre disfunção sexual ao longo da vida e adquirida, bem como entre disfunção generalizada (presente em qualquer circunstância) e situacional (manifestada apenas em determinadas circunstâncias e/ou parcerias). O grau de sofrimento (leve, moderado ou grave) também tipifica as disfunções sexuais e auxilia o diagnóstico.[12]

Também devem ser consideradas a idade e a experiência sexual da paciente. Mulheres jovens ou iniciantes na vida sexual podem apresentar, temporariamente, dificuldades de lubrificação/relaxamento, o que é compreensível e não significa disfunção, mas inexperiência.[9,12]

DIAGNÓSTICO DIFERENCIAL

Os diagnósticos diferenciais mais frequentes são aqueles entre uma e outra disfunção sexual do casal.[12] Por exemplo, falta de interesse sexual e dificuldade de lubrificação em mulheres podem decorrer da ejaculação precoce dos parceiros, o que torna a relação sexual pouco prazerosa para elas. O diagnóstico correto é aquele que considera o ponto de partida dessa série de comportamentos sexuais disfuncionais.

Disfunção sexual, quando causada por doenças de base física e/ou psiquiátrica, exige diagnóstico da patologia que a originou.[12,21] Por exemplo, alterações hormonais podem ser a causa da falta de excitação e lubrificação; a depressão pode levar à falta de desejo.

Os diagnósticos diferenciais descritos no DSM-5 são apresentados na **Tabela 2.2**.

EXAMES COMPLEMENTARES

Embora não forneçam a etiologia definitiva da disfunção sexual, exames laboratoriais indicam se há condição anômala que mereça ser mais bem investigada. Por exemplo, auxiliam na identificação de diabetes, dislipidemias, hipo/hipertireoidismo, que exercem impacto negativo sobre a função sexual feminina.

Baixas concentrações de andrógenos (testosterona total e livre) em mulheres podem indicar insuficiência androgênica. Entretanto, ainda não há um critério bioquímico confiável para caracterizar esta situação nessa população. Não é recomendado que o

Tabela 2.2
Diagnóstico diferencial de acordo com o DSM-5

Diferenciar disfunção sexual de	Justificativa
Condição médica responsável pela disfunção sexual	Se a disfunção for inteiramente atribuível aos efeitos fisiológicos diretos de uma condição médica geral (p. ex., neuropatia autonômica), o diagnóstico de disfunção sexual não deve ser feito
Disfunção sexual induzida por substância/medicamento	Quando a disfunção sexual é mais bem explicada pelo uso, mau uso, interrupção ou pelos efeitos fisiológicos diretos de substância ou medicamento
Dificuldades sexuais associadas a transtorno mental não sexual (p. ex., transtorno depressivo ou bipolar, transtorno de estresse pós-traumático, transtorno psicótico)	Caracteriza-se por disfunção sexual que ocorre apenas no contexto de sintomas de outro transtorno mental (p. ex., baixo desejo sexual no contexto de um episódio depressivo). Se a disfunção sexual estava presente antes do início do transtorno não sexual ou persiste depois que ele foi resolvido, um diagnóstico de disfunção sexual pode ser justificado
Problemas sexuais associados a graves conflitos de relacionamento ou violência de parceiro(a)	Se a angústia severa, decorrente de prejuízo no relacionamento ou violência da parceria, explica melhor as dificuldades sexuais, então um diagnóstico de disfunção sexual não é feito
Dificuldades sexuais associadas a problemas no relacionamento	Com frequência, limitam-se a parceria específica (situacional) e se caracterizam por exacerbação quando o problema relacional se agrava. Em algumas situações, tanto disfunção sexual quanto problema relacional podem ser diagnosticados em conjunto
Dificuldades sexuais não decorrentes de disfunção sexual	Podem resultar de estimulação sexual inadequada, que impede a experiência de excitação ou orgasmo. Embora ainda possa haver necessidade de cuidados, não é feito diagnóstico de disfunção sexual

Fonte: Adaptada de First.[23]

diagnóstico etiológico de desejo hipoativo seja feito com base nas concentrações de androgênios, devido à falta de correlação clínica com possíveis queixas sexuais.[24] Já níveis de SHBG, estradiol, FSH, LH, prolactina, hormônios da tireoide, quando alterados em mulheres sexualmente disfuncionais, devem ser valorizados.

ABORDAGEM ÀS DIFICULDADES SEXUAIS NO CONSULTÓRIO

Na consulta, vários fatores podem dificultar a abordagem das queixas sexuais. O tempo disponível é um problema referido com frequência. Para facilitar o diálogo e a investigação dessas queixas, foi desenvolvido um modelo sistemático conhecido pela sigla PLISSIT (*Permission, Limited Information, Specific Suggestion, Intensive Therapy*),[25] que sugere que a paciente seja informada de que há permissão para discutir a temática. Além disso, podem ser oferecidas orientações gerais sobre saúde sexual ou orientação direcionada para a queixa atual, se houver. Por fim, uma vez identificada a necessidade, pode ser feito encaminhamento para especialista em saúde sexual.

Ao atender mulheres, a simples atitude de comunicá-las que questões de sexualidade e práticas sexuais podem ser abordadas na consulta muitas vezes é suficiente para que se sintam confortáveis em expor suas dificuldades.[25] O profissional pode formular perguntas simples, como "há alguma questão sobre sua vida sexual que você gostaria de mencionar?" ou "você tem alguma queixa ou dúvida sobre saúde sexual?".

TRATAMENTO DA DISFUNÇÃO SEXUAL FEMININA

A educação sexual e o cuidado com a saúde geral são aspectos fundamentais do tratamento das disfunções sexuais femininas.[26] E o acompanhamento interdisciplinar tem se mostrado mais eficaz do que intervenções isoladas. Cada caso deve ser avaliado individualmente, com atenção para os fatores interpessoais e contextuais, as condições de base física ou psiquiátrica que prejudiquem a função sexual (distúrbios metabólicos, transtorno depressivo, efeito adverso de medicação, etc.) e o uso iatrogênico de medicamentos.[8,18,21,22]

Ante a queixa sexual feminina, além de identificar fatores de risco e tratar possíveis causas, intervenções como terapia sexual, psicoterapia, fisioterapia e medicação podem ser recomendadas.

■ TERAPIA SEXUAL E PSICOTERAPIA

Intervenções de terapia sexual costumam ter importante componente elucidativo a respeito do ciclo de resposta sexual feminino, de modo a adequar as expectativas com frequências irreais sobre o funcionamento sexual saudável. Para isso, a terapia sexual clássica inclui uma série de técnicas para ampliar o autoconhecimento, identificar as principais dificuldades do casal e propor estratégias para superá-las, bem como avaliar se outras intervenções em psicoterapia são necessárias.[25,26]

A terapia cognitivo-comportamental (TCC) é uma alternativa: a identificação de mitos sexuais e distorções cognitivas em relação à atividade sexual pode ser um caminho para a resolução de dificuldades. Além disso, treinamento de técnicas de *mindfulness* voltadas para atenção às sensações corporais, incluindo as genitais, pode auxiliar na superação de queixas de desejo e orgasmo femininos.[26]

■ FISIOTERAPIA DO ASSOALHO PÉLVICO E GENITAIS

A fisioterapia pélvica tem papel importante no tratamento de dor à penetração ou genitopélvica (dispareunia), vaginismo e dificuldade para o orgasmo.[27] As técnicas usadas produzem aumento da vascularização pélvica e da sensibilidade clitoriana, promovendo melhor excitação e lubrificação, além de treinar para o controle da musculatura genitopélvica, de modo a gradativamente permitir a penetração não dolorosa.[27]

■ INTERVENÇÕES MEDICAMENTOSAS

Em 2015, a flibanserina, um agonista do receptor de serotonina 1A e antagonista 2A, foi aprovada como opção terapêutica para o TDSH feminino. Seu mecanismo de ação leva ao aumento indireto da atividade de dopamina e norepinefrina no córtex pré-frontal, podendo facilitar maior atenção aos estímulos sexuais. Seu principal risco é hipotensão, sobretudo se associada ao uso de álcool ou medicamentos que inibam o CYP3D6.[28]

Outra opção medicamentosa recém-aprovada para o tratamento de TDSH em mulheres na pré-menopausa é a bremelanotida. Análogo injetável do hormônio estimulante de alfamelanócitos (alfa-MSH), proporciona aumento de dopamina e liberação de ocitocina e atua diretamente no clitóris e na vagina, melhorando a sensação genital de excitação. Pode ser aplicada 45 minutos antes de relação sexual. Náuseas, rubor, dor de cabeça e aumento discreto da pressão arterial são os efeitos adversos mais comuns.[28]

Bupropiona, buspirona e trazodona têm sido usadas *off-label* para queixas sexuais. Há dados limitados de que a bupropiona (em doses de 150-450 mg/dia), em pacientes sem transtorno depressivo, possa gerar melhora do desejo sexual, provavelmente por aumentar a dopamina no córtex pré-frontal.[29] Também tem sido usada como "antídoto" em casos de disfunção sexual induzida por inibidores seletivos da recaptação da serotonina (ISRSs).[30] Entretanto, insônia, aumento de ansiedade e risco de convulsões estão associados a seu uso.[30] Buspirona, um agonista de receptores 1A de serotonina, também é usada como "antídoto" às disfunções sexuais induzidas por ISRSs.[31] Já a trazodona tem ação semelhante à flibanserina quanto a efeitos pró-sexuais, sendo estudada em combinação com a bupropiona para TDSH em mulheres na pré-menopausa.[28]

Terapia hormonal pode ser usada para o manejo de dor e redução de lubrificação decorrente de atrofia da mucosa vulvovaginal. Ospemifeno, um antagonista e agonista de estrogênio, para uso oral, é uma opção, assim como a prasterona na forma de supositório vaginal à base de de-hidroepiandrosterona (DHEA).[32] Tratamento tópico não hormonal por radiofrequência ou *laser* pode restaurar o tecido vaginal e permitir melhor relaxamento do introito.[33] Essas opções terapêuticas podem diminuir a dor ao intercurso e aumentar a satisfação sexual.

USO DE TESTOSTERONA EM MULHERES COM DESEJO SEXUAL HIPOATIVO

A testosterona é um hormônio androgênico com ação na motivação sexual tanto em homens quanto em mulheres. Nelas, exames laboratoriais de dosagem de testosterona não têm correlação clínica clara com disfunção sexual, estando indicados para avaliar níveis suprafisiológicos, visto que ensaios diretos não são precisos para dosar níveis fisiológicos ou no limite inferior.[34]

Não há dados suficientes na literatura que justifiquem o uso de testosterona por mulheres com baixa libido na pré-menopausa. Além disso, a indicação de derivados androgênicos para mulheres (incluindo a testosterona) é restrita a poucas condições, como o TDSH, sobretudo para aquelas na pós-menopausa e em terapia de reposição estrogênica. A indicação só deve ser feita após a avaliação da paciente e a exclusão de fatores biopsicossociais e interpessoais que justifiquem a queixa sexual.[34] Nesses casos, formulações que induzam níveis plasmáticos suprafisiológicos (como implantes) são contraindicadas. Como no Brasil não há, até o momento, formulações para elas, sendo usadas manipulações ou adaptação de formulações masculinas (de modo *off-label*) com menor controle, há o risco de doses suprafisiológicas. Alguns dos efeitos adversos associados aos hormônios androgênicos em mulheres são: acne, aumento de oleosidade da pele, queda de cabelo, aumento de pelos, mudança de timbre da voz e clitoromegalia.[34] O **Quadro 2.1** traz um resumo das recomendações sobre uso de terapia androgênica em mulheres na pós-menopausa com DSH.

DEPRESSÃO E FUNÇÃO SEXUAL FEMININA

É maior a probabilidade de depressão feminina na medida em que se estabelecem e se acentuam oscilações na concentração de estrogênios ao longo da vida, a partir da menarca, com eventos críticos para deflagração ou recorrência de episódios depressivos, como infertilidade, abortos ou perdas perinatais. O último período de risco aumentado é a fase perimenopausal, quando os níveis de estrogênio declinam gradualmente. Aquelas

■ **Quadro 2.1**
Recomendações sobre o uso de testosterona em mulheres

- A dosagem sérica de testosterona não é recomendada (não há valor clínico em níveis normais/baixos)
- Não se recomenda o uso para mulheres na pré-menopausa
- Não é recomendado o uso de implante hormonal (risco de dose elevada)
- Não é recomendado o uso via oral (hepatotoxicidade, aumento de lipídeos)
- A única indicação da testosterona é para desejo sexual hipoativo em mulheres na pós-menopausa sob terapia estrogênica

Fonte: Elaborado com base em Davis e colaboradores.[34]

que ao longo da vida tiveram transtorno disfórico pré-menstrual, depressão gestacional e/ou puerperal têm risco aumentado de depressão na menopausa.[35]

Vários são os mecanismos responsáveis pela disfunção sexual induzida por ISRSs: efeito anticolinérgico; bloqueio 5-HT2c; aumento da atividade serotonérgica (5-HT2); inibição do óxido nítrico; bloqueio D2; hiperprolactinemia; redução dos níveis de testosterona, LH e FSH.[36]

Em consequência de fadiga, apatia, perda de energia, entre outros sintomas que prejudicam a libido, a depressão é fator de risco para a disfunção sexual. E a atividade sexual insatisfatória pode piorar a depressão. Portanto, em pacientes sob tratamento antidepressivo, a disfunção sexual ocorre pela própria depressão, além de pela ação indesejável do medicamento.[37]

Consegue-se evitar a supervalorização do efeito do medicamento na disfunção sexual quando se procede à breve investigação dessa função antes da prescrição do antidepressivo.[36] Para investigar e caracterizar a sintomatologia sexual como prévia ou posterior à administração medicamentosa, deve-se perguntar à paciente (antes do início do uso de antidepressivo): "Como está sua vida sexual?", "Você tem apresentado falta de interesse em sexo ou dificuldade para o orgasmo?", "Sua frequência sexual é satisfatória?". Essa breve anamnese, antes da prescrição, é útil para que médico e paciente reconheçam a origem da dificuldade sexual.

ALTERAÇÕES DO COMPORTAMENTO SEXUAL EM OUTROS TRANSTORNOS PSIQUIÁTRICOS

Não apenas a depressão, mas outros transtornos mentais podem influenciar a função e o comportamento sexual. Mulheres com transtorno bipolar podem apresentar desinibição sexual, busca aumentada por parcerias e comportamentos sexuais de risco durante a fase de mania.[38]

Mulheres com transtornos do neurodesenvolvimento, como transtorno do espectro autista ou deficiência intelectual, podem ter dificuldade em vivenciar envolvimentos afetivos e experiências sexuais. Elas podem apresentar comportamento sexual inadequado (como masturbação em locais públicos), maior vulnerabilidade à violência sexual, às infecções sexualmente transmissíveis (ISTs) e à gravidez não planejada. Uma abordagem interdisciplinar deve incluir educação em sexualidade e psicoeducação, com foco no direcionamento adequado do interesse, do desejo e do controle de impulsos.[39]

No atendimento à mulher idosa, que previamente não apresentava comportamento sexual inadequado, deve ser considerada a possibilidade de um quadro demencial. As alterações mais comuns da função sexual na demência são a indiferença sexual e a diminuição do desejo.[40] Já a presença de comportamentos sexuais exacerbados é causa de intensa sobrecarga ao cuidador e maior institucionalização.[41]

Ainda na esfera do comportamento sexual impróprio, é possível que pacientes apresentem queixas de pensamentos intrusivos de natureza sexual, imagens mentais eróticas frequentes, questionamento a respeito da "normalidade" do próprio desejo, ideias com conteúdo parafílico e medo de perder o controle e apresentar comportamento sexual inadequado e/ou violento. É importante investigar se há transtorno parafílico ou parafilia, transtorno obsessivo-compulsivo (TOC) ou comorbidade das duas condições.[42]

PARAFILIAS E TRANSTORNOS PARAFÍLICOS NA MULHER

No DSM-5, o termo *parafilia* é usado para designar "qualquer interesse sexual intenso e persistente que não seja o interesse sexual na estimulação genital ou nas carícias preliminares, com parceiros humanos fenotipicamente normais, fisicamente maduros e capazes de dar consentimento".[12] O *transtorno parafílico* é uma parafilia que provoca sofrimento ou prejuízo ao indivíduo ou que leva a comportamento que implique dano pessoal ou risco de danos a terceiros. Interesses parafílicos não são necessariamente patológicos, ou seja, a parafilia é uma condição necessária para o diagnóstico de transtorno parafílico, porém não é suficiente.[12] Há parafilias que sempre são transtornos parafílicos, como a pedofilia (que envolve crianças), o exibicionismo, o voyeurismo e o frotteurismo (que envolvem pessoas que não consentem ou que são incapazes de consentir com as atividades sexuais).[12]

A maioria dos interesses parafílicos se inicia na adolescência, tem curso crônico e é mais prevalente em homens, à exceção do masoquismo sexual.[12] Nas mulheres, os transtornos parafílicos estão menos associados com risco para terceiros ou atividades ilegais.[43]

O diagnóstico é fundamentalmente clínico e baseado em entrevista, exame psíquico e anamnese sexual. Devem ser investigados: desenvolvimento psicossexual, abuso sexual na infância e adolescência, idade da puberdade, primeiras fantasias e práticas sexuais normofílicas e parafílicas (frequência e tipo), história pessoal e familiar de transtornos sexuais e psiquiátricos, uso de álcool ou drogas ilícitas, envolvimentos afetivos, orientação sexual, disfunções sexuais, tipo de estímulos e frequência de masturbação, idade de início das fantasias e comportamentos parafílicos e sua evolução, comportamento parafílico exclusivo e não exclusivo, sexo e idade das vítimas, vítimas intra ou extrafamiliar, uso de violência, história de envolvimento com o sistema de justiça (devido a parafilias ou outras causas), tentativa de suicídio, uso de pornografia na internet (parafílica e normofílica), tratamento anterior do transtorno parafílico, trauma cerebral, demência, retardo mental, doenças não psiquiátricas, atitude egodistônica ou egossintônica, prejuízo da vida familiar, acadêmica e profissional, em função das práticas parafílicas, presença e intensidade de sofrimento e expectativas da paciente a respeito do transtorno e do tratamento. Investigar também empatia, formas de lidar com o estresse, impulsividade, distorções cognitivas (em relação ao sexo com crianças, consentimento mútuo, uso de violência) e negação.[44]

Também deve ser especificado: se o sofrimento causado pelo interesse sexual atípico não é decorrente apenas da desaprovação da sociedade; se o desejo ou o comportamento sexual resulta em sofrimento (psicológico, lesões ou morte) de outro indivíduo ou envolve pessoas que não querem ou são incapazes de dar o consentimento legal às práticas parafílicas.[12]

Antidepressivos ISRSs e tricíclicos são as opções farmacológicas em geral prescritas para mulheres. Uso de carbonato de lítio, antipsicóticos, estabilizadores do humor e naltrexona se restringe a relatos de caso e estudos não controlados com amostras pequenas.[44]

Os medicamentos são usados, na maioria das vezes, em conjunto à psicoterapia. Não há evidência científica de que fármacos isoladamente sejam eficazes no tratamento dos transtornos parafílicos, bem como não são conhecidos os fatores biológicos específicos implicados na etiologia das parafilias. Assim, psicoterapia associada à psicofarmacologia constitui o padrão-ouro de tratamento.[45]

DISFORIA/INCONGRUÊNCIA DE GÊNERO

A transexualidade deixou de ser compreendida como transtorno mental no DSM-5[12] e na CID-11.[19] Essa mudança é reflexo da compreensão de que a identidade de gênero pode estar dissociada do sexo atribuído ao nascimento.

Enquanto o sexo é compreendido como a expressão biológica do genótipo masculino (XY) e feminino (XX), fenotipicamente manifestado pelos órgãos genitais e caracteres sexuais secundários, o gênero é um aspecto da identidade, construído socialmente. Homens e mulheres congruentes com o sexo atribuído ao nascimento e o desempenho do papel de gênero socialmente esperado são denominados cisgênero. Entretanto, há indivíduos que expressam uma identidade de gênero incongruente com o sexo biológico atribuído ao nascimento, sendo identificados como transgênero ou, quando não há identificação completa com gênero feminino ou masculino, como não binários.[46]

O papel do profissional de saúde mental no acompanhamento de indivíduos transgênero vem sendo questionado e modificado sucessivamente. Antes, cabia ao psiquiatra identificar a presença de um transtorno associado de identidade para, a partir do diagnóstico, orientar quais intervenções deveriam ser consideradas. Embora a transgeneridade não seja hoje considerada uma patologia nos manuais classificatórios,[12,19] a população transgênero apresenta maior risco de adoecimento psiquiátrico, como transtornos ansiosos, depressão, uso de substâncias e suicídio. Essa vulnerabilidade parece estar associada a estigma, situações de violência e falta de suporte familiar, hipótese reforçada por estudos que demonstram ser a saúde mental de crianças com variabilidade de gênero (e que tiveram suas identidades respeitadas) equivalente à de crianças cisgênero.[46,47]

O processo de afirmação de gênero pode incluir diversas intervenções, em busca de maior bem-estar e conformidade com o gênero com o qual o indivíduo se identifica. Intervenções hormonais e cirúrgicas são aventadas caso a caso.

A proposta de terapia hormonal (hormonização) para mulheres transgênero (homem-para-mulher) envolve a administração de estrogênios que, em doses altas, têm ação antiandrogênica. O uso do estradiol e de agentes antiandrogênicos pode influenciar a função sexual (redução das ereções, do orgasmo e do desejo sexual, devido a menor atividade da testosterona) e as modificações no corpo (redistribuição de gordura e crescimento de glândulas mamárias). É comum que, ao perceber o corpo em conformidade com seu gênero, a transgênero melhore a autoestima e a saúde mental, o que repercute positivamente na satisfação sexual. No entanto, intervenções hormonais podem trazer prejuízos à resposta sexual de quem não se submeteu à cirurgia de redesignação sexual. Esse é um aspecto que deve ser avaliado antes de iniciar a hormonização.[48]

Em mulheres transgênero, as propostas cirúrgicas podem incluir próteses mamárias, retirada de proeminência laríngea, intervenções em pregas vocais (após tentativa com fonoterapia), cirurgias genitais para retirada de pênis e testículos e construção de neovagina.[48]

Para homens transgênero (mulher-para-homem), que não são o foco deste capítulo, a hormonização com testosterona leva a alterações fenotípicas desejadas, como crescimento de barba e pelos corporais, redução do tecido mamário, crescimento de clitóris e mudança da voz. Ainda, alguns homens transgênero podem desejar mastectomia. Há casos em que pode ser feita cirurgia para retirada de útero e anexos, além de modificações genitais, com construção de neofalo ou alongamento de uretra. No entanto, nem todos desejam procedimentos na área genital, estando satisfeitos com hormonização e mastectomia.[48]

O profissional de saúde mental deve estar preparado para atender à população transgênero, de acordo com o que é preconizado pelo Conselho Federal de Medicina,[49] de modo a reduzir o estigma e a patologização da vivência de gênero não cisgênero, seguir rigidamente os protocolos de redesignação de gênero e referir-se ao transgênero pelo nome social e pronomes desejados.[46]

CONSIDERAÇÕES FINAIS

O estudo da saúde sexual está em constante renovação, assim como o entendimento das fronteiras entre o normal e o patológico. É fundamental, então, que as pacientes sejam abordadas levando em consideração suas características individuais, inclusive quanto à presença ou não de sofrimento. A comunidade científica vem fazendo esforços para ampliar o estudo a respeito do funcionamento e da satisfação sexual de mulheres heterossexuais ou não. Também interessa compreender questões de gênero e abarcar demandas de mulheres transgênero, pessoas não binárias ou parafílicas, sem preconceitos.

Cabe ao profissional de saúde mental pesquisar rotineiramente a função sexual da paciente, a qual, muitas vezes, não apresenta espontaneamente a queixa, por constrangimento, vergonha ou timidez. Essa investigação se justifica em função do diagnóstico e da recuperação da atividade sexual, mas também porque a disfunção sexual costuma refletir doenças sistêmicas e/ou psiquiátricas subjacentes.

REFERÊNCIAS

1. World Health Organization. Relatório mundial da saúde: a saúde mental pelo prisma da saúde pública. Rio de Janeiro: WHO; 2001.
2. World Health Organization. Mental policy and service guidance package: human resources and training in mental health. Geneva: WHO; 2005.
3. World Health Organization. Sexual and reproductive health news. Geneva: WHO; 2011.
4. Masters WH, Johnson VE; Reproductive Biology Research Foundation. Human sexual response. Boston: Little, Brown; 1966.
5. Kaplan HS. The new sex therapy. New York: Brunner-Mazel; 1974.
6. Tiefer L, Hall M, Tavris C. Beyond dysfunction: a new view of women's sexual problems. J Sex Marital Ther. 2002;28 Suppl 1:225-32.
7. Basson R. Human sex-response cycles. J Sex Marital Ther. 2001;27(1):33-43.
8. Salonia A, Giraldi A, Chivers ML, Georgiadis JR, Levin R, Maravilla KR, et al. Physiology of women's sexual function: basic knowledge and new findings. J Sex Med. 2010;7(8):2637-60.
9. Brotto L, Atallah S, Johnson-Agbakwu C, Rosenbaum T, Abdo C, Byers ES, et al. Psychological and interpersonal dimensions of sexual function and dysfunction. J Sex Med. 2016;13(4):538-71.
10. Marieke D, Joana C, Giovanni C, Erika L, Patricia P, Yacov R, et al. Sexual desire discrepancy: a position statement of the European Society for Sexual Medicine. Sex Med. 2020;8(2):121-31.
11. Brotto LA, Yule M. Asexuality: sexual orientation, paraphilia, sexual dysfunction, or none of the above? Arch Sex Behav. 2017;46(3):619-27.
12. American Psychiatric Association. Manual diagnóstico e estatístico de transtornos mentais: DSM-5. 5. ed. Porto Alegre: Artmed; 2014.
13. Holt LL, Chung YB, Janssen E, Peterson ZD. Female sexual satisfaction and sexual identity. J Sex Res. 2021;58(2):195-205.
14. Lara LA, Useche B, Ferriani RA, Reis RM, Sá MF, Freitas MM, et al. The effects of hypoestrogenism on the vaginal wall: interference with the normal sexual response. J Sex Med. 2009;6(1):30-9.
15. Ayers B, Forshaw M, Hunter MS. The impact of attitudes towards the menopause on women's symptom experience: a systematic review. Maturitas. 2010;65(1):28-36.
16. Abdo CHN. Descobrimento sexual do Brasil: para curiosos e estudiosos. São Paulo: Summus; 2004.
17. Abdo CH, Valadares AL, Oliveira WM Jr, Scanavino MT, Afif-Abdo J. Hypoactive sexual desire disorder in a population-based study of Brazilian women: associated factors classified according to their importance. Menopause. 2010;17(6):1114-21.
18. Graziottin A, Leiblum SR. Biological and psychosocial pathophysiology of female sexual dysfunction during the menopausal transition. J Sex Med. 2005;2 Suppl 3:133-45.
19. World Health Organization. International classification of diseases 11th revision (ICD-11): the global standard for diagnostic health information [Internet]. Geneva: WHO; 2020 [capturado em 27 jan. 2022]. Disponível em: https://icd.who.int/.
20. Stephenson KR, Meston CM. The young and the restless? Age as a moderator of the association between sexual desire and sexual distress in women. J Sex Marital Ther. 2012;38(5):445-57.
21. Hatzichristou D, Kirana PS, Banner L, Althof SE, Lonnee-Hoffmann RA, Dennerstein L, et al. Diagnosing sexual dysfunction in men and women: sexual history taking and the role of symptom scales and questionnaires. J Sex Med. 2016;13(8):1166-82.
22. Clayton AH, Balon R. The impact of mental illness and psychotropic medications on sexual functioning: the evidence and management. J Sex Med. 2009;6(5):1200-11; quiz 1212-3.
23. First MB. Manual de diagnóstico diferencial do DSM-5. Porto Alegre: Artmed; 2015.
24. Wender MC, Pompei LM, Fernandes CE. Consenso brasileiro de terapêutica hormonal da menopausa: Associação Brasileira de Climatério (SOBRAC). São Paulo: Leitura Médica; 2014.
25. Palmisano B. PLISSIT model: introducing sexual health in clinical care [Internet]. New York: Psychiatric Advisor; 2017 [capturado em 15 fev. 2022]. Disponível em: https://www.psychiatryadvisor.com/home/practice-management/plissit-model-introducing-sexual-health-in-clinical-care/.

26. Abdo CHN. Terapia para disfunções sexuais. In: Abdo CHN, editor. Sexualidade humana e seus transtornos. 5. ed. São Paulo: Leitura Médica; 2014, p. 337-52.
27. Piassarolli VP, Hardy E, Andrade NF, Ferreira Nde O, Osis MJ. Treinamento dos músculos do assoalho pélvico nas disfunções sexuais femininas. Rev Bras Ginecol Obstet. 2010;32(5):234-40.
28. Pettigrew JA, Novick AM. Hypoactive sexual desire disorder in women: physiology, assessment, diagnosis, and treatment. J Midwifery Womens Health. 2021;66(6):740-8.
29. Segraves RT, Croft H, Kavoussi R, Ascher JA, Batey SR, Foster VJ, et al. Bupropion sustained release (SR) for the treatment of hypoactive sexual desire disorder (HSDD) in nondepressed women. J Sex Marital Ther. 2001;27(3):303-16.
30. Clayton AH, Warnock JK, Kornstein SG, Pinkerton R, Sheldon-Keller A, McGarvey EL. A placebo-controlled trial of bupropion SR as an antidote for selective serotonin reuptake inhibitor-induced sexual dysfunction. J Clin Psychiatry. 2004;65(1):62-7.
31. Landén M, Eriksson E, Agren H, Fahlén T. Effect of buspirone on sexual dysfunction in depressed patients treated with selective serotonin reuptake inhibitors. J Clin Psychopharmacol. 1999;19(3):268-71.
32. Pérez-López FR, Phillips N, Vieira-Baptista P, Cohen-Sacher B, Fialho SCAV, Stockdale CK. Management of postmenopausal vulvovaginal atrophy: recommendations of the International Society for the Study of Vulvovaginal Disease. Gynecol Endocrinol. 2021;37(8):746-52.
33. Kolodchenko Y. Nonablative, noncoagulative multipolar radiofrequency and pulsed electromagnetic field treatment improves vaginal laxity and sexual function. Womens Health Rep (New Rochelle). 2021;2(1):285-94.
34. Davis SR, Baber R, Panay N, Bitzer J, Perez SC, Islam RM, et al. Global consensus position statement on the use of testosterone therapy for women. J Clin Endocrinol Metab. 2019;104(10):4660-6.
35. Freeman EW, Sammel MD, Liu L, Gracia CR, Nelson DB, Hollander L. Hormones and menopausal status as predictors of depression in women in transition to menopause. Arch Gen Psychiatry. 2004;61(1):62-70.
36. La Torre A, Giupponi G, Duffy D, Conca A. Sexual dysfunction related to psychotropic drugs: a critical review--part I: antidepressants. Pharmacopsychiatry. 2013;46(5):191-9.
37. Atlantis E, Sullivan T. Bidirectional association between depression and sexual dysfunction: a systematic review and meta-analysis. J Sex Med. 2012;9(6):1497-507.
38. Montejo AL, Montejo L, Baldwin DS. The impact of severe mental disorders and psychotropic medications on sexual health and its implications for clinical management. World Psychiatry. 2018;17(1):3-11.
39. Turner D, Briken P, Schöttle D. Autism-spectrum disorders in adolescence and adulthood: focus on sexuality. Curr Opin Psychiatry. 2017 Nov;30(6):409-16.
40. Bartelet M, Waterink W, van Hooren S. Extreme sexual behavior in dementia as a specific manifestation of disinhibition. J Alzheimers Dis. 2014;42 Suppl 3:S119-24.
41. Chapman KR, Tremont G, Malloy P, Spitznagel MB. The role of sexual disinhibition to predict caregiver burden and desire to institutionalize among family dementia caregivers. J Geriatr Psychiatry Neurol. 2020;33(1):42-51.
42. Barata BC. Affective disorders and sexual function: from neuroscience to clinic. Curr Opin Psychiatry. 2017;30(6):396-401.
43. Dawson SJ, Bannerman BA, Lalumière ML. Paraphilic interests: an examination of sex differences in a non-clinical sample. Sex Abuse. 2016;28(1):20-45.
44. Thibaut F, Cosyns P, Fedoroff JP, Briken P, Goethals K, Bradford JMW, et al. The World Federation of Societies of Biological Psychiatry (WFSBP) 2020 guidelines for the pharmacological treatment of paraphilic disorders. World J Biol Psychiatry. 2020;21(6):412-90.
45. Thibaut F. Pharmacological treatment of paraphilias. Isr J Psychiatry Relat Sci. 2012;49(4):297-305.
46. Schulman JK, Erickson-Schroth L. Mental health in sexual minority and transgender women. Psychiatr Clin North Am. 2017;40(2):309-19.
47. Olson KR, Durwood L, DeMeules M, McLaughlin KA. Mental health of transgender children who are supported in their identities. Pediatrics. 2016;137(3):e20153223.
48. World Professional Association for Transgender Health. Standards of care: for the health of transsexual, transgender, gender nonconforming people (v. 7) [Internet]. New York: WPATH; 2012 [capturado em 14 mar. 202]. Disponível em: https://www.wpath.org/publications/soc.
49. Conselho Federal de Medicina. Resolução nº. 2.265, de 20 de setembro de 2019. Brasília: CFM; 2019.

3 INFERTILIDADE E PERDA PERINATAL

Maila Castro L. Neves
Frederico Duarte Garcia

A fertilidade e a maternidade são, além de processos biológicos, figuras simbólicas importantes do imaginário social. As últimas décadas do século XX foram marcadas por alterações nos valores, nas práticas e nos papéis sociais desempenhados pelas mulheres. Ainda que estejamos observando uma multiplicidade de experiências femininas, historicamente, a maternidade foi construída como uma finalidade maior da mulher.

Desejar ter filhos e se deparar com dificuldades pode produzir uma ampla gama de sentimentos, como medo, ansiedade, tristeza, frustração, desvalia e vergonha. Muitas vezes, as dificuldades reprodutivas podem estar na origem de quadros importantes de estresse.[1]

A infertilidade e a perda perinatal podem gerar reações traumáticas denominadas, por alguns autores, trauma reprodutivo. O trauma reprodutivo pode ocorrer em até 15% das mulheres inférteis ou que vivem uma perda perinatal e é frequentemente associado a transtornos ou sintomas psiquiátricos.[2] Além disso, evidências na literatura apontam para taxas de fertilidade reduzidas em indivíduos com transtornos psiquiátricos. Dessa forma, há uma associação bidirecional entre perdas perinatais e infertilidade e transtornos psiquiátricos.[2] Neste capítulo, revisaremos a literatura e discutiremos essa complexa associação entre infertilidade e perdas perinatais e os transtornos psiquiátricos em mulheres.

INFERTILIDADE

■ DEFINIÇÕES E EPIDEMIOLOGIA

A infertilidade pode ser definida como a inabilidade de um casal sexualmente ativo, que não utiliza métodos contraceptivos, de estabelecer uma gravidez dentro de um ano, período no qual cerca de 90% dos casais conseguem engravidar.[3] Trata-se de um fenômeno universal, multifatorial, que acomete em torno de 8 a 15% dos casais, independentemente dos fatores socioeconômicos ou culturais.[4]

▪ TRANSTORNOS PSIQUIÁTRICOS EM MULHERES COM INFERTILIDADE

A infertilidade pode ser vivida como um evento de vida estressor, e a literatura aponta que sintomas depressivos são respostas prevalentes em um casal infértil. Alguns estudos descrevem que o *psychological distress*, ou sofrimento psicológico associado à infertilidade, é vivido de forma tão intensa quanto àquele associado a doenças cardíacas graves, câncer ou vírus da imunodeficiência humana (HIV). Mulheres em tratamento para infertilidade costumam caracterizar essa condição como a experiência mais perturbadora de suas vidas.[5] Entretanto, em mulheres vulneráveis, essas reações de luto podem ser substituídas pelo desencadeamento de uma doença, como o transtorno depressivo maior (TDM).

Chen e colaboradores, em 2004, realizaram uma avaliação diagnóstica e descobriram que 40,2% das mulheres em tratamento para infertilidade apresentavam um transtorno psiquiátrico. Mais de um quarto (26,8%) das participantes desse estudo tinham transtornos depressivos, e 28,6% tinham transtornos de ansiedade.[6] De fato, os transtornos psiquiátricos mais comuns em mulheres com diagnóstico de infertilidade são os transtornos de ansiedade e o TDM.

Aproximadamente 5 a 10% das mulheres em idade reprodutiva são afetadas pela infertilidade associada a depressão, ansiedade e transtornos alimentares (TAs). Parte dessa associação pode ser explicada pelo estresse emocional produzido pelo processo de ajustamento decorrente da infertilidade.[7] Como os transtornos mentais (p. ex., transtorno depressivo ou TAs) também estão associados à infertilidade, assume-se uma relação bidirecional. Ademais, parece existir uma relação especial entre os transtornos mentais e as principais causas de infertilidade ovulatória, amenorreia hipotalâmica e síndrome dos ovários policísticos (SOP). Além disso, estudos-piloto sustentam a suposição de que a psicoterapia pode constituir um importante componente do tratamento da infertilidade.[8]

▪ SINTOMAS DEPRESSIVOS E TRANSTORNO DEPRESSIVO MAIOR EM MULHERES COM INFERTILIDADE

No estudo conduzido por Domar e colaboradores, cerca de 37% das mulheres inférteis apresentaram sintomas depressivos, o dobro da prevalência encontrada no grupo--controle.[9]

No início do desenvolvimento dos tratamentos de fertilização *in vitro* (FIV), estimou--se que 19,4% das mulheres apresentavam sintomas depressivos moderados a graves, enquanto 54% estavam levemente deprimidas, de acordo com a Escala de Depressão de

Zung.[10] Antes da FIV, 11,6% das mulheres relataram sintomas depressivos, segundo a Escala de Depressão de Beck (BDI), enquanto a frequência foi aumentada para 25,4% quando a FIV falhou.[5]

Em termos das taxas de prevalência de TDM, Chen e colaboradores realizaram uma avaliação transversal de 112 pacientes com infertilidade, em Taiwan. Eles descobriram que 17% das mulheres preenchiam critérios para TDM.[6] Volgsten e colaboradores avaliaram transversalmente mulheres suecas após um ciclo de FIV. Dentre aquelas que não tiveram um ciclo bem-sucedido, 19,5% das mulheres e 8,4% de seus parceiros do sexo masculino preenchiam os critérios para TDM.[11] Quando essas taxas são comparadas com a taxa de prevalência global para TDM (5,9% para mulheres e 3,8% para homens), pacientes em tratamento de infertilidade e seus parceiros apresentaram taxas relativamente altas desse transtorno.[12]

No estudo prospectivo conduzido por Holley e colaboradores em 2013, 39,1% das mulheres preencheram critérios para TDM ao longo dos 18 meses do tratamento de infertilidade. Nos Estados Unidos, a prevalência anual de TDM é de 8,4% para mulheres.[13,14] Portanto, mulheres em tratamento para infertilidade tiveram taxas notavelmente mais altas de TDM em comparação com a população em geral. As mulheres também apresentaram maiores níveis de *psychological distress* e TDM em comparação com seus parceiros do sexo masculino.[14]

Mesmo quando o tratamento com tecnologia de reprodução assistida (TRA) resulta em gravidez, as mulheres continuam vulneráveis ao sofrimento psicológico. Apesar de o tratamento ser bem-sucedido, uma história de infertilidade está associada a níveis mais altos de ansiedade relacionada a gravidez, baixa autoconfiança pós-parto, dificuldades parentais precoces[15] e um risco aumentado (razão da taxa de incidência de 2,9) de transtornos psiquiátricos (incluindo psicóticos e transtornos afetivos) nos primeiros 90 dias pós-parto.[16]

Estudos prospectivos demonstraram que sintomas depressivos prévios ao tratamento para infertilidade são preditivos de sintomatologia depressiva.[17,18] Além disso, baixos níveis de suporte social e altos níveis de tensão relacional são preditivos de depressão durante o tratamento de fertilidade.[19]

■ SINTOMAS ANSIOSOS EM MULHERES COM INFERTILIDADE

Existe uma prevalência elevada de transtornos de ansiedade generalizada (TAG) em mulheres em tratamento para infertilidade. O diagnóstico de infertilidade, o tratamento e as tentativas de engravidar repetidas podem atuar como estímulos ansiogênicos mensais. Cerca de 23,2% das mulheres com infertilidade preenchem critérios para TAG.[2]

A terapia cognitivo-comportamental (TCC) tem sido usada com aparente sucesso para resolver ou reduzir a ansiedade em mulheres inférteis. Vários estudos têm usado a TCC no aconselhamento de infertilidade.[20] Além disso, um estudo de metanálise sobre eficácia de intervenções psicossociais mostrou que a melhora de sintomas ansiosos foi associada à melhora nas taxas de gravidez durante tratamento de infertilidade.[21]

A infertilidade também pode representar um grande desafio para o equilíbrio emocional e a vida conjugal e sexual dos casais, com efeitos duradouros e específicos de gênero. Ela pode afetar a satisfação dos casais com o relacionamento. O estudo prospectivo conduzido por Schanz e colaboradores em 2011, na Alemanha, demonstrou que casais no início do tratamento de infertilidade têm maior satisfação no relacionamento em comparação com a população geral, mas cinco anos após o início do tratamento de infertilidade, a satisfação com o relacionamento declina.[22]

■ MANEJO DOS SINTOMAS ANSIOSOS E DEPRESSIVOS EM MULHERES COM INFERTILIDADE

Embora não existam diretrizes baseadas em evidências sobre a triagem de sintomatologia psiquiátrica em mulheres com infertilidade, algumas clínicas de TRA usam instrumentos de triagem como o SCREEN-IVF, um questionário traduzido para o português em 2013, por Lopes e colaboradores, que identifica mulheres com desajuste emocional.[23] O SCREEN-IVF visa a identificar mulheres em risco de problemas emocionais antes do início da FIV. Ele mede os fatores de risco para ansiedade pré-tratamento, depressão pré-tratamento, desamparo em relação a problemas de fertilidade, baixa aceitação em relação a problemas de fertilidade e falta de apoio social. A triagem pode e deve ser feita como uma abordagem preventiva desde o acompanhamento ao tratamento precoce para garantir uma saúde mental adequada a mulheres com diagnóstico de infertilidade.

Existem evidências de que intervenções psicoterápicas precoces podem reduzir sintomas de depressão e ansiedade em pacientes submetidos à FIV.[24] Oron e colabores também mostraram benefício na redução do estresse com técnicas de *hatha yoga* durante a FIV.[25] Além disso, alguns estudos reportam que mulheres inférteis que recebem alguma forma de intervenção psicossocial têm duas vezes mais probabilidade de engravidar do que aquelas que não a recebem.[21]

No tratamento dos transtornos de ansiedade e depressão em mulheres com infertilidade, devemos seguir os protocolos disponíveis para intervenções psicoterápicas e farmacológicas na população geral. Salientamos que mulheres com infertilidade são um grupo especialmente vulnerável ao desenvolvimento de transtornos depressivos e ansiosos, e diagnóstico e tratamento adequados são uma oportunidade de prevenção de transtornos psiquiátricos perinatais e melhoria da qualidade de vida do casal. Além disso, devemos sempre considerar a possibilidade de gravidez e utilizar medicações seguras para uso perinatal (ver Cap. 10).

PERDA PERINATAL

A perda perinatal é, muitas vezes, um evento traumático e inesperado para as famílias que esperam um bebê. A perda perinatal pode ser definida como o término não voluntário da gravidez ou a morte do bebê desde a concepção até 28 dias de vida do recém-nascido (RN).[2] O termo perda perinatal inclui aborto espontâneo, natimorto e óbito neonatal (**Quadro 3.1**).

■ **Quadro 3.1**
Tipos de perda perinatal

- Aborto/aborto espontâneo: interrupção não intencional da gravidez antes de 20 semanas de gestação
- Perda gestacional recorrente: 2-3 perdas gestacionais
- Natimorto: morte fetal após 20 semanas de gestação
- Morte neonatal: morte do bebê após um nascimento vivo, morte neonatal precoce (<7 dias) ou morte neonatal tardia (7 a 27 dias)

Fonte: Bhat e Byatt.[2]

Inicialmente, precisamos refletir sobre a multiplicidade de reações humanas ante um problema complexo como uma perda perinatal. É importante que o profissional que atenda mulheres esteja aberto a acolher essa diversidade de significados. A perda perinatal pode não ser apenas uma gravidez que não deu certo. Essa perda, muitas vezes, é vivenciada como a perda de um filho e tem um significado psíquico que precisa ser elaborado. Uma gravidez é gerar uma expectativa, e a perda é a representação de algo que poderia ter sido e que não foi. A falta de abordagem humanizada e individualizada dessa perda pode contribuir para o desenvolvimento de estratégias de enfrentamento do problema pouco saudáveis.

Compreender e abordar os aspectos psicológicos da perda perinatal é fundamental. As mulheres podem desenvolver reações psicológicas saudáveis, como o luto, ou apresentarem o desencadeamento de transtornos psiquiátricos como TDM, TAG ou transtorno de estresse pós-traumático (TEPT), impactando gestações subsequentes e relacionamentos com parceiros e irmãos sobreviventes.

Uma revisão da literatura conduzida por Lok e Neugebauer, em 2007, aponta que cerca de 50% das mulheres que abortam sofrem algum tipo de morbidade psicológica nas semanas e nos meses após uma perda perinatal. Cerca de 40% das mulheres que abortaram apresentaram sintomas de luto logo após o aborto, e o luto patológico pode seguir-se. Ansiedade elevada e sintomas depressivos são comuns, e TDM foi relatado em 10 a 50% após aborto espontâneo.[26]

Segundo a literatura, reações de luto após perdas perinatais tendem a diminuir após seis meses em homens e mulheres, mas podem persistir por até dois anos.[27] De fato, o luto pode, muitas vezes, ter durações e apresentações variáveis, e mensurar a dor do outro pode ser uma tentativa de medir algo imensurável. A perda perinatal pode levar a reações de luto complicadas com mais frequência do que outras perdas.[28] A perda da gravidez é repentina e inesperada, a dor que os pais experimentam é, com frequência, "privada", limitando o apoio social. A perda perinatal também pode estar associada à culpa, e as mulheres podem sentir que seus corpos falharam ou são incompletos.

Preditores de luto complicado após a perda perinatal incluem baixo suporte social, TDM prévio, ambivalência sobre a gravidez e interrupção da gravidez por anomalia fetal. A interrupção da gravidez por anomalia fetal está associada a níveis mais elevados de culpa e isolamento social.[29] Alguns fatores preditivos foram encontrados apenas em alguns estudos, como idade materna avançada, ter visto um ultrassom, ter experimentado movimentação fetal, ter dado nome ao bebê e duração da gestação. A presença de filhos vivos pode ser protetora contra o luto após a perda perinatal.[2] É importante salientar que o fato de o aborto ter sido controlado ou induzido parece não ter influência sobre a intensidade ou a duração do luto.

O luto após a perda perinatal é um fenômeno normal. No entanto, as mulheres, sobretudo aquelas com fatores de risco, devem ser monitoradas para luto complicado e persistência de depressão, ansiedade ou sintomas pós-traumáticos.

■ DEPRESSÃO E PERDA PERINATAL

Um estudo conduzido por Gold e colaboradores, em 2016, em colaboração com o Michigan Departament of Community Health, observou que mulheres que tiveram uma perda perinatal tiveram quatro vezes mais chance de triagem positiva para depressão quando comparadas a mulheres que tiveram bebês vivos quatro meses após o evento.[30]

Os principais fatores de risco para a presença de sintomatologia depressiva descritos na literatura em mulheres que sofreram perda perinatal são tratamento para infertilidade, perda gestacional recorrente, TDM prévio, TEPT prévio, violência cometida por parceiro.[2] Há também um risco maior de hospitalização ou tratamento psiquiátrico ambulatorial nos 12 meses após a morte fetal. O maior risco é para as mulheres com uma perda ocorrendo após 20 semanas de gestação.[2] Assim, mulheres com abortos recorrentes, história pregressa de TDM e morte fetal após 20 semanas de gestação estão em risco de TDM no ano seguinte à perda perinatal.

Mulheres que sofrem perdas perinatais têm também taxas médias anuais de suicídio maiores no primeiro ano quando comparadas a mulheres com bebês nascidos vivos. Um estudo dinamarquês avaliando 18.611 casos de suicídio completo também encontrou um aumento no risco de suicídio em pais que perderam um filho entre as idades de zero e 18 anos.[31]

Dessa forma, é importante salientar que perdas perinatais podem colocar indivíduos em situações de vulnerabilidade para desenvolvimento de sintomatologia depressiva com potencial gravidade.

■ TRANSTORNO DE ESTRESSE PÓS-TRAUMÁTICO E PERDA PERINATAL

A perda fetal pode ser traumática e um fator de risco para doenças mentais — tanto em casos de aborto eletivo quanto espontâneo — e seu impacto na vida da mulher pode ser erroneamente subestimado.

O estudo conduzido por Gold e colaboradores encontrou mulheres que tiveram uma perda perinatal apresentaram sete vezes mais chance de triagem positiva para TEPT.[30]

Uma revisão conduzida por Daugirdait e colaboradores incluindo 48 estudos encontrou que os fatores de risco para TEPT incluem idade jovem, menor escolaridade, trauma anterior e problemas de saúde mental. Idades gestacionais mais longas foram associadas a maior gravidade do TEPT. Os autores salientam a importância do suporte social como fator de proteção para TDM E TEPT em mulheres após perda perinatal.[32]

■ TRANSTORNO DE ANSIEDADE GENERALIZADA E PERDA PERINATAL

Embora o luto em si seja uma reação humana normal, alguns indivíduos sofrem de complicações e transtornos psiquiátricos. Da mesma forma, embora a ansiedade seja uma reação esperada para a maioria dos pais, para alguns pode se tornar grave, persistente e impactante. Esses sintomas podem afetar o funcionamento global, incluindo o cuidado com crianças, e pode influenciar a vivência de uma nova gravidez.

A perda perinatal está associada a um risco aumentado de ansiedade. Gold e colaboradores também encontraram que nove meses após a morte perinatal, as mulheres tiveram mais que o dobro de chances de diagnóstico de TAG.[30] O mesmo estudo aponta que apenas 28% das mães com sintomas de ansiedade após perda perinatal acessam tratamento psiquiátrico. Dessa forma, trata-se de uma doença subdiagnosticada e é fundamental que as mulheres sejam rastreadas, avaliadas e vinculadas aos cuidados de saúde mental.

■ MANEJO DOS TRANSTORNOS PSIQUIÁTRICOS EM MULHERES COM PERDAS PERINATAIS

Mulheres que sofreram perdas perinatais referem necessidade de discutir as causas e o risco para futuras gestações, discutirem sobre suas preocupações e serem acolhidas em sua dor. Entretanto, a imensa maioria não faz acompanhamento para permitir essa discussão. De fato, as mulheres que não receberam acompanhamento após o aborto para discutir suas preocupações apresentaram sintomas de ansiedade mais elevados.[2]

Inicialmente, é importante que todos os profissionais que atuam no cuidado de mulheres que tenham tido uma perda perinatal compreendam que existe uma dor que precisa de acolhimento e que esse estressor pode predispor ao desenvolvimento de transtornos psiquiátricos que precisam ser adequadamente rastreados, diagnosticados e tratados.

Os instrumentos de triagem comumente usados incluem a Perinatal Grief Scale (PGS), a Escala de Luto de Munique, a Bereavement Grief Scale e a Perinatal Grief Scale (PGIS). Instrumentos genéricos, incluindo o General Health Questionnaire (GHQ-12) e a Escala de Depressão Pós-parto de Edimburgo (EPDS), também podem ser usados. Há uma escassez de estudos examinando a utilidade de triagem rotineira para sintomas ou distúrbios psiquiátricos após a perda perinatal.

É importante estar ciente dos fatores de risco para sofrimento persistente após a perda perinatal e monitorar as mulheres com fatores de risco mais de perto. Também é fundamental que os profissionais tomem a iniciativa de perguntar às mulheres grávidas sobre suas perdas gestacionais anteriores e seu estado emocional atual.

Estudos que avaliem intervenções para manejo de transtornos psiquiátricos especificamente nessa população são escassos. Dada a falta de evidência para qualquer abordagem específica, recomendar um plano de tratamento personalizado com base em evidências disponíveis para a população geral, com decisões compartilhadas, pode ser um bom plano. Elementos que são comuns a todas as intervenções eficazes nos estudos existentes incluem acessibilidade e abertura de um espaço de escuta para os pais enlutados discutirem e vivenciarem sua perda.

CONSIDERAÇÕES FINAIS

Mulheres com infertilidade ou perda perinatal estão vulneráveis ao desenvolvimento de transtornos psiquiátricos, especialmente os de sintomatologia depressiva e ansiosa.

É importante que profissionais envolvidos no cuidado de mulheres com infertilidade ou perda perinatal desenvolvam uma escuta acolhedora, compreendam a dor e o significado dessas perdas para cada indivíduo e suas famílias.

REFERÊNCIAS

1. Farinati DM, Rigoni MS, Müller MC. Infertilidade: um novo campo da Psicologia da saúde. Estud Psicol (Campinas). 2006;23(4):433-9.
2. Bhat A, Byatt N. Infertility and perinatal loss: when the bough breaks. Curr Psychiatry Rep. 2016;18(3):31.
3. World Health Organization. WHO laboratory manual for the examination of human semen and sperm-cervical mucus interaction. Cambridge: Cambridge University; 1999.
4. Galarneau CJ, Nagler HM. Cost-effective infertility therapies in the '90s: to treat or to cure? Contemp Urol. 1999;11(1):32-45.
5. Newton CR, Hearn MT, Yuzpe AA. Psychological assessment and follow-up after in vitro fertilization: assessing the impact of failure. Fertil Steril. 1990;54(5):879-86.
6. Chen TH, Chang SP, Tsai CF, Juang KD. Prevalence of depressive and anxiety disorders in an assisted reproductive technique clinic. Hum Reprod. 2004;19(10):2313-8.
7. Bhattacharya S, Porter M, Amalraj E, Templeton A, Hamilton M, Lee AJ, et al. The epidemiology of infertility in the North East of Scotland. Hum Reprod. 2009;24(12):3096-107.
8. Farhi J, Ben-Haroush A. Distribution of causes of infertility in patients attending primary fertility clinics in Israel. Isr Med Assoc J. 2011;13(1):51-4.
9. Domar AD, Broome A, Zuttermeister PC, Seibel M, Friedman R. The prevalence and predictability of depression in infertile women. Fertil Steril. 1992;58(6):1158-63.
10. Demyttenaere K, Bonte L, Gheldof M, Vervaeke M, Meuleman C, Vanderschuerem D, et al. Coping style and depression level influence outcome in vitro fertilization. Fertil Steril. 1998;69(6):1026-33.
11. Volgsten H, Skoog Svanberg A, Ekselius L, Lundkvist O, Sundström Poromaa I. Prevalence of psychiatric disorders in infertile women and men undergoing in vitro fertilization treatment. Hum Reprod. 2008;23(9):2056-63.
12. Ferrari AJ, Somerville AJ, Baxter AJ, Norman R, Patten SB, Vos T, et al. Global variation in the prevalence and incidence of major depressive disorder: a systematic review of the epidemiological literature. Psychol Med. 2013;43(3):471-81.
13. Substance Abuse and Mental Health Services Administration. Results from the 2012 National survey on drug use and health: summary of national findings. Washington: HHS; 2013.

14. Holley SR, Pasch LA, Bleil ME, Gregorich S, Katz PK, Adler NE. Prevalence and predictors of major depressive disorder for fertility treatment patients and their partners. Fertil Steril. 2015;103(5):1332-9.
15. Hammarberg K, Fisher JR, Wynter KH. Psychological and social aspects of pregnancy, childbirth and early parenting after assisted conception: a systematic review. Hum Reprod Update. 2008;14(5):395-414.
16. Munk-Olsen T, Agerbo E. Does childbirth cause psychiatric disorders? A population-based study paralleling a natural experiment. Epidemiology. 2015;26(1):79-84.
17. Khademi A, Alleyassin A, Aghahosseini M, Ramezanzadeh F, Abhari AA. Pretreatment beck depression Inventory score is an important predictor for post-treatment score in infertile patients: a before-after study. BMC Psychiatry. 2005;5:25.
18. Verhaak CM, Smeenk JM, Evers AW, van Minnen A, Kremer JA, Kraaimaat FW. Predicting emotional response to unsuccessful fertility treatment: a prospective study. J Behav Med. 2005;28(2):181-90.
19. Verhaak CM, Lintsen AM, Evers AW, Braat DD. Who is at risk of emotional problems and how do you know? Screening of women going for IVF treatment. Hum Reprod. 2010;25(5):1234-40.
20. Masoumi SZ, Parsa P, Kalhori F, Mohagheghi H, Mohammadi Y. What psychiatric interventions are used for anxiety disorders in infertile couples? A systematic review study. Iran J Psychiatry. 2019;14(2):160-70.
21. Frederiksen Y, Farver-Vestergaard I, Skovgård NG, Ingerslev HJ, Zachariae R. Efficacy of psychosocial interventions for psychological and pregnancy outcomes in infertile women and men: a systematic review and meta-analysis. BMJ Open. 2015;5(1):e006592.
22. Schanz S, Reimer T, Eichner M, Hautzinger M, Häfner HM, Fierlbeck G. Long-term life and partnership satisfaction in infertile patients: a 5-year longitudinal study. Fertil Steril. 2011;96(2):416-21.
23. Lopes V, Canavarro MC, Verhaak CM, Boivin J, Gameiro S. Are patients at risk for psychological maladjustment during fertility treatment less willing to comply with treatment? Results from the Portuguese validation of the SCREENIVF. Hum Reprod. 2014;29(2):293-302.
24. Bailey S, Bailey C, Boivin J, Cheong Y, Reading I, Macklon N. A feasibility study for a randomised controlled trial of the Positive Reappraisal Coping Intervention, a novel supportive technique for recurrent miscarriage. BMJ Open. 2015;5(4):e007322.
25. Oron G, Allnutt E, Lackman T, Sokal-Arnon T, Holzer H, Takefman J. A prospective study using Hatha Yoga for stress reduction among women waiting for IVF treatment. Reprod Biomed Online. 2015;30(5):542-8.
26. Lok IH, Neugebauer R. Psychological morbidity following miscarriage. Best Pract Res Clin Obstet Gynaecol. 2007;21(2):229-47.
27. Brier N. Grief following miscarriage: a comprehensive review of the literature. J Womens Health (Larchmt). 2008;17(3):451-64.
28. Kersting A, Brähler E, Glaesmer H, Wagner B. Prevalence of complicated grief in a representative population-based sample. J Affect Disord. 2011;131(1-3):339-43.
29. Maguire M, Light A, Kuppermann M, Dalton VK, Steinauer JE, Kerns JL. Grief after second-trimester termination for fetal anomaly: a qualitative study. Contraception. 2015;91(3):234-9.
30. Gold KJ, Leon I, Boggs ME, Sen A. Depression and posttraumatic stress symptoms after perinatal loss in a population-based sample. J Womens Health (Larchmt). 2016;25(3):263-9.
31. Qin P, Mortensen PB. The impact of parental status on the risk of completed suicide. Arch Gen Psychiatry. 2003;60(8):797-802.
32. Daugirdaitė V, van den Akker O, Purewal S. Posttraumatic stress and posttraumatic stress disorder after termination of pregnancy and reproductive loss: a systematic review. J Pregnancy. 2015;2015:646345.

4 VIOLÊNCIA CONTRA A MULHER: IMPACTOS PSICOLÓGICOS

Mayra Brancaglion
Sandra Maria Flores
Christiane Carvalho Ribeiro

A violência sempre existiu nas relações humanas, sendo considerada um aspecto social presente em todas as culturas. A Organização Mundial da Saúde (OMS) aponta que a violência é um problema de saúde pública e a define como:[1]

> O uso intencional da força física ou do poder real ou em ameaça, contra si próprio, contra outra pessoa, ou contra um grupo ou uma comunidade, que resulte ou tenha qualquer possibilidade de resultar em lesão, morte, dano psicológico, deficiência de desenvolvimento ou privação.

A experiência da violência ocorre de formas diferentes entre homens e mulheres. A maior parte das violências que atingem os homens se dá nas ruas, em situações sociais públicas, em disputas entre pessoas do sexo masculino. Todavia, aquela que acomete as mulheres tende a ser praticada no âmbito privado, perpetrada por homens de sua convivência íntima. A imposição de poder masculino sobre as mulheres está presente na maioria das culturas, sobretudo nas que se organizam de maneira androcêntrica, reforçando a assimetria de poder entre os gêneros.[2]

Nas últimas décadas, houve um aumento significativo nos estudos sobre mulheres e diferenças de gênero. Teóricos da área constatam que elas são vítimas de atos nocivos à sua integralidade apenas por pertencerem ao sexo feminino. A violência de gênero apresenta características diferentes da violência interpessoal comum, desde a motivação, associada à relação que os homens estabelecem com as mulheres, a características do agressor, até a sua reprodução na cultura e nas instituições.[3]

A violência de gênero é definida como "qualquer ato de violência baseado na diferença de gênero, que resulte em sofrimentos e danos físicos, sexuais e psicológicos da mulher, inclusive ameaças de tais atos, coerção e privação da liberdade na vida pública ou privada".[4]

A violência contra as mulheres é considerada um abuso dos direitos humanos básicos.[5] É um fenômeno multicausal, multidimensional, multifacetado e não transparente.[6]

Os estudos sobre a prevalência da violência contra a mulher encontram valores incertos, que variam entre 20 e 75% das mulheres em geral.[1,7] Apesar de ser um fenômeno mundial, a manifestação da violência sofre efeitos culturais, como a perpetuação de práticas machistas, sociais — que definem o modo como se trata a mulher — e econômicos. Ainda assim, a determinação da prevalência da violência de gênero é influenciada por uma de suas características mais marcantes, o silenciamento.

Apesar de a violência contra a mulher ser um evento presente em todas as classes sociais, estudos mostram uma sobreposição entre os sistemas de dominação e exploração constituídos pelas relações de gênero, etnia e classe social, o que acarreta às pobres e negras maior exposição às violências.[7]

Historicamente, estudos científicos que abordavam a violência contra a mulher perpetrada por parceiro íntimo, violência de gênero bastante comum, enumeravam as características pessoais dos homens como explicação para a ocorrência da violência. Aspectos da personalidade, disfunção de relacionamento, trauma infantil, adversidades de desenvolvimento e comportamento antissocial eram tidos como fatores de risco-chave para a violência do parceiro.[8]

Com o desenvolvimento do movimento feminista, os aspectos socioculturais associados à violência contra a mulher também foram trazidos como objetos de estudo. As normas e hierarquias relacionadas ao gênero — que estruturam o papel das mulheres, moldam as relações entre elas e os homens e determinam o acesso feminino aos recursos —, somadas com a predisposição genética, os aspectos do desenvolvimento e os fatores relacionados ao parceiro e ao relacionamento, passaram a ser consideradas determinantes na probabilidade de uma mulher sofrer violência, o que é demonstrado nos estudos mais atuais.[9]

Em 2015, os pesquisadores ingleses Lori L Heise e Andreas Kotsadam publicaram na revista *Lancet* o primeiro estudo que testou a hipótese de gênero associado à violência contra a mulher. Relacionaram aspectos de nível macro — desigualdades de gênero, normas de autoridade e controle masculino — com variáveis de nível individual para prever o risco pessoal de violência do parceiro de uma mulher, confirmando esse novo paradigma para a compreensão da violência de gênero.[9]

AS DIVERSAS FORMAS DE VIOLÊNCIAS CONTRA AS MULHERES

A violência contra as mulheres é um fenômeno que tem sido amplamente discutido em diversos espaços de nossa sociedade. É considerada um problema social, pela magnitude do impacto na vida das mulheres e pela sua interferência em diferentes esferas sociais que extrapolam o âmbito particular, a saúde, a segurança pública e a justiça.

A Lei Maria da Penha, instrumento jurídico de grande importância para criação de mecanismos que visam a coibir a prática de violências domésticas e familiares, institui, em seu

Artigo 5º, a violência como sendo "qualquer ação ou omissão baseada no gênero, que lhe cause morte, lesão, sofrimento físico, sexual ou psicológico e dano moral ou patrimonial".[10]

Ao olharmos para o fenômeno da violência contra as mulheres, podemos identificar formas de violência que ocorrem no âmbito social, como as violências morais e os assédios em espaços de trabalho, restrição de acesso a direitos ocorrida pela condição de ser mulher, violências obstétricas e as formas de violências na esfera íntima, perpetradas por pessoas com as quais se tem relações profundas de afeto.

■ VIOLÊNCIA DOMÉSTICA E VIOLÊNCIA POR PARCEIRO ÍNTIMO

Embora não haja um consenso internacional sobre qual termo deva ser utilizado para a violência perpetrada contra a mulher em uma relação romântico-afetiva, violência doméstica e violência por parceiro íntimo são os mais encontrados na literatura. Alguns pesquisadores acreditam que o termo "violência doméstica" seja enganoso, pois "doméstica" implica que a violência ocorre em casa, e que o termo "violência por parceiro íntimo" assume a violência exclusiva do parceiro, quando outros membros da família podem estar envolvidos.[11]

A violência doméstica pode ser definida, de maneira mais abrangente, como comportamento ameaçador, violência ou abuso (psicológico, físico, sexual, financeiro ou emocional) entre adultos que são membros da família ou parceiros íntimos independentemente do gênero ou da identidade sexual.[11] Entretanto, a violência por parceiro íntimo é considerada aquela vivenciada por mulheres em suas relações afetivo-conjugais, perpetrada por seus parceiros, namorados, maridos. Ela constitui a forma mais prevalente e endêmica de violência contra a mulher.[3]

Vale destacar que as violências contra as mulheres, em grande maioria, são praticadas por pessoas do gênero masculino, porém mulheres também sofrem violência de outras mulheres, como a violência nas relações lésbicas.[12]

■ VIOLÊNCIA FÍSICA

Trata-se de qualquer ação que cause danos à integridade física ou à saúde da mulher. O agressor impõe seu domínio sobre a mulher por meio da força, que pode ter intensidade variada, causando desde prejuízos leves a sequelas físicas permanentes.

Essa forma de violência é uma das mais percebidas pelas mulheres e pelas pessoas que convivem com elas, e, em muitos casos, quando ocorrem, as mulheres passam a procurar por ajuda. Culturalmente, a violência física foi a primeira forma de violência legitimada como tal quando ocorre dentro das relações romântico-afetivas.

■ VIOLÊNCIA PSICOLÓGICA

A violência psicológica ocorre, muitas vezes, de maneira velada e silenciosa, acometendo a maioria das mulheres, porém de maneira invisibilizada. É importante levar em consideração o fato de que essa violência pode ser o ponto inicial da prática das outras violências.[12]

Podemos entender as violências psicológicas contra as mulheres como as ações que visam a causar danos emocionais, danos à autoestima da mulher, à sua autodeterminação, ao desenvolvimento profissional e intelectual, ações de controle, constrangimento, insulto, isolamento do convívio social e familiar, humilhação, desvalorização, manipulação, vigilância, chantagens, violações de intimidade, ridicularizações, limitações do direito de ir e vir, além de cobranças de comportamentos.[10,13]

Como exemplo das violências psicológicas, podemos destacar o *gaslighting* e o *stalkin*, práticas usadas de maneira recorrente. *Gaslighting* significa uma forma de abuso psicológico, em que a vítima se sente insegura, uma vez que o agressor nega os fatos ocorridos e banaliza o sofrimento e o sentimento daquela que foi ofendida. Em vários casos, as mulheres passam a se sentir inseguras e duvidam da versão real dos fatos, tornando-se mais dependentes de seus agressores.[14] Já o *stalking* caracteriza-se como o assédio persistente, que poderia ser associado a um término de relacionamento e que envolve comportamentos de perseguição, vigilância, monitoramento, intimidação, ameaça ou outras formas de comunicação ou contato, este indesejado.[14]

■ VIOLÊNCIA SEXUAL

A violência sexual possivelmente é a forma de violência mais estudada e comentada na sociedade. A Organização Mundial da Saúde (OMS) publicou um documento, em 2012, caracterizando a violência sexual como qualquer contato de cunho sexual, tentado ou consumado, não consentido, ou qualquer ato contra a sexualidade de uma pessoa com o uso de coerção, perpetrado por qualquer pessoa e em qualquer ambiente.[15]

Vale dizer que as violências sexuais também ocorrem quando há condutas de constrangimento, quando a mulher é forçada a manter ou participar de atos sexuais contra sua vontade, a usar de sua sexualidade para fins comerciais, quando é impedida do uso de contraceptivos e de ter acesso a seus direitos sexuais e reprodutivos.[12]

É difícil estimar a violência sexual, em grande parte dos casos, ela é acompanhada por ameaças, além dos sentimentos de humilhação e culpa, comuns quando o agressor é conhecido ou próximo, o que acontece na grande maioria dos casos. A proximidade do autor contribui para silenciar as vítimas.[16] Cabe, ainda, destacar que é "um fenômeno que atinge mulheres de todas as classes sociais, ocorre em espaços públicos e privados, e em qualquer etapa da vida da mulher".[12]

■ VIOLÊNCIA PATRIMONIAL

A violência patrimonial, conforme descrição na Lei Maria da Penha, é[10]

> entendida como qualquer conduta que configure retenção, subtração, destruição parcial ou total de seus objetos, instrumentos de trabalho, documentos pessoais, bens, valores e direitos ou recursos econômicos, incluindo os destinados a satisfazer suas necessidades.

Essa forma de violência, em grande parte dos casos, ocorre acompanhada de outras formas de violência, sobretudo, a violência psicológica.

■ VIOLÊNCIA OBSTÉTRICA

A violência obstétrica é caracterizada por abusos, maus-tratos, negligências, discriminação ou desrespeito ao longo da gestação, durante o trabalho de parto e no pós-parto. Ocorre por meio da apropriação, por parte do profissional de saúde, dos processos reprodutivos da mulher, tirando-lhe a autonomia. Acontece tanto de forma física quanto psicológica e sexual, e está presente na saúde pública e na privada.[12]

Alguns exemplos dessa violência são os toques vaginais realizados de forma excessiva, sem respeitar a intimidade da mulher, procedimentos como episiotomia (cortes de tecidos vaginais) e manobra de Kristeller (empurrar a barriga durante o trabalho de parto para acelerar o procedimento), que são realizados sem o consentimento da mulher, além de negar a presença de acompanhante de escolha da gestante durante o trabalho de parto e omitir informações sobre o processo gestacional, parto e pós-parto.[12]

A violência obstétrica é responsável pela maioria dos casos de parto traumático, pode estar associada a sentimentos de frustração, raiva e impotência, além de quadros de depressão pós-parto (DPP), ansiedade, irritabilidade, sensibilidade e transtornos alimentares (TAs) e de sono.[12]

■ VIOLÊNCIA INSTITUCIONAL

A violência ocorre não apenas no âmbito particular, ela pode estar presente em diferentes espaços. A violência institucional é caracterizada por situações nas quais a mulher tem seus direitos lesados com o respaldo de uma instituição, podendo se caracterizar pelo não cumprimento de direito ou uma ação discriminatória por ela ser mulher.

O Estado pode promover violência institucional contra a mulher quando, por exemplo, um servidor se recusa a prestar atendimento à mulher, seja na saúde, segurança, justiça ou em qualquer outro serviço. As instituições privadas promovem violência institucional ao não respeitar direitos adquiridos, como fazer a mulher trabalhar durante férias, licença-maternidade ou não disponibilizar espaço adequado para a amamentação no ambiente empresarial.

Uma forma comum de violência institucional está associada ao assédio no ambiente de trabalho, em que a mulher se sente, muitas vezes, intimidada devido a esse tipo de prática (psicológica ou sexual), exercida principalmente por pessoas que ocupam posições hierárquicas superiores, e normalizada pelas demais pessoas.

CONSEQUÊNCIAS DAS VIVÊNCIAS DE VIOLÊNCIA

Apesar de já serem reconhecidas diversas formas de violência contra a mulher, definitivamente, a violência física apresenta consequências mais visíveis, mas não necessariamente as mais graves, sendo que a violência de gênero, sobretudo a causada por parceiro íntimo, ocorre em uma crescente presente no cotidiano.

De modo natural, as pessoas buscam se adaptar ao que vivenciam e, no caso da violência, que tem a potência de prejudicar e até mesmo destruir a integridade psicológica da vítima, como forma de integrá-la à história de vida, tende-se a diminuí-la, excluí-la da consciência. As vítimas de violência desenvolvem um sistema de defesa psicológica de negação e silêncio como estratégia de sobrevivência. Entretanto, a dor causada pela violência entra em conflito com esse sistema de defesa, sendo esse conflito entre expressar a dor e silenciá-la uma marca do trauma psicológico desencadeado.[5]

A mulher vítima de violência busca se situar diante não apenas do ato da violência, mas das relações que permeiam esse ato e na sua relação consigo mesma. A compreensão do que é ser vítima altera sua autoimagem, a faz reavaliar seu sistema íntimo de crenças sobre o quanto ela mesma vale e sobre o que merece receber da vida e dos outros. Com o objetivo de a violência ocorrida fazer algum sentido, a elaboração mais direta é a desvalorização da mulher como pessoa, bem como a autoculpabilização.[17]

SAÚDE MENTAL DAS MULHERES

Na área da saúde, muitas vezes, as mulheres são vistas como "poliqueixosas" e, na grande maioria dos casos, as queixas ocorrem quando existe um histórico de violência que não pode ser verbalizado. As "manifestações clínicas da violência, podem ser agudas ou crônicas, físicas, mentais ou sociais"[10] e existem diversos agravos decorrentes das violências, desde as lesões físicas até as alterações psicológicas, como crises de pânico, medo constante, confusão, alteração de atenção e memória, sentimento de inferioridade, insegurança, fobias, baixa autoestima, comportamentos autodestrutivos, ansiedade, depressão e até questões psicossomáticas, como insônias, pesadelos, falta de concentração e irritabilidade.[10]

A violência sexual, por exemplo, é um ato devastador na vida das vítimas, que passam a carregar um trauma físico e emocional grave. Além dos sentimentos associados ao trauma, como revivência, culpa, medo e tristeza, a literatura aponta que a violência sexual também desencadeia quadros de depressão, ansiedade, transtornos alimentares/obesidade e o uso abusivo de drogas.[16]

Na prática de atendimentos clínicos realizados com mulheres em situação de violência, é necessário levar em consideração que o diagnóstico de saúde mental pode ser utilizado para a manutenção da violência doméstica e, principalmente, para a continuidade do histórico de dominação da mulher. Uma vez rotulada com uma doença mental, a credibilidade da mulher passa a ser questionada, e sua capacidade de discernimento é desmerecida.

Assim, a doença psiquiátrica pode ser usada para impedir todo e qualquer movimento que a mulher apresente de se libertar da situação de abuso e violência. Infelizmente, muitos profissionais não investigam de forma ativa um histórico de violência doméstica, e só o fazem quando há sinais perceptíveis ao exame físico ou alguém próximo a mulher relata o ocorrido.[18] Em muitos casos, as mulheres se sentem inibidas e têm vergonha de relatar esse fato, adiando, dessa forma, uma possível resolução.

■ QUADROS PSIQUIÁTRICOS MAIS COMUNS ASSOCIADOS À VIOLÊNCIA DOMÉSTICA

As agressões físicas e sexuais sofridas por mulheres associam-se intimamente à ocorrência de depressão, transtornos de ansiedade, transtorno de estresse pós-traumático (TEPT), tentativas de suicídio, uso de substâncias e dor crônica.[19] Alguns autores denominam como "síndrome da mulher espancada" (**Fig. 4.1**) a presença de sintomas característicos apresentados pelas mulheres que sofreram violência, que se assemelham com os manifestados por prisioneiros de guerra, constituem em prolongado padrão de afeto depressivo, com expressiva desesperança, medo e retraimento social, semelhante ao TEPT.[19,20]

Por meio de intimidações e humilhações, a mulher é isolada de sua rede social, e o acesso a recursos é restringido, pois seus movimentos são monitorados. É comum o parceiro recorrer a estratégias de sedução e recompensas, com agrados e promessas de mudanças, por meio das quais consegue que a relação perdure. A idealização do agressor e os quadros dissociativos também podem estar presentes, e, a longo prazo, esses sintomas podem levar a mudanças de personalidade e maior vulnerabilidade à repetição do fenômeno.

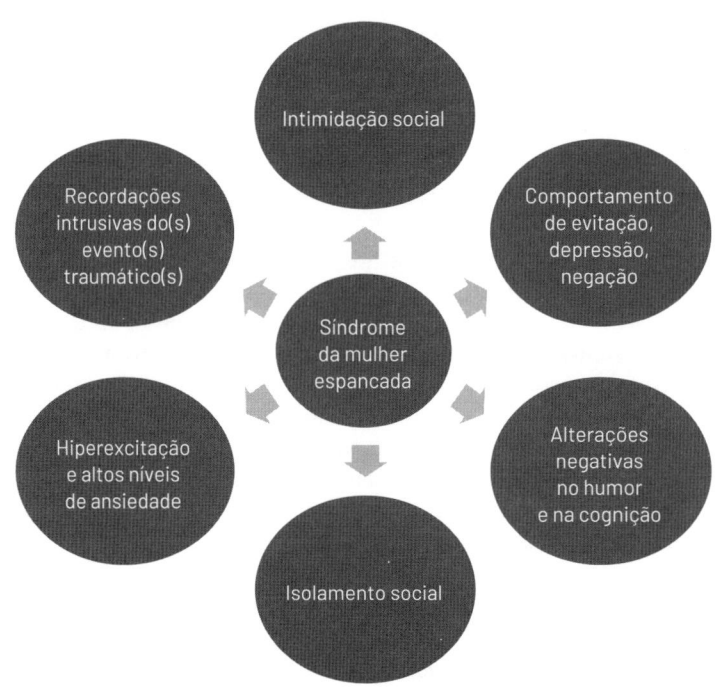

■ **Figura 4.1**
Síndrome da mulher espancada (Battered Women Syndrome).
Fonte: Adaptada de Walker.[20]

A violência de gênero aumenta a prevalência de sintomas depressivos em três a oito vezes, bem como o consumo de álcool e tabaco, mesmo na gestação.[18] Em um estudo brasileiro realizado no Nordeste, que avaliou mulheres vítimas de violência doméstica que chegavam à Delegacia da Mulher do Ceará, 65% delas apresentaram escores elevados de sintomas somáticos, 78% ansiedade e insônia, 26% isolamento social e 61% depressão grave ou moderada.[21] Esse mesmo estudo observou também que, apesar do elevado número de mulheres com depressão, apenas 8% procuraram ajuda em centros de apoio psicológico. Essa baixa procura pode ser relacionada a sintomas depressivos, medo, insegurança e baixa autoestima, comuns nas mulheres vítimas de violência e que dificulta a busca de apoio e resolução.

O uso de drogas ilícitas está intimamente ligado à violência, e os estudos demonstram que as mulheres usuárias de drogas ilícitas e álcool são mais propensas a sofrerem agressões pelo parceiro.[14] As mulheres vítimas de agressão tornam-se mais vulneráveis e dependentes emocional e financeiramente de seus agressores sob o efeito das substâncias psicoativas. A literatura científica evidencia a relação entre a violência doméstica e o abuso de substâncias, depressão e tentativas de suicídio.

A violência contra a mulher é frequente no período perinatal, e pode ser pior se a gravidez não for desejada. Depressão, ansiedade, TEPT, psicose, incapacidade de confiar em outros, automutilação, comportamentos de risco e múltiplas condições psicossomáticas são quadros que podem afetar a mulher vítima de violência no período perinatal, e há evidências científicas que indicam um maior risco de intercorrências na gestação das vítimas, como aumento dos índices de aborto espontâneo, descolamento prematuro da placenta, parto prematuro, baixo peso ao nascer, morte fetal e outras sequelas.[22]

A violência na gestação também é associada a um maior risco de uso de drogas ilícitas nesse período. As gestantes usuárias de drogas apresentam menor assistência no pré-natal e maior número de intercorrências, além dos impactos negativos da exposição fetal às substâncias psicoativas.[23]

O impacto na saúde mental não atinge somente as mulheres vítimas de violência doméstica, mas também interfere na saúde mental de seus filhos. Há maior histórico de sangramentos, diarreia, febre e tosse em crianças que presenciaram a agressão de suas mães, além de maiores taxas de transtornos mentais, como ansiedade, depressão e alterações de comportamento. As crianças que perderam as mães devido a feminicídio cometido pelos pais apresentam maior risco de transtornos mentais, automutilação, criminalidade e suicídio.

As mulheres vítimas de violência também têm risco aumentado para o desenvolvimento de quadros depressivos graves e, consequentemente, desfechos letais, como o suicídio. Estudos indicam que a violência doméstica seria o principal fator de risco associado à morte em mulheres australianas entre 15 e 44 anos, respondendo a 10% das mortes, e mais da metade, suicídio.[24]

Independentemente de características demográficas, do tipo de relação com o agressor, dos eventos de vida estressantes e do apoio social, a violência por parceiro íntimo é associada a transtorno mental comum.

ACOLHIMENTO E MANEJO DE CASOS DE MULHERES EM SITUAÇÃO DE VIOLÊNCIA

Um dos maiores desafios no atendimento de mulheres que sofrem violência de gênero está no quanto as lógicas machistas estão arraigadas na nossa formação enquanto cidadãos. Os profissionais de saúde também carregam, no cotidiano de suas práticas, valores que compartilhamos socialmente e que foram internalizados por meio da construção das identidades de gênero.[25] Valores esses que qualificam a mulher por concepções machistas e preconceituosas, sendo justamente esses valores que precisam ser reconhecidos, questionados e reelaborados para que os profissionais, diante da mulher em situação de violência, possam identificar sistemas de relações desiguais de poder e a prática da violência.

Cabe dizer que cada profissional precisa também compreender como a temática de gênero e a violência o impacta como pessoa, para, assim, estar atento aos atravessamentos de sua história de vida, que possam vir a ser geradores de revitimização das mulheres.

Pedrosa e Zanello[26] apontam que profissionais diante de uma lógica biomédica podem apresentar dificuldades em lidar com casos de violência e devem estar atentos para as reflexões das questões sociais de gênero, raça, classe social e violência, que impactam na condição de sofrimento psicológico apresentado pelas mulheres que buscam por acompanhamento.

Segundo Frazoi e colaboradores,[2] no contexto da atenção à saúde das mulheres, esses construtos sociais de gênero podem ser expressos pela omissão de cuidados efetivos e na falta de demonstração de empatia e proteção por parte dos profissionais. Esses valores podem, ainda, dificultar a prática profissional, impedindo a emancipação individual e social das mulheres.

Vale ressaltar que as mulheres também estão inseridas nessa sociedade de mesma lógica patriarcal e machista. Com isso, muitas vezes, apresentam dificuldades em identificar e nomear as violências sofridas, porém procuram por cuidados em saúde, por apresentarem vários sintomas gerados em decorrência das violências sofridas.[13]

Por isso, é importante que o profissional compreenda a complexidade do fenômeno em questão para a mulher atendida e favoreça a criação de uma relação de confiança, para que esta se sinta confortável e possa relatar o que vive e, assim, o profissional possa oferecer os cuidados e as orientações necessárias. Soares[27] aponta atitudes que o profissional deve adotar, como o não julgamento, a não culpabilização, o respeito aos limites e às escolhas de cada mulher, entendendo que cada uma tem um tempo para o processo de entendimento diante da violência vivida e para tomada de decisão do que deseja fazer a partir disso.

Uma vez identificada a violência, o profissional deve seguir ofertando informações para que as mulheres reconheçam seus direitos e saibam quais são os possíveis caminhos a serem percorridos. Vale dizer que para as mulheres, muitas vezes, é difícil falar sobre a situação que vivem, e quando falam, é possível que ali se inicie um fluxo de ações em prol da integridade física e psicológica dessa mulher.[13]

Para avaliar quais ações o profissional pode construir juntamente com a mulher, é necessário estar atento para algumas situações de risco, sobretudo nos casos de violência doméstica e familiar, que podem levar ao agravamento das situações de violências e suas consequências. Medeiros e Tavares[28] levantam pontos importantes a serem observados quanto à dinâmica da violência e aos aspectos presentes na vida das mulheres e dos homens envolvidos.

Nas mulheres, destaca-se a dependência emocional, a minimização da violência, a percepção do risco, o isolamento social, os agravos em saúde mental, como depressão, pensamento suicida, presença de sintomas de estresse pós-traumático, e relações sociais e familiares com crenças que também naturalizam as violências.[28]

Nos homens, percebe-se como risco a presença de comportamento controlador e ciumento, impulsividade, presença de uso e/ou dependência de álcool e outras drogas que potencializam a violência, comprometimento em saúde mental com sintomas maníacos ou psicóticos, comportamento intimidatório para solução de conflitos, se já cometeu violência contra outras pessoas e/ou com outras parceiras, dentre outros comportamentos relacionados a violências.[28]

Cabe, ainda, observar os pontos relacionados à dinâmica da relação, como[28]

> [...] perseguição; ameaça com ou sem violência física; comportamento violento durante o sexo; sexo forçado; aumento da intensidade e frequência da violência psicológica e da violência física; aumento da intensidade e frequência da violência psicológica e da violência física; violência durante a gestação; presença de testemunhas durante as violências; tentativa de separação com negativa dessa possibilidade por parte do agressor; ausência de tentativa de separação por medo da reação do agressor; agressão com instrumentos perfurocortante; agressão com instrumentos perfurocontundentes e contundentes.

Diante desses elementos e do relato da mulher atendida, cabe ao profissional avaliar qual a incidência do risco vivido pela mulher, estando atento à frequência e à intensidade das formas de violências praticadas, para orientar a mulher quanto à busca por ajuda específica para a situação vivenciada. Em casos, por exemplo, de violências físicas graves com a presença de perseguição, controle e ameaças, cabe orientar quanto ao direito às medidas protetivas, informando a mulher onde ela pode solicitar as medidas, caso esse seja o desejo dela. Vale também orientar as mulheres quanto à busca por apoio de pessoas de confiança e à busca por acompanhamento psicológico, para que ela possa compreender melhor o que vive e se fortalecer, visando à mudança da situação vivida.

■ REDE DE ATENDIMENTO PARA MULHERES EM SITUAÇÃO DE VIOLÊNCIA

O fenômeno da violência contra as mulheres é marcado por grande complexidade, como descrito até aqui, e demanda uma atuação multiprofissional.

Ao longo dos anos e de acordo com os movimentos sociais e políticos, redes de atendimento especializado para mulheres foram sendo constituídas em nossa sociedade, a fim de proporcionar maior atenção à problemática, com cuidados e proteção para a mulher, além de alguns serviços para homens agressores.

A rede de atendimento para mulheres em situação de violência é composta por serviços de diferentes setores, como saúde, assistência social, justiça e segurança pública, com o intuito de identificar, atender de forma qualificada e humanizada e fazer encaminhamentos de maneira integrada para atender às diversas demandas apresentadas pelas mulheres.[29]

Os serviços que compõem a rede são especializados e não especializados. Os primeiros são serviços que compõem equipes com formação especial para o atendimento às mulheres, como os Centros de Referência de Atendimento à Mulher, Casas Abrigo, Casas de Acolhimento Provisório (Casas de Passagem), delegacias especializadas de atendimento à mulher, núcleos da mulher nas defensorias públicas, promotorias especializadas, Juizados Especiais de Violência Doméstica e Familiar contra a Mulher, Central de Atendimento à Mulher (Ligue 180), Ouvidoria da Mulher e serviços de saúde voltados para o atendimento aos casos de violência sexual e doméstica. Já os serviços não especializados são hospitais gerais, serviços de atenção básica, Programa Saúde da Família (PSF), delegacias comuns, polícia militar, polícia federal, Centros de Referência de Assistência Social (CRAS), Centros de Referência Especializados de Assistência Social (CREAS), Ministério Público (MP) e defensorias públicas. Vale dizer que estes são, em grande maioria, a maior porta de entrada das mulheres.[29]

É necessário que, ao se deparar com um caso de violência, os profissionais informem-se sobre esses serviços e a competência de cada um deles para o devido encaminhamento das mulheres em situação de violência.

CONSIDERAÇÕES FINAIS

Um dos maiores desafios no atendimento de mulheres que sofrem violência de gênero está no quanto as lógicas machistas estão arraigadas na nossa formação como cidadãos. Sabe-se que, independentemente de idade, raça, condições socioeconômicas e nível de estudo, a violência contra a mulher está presente e é considerada um importante problema de saúde pública. As consequências da violência não atingem somente a vítima e, muitas vezes, repercutem em todo o núcleo familiar, levando a maior ocorrência de transtornos mentais nos filhos que presenciaram a violência.

Assim, é muito importante que o profissional saiba acolher e encaminhar a mulher vítima de violência para o acompanhamento adequado, a fim de tentar minimizar os impactos dessa agressão tão profunda. A investigação de possível violência e de seus fatores de risco deverá ser sempre incluída no roteiro de anamnese, e a abordagem adequada das vítimas é um ponto essencial na formação do profissional que busca se capacitar para o atendimento de mulheres.

REFERÊNCIAS

1. Krug EG, Dahlberg LL, Mercy JA, Zwi AB, Lozano R, editores. Relatório mundial sobre violência e saúde. Brasília: Organização Mundial da Saúde; 2002. p. 5.
2. Franzoi NM, Fonseca RMGS, Guedes RN. Gender-based violence: conceptions of professionals on the family health strategy's teams. Rev Latino-Am Enfermagem. 2011;19(3):589-97.
3. Silva LE, Oliveira ML. Violence against women: systematic review of the Brazilian scientific literature within the period from 2009 to 2013. Cien Saude Colet. 2015;20(11):3523-32.
4. Costa AVM. Saberes e atitudes de mulheres sobre a violência contra a mulher pelo parceiro íntimo. Rio de Janeiro: Fundação Oswaldo Cruz; 2018.
5. Slegh H. Impacto psicológico da violência contra as mulheres. Outras Vozes [Internet]. 2006 [capturado em 22 mar. 2022];15. Disponível em: https://www.wlsa.org.mz/wp-content/uploads/2014/11/Impacto-psicologico-da-violencia-contra-as-mulheres-2006.pdf.
6. Pequeno MJP. Direitos humanos e violência. Curitiba: Colégio Integral; 2007.
7. Kronbauer JF, Meneghel SN. Perfil da violência de gênero perpetrada por companheiro. Rev Saude Publica. 2005;39(5):695-701.
8. Capaldi DM, Kim HK. Typological approaches to violence in couples: a critique and alternative conceptual approach. Clin Psychol Rev. 2007;27(3):253-65.
9. Heise LL, Kotsadam A. Cross-national and multilevel correlates of partner violence: an analysis of data from population-based surveys. Lancet Glob Health. 2015;3(6):e332-40.
10. Brasil. Lei nº 11.340, de 7 de agosto de 2006. Brasília: DOU; 2006.
11. Howard LM, Trevillion K, Agnew-Davies R. Domestic violence and mental health. Int Rev Psychiatry. 2010;22(5):525-34.
12. Xavier AE, Emiliano C, Dias J. Entre elas: a violência doméstica nas relações lésbicas. In: Natividade C, Silva DOC, Araújo JG, organizadores. Olhares e fazeres das mulheres das gerais: discussões sobre gênero, sexualidade e raça. Belo Horizonte: CRPMG; 2019. p. 176-96.
13. Brasil. Ministério da Saúde. Violência intrafamiliar: orientações para prática em serviço. Brasília: MS; 2001.
14. Prando CCM, Borges MPB. Concepções generizadas na análise de deferimento das medidas protetivas de urgência (MPUs). Rev Direito GV. 2020;16(1):e1939.
15. World Health Organization. Violence against women. Intimate partner and sexual violence against women. Geneva: WHO; 2012.
16. Villela WV, Tânia L. Conquistas e desafios no atendimento das mulheres que sofreram violência sexual. Cad Saúde Pública. 2007;23(2):471-5.
17. Souza FBC, Drezett J, Meirelles CA, Ramos DG. Aspectos psicológicos de mulheres que sofrem violência sexual. Reprod Clim. 2012;27(3):98-103.
18. Rennó Jr J, Valadares G, Cantilino A, Mendes-Ribeiro J, Rocha R, Silva GA, editors. Women's mental health: a clinical and evidence-based guide. 4th ed. New York: Springer International; 2020.
19. Rennó-Jr J, Ribeiro HL, organizadores. Tratado de saúde mental da mulher. São Paulo: Atheneu; 2012.
20. Walker LEA. The battered woman syndrome. 4th ed. New York: Springer International; 2016. p. 49-54.
21. Adeodato VG, Carvalho RR, Siqueira VR, Souza FGM. Qualidade de vida e depressão em mulheres vítimas de seus parceiros. Rev Saúde Pública. 2005;39(1):108-13.
22. Stewart DE, Vigod SN, MacMillan HL, Chandra PS, Han A, Rondon MB, et al. Current reports on perinatal intimate partner violence. Curr Psychiatry Rep. 2017;19(5):26.
23. Rodrigues DT, Nakano AMS. Violência doméstica e abuso de drogas na gestação. Rev Bras Enferm. 2007;60(1):77-80.
24. Victorian Health Promotion Foundation. The health costs of violence: measuring the burden of disease caused by intimate partner violence: a summary of findings. Melbourne: VicHealth; 2004.

25. Guedes RN, Silva ATMC, Coelho EAC. Violência conjugal: problematizando a opressão das mulheres vitimizadas sob olhar de gênero. Rev Eletr Enferm. 2007;9(2):362-78.
26. Pedrosa M, Zanello V. (In)visibilidade da violência contra as mulheres na saúde mental. Psic Teor Pesq. 2016;32(spe):214.
27. Soares BM. Enfrentando a violência contra a mulher: orientações práticas para profissionais voluntários(as). Brasília: Secretaria Especial de Políticas para as Mulheres; 2005.
28. Medeiros MN, Tavares M. Construção e validação de checklist de avaliação de risco contra mulher nas relações de intimidade. In: Stevens C, Oliveira S, Zanello V, Silva E, Portela C, organizadores. Mulheres e violências: interseccionalidades. Brasília: Technopolitik; 2017. p. 546-68.
29. Brasil. Secretaria de Políticas Para as Mulheres. Rede de enfrentamento à violência contra as mulheres. Brasília: SPPM; 2011.

5 CLIMATÉRIO E TRANSTORNOS DO HUMOR

Joel Rennó Jr.
Alexandre Okanobo Azuma
Rodrigo Darouche Gimenez
Maíra Pinheiro Maux Lessa

As mulheres apresentam ao longo da vida maior vulnerabilidade a transtornos do humor. Em diferentes fases de seu ciclo reprodutivo, é possível identificar a influência das variações hormonais em oscilações de humor que não são necessariamente patológicas.

No período da transição menopausal, a queda nos níveis hormonais influencia clinicamente o risco de acometimentos clínicos e de humor. É, ainda, um período em que a própria variação hormonal causa sintomas físicos e alterações psicológicas, podendo prejudicar sua qualidade de vida.[1]

Este capítulo busca o entendimento da transição menopausal e as suas influências na vida da mulher.

CLIMATÉRIO E SEUS ESTÁGIOS

O Stages of Reproductive Aging Workshop (STRAW), de 2001, é um sistema de classificação de estágios da transição menopausal, que foi proposto incluindo variações no ciclo menstrual e critérios qualitativos nas mudanças hormonais.[2]

O STRAW foi por muito tempo considerado padrão-ouro nessa classificação, até que, em 2011, foi realizada uma revisão dos critérios e, dessa proposta, incluindo dados de biomarcadores como hormônio folículo estimulante (FSH), contagem de folículos antrais, hormônio antimülleriano e inibina-B, bem como mudanças em FSH e estradiol (E2) após o período da última menstruação. Com isso, foi realizado o STRAW+10, otimizando a classificação e o acesso ao final do estágio reprodutivo da mulher, passando para a transição menopausal e, por fim, chegando na pós-menopausa.[1,2] O **Quadro 5.1** apresenta os estágios do ciclo reprodutivo STRAW+10.

Quadro 5.1
Estágios do ciclo reprodutivo STRAW+10

Estágio	-5	-4	-3b	-3a	-2	-1	+1a	+1b	+1c	+2
	Menarca						PMF (0)			
		Idade reprodutiva			**Transição menopausal**		**Pós-menopausa**			
Terminologia	Inicial	Pico	Tardia		Inicial	Tardia	Inicial			Tardia
					Perimenopausa					
Duração	Variável				Variável	1-3 anos	2 anos (1+1)		3-6 anos	Tempo de vida restante
Critério principal										
Ciclo menstrual	Variável ou regular	Regular	Regular	Alterações sutis em fluxo/duração	Diferença > 7 dias da duração de ciclos consecutivos	Intervalo de amenorreia igual ou acima de 60 dias				
Critério de suporte										
Endócrino FSH			Normal Baixo	Variável* Baixo	↑Variável* Baixo	↑ > 25 UI/L ** Baixo	↑Variável* Baixo	Estável Muito baixo		
AMH			Baixo	Baixo	Baixo	Baixo	Baixo	Muito baixo		
Inibina B				Baixo	Baixo					
Características descritivas										
Sintomas						Sintomas vasomotores Provável	Sintomas vasomotores Muito provável			Aumento de sintomas de atrofia urogenital

*Coleta de sangue nos dias 2-5 do ciclo ↑ = elevado
**Nível esperado aproximado com base em ensaios utilizando padrões internacionais atuais
Fonte: Elaborado com base em Hallow e colaboradores.[1]

Climatério e transtornos do humor

De acordo com o STRAW+10, existem estágios que variam numericamente de -5 a -3 compreendendo a fase reprodutiva da mulher e de -2 a +2 compreendendo a transição menopausal e a pós-menopausa.

Estágio reprodutivo tardio (-3): queda da fertilidade, com variações no ciclo menstrual, geralmente ficando mais curtos, variações em níveis de FSH e queda da inibina-B e na contagem de folículos antrais.

Transição menopausal inicial (-2): é o início da perimenopausa, com variações de mais de sete dias no ciclo menstrual, por pelo menos 10 ciclos com variáveis níveis de FSH e com baixos níveis de hormônio antimülleriano de baixa contagem de folículos antrais.

Transição menopausal tardia (-1): marcada por amenorreia por, pelo menos, 60 dias, sendo que esse estágio pode durar entre um e três anos e cursa com níveis aumentados de FSH, acompanhando oscilações dos níveis de E2, sendo comum o aparecimento de sintomas vasomotores.

Pós-menopausa inicial (+1a, +1b e +1c): +1a é o período de um ano após a amenorreia, com isso, define a última menstruação e marca o fim da perimenopausa. O período +1b compreende o segundo ano de amenorreia e é o momento com maior risco de aparecimento de sintomas vasomotores. Já o +1c dura, em média, três a seis anos e é uma fase em que há queda nos níveis de E2, enquanto o FSH se mantém alto e os hormônios entram em uma estabilidade.

Pós-menopausa tardia (+2): compreende o resto do período da pós-menopausa, com menor variação nos hormônios sexuais e é a fase em que sintomas de secura vaginal e de atrofia urogenital são mais frequentes.

TERMINOLOGIA NO CLIMATÉRIO

Os termos envolvidos na classificação da transição do final do período fértil feminino até o período anovulatório são definidos a seguir.

Climatério: a Organização Mundial da Saúde (OMS) define o climatério como o período de transição entre a fase reprodutiva, com pleno potencial fértil, e a incapacidade reprodutiva.[3,4]

Menopausa: é a última menstruação. O diagnóstico é dado após o curso de um ano de amenorreia e geralmente ocorre entre 45 e 55 anos.[3,4]

Insuficiência ovariana prematura: menopausa que ocorre antes dos 40 anos.[3,4]

Menopausa precoce: menopausa que ocorre entre 40 e 45 anos.[3,4]

Menopausa tardia: menopausa que ocorre depois dos 55 anos.[3,4]

É importante não confundir a menopausa tardia com a pós-menopausa tardia, que é o estágio +2 do STRAW+10.

Menopausa iatrogênica: ocorre devido a intervenções por diferentes métodos, podendo ser químicas, cirúrgicas ou por radioterapia.[3,4]

Perimenopausa: período que envolve a transição menopausal até um ano após a menopausa, em média, durando de quatro até oito anos. Compreende os estágios -2, -1 e 1a do STRAW+10.[4]

Pós-menopausa: É o período posterior à menopausa, durando da última menstruação até o restante da vida da mulher.[3,4]

SINTOMAS DA SÍNDROME CLIMATÉRICA

O Study of Women's Health Across the Nation (SWAN) é um estudo observacional que trouxe dados valiosos das alterações e dos sintomas que acompanham as mulheres ao longo do climatério.[5]

Os sintomas vasomotores, também conhecidos como fogachos, cursam com ondas de calor, podendo ocorrer sudorese e aumento de frequência cardíaca. Eles chegam a afetar até 80% das mulheres. A frequência desse sintoma aumenta já na transição menopausal precoce, sendo comum na transição menopausal tardia e com maior frequência na pós-menopausa inicial. Apesar de prevalente, a maior parte das mulheres com sintomas vasomotores não chega a buscar ajuda médica para controle desse sintoma, sendo estimado que 20 a 30% das mulheres afetadas buscam tratamento.[4,5]

Insônia e distúrbios do sono ocorrem, muitas vezes, com a presença de fogachos, porém há também a piora do padrão de sono independentemente dos sintomas vasomotores. A prevalência desse sintoma é estimada em 38%, sendo que aumenta até 47% na pós-menopausa.[6]

A cognição pode sofrer alterações nesse período, sendo geralmente afetada a concentração, a memória e a fluência verbal. Atribui-se essas alterações ao papel neuroprotetor que o estrogênio apresenta no sistema nervoso central (SNC) e sua mediação em funções cognitivas no córtex pré-frontal e no hipocampo.[4]

Sintomas geniturinários como secura vaginal, dispareunia, dor e irritação genital, urgência miccional, disúria e aumento de infecções urinárias, inclusive recorrentes, são algumas das alterações que podem ocorrer nesse período. Além disso, pode ocorrer uma redução na libido, sendo que até 60% das mulheres chega a relatar diminuição de atividade sexual, podendo ser decorrente da diminuição da libido, dos sintomas geniturinários ou mesmo de questões envolvendo a autoestima da mulher.[4]

Dentre os possíveis sintomas estão alguns sintomas depressivos e ansiosos decorrentes da síndrome climatérica, o que pode dificultar diagnósticos psiquiátricos no período.[7]

Quanto a riscos clínicos, há aumento de risco cardiovascular e do risco de síndrome metabólica. Acometimentos osteoarticulares elevam tanto no risco de osteoartrites e de dores crônicas quanto no metabolismo ósseo e na perda de massa óssea, aumentando o risco de osteoporose.[4]

EPIDEMIOLOGIA DOS TRANSTORNOS DO HUMOR NO CLIMATÉRIO

O diagnóstico de transtorno depressivo é maior no climatério, sendo que algumas mulheres apresentam maior sensibilidade às flutuações hormonais e têm maior vulnerabilidade à instalação de um quadro de humor. Até 20% das mulheres apresentam sintomas intensos na perimenopausa, afetando o sono, aumentando níveis de ansiedade e cursando com sintomas depressivos.[7]

Um painel de 11 especialistas realizou uma revisão sistemática dos dados sobre depressão durante a transição menopausal e a pós-menopausa. Foi uma colaboração da The North American Menopause Society (NAMS) e da National Network of Depression Centers Women and Mood Disorders Task Group (NNDC), o que gerou, em 2018, um *guideline* com revisão de epidemiologia, apresentação clínica, efeitos terapêuticos de antidepressivos, hormonioterapia e de outras terapias.[8]

Dados dos estudos de coorte sugerem que 45 a 68% das mulheres na perimenopausa apresentam sintomas depressivos mais intensos, enquanto na pré-menopausa chegou até 31%.[8]

Em revisão de estudos longitudinais, seis apresentaram um aumento de risco de sintomas depressivos de 1,3 a 1,55 vezes durante o início da perimenopausa. Esse risco chegou a aumentar para 1,71 a 2,89 vezes quando visto o período da transição menopausal tardia.[8]

Quanto ao risco de diagnóstico de transtorno depressivo, dois estudos grandes, o Penn Ovarian Aging Study (POAS) e o SWAN apresentaram dados inconsistentes quanto ao aumento de risco de depressão na perimenopausa para mulheres sem história prévia de depressão.[8]

O POAS avaliou principalmente mulheres na perimenopausa inicial e não identificou risco aumentado de transtorno depressivo. Já o SWAN, que aplicou entrevistas clínicas estruturadas, avaliou mais mulheres que passaram pela transição menopausal tardia e na pós-menopausa, encontrando um risco de depressão de dois a quatro vezes maior na perimenopausa. A evidência de risco de depressão foi maior em mulheres com história prévia de depressão, chegando a 59% nessas mulheres *versus* 28% em mulheres sem história prévia.[8]

Com relação à menopausa cirúrgica, estudos longitudinais mostram um aumento no risco de sintomas depressivos após histerectomia tanto com como sem a retirada de ovários. O Australian Longitudinal Study of Women's Health (ALSWH), com n = 5.336, identificou um aumento do risco de 44% em mulheres com histerectomia e ooforectomia, enquanto esse risco teve aumento de 20% em mulheres com histerectomia e preservação dos ovários.[8]

Um estudo longitudinal prospectivo publicado em 2021 acompanhou por 12 meses 99 mulheres com programação cirúrgica de salpingooforectomia bilateral e 99 mulheres sem programação cirúrgica e sem planos de engravidar. As mulheres operadas tiveram um risco três vezes maior de sintomas depressivos crônicos e aumento de 2,3 vezes no risco de depressão.[9]

Quanto à insuficiência ovariana precoce, há poucos estudos avaliando o risco de depressão. Menos comum, afetando 1% das mulheres, a insuficiência ovariana é uma condição que influencia nos riscos clínicos, e as evidências existentes apontam que o risco de depressão ao longo da vida é de 54,5% nas mulheres com essa condição, enquanto na população em geral essa prevalência é de aproximadamente 20%.[8]

Com relação ao transtorno bipolar (TB), cerca de 77% das mulheres apresentam alterações do humor relacionadas a eventos da vida do ciclo reprodutivo.[10]

Um estudo avaliou 498 mulheres com TB, sendo avaliadas mulheres com os tipos I e II. As participantes foram divididas em três grupos, 41% em idade reprodutiva, 20% em transição menopausal e 39% em pós-menopausa.[11] O grupo da transição menopausal reportou mais sintomas de depressão crônica, e com maior frequência as participantes estavam constantemente deprimidas nos últimos 12 meses. Foi o grupo com menores valores em escore de qualidade de vida, o que vai ao encontro com a evidência na literatura que indica um aumento do risco de fase depressiva nesse período.[11]

O grupo em idade reprodutiva teve menos sintomas ansiosos quando comparado aos outros dois grupos. Quanto a sintomas de mania e de hipomania, o estudo não evidenciou aumento em quaisquer dos períodos. Na literatura, há inconsistência de evidência quanto ao aumento de risco para descompensações desse polo do humor.[11]

INFLUÊNCIA DOS HORMÔNIOS REPRODUTIVOS NO SISTEMA NERVOSO CENTRAL

O papel dos hormônios sexuais femininos e a sua ação no cérebro, bem como sua interação no humor, na cognição e nos efeitos neuroprotetores, vêm sendo objetos de estudos para elucidar a fisiologia das flutuações hormonais e a fisiopatologia de como essas alterações podem levar às janelas de vulnerabilidade para transtornos do humor ao longo do ciclo reprodutivo feminino em mulheres mais sensíveis a essas variações.[11]

O estrogênio apresenta interação com o sistema das monoaminas na parte serotoninérgica e noradrenérgica.[12]

A ação da serotonina no cérebro é mediada por diferentes interações em seu processo de síntese, de degradação e de interação com os receptores serotoninérgicos.[12]

A monoaminoxidase (MAO) apresenta ação de degradação da serotonina, e a ação do estrogênio realiza uma limitação na atividade da MAO A e da MAO B, permitindo maiores concentrações de serotonina e de noradrenalina.[12]

Além disso o estrogênio estimula a síntese de serotonina em sua interação com a triptofano hidroxilase, enzima que catalisa a hidroxilação do triptofano em 5-hidroxitriptofano, o qual é substrato na síntese serotoninérgica.[12]

O hipotálamo, a área pré-óptica e a amídala são áreas cuja interação com estrogênio gera maior densidade de receptores serotoninérgicos. Há um aumento da densidade de receptores 5HT2A, gerando um efeito de maiores concentrações serotoninérgicas na sinapse e otimizando a comunicação e a transmissão pós-sináptica.[12]

Ainda, é papel do estrogênio estimular a síntese de noradrenalina por meio de sua interação com a enzima tirosina-hidroxilase e com a dopamina-β-hidroxilase, ambas envolvidas na produção de catecolaminas.[12]

O fator neurotrófico derivado do cérebro (BDNF) tem papel neuroprotetor, com ação no crescimento, na maturação e na manutenção neuronal. Estudos indicam que o estrogênio age com efeito positivo em sua interação com o BDNF, o que poderia explicar seu papel positivo no humor e na cognição.[12]

Esses efeitos do E2 nas vias das monoaminas são uma das hipóteses para a transição menopausal e a pós-menopausa serem períodos com aumento de sintomas depressivos. Há, ainda, estudos considerando o papel do sistema GABAérgico e da influência da progesterona (P4) e da alopregnanolona (ALLO) no risco de depressão na perimenopausa.[13]

A ALLO é o neuroesteroide derivado da P4 que é mais estudado. Ela apresenta uma função de modulador alostérico positivo no sistema GABA, o que ocorre tanto em estudos em animais quanto em humanos.[13]

O eixo hipotálamo-hipófise-adrenal (HHA) está envolvido na resposta ao estresse, a qual é regulada pela amídala com a comunicação inibitória GABAérgica, tendo importante função para a inibição da resposta ao estresse.[13]

A ALLO interage com o GABA pelos canais iônicos de cloro com ação de modulação em receptores GABAa, o que, por sua vez, realiza uma modulação negativa na resposta estressora do HHA. Isso gera uma redução na resposta ao estresse.[13] Além disso, há efeito antidepressivo e ansiolítico da ALLO em sua participação na ligação da resposta de diminuir o estresse, junto com a interação dessa com o sistema límbico e a amídala.[13]

A ALLO é produzida tanto nas glândulas adrenais quanto no corpo lúteo. Ao longo da transição menopausal, os ciclos anovulatórios aumentam, levando à diminuição de fases lúteas e diminuição nos níveis de P4 e ALLO.[13]

A sensibilidade dos receptores GABAa ao efeito de neuroesteroides é dependente da sua composição, que apresenta 5 subunidades de 19 existentes. A depender da subunidade que estrutura o receptor, sua sensibilidade à ação dos neuroesteroides pode aumentar ou diminuir, e variações hormonais podem influenciar em alterações na composição dessas subunidades. Essa falta de plasticidade de receptores GABAa em meio às mudanças hormonais gera uma dificuldade de homeostase das respostas ao estresse e pode explicar como algumas mulheres podem ser mais sensíveis a essas flutuações e serem mais vulneráveis à depressão na perimenopausa.[13]

■ GENÉTICA

O transtorno depressivo maior (TDM) apresenta influência genética, além da ambiental, sendo estimado que há uma correlação de herdabilidade em 35 a 40% dos casos.[12]

No caso da depressão na perimenopausa, os estudos investigam a influência dos hormônios femininos e de seus receptores.

O polimorfismo de receptores GABAa é um dos objetos de estudo. Em modelos animais, camundongos que não apresentam a subunidade gama nesses receptores têm reduzida sensibilidade do receptor a neuroesteroides, e esse polimorfismo genético nas subunidades de GABAa tem associação com riscos de transtorno por uso de álcool, TDM e TB.[13]

Quanto ao E2, o polimorfismo dos genes de receptores ER-α e ER-β, que tem atividade genômica no E2, é estudado como possível responsável no risco de depressão em mulheres de meia-idade. Os genes ER1, que codificam o ER-α, e ER2, que codificam o ER-β, podem ter influência nos receptores de E2 e em sua atividade de ligação.[12]

Um estudo com 3.525 mulheres com depressão na pós-menopausa identificou que o polimorfismo rs1256049 do ER2, gerando o alelo A, foi associado a maior risco de depressão em mulheres que não estavam em hormonioterapia.[12]

Um estudo chinês avaliou 191 mulheres com TDM e 200 mulheres saudáveis, separando as mulheres em grupos considerando idade reprodutiva e grupo menopausal, e foi avaliada a influência das interações genética e ambiental. No grupo em idade reprodutiva, não foi evidenciada influência de polimorfismos do gene ER2, mas, no grupo menopausal, foi observado maior risco de depressão menopausal em mulheres que apresentavam eventos adversos de vida e tinham o alelo A proveniente dos polimorfismos rs1256049 e rs4986938 do ER2.[14]

O quanto a genética e quais genes são responsáveis pela maior vulnerabilidade no período da perimenopausa ainda requerem estudos futuros para maiores esclarecimentos.

FATORES DE RISCO PARA TRANSTORNO DEPRESSIVO NA PERIMENOPAUSA

A perimenopausa é o período de alterações biológicas, porém também momento de alterações na vida da mulher que vão além das mudanças hormonais. O histórico de vida da mulher, as questões psicológicas que podem estar envolvidas nessa fase, os papéis que ela pode ocupar e o ambiente em que está inserida são essenciais no entendimento de quais fatores de risco a mulher pode ter para um transtorno depressivo nesse período.

Demográficos: mulheres não casadas, com estudos até o ensino médio ou menos avançado que este e com dificuldades financeiras têm maior risco de depressão. Sem evidência de risco variável conforme etnia quando ajustados fatores de confusão.[15]

Psicológicos: pessimismo, tendência a emoções negativas cronicamente, ruminação de pensamentos, personalidade mais ansiosa e tendência a uma postura negativa em relação à menopausa e ao envelhecimento são fatores de risco.[12,15]

Sociais: os fatores de risco já conhecidos para depressão também são inclusos nesse período da perimenopausa, como presença de estressores crônicos, falta de recursos e relações sociais empobrecidas. Presença de eventos adversos de vida é um fator de risco importante, cujo impacto pode ser diminuído quando a pessoa tem bom suporte social e emocional. Apesar de, demograficamente, mulheres casadas terem menor risco de depressão, estudos apontam que insatisfação com o relacionamento conjugal também é fator de risco.[12,15]

Fatores predisponentes ao longo da vida: eventos traumáticos de vida na infância, como negligência, abuso, problemas familiares, ambiente inseguro e pobreza.[12,15]

Relacionados à saúde: sedentarismo, tabagismo, obesidade, percepção de estar em um estado de saúde ruim, dores crônicas e sintomas somáticos. Declínio de condição física e presença de doenças incapacitantes, incluindo condições cardiovasculares subclínicas. Presença de distúrbios do sono, além de ser risco, prediz depressão futura e mais severa.[12,15,16]

A presença de episódio depressivo prévio é o principal fator de risco para diagnóstico de depressão e para sintomas depressivos na perimenopausa. Há risco aumentado também em mulheres com história de depressão pós-parto (DPP) e com histórico de transtorno disfórico pré-menstrual (TDPM).[16]

QUADRO CLÍNICO E DIAGNÓSTICO DE DEPRESSÃO NO CLIMATÉRIO

Os sintomas de depressão na perimenopausa, bem como os critérios diagnósticos são os clássicos, sendo um quadro de depressão que se instala nesse período e pode apresentar sobreposição com sintomas menopausais.

Quanto a escalas, não existe uma escala específica para transtornos do humor na menopausa. Para sintomas depressivos, os estudos costumam utilizar a Center for Epidemiological Studies Depression Scale (CES-D) e a Quick Inventory of Depressive Symptomatology Self-Report, e, para sintomas menopausais, a Menopause Rating Scale (MRS), a Menopause-Specific Quality-of-Life Scale (MENQOL) e a Greene Climacteric Scale.[8,16,17]

É importante considerar que é um momento de vida da mulher que pode ter muitos estressores. Lidar com o envelhecimento dos pais, o que pode ser necessário assumir um papel de cuidadora, além de ser um período em que a mulher pode ter mais perdas de pessoas próximas, são fatores de estresse relevantes.[8,17]

Com o avanço da idade média em que as mulheres têm filhos, pode ainda ser um período em que a mulher tenta conciliar o trabalho com a maternagem, alterando horários de trabalho e da rotina.[8,16,17]

No caso de mulheres com menopausa cirúrgica, existe o estresse das sequelas físicas e emocionais da cirurgia associado aos sintomas menopausais.[8]

A associação de distúrbios do sono com o risco de depressão é evidenciada ao longo dos estudos. Há, ainda, correlação entre severidade de sintomas vasomotores com piora do padrão de sono, porém, quando observada a correlação unicamente de sintomas vasomotores, é encontrada maior associação com sintomas depressivos, mas com inconsistência de dados quanto ao aumento do diagnóstico de depressão.[8,18,19]

Afecções na cognição e relatos de piora cognitiva na menopausa são comuns. Atenção, memória verbal e memória executiva podem ser prejudicadas no climatério, o que se sobrepõe com as alterações cognitivas que podem estar envolvidas em um transtorno depressivo. O risco de doença de Alzheimer é aumentado em mulheres e deve ser levado em conta como diagnóstico diferencial.[8,16]

Ganho de peso e fadiga podem ocorrer na perimenopausa, enquanto alterações de apetite e diminuição de energia são sintomas comuns na depressão.[8]

Alterações geniturinárias podem influenciar na diminuição de desejo sexual das mulheres, inclusive por desconforto na relação por falta de lubrificação, o que pode se sobrepor à diminuição de libido, que é comum na depressão.[8]

Alguns estudos chegam a correlacionar o risco de depressão com incontinência urinária e, embora essa correlação não seja ainda entendida, pode estar envolvido nessa associação o fato de menores concentrações cerebrais de serotonina estarem relacionadas a contrações na bexiga e maior frequência miccional.[8]

Dentre os diagnósticos diferenciais de depressão na perimenopausa e na menopausa cirúrgica estão TB, depressão subclínica, luto, estresse psicológico e transtorno de ajustamento.[8,16]

A **Figura 5.1** apresenta a sobreposição de sintomas menopausais, da depressão e de estressores psicossociais.

Síndrome climatérica
Fogachos
Insônia
Alteração de apetite e peso
Alterações em vida sexual
Sintomas geniturinários
Piora da cognição
Fadiga

Depressão
Diminuição de energia
Alteração de sono
Retardo psicomotor
Culpa excessiva
Déficit cognitivo
Ideação suicida

Estressores psicossociais
Conciliar papel profissional, materno, conjugal, de cuidadora
Percepção do próprio envelhecimento
Problemas de saúde
Luto

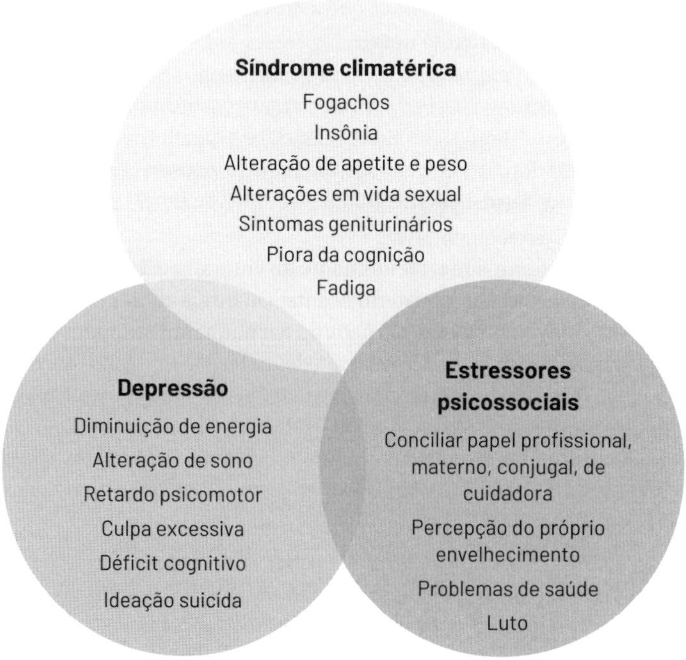

■ **Figura 5.1**
Sobreposição de sintomas menopausais, da depressão e de estressores psicossociais.
Fonte: Elaborada com base em Maki e colaboradores.[8]

TRATAMENTO DA DEPRESSÃO NO CLIMATÉRIO

Os antidepressivos apresentam eficácia no tratamento de depressão, com estudos sendo realizados especificamente no período do climatério.

A desvenlafaxina é o antidepressivo com melhor nível de evidência. Dois estudos duplo-cegos, randomizados e controlados apontam que nas doses de 50 mg/dia e de 100-200 mg/dia houve efeito significativo de melhora dos sintomas depressivos quando comparados com placebo, isso tanto em mulheres na transição menopausal quanto na pós-menopausa, gerando também maiores taxas de remissão.[8]

Inibidores seletivos de recaptação de serotonina (ISRSs), como citalopram, escitalopram, vortioxetina e antidepressivos duais (venlafaxina, duloxetina e mirtazapina) apresentam evidência de eficácia de estudos menores e abertos.[8]

Em relação a estudos comparando efeitos dos diferentes antidepressivos, a eficácia de venlafaxina com escitalopram foi similar à pós-menopausa e sem diferenças da venlafaxina em relação a fluoxetina, reboxetina e sertralina em mulheres mais jovens e em mulheres mais idosas. Na pós-menopausa, a eficácia de duais foi comparada à de tricíclicos, embora haja evidência de os duais serem mais eficazes em mulheres na pré-menopausa.[8]

Em mulheres com neoplasia de mama e em tratamento com tamoxifeno, o uso de ISRSs é contraindicado. O tamoxifeno apresenta o metabólito ativo endoxifeno, cuja metabolização é mediada pelo citocromo P450 CYP2D6. Os ISRSs apresentam efeito inibitório em CYP2D6, mais observado com a fluoxetina e a paroxetina, sendo que um estudo de coorte observou aumento no risco de morte por câncer de mama em pacientes em tratamento com tamoxifeno e que utilizavam paroxetina. Nesses casos, optar pelos antidepressivos duais é recomendável.[7,20]

O uso de hormonioterapia tem efeitos no controle de sintomas menopausais, o que será discutido em mais detalhes posteriormente. Quanto a efeitos no humor, estudos divergem, alguns apresentam efeito de melhora no humor em mulheres perimenopausadas com E2 transdérmico, já outros indicam efeitos sem significância em melhora ou em piora. A via de administração do E2 e o período da reposição são fatores que podem interferir nos resultados.[8,12]

O uso concomitante de hormonioterapia associado a antidepressivos apresenta dados divergentes quanto a potencializar a eficácia no tratamento de depressão na perimenopausa.[8]

Existe um possível efeito preventivo para depressão no uso de hormonioterapia em mulheres na perimenopausa ou na pós-menopausa. Um estudo controlado com 172 mulheres eutímicas comparou o efeito de estrogênio transdérmico E2 (0,1 mg/dia) com P4 micronizada (200 mg/dia por 12 dias, a cada três meses). Sintomas depressivos ocorreram em 17,3% das pacientes do grupo de intervenção *versus* 32,3% do grupo-placebo, e o efeito foi ainda maior em pacientes que tiveram eventos de vida estressantes em até seis meses antes do tratamento.[8,12]

A retirada de hormonioterapia na pós-menopausa em mulheres assintomáticas levou ao aparecimento de sintomas depressivos em algumas dessas mulheres, sugerindo uma vulnerabilidade às variações hormonais.[8,21]

Dentre tratamentos não farmacológicos, a terapia cognitivo-comportamental (TCC) é a única com estudos específicos para esse período. Outras terapias efetivas para depressão, como eletroconvulsoterapia (ECT), estimulação magnética transcraniana (EMT) e atividade física carecem de estudos na melhora de depressão nesse período.[8]

■ TRATAMENTOS FARMACOLÓGICOS DE SINTOMAS MENOPAUSAIS

Hormonioterapia com E2, com ou sem associação com P4, é o tratamento mais efetivo para o controle de sintomas da síndrome climatérica e sua indicação varia conforme os riscos e benefícios dessa terapia.[22]

O tratamento de sintomas vasomotores moderados e severos é a principal indicação. A hormonioterapia traz melhora em outros sintomas, como na atrofia vaginal e na secura vaginal, melhorando, assim, a vida sexual. Diminui riscos de osteoporose e de coronariopatias, com estudos menores sugerindo alguma melhora na cognição. Melhora geral na qualidade de vida da mulher é observada no uso dessa terapia.[22]

Em contrapartida, o risco de câncer de mama e de endométrio aumentam com a terapia hormonal, e o uso após o tratamento desses tipos de câncer pode aumentar as chances de recidiva.[22]

Antidepressivos ISRSs e duais apresentam, em estudos, efeitos positivos na melhora de sintomas vasomotores, sem as contraindicações que a hormonioterapia apresenta. A paroxetina na dose de 7,5 mg/dia é o único antidepressivo aprovado pela Food and Drug Administration (FDA) para controle de sintomas vasomotores.[23]

Uma revisão sistemática de 2015, com 18 estudos caso-controle, observou que o uso de antidepressivos reduziu fogachos 65% a mais do que o placebo. A paroxetina teve o maior efeito na redução de sintomas, sendo que o estudo indicou citalopram, escitalopram e venlafaxina como antidepressivos de primeira linha.[23]

The North American Menopause Society avaliou em 105 revisões sistemáticas e 340 artigos os dados de efeito de antidepressivos para redução de sintomas vasomotores. Paroxetina 7,5 mg/dia, paroxetina ER 10-25 mg/dia, escitalopram 10-20 mg/dia, citalopram 10-20 mg/dia, desvenlafaxina 50-150 mg/dia e venlafaxina XR 37,5-150 mg/dia foram antidepressivos recomendados.[8,23]

O efeito de antidepressivos serotoninérgicos na melhora de distúrbios do sono na perimenopausa foi avaliado em metanálises de 2021, com sete estudos caso-controle. A melhora do sono foi observada mesmo em pacientes que não tinham diagnóstico de depressão.[24]

O tempo de duração no uso de antidepressivos para a melhora de sintomas vasomotores ainda permanece sem recomendações claras e é sugerido o uso nas menores doses e pelo menor tempo necessário, evitando terapêutica prolongada.[25]

TRATAMENTOS NÃO FARMACOLÓGICOS DE SINTOMAS MENOPAUSAIS

As isoflavonas são um fitoestrogênio que se liga a receptores ER-β e encontrado em diferentes alimentos, sendo que a soja é o mais consumido.[26]

A dose mínima recomendada de suplemento pelo NAMS é de 50 mg/dia, com teste de 12 semanas para avaliar eficácia terapêutica e com estudos indicando um efeito modesto de melhora de sintomas vasomotores quando comparado com placebo. Algum efeito de melhora na cognição foi observado em mulheres com menos de 65 anos, mas não em idade superior a essa.[26]

As isoflavonas também foram associadas à atenuação de perda de densidade mineral óssea e a um pequeno efeito de redução de risco cardiovascular. Quanto ao uso em pacientes que tiveram câncer de mama, há poucos estudos, porém os que existem apontam para um possível efeito protetor de recidiva e pode ter um efeito protetor para neoplasias hormônio-dependentes.[27]

Atividade física, alimentação balanceada e redução do risco de síndrome metabólica com redução de peso são intervenções que também apresentam melhora em sintomas menopausais.[8]

Recentemente, estão aparecendo evidências promissoras de TCC na redução de sintomas vasomotores.[28]

TRANSTORNO BIPOLAR NA PERIMENOPAUSA

Dados na literatura com bom nível de evidência investigando o TB na transição menopausal e na pós-menopausa são escassos.

Com relação à qualidade de vida, mulheres com TB apresentaram piora significativa de qualidade de vida na transição menopausal quando comparadas com os períodos pré e pós-menopausa, além de declínio cognitivo na transição menopausal e na pós-menopausa.[11]

Uma revisão recente incluiu a análise de nove estudos, seis transversais e três longitudinais; são estudos pequenos, com até 60 participantes, o que aumenta o risco de vieses.[29] Nessa revisão, as evidências preliminares apontam para um aumento de transtornos do humor nas mulheres com TB. Humor depressivo foi o sintoma mais comum.[29]

Somente um estudo investigou taxas de recaída durante a menopausa, sendo estimadas em 68%, porém foi um estudo com muitas limitações.[29]

O diagnóstico de uma fase depressiva bipolar apresenta sobreposição com os sintomas menopausais, o que dificulta sua identificação.[29]

Em relação ao tratamento com hormonioterapia, os dados apontam que não há influência nem para melhora e nem para piora dos sintomas, porém mais estudos são necessários para melhor nível de evidência.[30]

CONSIDERAÇÕES FINAIS

O climatério é um período de vulnerabilidade para transtornos do humor. Felizmente, há terapêuticas farmacológicas e não farmacológicas contribuindo para que esse processo de mudanças seja menos incapacitante e sofrido, permitindo uma experiência mais harmoniosa e com qualidade de vida da mulher passando por esse período do ciclo reprodutivo e que já tem as dificuldades inerentes a possíveis transtornos e patologias prévias.

REFERÊNCIAS

1. Harlow SD, Gass M, Hall JE, Lobo R, Maki P, Rebar RW, et al. Executive summary of the stages of reproductive aging workshop + 10: addressing the unfinished agenda of staging reproductive aging. Menopause. 2012;19(4):387-95.
2. Soules MR, Sherman S, Parrott E, Rebar R, Santoro N, Utian W, et al. Executive summary: stages of reproductive aging workshop (STRAW). Fertil Steril. 2001;76(5):874-8.
3. Federação Brasileira das Associações de Ginecologia e Obstetrícia. Manual de orientação em climatério. São Paulo: FEBRASGO; 2010.
4. Sociedade Portuguesa de Ginecologia. Definições e mecanismos básicos e fisiopatológicos do climatério. In: Consenso Nacional sobre Menopausa. Lisboa: SPG; 2016. p. 11-5.
5. Santoro N, Brockwell S, Johnston J, Crawford SL, Gold EB, Harlow SD, et al. Helping midlife women predict the onset of the final menses: SWAN, the Study of Women's Health Across the Nation. Menopause. 2007;14(3 Pt 1):415-24.
6. Kravitz HM, Ganz PA, Bromberger J, Powell LH, Sutton-Tyrrell K, Meyer PM. Sleep difficulty in women at midlife: a community survey of sleep and the menopausal transition. Menopause. 2003;10(1):19-28.
7. Bromberger JT, Kravitz HM. Mood and menopause: findings from the study of women's health across the nation (SWAN) over 10 years. Obstet Gynecol Clin North Am. 2011;38(3):609-25.
8. Maki PM, Kornstein SG, Joffe H, Bromberger JT, Freeman EW, Athappilly G, et al. Board of trustees for The North American Menopause Society (NAMS) and the Women and Mood Disorders Task Force of the National Network of Depression Centers. Guidelines for the evaluation and treatment of perimenopausal depression: summary and recommendations. Menopause. 2018;25(10):1069-85.
9. Hickey M, Moss KM, Brand A, Wrede CD, Domchek SM, Meiser B, et al. What happens after menopause? (WHAM): a prospective controlled study of depression and anxiety up to 12 months after premenopausal risk-reducing bilateral salpingo-oophorectomy. Gynecol Oncol. 2021;161(2):527-34.
10. Perich T, Ussher J, Fraser I, Perz J. Quality of life and psychological symptoms for women with bipolar disorder - a comparison between reproductive, menopause transition and post-menopause phases. Maturitas. 2021 Jan;143:72-7.
11. McEwen BS, Alves SE. Estrogen actions in the central nervous system. Endocr Rev. 1999;20(3):279-307.
12. Soares CN. Depression and menopause: an update on current knowledge and clinical management for this critical window. Med Clin North Am. 2019;103(4):651-67.
13. Gordon JL, Girdler SS, Meltzer-Brody SE, Stika CS, Thurston RC, Clark CT, et al. Ovarian hormone fluctuation, neurosteroids, and HPA axis dysregulation in perimenopausal depression: a novel heuristic model. Am J Psychiatry. 2015;172(3):227-36.
14. Zhang J, Chen L, Ma J, Qiao Z, Zhao M, Qi D, et al. Interaction of estrogen receptor β and negative life events in susceptibility to major depressive disorder in a Chinese Han female population. J Affect Disord. 2017;208:628-33.
15. Bromberger JT, Epperson CN. Depression during and after the perimenopause: impact of hormones, genetics, and environmental determinants of disease. Obstet Gynecol Clin North Am. 2018;45(4):663-78.

16. Rennó Jr J, Valadares G, Cantilino A, Mendes-Ribeiro J, Rocha R, Silva AG, editors. Women's mental health: a clinical and evidence-based guide. New York: Springer; 2020.
17. Bromberger JT, Schott L, Kravitz HM, Joffe H. Risk factors for major depression during midlife among a community sample of women with and without prior major depression: are they the same or different? Psychol Med. 2015;45(8):1653-64.
18. Joffe H, Soares CN, Thurston RC, White DP, Cohen LS, Hall JE. Depression is associated with worse objectively and subjectively measured sleep, but not more frequent awakenings, in women with vasomotor symptoms. Menopause. 2009;16(4):671-9.
19. Joffe H, Petrillo LF, Koukopoulos A, Viguera AC, Hirschberg A, Nonacs R, et al. Increased estradiol and improved sleep, but not hot flashes, predict enhanced mood during the menopausal transition. J Clin Endocrinol Metab. 2011;96(7):E1044-54.
20. Drewe J, Bucher KA, Zahner C. A systematic review of non-hormonal treatments of vasomotor symptoms in climacteric and cancer patients. Springerplus. 2015;4:65.
21. Schmidt PJ, Ben Dor R, Martinez PE, Guerrieri GM, Harsh VL, Thompson K, et al. Effects of estradiol withdrawal on mood in women with past perimenopausal depression: a randomized clinical trial. JAMA Psychiatry. 2015;72(7):714-26.
22. North American Menopause Society. The 2012 hormone therapy position statement of: The North American Menopause Society. Menopause. 2012;19(3):257-71.
23. Stubbs C, Mattingly L, Crawford SA, Wickersham EA, Brockhaus JL, McCarthy LH. Do SSRIs and SNRIs reduce the frequency and/or severity of hot flashes in menopausal women. J Okla State Med Assoc. 2017;110(5):272-4.
24. Cheng YS, Sun CK, Yeh PY, Wu MK, Hung KC, Chiu HJ. Serotonergic antidepressants for sleep disturbances in perimenopausal and postmenopausal women: a systematic review and meta-analysis. Menopause. 2020;28(2):207-16.
25. Mendes MC, Sá MFS. The use of antidepressant drugs in climacteric syndrome. Rev Bras Ginecol Obstet. 2020;42(1):1-4.
26. North American Menopause Society. The role of soy isoflavones in menopausal health: report of The North American Menopause Society/Wulf H. Utian Translational Science Symposium in Chicago, IL (October 2010). Menopause. 2011;18(7):732-53.
27. Chen LR, Ko NY, Chen KH. Isoflavone supplements for menopausal women: a systematic review. Nutrients. 2019;11(11):2649.
28. Yuksel N, Evaniuk D, Huang L, Malhotra U, Blake J, Wolfman W, et al. Guideline no. 422a: menopause: vasomotor symptoms, prescription therapeutic agents, complementary and alternative medicine, nutrition, and lifestyle. J Obstet Gynaecol Can. 2021;43(10):1188-204.e1.
29. Perich T, Ussher J, Meade T. Menopause and illness course in bipolar disorder: a systematic review. Bipolar Disord. 2017;19(6):434-43.
30. Truong D, Marsh W. Bipolar disorder in the menopausal transition. Curr Psychiatry Rep. 2019;21(12):130.

6 TRANSTORNOS POR USO DE SUBSTÂNCIAS E DEPENDÊNCIAS COMPORTAMENTAIS NA MULHER

Patricia Brunfentrinker Hochgraf
Adriana Trejger Kachani
Fabio Carezzato
Silvia Brasiliano

O uso de substâncias psicoativas por mulheres foi por muito tempo ignorado, tanto no campo científico quanto no social. Só recentemente surgiu a necessidade de determinar as características dessas mulheres, bem como descobrir suas reais demandas.[1] Implementar e desenvolver um trabalho com a dependência química feminina exige um contínuo rompimento de barreiras, pois, se esse transtorno é ainda alvo de preconceito, quando se trata das mulheres, o estigma é ainda maior.[2] O resultado disso é que, embora um em cada três indivíduos com transtornos por uso de substâncias (TUS) seja mulher, nos serviços de tratamento, elas são somente um em cada cinco pacientes.[3]

Para que se possa cuidar adequadamente dessas mulheres, é preciso ir além da abordagem biomédica e entender que gênero é um construto multidimensional, com aspectos socioculturais importantes, o que torna necessário integrar os achados das ciências sociais, que abordam as influências relacionadas ao gênero nas dependências químicas, como as ligadas aos papéis sociais, à identidade e aos relacionamentos entre mulheres e homens.[4]

DIAGNÓSTICO

Apesar de os critérios de TUS serem idênticos entre os gêneros, ainda há muita dificuldade, tanto por parte das pacientes quanto dos profissionais de saúde para realizá-lo. De um lado, temos pacientes extremamente envergonhadas, temerosas de perder companheiro(a), filhos e até o próprio respeito, e, de outro, profissionais pouco preparados, que, muitas vezes, julgam o consumo de drogas como "inadequado" para as mulheres, sobretudo, quando elas são mães. Sallaup e colaboradores[5] apontam que, mesmo em serviços psiquiátricos, a dependência feminina é subdiagnosticada. Embora testes toxicológicos não mostrassem diferenças entre os sexos, o diagnóstico de TUS só foi feito em metade das mulheres.

EPIDEMIOLOGIA

Nos Estados Unidos, o National Epidemiologic Survey on Alcohol and Related Conditions (NESARC) apontou uma prevalência de transtornos relacionados ao uso de álcool de 17,4% entre homens e 10,5% entre mulheres.[6] No Brasil, o III Levantamento Nacional sobre o Uso de Drogas na População Brasileira, da Fundação Oswaldo Cruz (Fiocruz),[7] estimou que 59% das mulheres tinham feito uso de álcool na vida, sendo 21,9% nos últimos 30 dias, *versus* 74,3 e 38,8% dos homens, respectivamente. Em relação ao consumo em *binge* (ingestão, em duas horas, de 4 unidades de álcool para as mulheres e 5 unidades de álcool para os homens), encontrou-se uma prevalência de 9,5% das mulheres e 24% dos homens. Já o II Levantamento Nacional de Álcool e Drogas[8] indicou uma prevalência de dependência de álcool de 10,5%, na população masculina e 3,6% na população feminina, em uma razão de 2,9:1. Foi observada uma diminuição da dependência de álcool em homens (13,6% no estudo do mesmo grupo em 2006) e um ligeiro aumento da prevalência em mulheres (antes, 3,4%). Com relação ao beber em *binge*, a comparação entre os dados de 2006 e 2012 apontou um aumento entre as mulheres, indo de 36 para 49%, respectivamente.[8]

Considerando outras drogas que não o álcool, o NESARC apontou prevalência de 4,9% entre os homens e 3% entre as mulheres.[6] Já o trabalho brasileiro da Fiocruz assinalou que, dentre as pessoas de 12 a 65 anos, 10,6% usaram alguma substância ilícita na vida, sendo 15% homens e 5,21% mulheres. No último mês, a prevalência de uso foi de 2,74% para homens e 0,68% para mulheres.[7]

É interessante observar que, embora pouca atenção tenha sido dada ao uso de opioides no Brasil, em 2005, esse uso já era estimado em 1,3% da população.[9] Outro estudo, mais recente, apontou que, em 2015, esse uso dobrou (2,9%), sendo que as mulheres (1,81%) usavam praticamente duas vezes mais que os homens (1,1%).[10]

Cabem algumas observações sobre o consumo de tabaco no Brasil e no mundo. Observa-se que a prevalência do tabagismo entre mulheres, em países em desenvolvimento, está subindo. Em 2001, estimou-se que as mulheres representariam 20% da população mundial de fumantes em 2025, porém esse marco foi alcançado seis anos antes, em 2018.[11] Em 2010, a Organização Mundial da Saúde (OMS) elegeu o tema gênero e tabaco para ser debatido no Dia Mundial sem Tabaco. Mesmo em sociedades em que o consumo de tabaco tem diminuído, a redução ocorre de forma menos acentuada nas mulheres. Sabe-se que a indústria do tabaco dirige as estratégias de *marketing* para mulheres e adolescentes, sobretudo em países em desenvolvimento.[12] Embora as estimativas de consumo de tabaco variem muito conforme a região estudada, no mundo em geral, os homens fumam cinco vezes mais do que as mulheres, sendo que, no grupo de 13 a 15 anos, essa diferença é cerca de duas vezes menor.[13] No Brasil, para a população de 12 a 65 anos, o levantamento da Fiocruz encontrou uma prevalência de dependência de nicotina, em 2015, de 21,4% nos homens, e 15,8% nas mulheres, mostrando uma razão de 1,3 homens para 1 mulher.[7]

Em suma, historicamente, a prevalência de uso de álcool e da maioria das drogas tem sido bem maior nos homens do que nas mulheres. No entanto, isso está mudando, principalmente nas gerações mais jovens. Atribui-se essa aproximação entre homens e mulheres às mudanças nos papéis tradicionais de gênero ao longo do tempo, nas atitudes específicas do sexo em relação ao consumo de álcool e drogas e nos contextos e ambientes em que homens e mulheres, agora, consomem.[14]

GENÉTICA

Como demonstram vários estudos, a genética tem um papel importante no desenvolvimento dos TUS. Um estudo conduzido na Virgínia encontrou uma influência genética de 55 a 66% nas mulheres e de 51 a 56% nos homens.[15] Em contrapartida, uma metanálise recente de 13 estudos com gêmeos e cinco estudos de adoção apontou uma herdabilidade de 49% para transtornos por uso de álcool. Os autores assinalaram que essas taxas são semelhantes em ambos os sexos. Esse valor sugere que a herdabilidade da dependência de álcool é maior do que a herdabilidade da depressão, mas menor que a da esquizofrenia.[16]

Parece, também, haver predisposição genética para os TUS além do álcool, semelhante em homens e mulheres.[17]

EVOLUÇÃO

O início e o curso dos TUS variam muito entre homens e mulheres, e o entendimento dessas diferenças permite o desenvolvimento de estratégias de tratamento e prevenção mais eficazes.[1] Por exemplo, mulheres referem usar substâncias para controlar o peso, lidar com o estresse e como automedicação do sofrimento psíquico.[18] Elas apontam, também, eventos vitais significativos (como separação ou morte de filhos) para aumentar o consumo de álcool, enquanto os homens, em geral, não citam um desencadeante específico.[19] Em geral, os homens são levados a iniciar o uso de substâncias pelos amigos, e as mulheres pelos companheiros.[2]

Em relação à evolução desses transtornos, as mulheres começam a usar substâncias mais tardiamente do que os homens, relatam uma progressão mais rápida no desenvolvimento do mesmo número de sintomas que eles e, ainda, no intervalo entre o primeiro uso e a dependência.[20] Em média, elas costumam beber menores quantidades e com menor frequência do que os homens. No entanto, observa-se que, nos últimos anos, as mulheres começam a beber mais cedo e ingerem uma quantidade de álcool maior que as das gerações predecessoras, principalmente entre os grupos mais jovens.[21]

Destaca-se que as mulheres tendem a ter menos sintomas de abstinência de álcool quando comparadas aos homens, embora o mesmo não ocorra para o abuso de cocaína e anfetaminas. As mulheres tendem a sofrer mais com a fissura do que os homens, levando a maior risco de recaída.[22]

Considerando-se a nicotina, mulheres também têm progressão mais rápida da dependência, têm mais dificuldade de parar, recaem de modo mais rápido e têm mais dificuldade em manter a abstinência do que os homens.[23] É interessante a observação de que a nicotina favorece o aumento do consumo de álcool em homens, mas não em mulheres.[24]

Resumindo, embora, quando a mulher chega ao tratamento, ela tenha uma história de uso de substâncias mais breve que a do homem, seu quadro é bem mais grave, tanto do ponto de vista físico quanto psicossocial.[25]

ASPECTOS FÍSICOS

Muitas diferenças no impacto do consumo de álcool e drogas entre homens e mulheres se devem ao fato de que as mulheres têm mais gordura e menos água corpórea do que os homens, levando a uma concentração sanguínea maior dessas substâncias nas mulheres, considerando-se mesmos peso e altura. Além disso, as mulheres têm uma concentração menor de álcool desidrogenase (ADH) na parede gástrica (enzima envolvida na primeira metabolização do álcool), o que leva a uma absorção maior do álcool.[26]

Observou-se que mulheres com transtornos por uso de álcool têm maior risco de desenvolver lesões hepáticas e cirrose do que homens na mesma condição,[27] além de terem um risco aumentado de câncer de mama.[28]

A nicotina associa-se mais com câncer de pulmão e doença pulmonar obstrutiva crônica (DPOC) em mulheres do que em homens.[23]

As mulheres são mais suscetíveis à hiponatremia induzida por metilenodioximetanfetamina (MDMA). Um estudo descobriu que elas são mais sensíveis à ação da substância no sistema nervoso central (SNC), o que leva à liberação de vasopressina. Em contrapartida, os homens são mais vulneráveis à hipertermia e à rabdomiólise causadas pela ingestão de MDMA. Isso é resultado do efeito protetor do estrogênio no SNC.[29]

Já em relação à cocaína, as diferenças das consequências sobre os órgãos entre homens e mulheres são controversas.[30]

Outro fator que contribui para as diferenças entre os sexos é a ação dos hormônios sexuais. Estrogênio e progesterona (P4) interagem com o eixo hipotálamo-hipófise-adrenal (HHA), sistema GABAérgico e sistema dopaminérgico mesolímbico, modulando a sensibilidade aos efeitos de recompensa das substâncias em geral, incluindo a nicotina.[31] O estrogênio parece aumentar o efeito subjetivo de psicoestimulantes como cocaína e anfetaminas.[24]

Além do álcool, o uso crônico de cocaína associa-se, também, a disfunções no ciclo menstrual, maior ocorrência de amenorreia e hiperprolactinemia.[32] No que se refere às outras drogas, as diferenças de gênero nas disfunções do ciclo menstrual são pouco exploradas. Sabe-se que a heroína interfere no ciclo menstrual, e mulheres dependentes de opioides podem apresentar amenorreia secundária.[33]

É importante destacar que fumar muito anula a ação benéfica do estrogênio nos *hot flashes*, sintomas urogenitais e osteoporose. A principal causa parece ser a elevação do *clearance* hepático do estrogênio.[23]

Para homens, o excesso de álcool está associado à impotência e à diminuição do interesse sexual, enquanto, para as mulheres, a disfunção sexual pode ser causada tanto pelo abuso do álcool quanto este pode ser usado para lidar com a insatisfação sexual. Com a cocaína, homens e mulheres referem aumento da libido após o seu consumo, e a elevação dos níveis de hormônio luteinizante (LH) parece estar associada com relatos de ativação da excitação sexual.[34]

O uso de álcool e drogas aumenta a probabilidade das mulheres dependentes de contraírem infecções sexualmente transmissíveis (ISTs), principalmente vírus da imunodeficiência humana (HIV). Esse risco está relacionado ao envolvimento em comportamentos sexuais de risco, como a frequência elevada de relações sexuais desprotegidas e a ocorrência comum de comércio sexual, seja a troca por dinheiro ou por drogas.[35]

Em geral, as mulheres com TUS têm uma taxa de mortalidade mais alta do que os homens com essa condição. Um estudo clássico mostrou que homens com transtorno por uso de álcool morrem três vezes mais, e mulheres morrem cinco vezes mais do que a população geral.[36] Além disso, McCrady e colaboradores,[37] para o mesmo transtorno, sugerem uma mortalidade de 50 a 100% maior em mulheres do que em homens.

GESTAÇÃO

Estima-se que 5% das mulheres grávidas usem uma ou mais substâncias na gravidez.[38] As consequências desse uso para o feto e o desenvolvimento infantil variam conforme a quantidade consumida, o momento e a duração do uso e as complicações médicas no parto ou devido à prematuridade e ao baixo peso ao nascer.[39]

A substância mais associada a complicações significativas ao feto e recém-nascido (RN) é o álcool, cuja ingestão durante a gestação pode causar a síndrome alcoólica fetal (SAF), caracterizada por uma combinação das seguintes alterações: baixo peso para a idade gestacional (IG); malformações faciais, principalmente ponte nasal baixa, ausência de filtro e fendas palpebrais menores; defeitos no septo ventricular cardíaco; malformações em mãos e pés; e deficiência intelectual leve a moderada. Nos Estados Unidos, entre um e três a cada mil nascidos vivos sofrem de SAF, sendo essa a terceira maior causa, em geral, e a maior causa evitável de deficiência intelectual em RNs. Apresentações mais brandas de alterações relacionadas ao uso de álcool na gestação estão agrupadas com a SAF, sob o termo de transtornos do espectro da SAF.[40]

A ingestão de álcool durante o primeiro trimestre da gravidez gera um risco 12 vezes maior de a criança apresentar uma anormalidade, enquanto o uso ao longo de toda a gestação eleva esse risco para 65 vezes. Apesar de observarmos que, muitas vezes, o uso de álcool em pequenas quantidades não traz malefícios ao feto, é importante frisar que não existem estudos que indiquem uma quantidade ou frequência segura de uso de álcool na gestação, portanto, recomenda-se a abstinência alcoólica para gestantes.[41]

Já substâncias que lesam a placenta, como cocaína/*crack* e tabaco, também podem ocasionar problemas ao feto secundários a esses danos, como parto prematuro, baixo peso ao nascer, descolamento prematuro da placenta, pré-eclâmpsia e perímetro cefálico diminuído.[42]

Há pouca informação sobre consequências a longo prazo da exposição pré-natal às drogas, e essas pesquisas enfrentam a dificuldade da multiplicidade de fatores relacionados aos seus desfechos, sendo que a diversidade de resultados pode estar associada com a falta de controle nas pesquisas para questões socioeconômicas, nutricionais, de violência, médicas e psiquiátricas diversas, além de assiduidade ao pré-natal.[39]

Terplan e Wright,[43] em editorial no *Journal of Addictive Diseases*, discutem como a persistência da hipótese de prejuízo grave ao feto por uso de cocaína durante a gestação serve para uma condenação maior das mulheres usuárias dessa substância, o que implicaria na ideia de que elas não merecem ser mães. Para esses autores, isso ocasionaria maior marginalização, o que não contribuiria para a melhora de suas vidas ou das suas crianças.

Também é importante frisar que tanto a gestação quanto a maternidade são motivadores importantes para a busca de tratamento, com estudos apontando uma taxa de permanência em um ano maior que 50% para mulheres em intervenções desenhadas, sobretudo para gestantes.[44]

Assim, é importante ressaltar que o TUS é uma doença crônica, que deve ser tomada como uma questão de saúde, evitando-se a estigmatização, que pode privar mulheres grávidas de cuidados e tratamento. A recaída ou o uso durante essa fase deve ser entendida mais como uma parte do processo de tratamento do que uma transgressão.[45]

SUICÍDIO

O risco de morte por suicídio em pessoas com TUS associado ao álcool é 8 a 10 vezes maior quando comparado com a população geral, independentemente de outros transtornos psiquiátricos. Usuários de drogas injetáveis também apresentam esse risco aumentado em 14 vezes.[46,47] Nesses casos, podemos observar uma grande influência relacionada ao gênero, pois estudos observaram que as mulheres alcoolistas apresentam 17 vezes mais propensão a morrer de suicídio do que pessoas sem esse diagnóstico, e que mulheres usuárias de drogas com tentativas prévias chegam a ter um risco 84 vezes maior do que a população geral.[46]

ASPECTOS NUTRICIONAIS

As consequências nutricionais dos TUS variam dependendo do tipo, da quantidade, da frequência e do tempo de consumo, mas também da individualidade corporal dos usuários. O que é certo é que esse transtorno impacta no consumo alimentar, no estado nutricional, bem como no metabolismo e no peso corporal.[48] A deficiência nutricional nas pacientes dependentes é marcante, tendo em vista a maior necessidade de nutrientes para a desintoxicação corporal, aliada à inativação de enzimas necessárias para seu metabolismo, má absorção de nutrientes decorrente do estrago tecidual no intestino, danos no fígado que prejudicam o estoque de nutrientes, aumento da perda de nutrientes com diurese e/ou diarreia provocada pelo consumo contínuo dessas substâncias, dentre outros.[49] A dieta dessas pacientes também costuma ser pobre em valor nutricional e rica em alimentos industrializados, o que não colabora muito no quadro de má nutrição e inflamação corporal.[49] Paralelamente, no âmbito do comportamento alimentar, por conta do ciclo uso de drogas–abstinência, essas mulheres não costumam ter um padrão alimentar, o que é conhecido como comportamento alimentar caótico, um transtorno alimentar subclínico que, muitas vezes, evolui para um transtorno alimentar de fato.[50]

O perfil nutricional de pacientes com transtorno por uso de álcool costuma ser diferente daquele das dependentes de outras drogas. Devemos lembrar que as calorias do álcool podem alterar o perfil dietético, o valor energético e o valor energético total (VET) diário do consumidor. Para cada grama de álcool metabolizado, são formadas 7,1 kcal/g, uma fonte energética considerável, comparada aos macronutrientes.[51] Enquanto em dependentes graves a ingestão de álcool substitui a de alimentos (levando à desnutrição), em alcoolistas moderados, as calorias das bebidas somam-se à dieta habitual (normalmente, pouco saudável), podendo levar ao sobrepeso.[52]

Outros problemas também são encontrados no paciente alcoolista. Sabe-se que a agressão celular causada pelo álcool prejudica a imunidade, assim como a digestão e a absorção de nutrientes.[49] O transtorno por uso de álcool também repercute no controle metabólico da glicose, uma vez que inibe a gliconeogênese e a glicogenólise, causando hipoglicemia. O álcool eleva também os níveis de glicose, uma vez que tem alta carga e índice glicêmicos, podendo repercutir na resistência insulínica ou em diabetes melito tipo 2.[53] Em relação aos lipídeos, o álcool inibe a lipólise, reduzindo o número de ácidos graxos livres. É por isso que os níveis de triacilglicerois aumentam, retornando a faixas normais na abstinência. Apesar de o consumo moderado de álcool estar relacionado com o aumento de colesterol tipo lipoproteína de alta densidade (HDL), quando excessivo, como é o caso dos alcoolistas, contribui para oxidação arterial e aumento de colesterol tipo lipoproteína de baixa densidade (LDL).[53]

Nas dependentes de maconha, é observado o fenômeno conhecido popularmente como "larica", ou seja, consumo repentino e exacerbado de alimentos tipo "*snacks*" e álcool, por conta da atuação da *cannabis* na grelina, na inibição de peptídeos atores na supressão do apetite e no aumento da palatabilidade da comida por ação no SNC.[54] Dessa forma, a "larica" pode repercutir no peso e na síndrome metabólica de mulheres dependentes dessa substância.

No caso da cocaína e do *crack*, os usuários têm seu apetite inibido e, muitas vezes, relatam náuseas e vômitos, o que pode também influenciar na ingestão alimentar, no peso e na má nutrição. Em contrapartida, a ação simpática da cocaína na produção de leptina faz com que as pacientes alterem o padrão alimentar e busquem compulsivamente (na abstinência) alimentos mais calóricos e industrializados. Porém, o aumento do metabolismo basal pela droga supera esse *overeating* e as más escolhas alimentares, levando a balanço metabólico negativo e perda de peso.[55,56] É preciso, ainda, levar em consideração que, não raramente, essas pacientes apresentam algum transtorno alimentar associado, sendo frequente o uso da droga com o objetivo de perda de peso, sobretudo entre mulheres.[57]

É importante lembrar também que, durante o tratamento psiquiátrico para dependência de substâncias, muitas vezes, são usadas medicações que podem levar a ganho de peso, dislipidemias, diabetes melito e síndrome metabólica — que devem ser acompanhadas e que podem dificultar a adesão ao tratamento.[58] Paralelamente, é comum o efeito de transferência de compulsão das drogas para a comida, o que corrobora para a situação descrita.[59,60]

As deficiências nutricionais devem ser observadas, e, em situações agudas, a suplementação deve ser realizada. Nos demais casos, a meta é fazer com que a paciente possa se responsabilizar de forma progressiva por sua saúde, sendo até um parâmetro de evolução. Deve-se lembrar sempre que a alimentação faz parte dos grandes autocuidados, que envolvem, também, atividade física, sono, dentre outros.[61]

ASPECTOS PSICOLÓGICOS E SOCIAIS

É importante ressaltar que a variação entre sexos se deve a uma complexa interação de fatores biológicos (incluindo os genéticos), epigenéticos, socioculturais e ambientais.[22]

É comum que as mulheres com TUS tenham um companheiro também usuário, que, em geral, reforça seu comportamento, tanto fornecendo droga quanto ameaçando com abandono, no caso da parada de uso.[62] Um estudo sueco de 2016 verificou que a associação inversa entre casamento e transtornos por uso de álcool era mais forte em mulheres do que em homens, e a associação entre risco de desenvolver um transtorno por uso de álcool e história passada de problemas por uso de álcool no parceiro era mais forte em mulheres do que em homens.[63]

No Brasil, Guimarães,[64] comparando 30 mulheres alcoolistas com 32 mulheres-controle, levantou a hipótese de que "as famílias das mulheres alcoolistas são mais disfuncionais em vários aspectos e que muitos destes padrões disfuncionais são transmitidos ao longo das gerações".

Vale ressaltar que existe uma relação clara entre uso de álcool e violência doméstica. A mulher ser vítima de violência por parceiro íntimo é muito mais provável entre mulheres com transtorno por uso de álcool. Contudo, não está claro se, em relação à violência doméstica, o álcool é a causa, o efeito ou ambos.[65]

As mulheres com TUS sofrem mais do que os homens com o isolamento social, e, para elas, uma estratégia terapêutica fundamental é a (re)construção do relacionamento interpessoal. Esses relacionamentos são centrais no desenvolvimento da imagem que ela tem de si mesma, o que significa, por um lado, que a separação e o rompimento com os outros contribuem significativamente para a sua baixa autoestima e, por outro, que o relacionamento é um potente fator na sua motivação para a recuperação da dependência.[66]

É importante frisar que as mulheres, em geral, têm maior responsabilidade familiar que os homens, sobretudo no que se refere ao cuidado com os filhos. Embora a maternidade seja, em si mesma, um importante motivo de busca de tratamento, o cuidado com as crianças pode constituir uma barreira de acesso a este.[67]

Um aspecto específico da mulher com TUS é a relação entre abuso físico e sexual e os problemas por uso de álcool e outras drogas. Algumas estimativas sugerem que, aproximadamente, 70% das mulheres em tratamento foram vítimas de abuso físico ou sexual durante a infância.[68]

Em geral, enquanto os homens dependentes têm mais problemas legais, as mulheres apresentam mais problemas médicos, questões psicológicas, dificuldades sociais e familiares, referindo, muitas vezes, baixa autoestima, comportamento autodestrutivo e elevados níveis de ansiedade e depressão. Embora tanto homens quanto mulheres relatem problemas profissionais, estas apontam mais dificuldades financeiras e desemprego.[69]

TRATAMENTO

A despeito do preconceito que ainda persiste entre os profissionais de saúde e entre as próprias mulheres com TUS, estas se beneficiam sim de tratamentos para dependência química, sobretudo daqueles que são específicos para seu gênero e que atendem às suas necessidades.[70,71]

Melhora da autoestima, desenvolvimento de relações interpessoais positivas, interação mãe–filho e treinamento vocacional são, em geral, focos fundamentais na recuperação da mulher dependente, que são difíceis de serem trabalhados em grupos mistos, normalmente, mais voltados para os conflitos dos homens com a abstinência e sua manutenção.[72]

De modo ideal, serviços para mulheres devem incluir facilidades estruturais como creches, orientação para reinserção no mercado profissional, atenção para oposição do companheiro e dos familiares ao tratamento, dentre outros.[73] É importante que as equipes terapêuticas sejam treinadas nas questões femininas, direta ou indiretamente relacionadas ao uso de álcool e outras drogas,[33] e que os profissionais que as constituem possam reconhecer, criar empatia e lidar com a natureza específica do uso de drogas em mulheres.[74]

Dessa forma, abordagens terapêuticas que atuem em equipes multidisciplinares e incluam, de maneira integrada: a) serviço de assistência social, principalmente sob a forma de auxílio no cuidado com os filhos e reinserção social; b) assistência jurídica, para informação sobre os direitos legais das mulheres e mães; c) orientação e atendimento de casais e famílias; d) educação sobre sexualidade, maternidade e planejamento familiar; e) profissionais que trabalhem questões ligadas à autoestima e ao corpo, como terapeutas ocupacionais e nutricionistas; f) psicoterapia em grupo só para mulheres, em que possam ser abordadas questões afetivas e interpessoais; e g) suporte da equipe, além de contato contínuo e frequente, seriam mais atrativas para as mulheres dependentes e mais eficazes no atendimento de suas necessidades.[66]

Especial atenção deve ser dada por parte dos profissionais ligados ao tratamento de comorbidades psiquiátricas frequentemente presentes, como os transtornos alimentares, pois estas influenciam na evolução e na resposta ao tratamento.[60] Por isso, é de suma importância a integração dos diferentes serviços de saúde clínica e mental, inclusive acompanhamento pré-natal.[33]

O Programa da Mulher Dependente Química, do Instituto de Psiquiatria da Faculdade de Medicina da Universidade de São Paulo (PROMUD–IPq–HC/FMUSP), serviço pioneiro no tratamento de mulheres com TUS psicoativas, mostrou que, após seis meses de tratamento, a adesão das dependentes aumentou de 43,9%, de uma amostra mista, para 65,17% no PROMUD, e, após um ano, independentemente da droga usada, a adesão das mulheres era de cerca de 50%, em comparativo com 20% em tratamento tradicional misto quanto ao sexo.[75] Com relação à evolução, outra pesquisa desse centro, com 74 alcoolistas e 49 dependentes de outras drogas, apontou que, após seis meses, 50% das alcoolistas e 46,9% das dependentes de outras drogas estavam abstinentes, e aproximadamente outros 30%, de ambos os grupos, tinham pelo menos reduzido o consumo. Esses números também se repetiram quando se considerou a melhora no funcionamento global, um índice que incluía, além do consumo, relações familiares, ocupacionais e lazer.[76]

A eficácia do tratamento para mulheres é uma questão complexa, e pesquisas futuras em uma ampla variedade de campos são necessárias para determinar qual intervenção, para qual mulher e em qual ambiente é efetiva. Em resumo, programas exclusivos para mulheres devem se preocupar muito mais com o fato de as pacientes serem mulheres do que propriamente dependentes de substâncias.

CONSIDERAÇÕES FINAIS

Programas de tratamento e prevenção devem estar atentos não somente às diferenças entre os sexos, mas também às questões de gênero, suas características socioculturais e psicológicas que englobam traços de personalidade, atitudes, valores e o papel do gênero na sociedade. Deve-se sempre considerar a diversidade de raça, a etnicidade, o nível socioeconômico, entre outros.[23]

REFERÊNCIAS

1. National Institute on Drug Abuse (NIDA). Substance use in women. Bethesda: NIDA; 2016.
2. Lal R, Deb KS, Kedia S. Substance use in women: current status and future directions. Indian J Psychiatry. 2015;57(Suppl 2):S275-85.
3. Meyer JP, Isaacs K, El-Shahawy O, Burlew AK, Wechsberg W. Research on women with substance use disorders: Reviewing progress and developing a research and implementation roadmap. Drug Alcohol Depend. 2019;197:158-63.
4. Bottorff JL, Haines-Saah R, Kelly MT, Oliffe JL, Torchalla I, Poole N, et al. Gender, smoking and tobacco reduction and cessation: a scoping review. Int J Equity Health. 2014;13:114.
5. Sallaup TV, Vaaler AE, Iversen VC, Guzey IC. Challenges in detecting and diagnosing substance use in women in the acute psychiatric department: a naturalistic cohort study. BMC Psychiatry. 2016;16(1):406.

6. Grant BF, Goldstein RB, Saha TD, Chou SP, Jung J, Zhang H, et al. Epidemiology of DSM-5 alcohol use disorder: results from the National Epidemiologic Survey on Alcohol and Related Conditions III. JAMA Psychiatry. 2015;72(8):757-66.
7. Bastos FIPM, Vasconcellos MTLD, De Boni RB, Reis NBD, Coutinho CFDS, organizadores. III Levantamento Nacional sobre o uso de drogas pela população brasileira. Rio de Janeiro: FIOCRIUZ; 2017.
8. Instituto Nacional de Ciência e Tecnologia para Políticas Públicas do Álcool e outras Drogas. II Levantamento nacional de álcool e drogas (LENAD): 2012. São Paulo: INPAD; 2014.
9. Centro Brasileiro de Informações sobre Drogas Psicotrópicas. II Levantamento domiciliar sobre drogas psicotrópicas no Brasil: estudo envolvendo as 107 maiores cidades do país: 2001. São Paulo: CEBRID; 2006.
10. Krawczyk N, Silva PLDN, De Boni RB, Mota J, Vasconcellos M, Bertoni N, et al. Non-medical use of opioid analgesics in contemporary Brazil: Findings from the 2015 Brazilian National Household Survey on Substance Use. Glob Public Health. 2020;15(2):299-306.
11. Ozbay N, Shevorykin A, Smith PH, Sheffer CE. The association between gender roles and smoking initiation among women and adolescent girls. J Gend Stud. 2020;20(6):664-84.
12. 12. Lombardi EMS, Prado GF, Santos UP, Fernandes FLA. O tabagismo e a mulher: riscos, impactos e desafios. J Bras Pneumol. 2011;37(1):118-28.
13. Hitchman SC, Fong GT. Gender empowerment and female-to-male smoking prevalence ratios. Bull World Health Organ. 2011;89(3):195-202.
14. Slade T, Chapman C, Swift W, Keyes K, Tonks Z, Teesson M. Birth cohort trends in the global epidemiology of alcohol use and alcohol-related harms in men and women: systematic review and metaregression. BMJ Open. 2016;6(10):e011827.
15. Ehlers CL, Gizer IR, Vieten C, Gilder A, Gilder DA, Stouffer GM, et al. Age at regular drinking, clinical course, and heritability of alcohol dependence in the San Francisco family study: a gender analysis. Am J Addict. 2010;19(2):101-10.
16. Verhulst B, Neale MC, Kendler KS. The heritability of alcohol use disorders: a meta-analysis of twin and adoption studies. Psychol Med. 2015;45(5):1061-72.
17. Messas GP, Vallada Filho HP. O papel da genética na dependência do álcool. Rev Bras Psiquiatr. 2004;26(Supl 1):54-8.
18. National Institute on Drug Abuse. Sex and gender differences in substance use. Bethesda: NIDA; 2015.
19. Brienza RS, Stein MD. Alcohol use disorders in primary care: do gender-specific differences exist? J Gen Intern Med. 2002;17(5):387-97.
20. Sherman BJ, McRae-Clark AL, Baker NL, Sonne SC, Killeen TK, Cloud K, et al. Gender differences among treatment-seeking adults with cannabis use disorder: Clinical profiles of women and men enrolled in the achieving cannabis cessation-evaluating N-acetylcysteine treatment (ACCENT) study. Am J Addict. 2017;26(2):136-44.
21. Bravo F, Gual A, Lligoña A, Colom J. Gender differences in the long-term outcome of alcohol dependence treatments: an analysis of twenty-year prospective follow up. Drug Alcohol Rev. 2013;32(4):381-8.
22. Becker JB. Sex differences in addiction. Dialogues Clin Neurosci. 2016;18(4):395-402.
23. Sieminska A, Jassem E. The many faces of tobacco use among women. Med Sci Monit. 2014;20:153-62.
24. Pauly JR. Gender differences in tobacco smoking dynamics and the neuropharmacological actions of nicotine. Front Biosci. 2008;13:505-16.
25. Choi S, Adams SM, Morse SA, MacMaster S. Gender differences in treatment retention among individuals with co-occurring substance abuse and mental health disorders. Subst Use Misuse. 2015;50(5):653-63.
26. Sellers B. Unique effects of alcoholism in women. Prim Psychiatry. 2005;12(1):47-51.
27. Miller MA, Weafer J, Fillmore MT. Gender differences in alcohol impairment of simulated driving performance and driving-related skills. Alcohol Alcohol. 2009;44(6):586-93.
28. Zhang SM, Lee IM, Manson JE, Cook NR, Willett WC, Buring JE. Alcohol consumption and breast cancer risk in the Women's Health Study. Am J Epidemiol. 2007;165(6):667-76.
29. Simmler LD, Hysek CM, Liechti ME. Sex differences in the effects of MDMA (ecstasy) on plasma copeptin in healthy subjects. J Clin Endocrinol Metab. 2011;96(9):2844-50.

30. Brasiliano S, Kachani AT, Carezzato F, Hochgraf PB. Alcohol and substance use disorders in women. In: Rennó Jr J, Valadares G, Cantilino A, Mendes-Ribeiro J, Rocha R, Geraldo da Silva A, editors. Women's mental health: a clinical and evidence-based guide. New York: Springer; 2020.
31. Anker JJ, Carroll ME. Females are more vulnerable to drug abuse than males: evidence from preclinical studies and the role of ovarian hormones. Curr Top Behav Neurosci. 2011;8:73-96.
32. Brady KT, Randall CL. Gender differences in substance use disorders. Psychiatr Clin North Am. 1999;22(2):241-52.
33. United Nations Office on Drugs and Crime. Substance abuse treatment and care for women: case studies and lessons learned. Vienna: UNODC; 2004.
34. Teoh SK, Mello NK, Mendelsohn JH. Effects of drugs of abuse on reproductive function in women and pregnancy. In: Watson RR, editor. Addictive behaviors in women. New Jersey: Humana; 1994. p. 437-73.
35. Ramsey SE, Bell KM, Engler PA. Human immunodeficiency virus risk behavior among female substance abusers. J Addict Dis. 2010;29(2):192-9.
36. Lindberg S, Agren G. Mortality among male and female hospitalized alcoholics in Stockholm 1962-1983. Br J Addict. 1988;83(10):1193-200.
37. McCrady BS, Epstein EE, Cook S, Jensen N, Hildebrandt T. A randomized trial of individual and couple behavioral alcohol treatment for women. J Consult Clin Psychol. 2009;77(2):243-56.
38. National Institute on Drug Abuse. Substance use in women: research report. Bethesda: NIDA; 2020.
39. Jansson LM, Velez ML. Infants of drug-dependent mothers. Pediatr Rev. 2011;32(1):5-12; quiz 12-3.
40. Mariani Neto C, Segre CAM, Grinfeld H, Costa HPF. Efeitos do álcool na gestante, no feto e no recém-nascido. São Paulo: Sociedade de Pediatria de São Paulo; 2017.
41. May PA, Blankenship J, Marais AS, Gossage JP, Kalberg WO, Joubert B, et al. Maternal alcohol consumption producing fetal alcohol spectrum disorders (FASD): quantity, frequency, and timing of drinking. Drug Alcohol Depend. 2013;133(2):502-12.
42. Aghamohammadi A, Zafari M. Crack abuse during pregnancy: maternal, fetal and neonatal complication. J Matern Fetal Neonatal Med. 2016;29(5):795-7.
43. Terplan M, Wright T. The effects of cocaine and amphetamine use during pregnancy on the newborn: myth versus reality. J Addict Dis. 2011;30(1):1-5.
44. Andrews NCZ, Motz M, Pepler DJ, Jeong JJ, Khoury J. Engaging mothers with substance use issues and their children in early intervention: understanding use of service and outcomes. Child Abuse Negl. 2018;83:10-20.
45. Prasad MR, Metz TD. Foreword: substance abuse in pregnancy. Clin Obstet Gynecol. 2019;62(1):110-1.
46. Wilcox HC, Conner KR, Caine ED. Association of alcohol and drug use disorders and completed suicide: an empirical review of cohort studies. Drug Alcohol Depend. 2004;76 Suppl:S11-9.
47. Flensborg-Madsen T, Knop J, Mortensen EL, Becker U, Sher L, Grønbaek M. Alcohol use disorders increase the risk of completed suicide--irrespective of other psychiatric disorders. A longitudinal cohort study. Psychiatry Res. 2009;167(1-2):123-30.
48. Okuda SL, Tamelini MG, Kachani AT. Dependência de outras drogas. In: Cordás TA, Kachani AT. Nutrição em psiquiatria. Porto Alegre: Artmed; 2010. p. 233-46.
49. Jeynes KD, Gibson EL. The importance of nutrition in aiding recovery from substance use disorders: a review. Drug Alcohol Depend. 2017;179:229-39.
50. Carezzato F, Kachani AT, Hochgraf PB. Uso problemático de álcool e outras drogas. In: Kachani AT, Cordás TA, editores. Nutrição em psiquiatria. 2. ed. São Paulo: Manole; 2021. p. 247-58.
51. Sayon-Orea C, Martinez-Gonzalez MA, Bes-Rastrollo M. Alcohol consumption and body weight: a systematic review. Nutr Rev. 2011;69(8):419-31.
52. Kachani AT, Brasiliano S, Hochgraf PB. O impacto do consumo alcoólico no ganho de peso. Rev Psiq Clin. 2008;35(Supl 1):21-4.
53. Polsky S, Akturk HK. Alcohol consumption, diabetes risk, and cardiovascular disease within diabetes. Curr Diab Rep. 2017;17(12):136.

54. Riggs PK, Vaida F, Rossi SS, Sorkin LS, Gouaux B, Grant I, et al. A pilot study of the effects of cannabis on appetite hormones in HIV-infected adult men. Brain Res. 2012;1431:46-52.
55. Billing L, Ersche KD. Cocaine's appetite for fat and the consequences on body weight. Am J Drug Alcohol Abuse. 2015;41(2):115-8.
56. Farah D, Fonseca MCM. Short-term evidence in adults of anorexigenic drugs acting in the central nervous system: a meta-analysis. Clin Ther. 2019;41(9):1798-815.
57. Bahji A, Mazhar MN, Hudson CC, Nadkarni P, MacNeil BA, Hawken E. Prevalence of substance use disorder comorbidity among individuals with eating disorders: a systematic review and meta-analysis. Psychiatry Res. 2019;273:58-66.
58. Aratangy EW, Kachani AT, Cordás TA. Tratamento medicamentoso e ganho de peso. In: Kachani AT, Cordás TA. Nutrição em psiquiatria. 2. ed. São Paulo: Manole; 2021. p. 62-74.
59. Gottfredson NC, Sokol RL. Explaining excessive weight gain during early recovery from addiction. Subst Use Misuse. 2019;54(5):769-78.
60. Brasiliano S. Comorbidade entre dependência de substâncias psicoativas e transtornos alimentares: perfil e evolução de mulheres em um tratamento específico para dependência química [tese]. São Paulo: Universidade de São Paulo; 2005.
61. Kachani AT, Brasiliano S, Hochgraf PB. Como lidar com o alcoolismo: guia prático para familiares, professores e pacientes. São Paulo: Hogrefe; 2018.
62. Becker JB, McClellan ML, Reed BG. Sex differences, gender and addiction. J Neurosci Res. 2017;95(1-2):136-47.
63. Kendler KS, Lönn SL, Salvatore J, Sundquist J, Sundquist K. Effect of marriage on risk for onset of alcohol use disorder: a longitudinal and co-relative analysis in a Swedish National Sample. Am J Psychiatry. 2016;173(9):911-8.
64. Guimarães ABP. Mulheres dependentes de álcool: levantamento transgeracional do genograma familiar [tese]. São Paulo: Universidade de São Paulo; 2009.
65. Devries KM, Child JC, Bacchus LJ, Mak J, Falder G, Graham K, et al. Intimate partner violence victimization and alcohol consumption in women: a systematic review and meta-analysis. Addiction. 2014;109(3):379-91.
66. Brasiliano S, Hochgraf PB. Drogadicção feminina: a experiência de um percurso. In: Silveira DX, Moreira FG, editores. Panorama atual de drogas e dependências. São Paulo: Atheneu; 2006. p. 289-95.
67. Greenfield SF, Brooks AJ, Gordon SM, Green CA, Kropp F, McHugh RK, et al. Substance abuse treatment entry, retention, and outcome in women: a review of the literature. Drug Alcohol Depend. 2007;86(1):1-21.
68. Currie JC. Best practices: treatment and rehabilitation for women with substance use problems. Ottawa: Health Canada; 2001.
69. Hser YI, Huang D, Teruya C, Douglas Anglin M. Gender comparisons of drug abuse treatment outcomes and predictors. Drug Alcohol Depend. 2003;72(3):255-64.
70. Hochgraf PB. Alcoolismo feminino: comparação das características sociodemográficas e padrão de evolução entre homens e mulheres alcoolistas [tese]. São Paulo: Universidade de São Paulo; 1995.
71. Sugarman DE, Wigderson SB, Iles BR, Kaufman JS, Fitzmaurice GM, Hilario EY, et al. Measuring affiliation in group therapy for substance use disorders in the Women's Recovery Group study: does it matter whether the group is all-women or mixed-gender? Am J Addict. 2016;25(7):573-80.
72. Greenfield SF, Back SE, Lawson K, Brady KT. Substance abuse in women. Psychiatr Clin North Am. 2010;33(2):339-55.
73. Grosso JA, Epstein EE, McCrady BS, Gaba A, Cook S, Backer-Fulghum LM, et al. Women's motivators for seeking treatment for alcohol use disorders. Addict Behav. 2013;38(6):2236-45.
74. Brasiliano S. Psicoterapia psicanalítica de grupo para mulheres drogaditas: o que há do feminino? In: Baptista M, Cruz MS, Matias R, editores. Drogas e pós-modernidade: prazer, sofrimento e tabu. Rio de Janeiro: Universidade do Rio de Janeiro; 2003. p. 199-205.
75. Brasiliano S, Hochgraf PB. Adesão de mulheres a um programa específico de tratamento. Rev Abead. 1999;2:43-9.
76. Hochgraf PB. Especificidades das mulheres farmacodependentes. In: Programa Oficial e Temas Livres do I Congresso de Saúde Mental da Mulher. São Paulo: Lemos; 2000.

7 TRANSTORNOS PSICÓTICOS NA MULHER

Isabela Pina
Rodrigo Coelho Marques
Leonardo Machado

Os chamados sintomas psicóticos referem-se a uma manifestação de disfunção cognitiva ou perceptiva (delírios e alucinações) e de alterações no comportamento, enquanto transtornos psicóticos são entendidos, na nomenclatura atual, como uma condição na qual os sintomas psicóticos atendem a critérios diagnósticos específicos para um transtorno. Existem algumas condições médicas nesse grupo, como esquizofrenia, transtorno esquizoafetivo e transtorno psicótico breve. No entanto, a esquizofrenia é a principal representante dos transtornos psicóticos. Além disso, há transtornos psicóticos específicos do sexo feminino, como a psicose puerperal. Neste capítulo, abordaremos esses dois tipos de transtornos psicóticos na mulher.[1]

ESQUIZOFRENIA

A esquizofrenia é um transtorno mental grave e heterogêneo, caracterizado por rupturas significativas no pensamento, na percepção, na cognição e nas emoções. Tem uma prevalência pontual variando entre 0,28 e 0,6%,[2] e, no Brasil, em torno de 0,8%, o que corresponde a, aproximadamente, 1,6 milhão de pessoas.[3] A pessoa com esquizofrenia tende a sofrer um enorme impacto na vida, tanto pelas próprias questões biológicas da doença quanto pelo estigma social e pela presença de comorbidades clínicas e psiquiátricas.

Pessoas com esquizofrenia e outras psicoses apresentam risco marcadamente elevado de mortalidade prematura, com uma expectativa de vida de 10 a 15 anos menor em relação à população geral. O excesso de mortes associadas a transtornos psicóticos é atribuído sobretudo a causas naturais, em especial, a doenças cardiovasculares, doenças respiratórias e cânceres, mas também por excesso de uso de tabaco, sedentarismo e falta de tratamento e diagnóstico precoce de outras doenças clínicas.[2,4]

Há importantes peculiaridades dos transtornos psicóticos e da esquizofrenia na mulher. O objetivo deste capítulo é apresentar os principais tópicos relacionados ao diagnóstico e ao tratamento dessas condições nesta população.

■ DIFERENÇAS CLÍNICAS DA ESQUIZOFRENIA NA MULHER

As diferenças relacionadas ao sexo, na esquizofrenia, são amplas e abrangem diferentes taxas de incidência e prevalência, idade de início mais tardio, resposta ao tratamento (com variação ao longo do ciclo reprodutivo da mulher), efeitos adversos e curso da doença.[5]

Existem diferenças sexuais robustas também na distribuição do risco de esquizofrenia ao longo da faixa etária, sugerindo suscetibilidade diferencial à esquizofrenia para homens e mulheres em diferentes fases da vida. Um estudo liderado por Van der Werf[6] encontrou um risco 1,15 vezes maior (IC 95% 1,00-1,31) de esquizofrenia em homens. O risco relativo de esquizofrenia foi maior em homens até a idade de 39 anos, enquanto, na mulher, há maior risco relativo após 50-70 anos.[6]

Vários fatores podem estar associados a essas disparidades sexuais na esquizofrenia, como desenvolvimento cerebral mais rápido nas mulheres, diferenças de personalidade e de vulnerabilidade genética, diferentes fatores de risco e a importância do estrogênio como fator neuroprotetor.[7]

Após o primeiro episódio psicótico, as mulheres tendem a apresentar melhores resultados de redução de sintomas e recuperação, sobretudo nos três primeiros anos, geralmente devido a perfis pré-mórbidos mais favoráveis e a menor uso de substâncias psicoativas. Após um período de 10 anos e, especialmente, após a menopausa, os resultados para as mulheres tendem a se aproximar aos dos homens.[8,9]

As mulheres tendem a apresentar mais sintomas afetivos, como humor depressivo e ansiedade. Isso pode aumentar a probabilidade de erro de diagnóstico em mulheres, confundindo com quadros de transtornos do humor e da personalidade. O diagnóstico errado pode levar ao tratamento incorreto (p. ex., antidepressivos em vez de antipsicóticos) e aumentar a duração da psicose não tratada (DUP). Considerando que a DUP é um dos fatores mais importantes de prognóstico após um primeiro episódio psicótico, esse atraso pode levar a piores desfechos na mulher.[7]

Os homens tendem a apresentar comprometimento pré-mórbido mais grave, mas o declínio da adaptação acadêmica é evidente em ambos os sexos.[6] Não parece haver diferença significativa nos sintomas positivos, mas os homens apresentam mais sintomas negativos e cognitivos. A maioria dos estudos mostra uma porcentagem maior de mulheres casadas, com filhos e com ensino superior completo, bem como mais contatos sociais, mais amigos e períodos mais longos de trabalho. As dificuldades no trabalho costumam ser maiores nos homens do que nas mulheres.[10]

Apesar desses fatores relacionados a melhor prognóstico no sexo feminino, novos estudos têm descoberto que mulheres não têm menos re-hospitalizações do que homens, nem por psicose, nem por outros transtornos psiquiátricos, tampouco taxas de recuperação superiores. Assim, não parece haver confirmação da ideia anterior de que o curso clínico é mais leve nas mulheres. Os achados de que elas têm comorbidades mais frequentes com transtornos do humor e ansiosos, maiores taxas de tentativas de suicídio e de autolesão, maior uso de antidepressivos, estabilizadores do humor, benzodiazepínicos (BZDs) e hipnóticos mostram uma diferença no curso da doença em relação aos homens, mas não necessariamente um curso menos grave.[11]

De forma geral, a esquizofrenia tem um início mais tardio em mulheres, e há dados menos consistentes sobre curso possivelmente melhor e menor mortalidade nelas. As diferenças de gênero na esquizofrenia parecem ser menos aparentes em pacientes com carga genética importante ou com complicações perinatais significativas.[12] Um resumo dessas diferenças pode ser encontrado na **Tabela 7.1**, a seguir.

■ **Tabela 7.1**
Síntese das principais diferenças de gênero na esquizofrenia

	Mulheres	Homens
Idade de início	Mais tardio (cerca de 2-3 anos depois dos homens)	Mais precoce (pico 20-29 anos)
Psicopatologia	Sem diferença nos sintomas positivos	Mais sintomas negativos e cognitivos
Comorbidades psiquiátricas mais frequentes	Transtornos do humor Transtornos da personalidade Transtornos ansiosos	Transtornos por uso de substâncias (TUS) psicoativas
Farmacoterapia	Uso mais frequente de quetiapina e aripiprazol. Maior uso de antidepressivos e estabilizadores de humor. Maior uso de BZDs e indutores do sono. Maior biodisponibilidade de aripiprazol e amissulprida. Necessidade de ajuste de dose (p. ex., aumento no 3º trimestre da gestação e no climatério)	Uso mais frequente de clozapina, olanzapina e antipsicóticos de longa ação. Em geral, menor resposta aos antipsicóticos, mas melhor resposta com amissulprida
Eventos adversos	Maior prevalência e mais riscos associados à hiperprolactinemia (hipoestrogenismo, risco cardiometabólico, câncer de mama),[13] excetuando clozapina, quetiapina e aripiprazol. Maior ganho de peso, com obesidade central, hipotensão postural e constipação	Maior prevalência de taquicardia, menores níveis de colesterol HDL, mais hipertrigliceridemia
Mortalidade	Menor em comparação aos homens. Maior mortalidade por câncer	Maiores taxas por suicídio e doenças cardiovasculares
Desfechos sociais e ocupacionais	Mais relacionamentos íntimos, cuidado da casa e filhos[14]	Pior desempenho ocupacional

Fonte: Elaborada com base em Fernando e colaboradores;[5] van der Werf e colaboradores;[6] Brand e colaboradores;[7] Mazza e colaboradores;[8] Ayesa-Arriola e colaboradores;[9] Zorkina e colaboradores;[10] Sommer e colaboradores;[11] Louzã e Elkis;[12] Rahman e colaboradores;[13] Allen e colaboradores.[14]

ESTROGÊNIO E ESQUIZOFRENIA NA MULHER

A hipótese de proteção do estrogênio, formulada pela primeira vez no início da década de 1980, postula que a ação cerebral dos estrogênios que afeta o humor, a cognição e o comportamento é responsável pelas vantagens comparativas das mulheres sobre os homens no que diz respeito à esquizofrenia.[7]

Evidências de que sintomas psicóticos podem ocorrer quando os níveis de estrogênio estão diminuídos (p. ex., período pré-menstrual, climatério, administração de tamoxifeno e outros antagonistas do receptor de estrogênio) demonstram essa forte relação.[12] A gravidade dos sintomas psicóticos em mulheres na pré-menopausa com esquizofrenia aumenta em fases do ciclo com baixo estrogênio, aumentando também as taxas de internação. Contudo, mais estudos são necessários para avaliar se deveriam ser prescritas diferentes doses de medicações de acordo com as fases do ciclo menstrual.[15] Os hormônios femininos também afetam a distribuição, o metabolismo e a eliminação de drogas na mulher.[16]

Há também uma interação entre estrogênio e prolactina. A hiperprolactinemia, seja em pacientes virgens de antipsicóticos[17] ou induzida por antipsicóticos, podem reduzir os níveis de estrogênio e contribuir para o surgimento da psicose.[12]

SEXUALIDADE DA MULHER COM ESQUIZOFRENIA

A saúde sexual da mulher com esquizofrenia é muito pouco abordada pelos clínicos durante as consultas, apesar de vários estudos mostrarem que essa população costuma ser sexualmente ativa. A compreensão dessas questões pode contribuir para melhor abordagem do funcionamento sexual, escolha de antipsicóticos com menos impacto na esfera sexual e desenvolvimento de intervenções psicológicas específicas para as mulheres com esquizofrenia.[18]

Vários fatores podem contribuir para a ocorrência de disfunções sexuais na mulher. Alguns são os sintomas da própria doença, sobretudo sintomas negativos, efeitos colaterais das medicações, falta de estímulo social e isolamento social, comorbidades psiquiátricas, como depressão e TUS psicoativas (especialmente nicotina), e comorbidades clínicas gerais, como obesidade, hipotireoidismo e diabetes melito. Também impactam negativamente na sexualidade dessas mulheres a presença de traumas emocionais, físicos e sexuais na infância, a ocorrência de estigma com os transtornos mentais de forma geral, e, especialmente, com a esquizofrenia, a pobreza e o baixo suporte social, além de questões culturais, como preconceitos religiosos em relação à sexualidade da mulher.[19]

Outro fator de impacto negativo nessa esfera é o estigma em relação à esquizofrenia, mas é importante lembrar que esse estigma inclui tanto o estigma dos outros (incluindo parceiros em potencial) quanto o estigma da mulher com esquizofrenia em relação a si mesma. Há uma escassez de literatura sobre populações LGBTQIA+ com esquizofrenia, e isso representa uma área potencial para estudos futuros.[19]

O planejamento familiar também é muito pouco explorado durante as consultas. É importante que este tema seja discutido com a paciente e o(a) parceiro(a) ou um(a) cuidador(a) mais próximo(a), para que seja planejada adequadamente a anticoncepção ou a gestação. Muitas mulheres com esquizofrenia são sexualmente ativas, em geral, fora de um relacionamento de parceria estável, com o resultado de que há uma prevalência de 24,3 a 47,5% de gravidez indesejada nessa população. Também há o perigo de infecções sexualmente transmissíveis (ISTs), em especial quando os encontros sexuais são casuais.[16]

Vários fatores devem ser levados em consideração para a orientação sobre um planejamento de gestação, como a gravidade do adoecimento, a história obstétrica pregressa, as comorbidades clínicas que possam contribuir com o aumento do risco de complicações obstétricas e os desfechos neonatais negativos. De preferência, essas pacientes deveriam ser acompanhadas em serviços multiprofissionais e especializados. O uso de ácido fólico em altas doses (5 mg/dia) é sugerido, por alguns autores, três meses antes e após a concepção para prevenção de defeitos do tubo neural e outras anormalidades congênitas sensíveis aos níveis de folato. Os efeitos colaterais das medicações antipsicóticas, como a hiperprolactinemia, que pode prejudicar a fertilidade da mulher, bem como a manutenção do tratamento medicamentoso durante a gravidez e a lactação, também são temas importantes para serem abordados nas consultas clínicas. Além dessas questões gestacionais, a hiperprolactinemia está associada à disfunção sexual, à diminuição da libido, à lubrificação vaginal deficiente e à anorgasmia.[20]

No **Quadro 7.1**, a seguir, é apresentada uma síntese dos principais problemas relacionados com a sexualidade da mulher com esquizofrenia.

ESQUIZOFRENIA NA GRAVIDEZ E NA LACTAÇÃO

A esquizofrenia está associada a vários desfechos negativos em relação à gestação e ao período neonatal. Existem diversas variáveis que influenciam de maneira negativa o risco de morbidade materna e neonatal. Fatores relevantes para esse aumento de risco podem ser encontrados desde o período de preconcepção, pela falta de acompanhamento

■ **Quadro 7.1**
Problemas relacionados com a sexualidade da mulher com esquizofrenia

- Disfunção sexual
- Infertilidade
- Relações sexuais casuais sem proteção
- Exploração sexual e doméstica
- Infecções sexualmente transmissíveis
- Gravidez indesejada
- Dificuldade no planejamento familiar

Fonte: Elaborado com base em Gonzales e colaboradores[16] e Barnes e colaboradores.[20]

especializado e pouco acesso a planejamento familiar,[21] até o puerpério, quando há mais dificuldade nos cuidados com o recém-nascido (RN), como menos contato pele a pele e menor chance de aleitamento.[22] Da mesma forma, o período pré-natal traz vários desafios, devido a maior frequência de gestações de alto risco, carência de serviços multidisciplinares para essa população e possível atividade de sintomas psicóticos.[21]

Comparações pareadas com amostras saudáveis demonstram um risco aumentado para diversas complicações obstétricas em pacientes com esquizofrenia, como diabetes gestacional, hipertensão gestacional, infecção do trato urinário, restrição do crescimento intrauterino e ameaça de parto prematuro. Além disso, admissões em serviços de gestação de alto risco também são mais comuns na população com esquizofrenia.[23] Complicações no parto dessas pacientes também são mais frequentes do que em amostras-controle. Ocorrem mais abortos, mais mortes neonatais, mais partos prematuros, bem como há maior prevalência de cesáreas.

Os RNs de mulheres com esquizofrenia tendem a ter baixo peso ao nascer e a ser pequenos para a idade gestacional (IG).[23] O risco para esses eventos parece ser compartilhado entre mulheres portadoras de diferentes transtornos psicóticos crônicos, não havendo diferença estatística entre amostras diagnosticadas com esquizofrenia, transtorno delirante persistente ou transtorno esquizoafetivo.[23]

Fatores de risco psicossociais também se mostram mais presentes nas gestantes com esquizofrenia. Essas mulheres diferem de maneira estatística de populações-controle por terem a primeira gravidez em uma idade mais avançada, por serem mais frequentemente solteiras, por terem maior índice de massa corporal (IMC) e por estarem fazendo uso mais abusivo de substâncias (sobretudo cigarro).[24]

O uso de antipsicóticos é outro tópico que exige atenção. A gestação traz um alto risco de interrupção das medicações, sendo o tratamento com antipsicótico necessário em todos os casos de esquizofrenia, embora com a orientação de tentar se manter a menor dose possível durante o período gestacional, com o adendo de que aumentos na dose podem ser necessários no terceiro trimestre, devido à hemodiluição. Portanto, é necessário um contato precoce com um serviço de saúde habilitado para manejo desses casos. É importante, ainda, que a paciente esteja esclarecida quanto a riscos do uso de antipsicóticos, uma vez que existem dados conflitantes sobre a segurança de alguns desses fármacos. Embora, em geral, não se demonstre claramente diferença significativa entre populações em uso ou não de antipsicóticos, um aumento de risco para malformações já foi encontrado para a olanzapina e a risperidona quando usadas no primeiro trimestre. A comparação de gestantes com uso passado e atual de antipsicóticos também encontrou um risco duas vezes maior para morte fetal no grupo que vinha sendo medicado durante a gravidez. O uso de antipsicóticos de segunda geração no terceiro trimestre já foi associado, apesar de não ser de maneira conclusiva, à presença de baixo peso ao nascer, a parto prematuro e complicações neonatais. São descritos também transtornos do movimento, agitação, alterações do tônus muscular, tremor, sedação, depressão respiratória e dificuldade na alimentação em nascituros de mães em uso dessas medicações.[21,25]

Uma das principais preocupações em relação às gestantes com esquizofrenia é a presença de atividade delirante. Alterações no juízo de realidade podem estar associadas a comportamentos de alto risco, abuso de substâncias psicoativas e negação da gravidez ou do neonato. Até 25% das mulheres com esquizofrenia passam por internamento psiquiátrico durante a gestação. Considerando esse desfecho como indicativo de gravidade e de sintomas fora de controle, percebe-se a importância do tratamento e do acompanhamento adequados durante esse período. É possível, ainda, que esse número seja subestimado, uma vez que o acesso a serviços de saúde mental é limitado — em estudos europeus, até um terço das gestantes portadoras de esquizofrenia não chegaram a ter contato algum com um psiquiatra durante o período gestacional.[23]

O cuidado com essa população é delicado e complexo, ainda carecendo de estratégias assistenciais bem desenvolvidas. É preciso levar em conta fatores socioeconômicos, familiares, assistências psicológica, psiquiátrica e obstétrica, manejo de comorbidades, auxílio com o desenvolvimento de habilidades parentais, acompanhamento nutricional, planejamento de atividades físicas, além de intervenções de reabilitação social.[21,23]

CONSIDERAÇÕES NA PERI E NA PÓS-MENOPAUSA

As mulheres na perimenopausa apresentam pior resposta aos antipsicóticos quando comparadas com mulheres na menacme. Também podem ocorrer distúrbios do sono, alterações no humor e na função cognitiva, bem como agravamento dos sintomas psicóticos. Essas alterações devem ser pensadas no contexto de mudanças hormonais do climatério (especialmente a perda da proteção conferida pelo estrogênio), pois o tratamento pode necessitar de aumento da medicação antipsicótica, de hospitalizações e/ou de adição de outros medicamentos psicotrópicos.[26,27]

Outros problemas de saúde geral associados ao climatério, como ganho de peso, hipercolesterolemia, diabetes melito, osteoporose e aumento do risco de câncer de mama, precisam de acompanhamento médico contínuo. Muitos desses problemas podem ser exacerbados por medicamentos antipsicóticos que, de maneira geral, podem precisar estar em doses maiores do que no período pré-menopausa.[26]

Questões psicossociais relacionadas à meia-idade, como medo de envelhecer, solidão, morte de familiares e de entes queridos, perda de fertilidade e mudança nas situações domésticas, também precisam ser avaliadas e manejadas.[26]

Como os estrogênios exercem muitos efeitos neuroprotetores, eles têm sido considerados como potenciais tratamentos adjuvantes para esquizofrenia em mulheres. A terapia de reposição hormonal (TRH) fornece uma abordagem alternativa para o tratamento dos sintomas da perimenopausa como fogachos e distúrbios do sono, incluindo também o tratamento da psicose. Os riscos clínicos associados à TRH prolongada, como tromboembolismo venoso, hiperplasia de mama e endométrio, devem ser considerados antes da prescrição e sempre ser discutidos com os ginecologistas.[26]

Os moduladores seletivos do receptor de estrogênio (SERMs), como o raloxifeno, são uma alternativa para os estrogênios que parecem mais adequados para uso a longo prazo, uma vez que têm efeitos estrogênicos no cérebro e no tecido ósseo, enquanto têm efeitos antiestrogênicos em outros tecidos (como mama e útero). Novos estudos têm sido realizados com esses moduladores como adjuvantes no tratamento das mulheres na perimenopausa e no climatério com esquizofrenia, com resultados promissores e boa segurança.[7,26]

No **Quadro 7.2**, a seguir, é apresentada uma síntese dos pontos mais importantes na avaliação da mulher com esquizofrenia na perimenopausa.

PSICOSE PUERPERAL

O termo psicose puerperal (PP) é, em geral, usado para se referir ao surgimento de quadros psiquiátricos graves no período pós-parto (PPP), englobando apresentações de diferentes diagnósticos, sobretudo da esquizofrenia, da depressão psicótica e do transtorno bipolar (TB). Em parte, essa nomenclatura confunde-se com a classificação de transtornos mentais perinatais graves (PSMD, em inglês, *peripartum severe mental disorders*), considerando que a presença de psicose é, inevitavelmente, um marcador de gravidade e que o PPP concentra a maior incidência de quadros psiquiátricos nessa população. Nesse uso, seria uma nomenclatura aplicada mais para designar um espectro de gravidade clínica do que um diagnóstico específico, contrapondo-se a quadros derivados de transtornos mentais comuns, como depressão não complicada e transtornos ansiosos, somatoformes e de ajustamento.[28] Contudo, a evidência científica tem demonstrado que a PP provavelmente demarca um grupo mais específico de pacientes, tendo vários aspectos próprios em sua epidemiologia, apresentação clínica, etiologia e evolução.

Atualmente, é considerada um especificador diagnóstico na quinta edição do *Manual diagnóstico e estatístico de transtornos mentais* (DSM-5), e alguns autores têm argumentado

■ **Quadro 7.2**
Avaliação da mulher com esquizofrenia na perimenopausa

Avaliar a presença de comorbidades cardiometabólicas:
- diabetes
- aumento de peso
- hipercolesterolemia

Avaliar a presença de osteopenia/osteoporose
Rastrear cânceres, especialmente o de mama
Considerar o uso de TRH e estrogênios
Avaliar comorbidades psiquiátricas
Avaliar efeitos colaterais dos antipsicóticos
Estimular mudanças de estilo de vida:
- dieta
- exercícios
- manejo do estresse

Avaliar rede de apoio social e familiar

que a tendência é vir a reconhecê-la como um diagnóstico à parte, embora, atualmente, não haja embasamento suficiente para isso.[29,30]

A incidência cumulativa da PP é globalmente estimada em um a dois casos para mil nascimentos, variando entre 0,89 e 3,2 casos para 1.000, a depender do estudo. O início do quadro, em geral, ocorre nas primeiras duas semanas pós-parto, podendo durar de semanas a meses. Sessenta por cento das pacientes com PP são portadoras de antecedentes psiquiátricos, enquanto o restante não tem história clínica evidente de morbidade desse tipo. Embora a maioria dos episódios de PP curse com sintomas limitados ao episódio atual, 50% dessas puérperas irão sofrer novos episódios em gestações futuras, e algumas irão evoluir para diagnósticos psiquiátricos além da PP.[28,31]

O principal transtorno mental relacionado à PP é o TB, com cerca de um terço dos primeiros episódios de PP evoluindo para esse diagnóstico. É importante ressaltar que até 40% das portadoras de TB que apresentaram PP apresentarão um novo episódio grave de humor periparto. De forma menos expressiva, esquizofrenia e transtornos depressivos também são mais prevalentes nessa população.[31,32]

Há também um aumento significativo no risco de suicídio no primeiro ano pós-parto de pacientes que apresentaram PP. Dados do Reino Unido apontam que o suicídio é a principal causa de mortalidade nessa população, responsável por 20% dos óbitos, sendo um quarto destes associados à PP. Há também uma elevação no risco de infanticídio, o qual ocorre em até 4,5% dos casos.[31]

De modo geral, maior dificuldade nos cuidados com o neonato está presente na PP, com um percentual reduzido de boa ligação da díade mãe-bebê, associada à presença de sintomas delirantes, depressivos ou maníacos.[33]

Os achados psicopatológicos da PP têm algumas características peculiares. Muitas vezes, estados hipertímicos ou mistos do humor estão presentes, mas também pode haver sintomas predominantes do polo depressivo, de ansiedade ou de labilidade afetiva. Muitos autores apontam como característicos da PP estados confusionais semelhantes ao *delirium*, com flutuações ao longo do dia, notando-se, ao exame, a presença de prejuízo cognitivo, falsos reconhecimentos, perplexidade, desorganização, despersonalização e alucinações visuais. Sintomas psicóticos típicos estão presentes em 70% dos casos, apresentando-se normalmente como delírios persecutórios e de autorreferência, muitas vezes, envolvendo o bebê em algumas ocasiões, produzindo comportamentos de proteção, negligência ou hostilidade, a depender do conteúdo delirante.[29,31,34]

Vários são os diagnósticos diferenciais para a PP. Um dos mais semelhantes, em termos de psicopatologia, seria o agravamento do transtorno obsessivo-compulsivo (TOC) no PPP. Os pensamentos intrusivos de conteúdo amedrontador ou bizarro, muitas vezes, envolvendo o RN, podem se assemelhar a formações delirantes. Contudo, o exame clínico e a anamnese bem conduzidos podem diferenciar os dois com base na apresentação atual e no histórico da paciente. Diagnósticos neurológicos ou clínicos gerais também podem se assemelhar à PP, como *delirium*, encefalites (p. ex., antiNMDA), síndrome de Sheehan, agudização de doenças autoimunes (p. ex., lúpus neuropsiquiátrico), intoxicações e reações adversas a medicamentos (p. ex., corticosteroides).[34]

A avaliação do quadro de PP deve levar em conta esses diagnósticos diferenciais e incluir:

- exame físico e mental detalhado (incluindo exame neurológico);
- exames complementares como ionograma, hemograma, sumário de urina, toxicológico, função tireoidiana e anticorpos antitireoide, função renal, além de outros que contemplem a investigação diagnóstica;
- neuroimagem e triagem para encefalites, caso sejam encontrados sinais neurológicos.[34]

A identificação de fatores de risco para a PP também é parte relevante, tanto do acompanhamento pré-natal quanto da investigação diagnóstica nos casos suspeitos. Podemos elencar alguns dos principais reconhecidos até o momento:[31,34,35]

- obstétricos — primiparidade, pré-eclâmpsia;
- psiquiátricos — antecedente pessoal ou familiar de TB ou de PP;
- insônia ou privação do sono;
- psicossociais — este tópico parece ter menor impacto do que em outras condições psiquiátricas. De qualquer forma, os mais relevantes são experiência difícil de parto e percepção de pouco suporte familiar;
- hormonais — acredita-se que a mudança brusca dos níveis de hormônios como estrogênio, progesterona e cortisol tenha um papel fisiopatológico na PP. Também é possível que haja influência dos níveis de prolactina, e há alguma evidência de que agonistas D2 (p. ex., bromocriptina) podem exacerbar sintomas da PP;
- imunológicos — existem diversos achados relacionados ao aumento de risco para PP em pacientes com evidência de estados pró-inflamatórios; além disso, doenças autoimunes, sobretudo da tireoide, são mais frequentemente encontradas em pacientes que apresentam PP.

É recomendado que as pacientes com PP recebam cuidados hospitalares durante o tratamento.[34] O uso de terapia farmacológica é a primeira linha de tratamento, embora exista também evidência para o uso de eletroconvulsoterapia (ECT).

Um protocolo estudado por Berqink e colaboradores[36] sugere inicialmente tentar um BZD (p. ex., lorazepam 0,5 a 2 mg) à noite, por três dias. Em caso de falha, progredir para acrescentar antipsicótico (p. ex., haloperidol 2 a 6 mg ou olanzapina 10 a 15 mg) e, caso não haja resposta em duas semanas, adicionar lítio ao esquema (litemia-alvo 0,8 a 1,2 mmol/L). No estudo do referido autor, com um $n = 64$, quatro pacientes responderam na primeira etapa, outras 12, após passar para a segunda, e todas as demais após chegar na terceira (exceto uma, que se recusou a permanecer no estudo). Uma quarta etapa planejada seria para uso da ECT, mas não chegou a ser necessária. Após se atingir remissão, recomenda-se a retirada do BZD e do antipsicótico e a manutenção do lítio por ao menos nove meses. Em um cenário naturalístico, alguns autores recomendam que a introdução do lítio seja precoce, visando à obtenção de resposta mais breve. Também se deve tentar o uso profilático do lítio em gestações futuras das pacientes com PP, com início durante a gestação ou imediatamente pós-parto.[34,36]

CONSIDERAÇÕES FINAIS

A saúde mental da mulher necessita de especial atenção também no que se refere às psicoses. Uma certa proteção contra sintomas psicóticos parece ser conferida pelo estrogênio, e, se apenas esse simples fato for levado em consideração, vários impactos clínicos já poderão chamar a atenção da psiquiatria. Mas, além disso, a gravidez, a lactação, a perimenopausa e o climatério trazem repercussões para a mulher que vão além das questões hormonais. Pensando nisso, tentou-se abordar vários desses desafios neste capítulo. O intuito primordial foi munir o clínico de ferramentas adequadas para o tratamento de mulheres com transtornos psicóticos.

REFERÊNCIAS

1. Lieberman JA, First MB. Psychotic disorders. N Engl J Med. 2018;379(3):270-80.
2. Charlson FJ, Ferrari AJ, Santomauro DF, Diminic S, Stockings E, Scott JG, et al. Global epidemiology and burden of schizophrenia: findings from the Global Burden of Disease Study 2016. Schizophr Bull. 2018;44(6):1195-203.
3. Matos G, Guarniero FB, Hallak JE, Bressan RA. Schizophrenia, the forgotten disorder: the scenario in Brazil. Braz J Psychiatry. 2015;37(4):269-70.
4. Yung NCL, Wong CSM, Chan JKN, Chen EYH, Chang WC. Excess mortality and life-years lost in people with schizophrenia and other non-affective psychoses: an 11-year population-based cohort study. Schizophr Bull. 2021;47(2):474-84.
5. Fernando P, Sommer IEC, Hasan A. Do we need sex-oriented clinical practice guidelines for the treatment of schizophrenia? Curr Opin Psychiatry. 2020;33(3):192-9.
6. van der Werf M, Hanssen M, Köhler S, Verkaaik M, Verhey FR; RISE Investigators, et al. Systematic review and collaborative recalculation of 133,693 incident cases of schizophrenia. Psychol Med. 2014;44(1):9-16.
7. Brand BA, de Boer JN, Sommer IEC. Estrogens in schizophrenia: progress, current challenges and opportunities. Curr Opin Psychiatry. 2021;34(3):228-37.
8. Mazza M, Caroppo E, De Berardis D, Marano G, Avallone C, Kotzalidis GD, et al. Psychosis in women: time for personalized treatment. J Pers Med. 2021;11(12):1279.
9. Ayesa-Arriola R, de la Foz VO, Setién-Suero E, Ramírez-Bonilla ML, Suárez-Pinilla P, Son JM, et al. Understanding sex differences in long-term outcomes after a first episode of psychosis. NPJ Schizophr. 2020;6(1):33.
10. Zorkina Y, Morozova A, Abramova O, Reznik A, Kostyuk G. Sex differences in social functioning of patients with schizophrenia depending on the age of onset and severity of the disease. Early Interv Psychiatry. 2021;15(5):1197-209.
11. Sommer IE, Tiihonen J, van Mourik A, Tanskanen A, Taipale H. The clinical course of schizophrenia in women and men-a nation-wide cohort study. NPJ Schizophr. 2020;6(1):12.
12. Louzã MR, Elkis H. Schizophrenia in women. In: Rennó Jr J, Valadares G, Cantilino A, Mendes-Ribeiro J, Rocha R, Geraldo da Silva A, editors. Women's mental health. London: Springer Nature; 2020. p. 49-58.

13. Rahman T, Sahrmann JM, Olsen MA, Nickel KB, Miller JP, Ma C, et al. Risk of breast cancer with prolactin elevating antipsychotic drugs: an observational study of us women (ages 18-64 years). J Clin Psychopharmacol. 2022;42(1):7-16.
14. Allen DN, Strauss GP, Barchard KA, Vertinski M, Carpenter WT, Buchanan RW. Differences in developmental changes in academic and social premorbid adjustment between males and females with schizophrenia. Schizophr Res. 2013;146(1-3):132-7.
15. Brzezinski-Sinai NA, Brzezinski A. Schizophrenia and sex hormones: what is the link? Front Psychiatry. 2020;11:693.
16. González-Rodríguez A, Guàrdia A, Álvarez Pedrero A, Betriu M, Cobo J, Acebillo S, et al. Women with Schizophrenia over the Life Span: health promotion, treatment and outcomes. Int J Environ Res Public Health. 2020;17(15):5594.
17. Tharoor H, Mohan G, Gopal S. Title of the article: Sex hormones and psychopathology in drug naïve Schizophrenia. Asian J Psychiatr. 2020;52:102042.
18. Zhao S, Wang X, Qiang X, Wang H, He J, Shen M, et al. Is There an association between schizophrenia and sexual dysfunction in both sexes? A systematic review and meta-analysis. J Sex Med. 2020;17(8):1476-88.
19. Barker LC, Vigod SN. Sexual health of women with schizophrenia: a review. Front Neuroendocrinol. 2020;57:100840.
20. Barnes TR, Drake R, Paton C, Cooper SJ, Deakin B, Ferrier IN, et al. Evidence-based guidelines for the pharmacological treatment of schizophrenia: Updated recommendations from the British Association for Psychopharmacology. J Psychopharmacol. 2020;34(1):3-78.
21. Breadon C, Kulkarni J. An update on medication management of women with schizophrenia in pregnancy. Expert Opin Pharmacother. 2019;20(11):1365-76.
22. Taylor CL, Brown HK, Saunders NR, Barker LC, Chen S, Cohen E, et al. Maternal schizophrenia, skin-to-skin contact, and infant feeding initiation. Schizophr Bull. 2022;48(1):145-53.
23. Fabre C, Pauly V, Baumstarck K, Etchecopar-Etchart D, Orleans V, Llorca PM, et al. Pregnancy, delivery and neonatal complications in women with schizophrenia: a national population-based cohort study. Lancet Reg Health Eur. 2021;10:100209.
24. Simoila L, Isometsä E, Gissler M, Suvisaari J, Halmesmäki E, Lindberg N. Schizophrenia and pregnancy: a national register-based follow-up study among Finnish women born between 1965 and 1980. Arch Womens Ment Health. 2020;23(1):91-100.
25. Braillon A, Bewley S. Malformations and pregnancy with schizophrenia. Lancet Reg Health Eur. 2021;11:100251.
26. González-Rodríguez A, Guàrdia A, Monreal JA. Peri- and post-menopausal women with schizophrenia and related disorders are a population with specific needs: a narrative review of current theories. J Pers Med. 2021;11(9):849.
27. Galletly C, Castle D, Dark F, Humberstone V, Jablensky A, Killackey E, et al. Royal Australian and New Zealand College of Psychiatrists clinical practice guidelines for the management of schizophrenia and related disorders. Aust N Z J Psychiatry. 2016;50(5):410-72.
28. Kalra H, Tran T, Romero L, Chandra P, Fisher J. Burden of severe maternal peripartum mental disorders in low- and middle-income countries: a systematic review. Arch Womens Ment Health. 2022;25(2):267-75.
29. Spinelli M. Postpartum psychosis: a diagnosis for the DSMV. Arch Womens Ment Health. 2021;24(5):817-22.
30. The Lancet Psychiatry. Post-partum psychosis: birth of a new disorder? Lancet Psychiatry. 2021;8(12):1017.
31. Perry A, Gordon-Smith K, Jones L, Jones I. Phenomenology, epidemiology and aetiology of postpartum psychosis: a review. Brain Sci. 2021;11(1):47.
32. Rommel AS, Molenaar NM, Gilden J, Kushner SA, Westerbeek NJ, Kamperman AM, et al. Long-term outcome of postpartum psychosis: a prospective clinical cohort study in 106 women. Int J Bipolar Disord. 2021;9(1):31.
33. Gilden J, Molenaar NM, Smit AK, Hoogendijk WJG, Rommel AS, Kamperman AM, et al. Mother-to-Infant Bonding in women with postpartum psychosis and severe postpartum depression: a clinical cohort study. J Clin Med. 2020;9(7):2291.

34. Osborne LM. Recognizing and managing postpartum psychosis: a clinical guide for obstetric providers. Obstet Gynecol Clin North Am. 2018;45(3):455-68.
35. Caropreso L, de Azevedo Cardoso T, Eltayebani M, Frey BN. Preeclampsia as a risk factor for postpartum depression and psychosis: a systematic review and meta-analysis. Arch Womens Ment Health. 2020;23(4):493-505.
36. Berbink V, Burgerhout KM, Koorengevel KM, Kamperman AM, Hoogendijk WJ, Lambregtse-van den Berg MP, et al. Treatment of psychosis and mania in the postpartum period. Am J Psychiatry. 2015;172(2):115-23.

LEITURA RECOMENDADA

Louzã MR, Marques AP, Elkis H, Bassitt D, Diegoli M, Gattaz WF. Conjugated estrogens as adjuvant therapy in the treatment of acute schizophrenia: a double-blind study. Schizophr Res. 2004;66(2-3):97-100.

8 TRANSTORNO BIPOLAR NA MULHER

Ritele Hernandez da Silva
Kelen Cancellier Cechinel Recco
João Quevedo

O transtorno bipolar (TB) representa um impacto importante na vida dos indivíduos acometidos, bem como na de seus familiares. Esta é uma relevância que impõe aos profissionais de saúde mental a necessidade de constante atualização. Algumas situações vivenciadas pelos pacientes podem trazer repercussões sobre o curso do transtorno, assim como seu tratamento. As particularidades do TB na mulher fazem parte desse contexto.

Embora os números não reflitam diferenças robustas de gênero, a apresentação e os aspectos distintos do TB nos vários períodos do ciclo vital feminino são questões relevantes a serem consideradas, uma vez que momentos marcantes no ciclo vital feminino, como a menarca, o período gestacional, o pós-parto e a menopausa, têm em comum as flutuações hormonais e o aumento de prevalência de diagnósticos de transtornos do humor. No caso da depressão pós-parto (DPP), por exemplo, o adequado manejo dessa condição é de fundamental importância para um desfecho favorável, tanto para a puérpera quanto para seu bebê, indicando que as fases de vida da mulher precisam ser consideradas antes da tomada de conduta.

A neurobiologia do TB ainda não é totalmente conhecida, mas pesquisas recentes têm avançado nesse sentido, ampliando não só o entendimento, mas também contribuindo para um melhor manejo, assim como a identificação de novos possíveis alvos terapêuticos. Além disso, aspectos genéticos, hormonais, sociais, familiares, situações adversas vivenciadas tanto no presente como na infância, entre outros, demonstram ter um papel considerável na etiologia e na evolução do transtorno. Saber identificá-los, assim como reconhecer as possíveis repercussões distintas no homem e na mulher, é de fundamental importância para o adequado manejo do TB.

Outro aspecto a ser considerado é a presença de comorbidades. Várias patologias vêm sendo identificadas na literatura como mais prevalentes na mulher com TB, e algumas delas podem representar riscos para a condução adequada do tratamento, considerando que a primeira escolha medicamentosa para tratamento dessas comorbidades pode ser, por exemplo, os inibidores seletivos da recaptação de serotonina (ISRSs). Saber identificar essas condições é necessário para evitar exacerbações ou comprometer o tratamento do TB e da patologia secundária.

Comorbidades clínicas também são frequentes na mulher com TB, o que pode contribuir para a polifarmácia. Esta situação, muitas vezes, tem um impacto negativo na saúde da mulher, sendo necessária a atenção a eventos adversos e possíveis interações medicamentosas entre os fármacos usados.

Este capítulo tem por objetivo apresentar os principais aspectos do TB na mulher, discutindo sobre os números e a particularidade, principais pontos sobre a neurobiologia, as distinções do transtorno ao longo do ciclo vital feminino e as comorbidades.

EPIDEMIOLOGIA

Um estudo que reuniu dados de 61.392 adultos da comunidade em 11 países das Américas, Europa e Ásia, concluiu que as prevalências ao longo da vida foram de 0,6% para TB tipo I, 0,4% para TB tipo II, 1,4% para TB subsindrômico (TBS) e 2,4% para o espectro bipolar (EB). Além disso, indicou que a gravidade dos sintomas foi maior para episódios depressivos (74 %) em relação aos episódios maníacos (50,9%).[1] A 5ª edição do *Manual diagnóstico e estatístico de transtornos mentais* (DSM-5) indica que a prevalência do TB tipo I, em 12 meses nos Estados Unidos, é de 0,6%, e 0,8% para o TB tipo II, sendo que a razão de prevalência ao longo da vida é de aproximadamente 1,1:1 (homens em relação às mulheres) para o TB tipo I.[2]

Já TB tipo II, ciclagem rápida e episódios sazonais e tentativas de suicídio mostram uma predominância do sexo feminino. Por sua vez, a ciclagem rápida está associada com um curso mais longo da doença, abuso de substâncias e comportamento suicida demonstrando diferenças a serem consideradas pelos clínicos no atendimento da mulher com TB.

De fato, estudos indicam que o risco de suicídio é de cerca de 20 a 30 vezes superior em indivíduos com TB, quando comparados à população geral. Em torno de 20% dos pacientes com TB cometem suicídio, e 25 a 50% tiveram tentativa de suicídio ao longo da vida. Além disso, variáveis como sexo feminino, diagnóstico precoce, predominância da polaridade depressiva no primeiro episódio de doença, no episódio atual ou mais recente, transtornos comórbidos, como os de ansiedade, qualquer transtorno por uso de substâncias (TUS), da personalidade *borderline* (TPB) e história familiar de suicídio em primeiro grau foram associados às tentativas de suicídio.[4]

Estudos recentes vêm indicando modificações na razão de prevalência entre os sexos. Uma revisão de 2021, que contou com 47.878 pacientes, provenientes de 10 estudos, identificou uma superioridade de diagnósticos para TB tipo I e TB tipo II em mulheres. No entanto, os autores afirmam que as características da amostra podem ter contribuído para os resultados encontrados e sugerem novos estudos para elucidar a questão.[5]

O início do TB tipo I, em geral, ocorre no final da adolescência e no início da idade adulta, sendo menos frequente na madurescência ou na infância, embora também possa ser evidenciado nessas fases. O TB tipo II pode ter início um pouco mais tardio.[1]

Em relação à prevalência do TB na infância e na adolescência, os números não são conclusivos, e há uma extensa discussão na literatura sobre possíveis diagnósticos, superdimensionados ou não. Uma metanálise atualizada em 2019 identificou que a prevalência média ponderada de EB foi de 3,9% (IC 95%, 2,6 a 5,8%).[6] Porém, os números na literatura podem divergir de forma importante. De qualquer maneira, estudos indicam que frequentemente os primeiros episódios de humor de pacientes bipolares ocorrem durante a infância ou a adolescência, apresentando um impacto negativo na evolução do transtorno.[7] Outro estudo evidenciou que os filhos de pacientes bipolares que desenvolveram o transtorno apresentaram sintomas depressivos mais graves e sintomas maníacos subsindrômicos, alertando para a necessidade de investigação acurada antes de definir conduta.[8]

Em relação ao período pós-parto e o TB tipo II, o DSM-5 indica que a hipomania pós-parto pode prenunciar o início de episódio depressivo, que pode ocorrer em cerca de metade das mulheres que apresentam euforia pós-parto.[2] O aparecimento de sintomas na madurescência pode ocorrer, porém não parece ser tão frequente, e sugere uma investigação para possíveis causas clínicas.[2]

NEUROBIOLOGIA DO TRANSTORNO BIPOLAR NA MULHER

A neurobiologia do TB não é completamente compreendida. No entanto, a literatura tem reforçado o papel dos eventos do ciclo reprodutivo, ou seja, ciclo menstrual, gravidez/pós-parto e menopausa, e de como podem impactar no curso da doença para mulheres com TB. As evidências indicam que fatores genéticos, hormônios sexuais, processos inflamatórios, fatores neurotróficos, desregulação do eixo hipotálamo-hipófise-adrenal (HHA), alterações do ritmo circadiano, bem como a interação entre eles, podem contribuir de forma relevante para o entendimento das particularidades do TB na mulher.

A genética confere um importante fator na neurobiologia do TB. De fato, a história familiar positiva para o TB confere um risco 10 vezes superior aos parentes adultos de indivíduos com TB tipo I e tipo II, sendo o risco proporcional ao grau de parentesco. Além disso, são relatados associação entre fatores genéticos e risco aumentado de comportamento suicida em indivíduos com TB. Transtorno depressivo maior (TDM) e TB tipos I e II são mais comuns entre parentes biológicos de primeiro grau de pessoas com transtorno ciclotímico do que na população em geral.[2]

Outro tema relevante sobre a fisiopatologia do TB são as neurotrofinas, que atuam regulando a plasticidade neuronal, promovendo a sobrevivência de neurônios e estimulando sua regeneração pós-lesão. São classificadas como fator de crescimento nervoso (NGF), fator neurotrófico derivado do cérebro (BDNF), neurotrofina-3 (NT-3) e neurotrofina-4 (NT-4). Achados em pacientes com TB mostram que os níveis de BDNF, NGF e fator neurotrófico derivado da glia (GDNF) diminuem durante episódios maníacos e depressivos em comparação com pacientes eutímicos e controles saudáveis. De fato, um estudo que avaliou o BDNF e seu polimorfismo, Val66Met, em mulheres eutímicas com TB e mulheres-controle saudáveis, identificou que, nas primeiras, as concentrações plasmáticas mais baixas de BDNF foram significativamente associadas a pontuações na Escala de Depressão de Montgomery-Asberg (MADRS) mais elevadas.[9] Outro estudo, que avaliou o NGF como potencial biomarcador de conversão para TB em mulheres com TDM identificou níveis mais elevados de NGF em pacientes que converteram para TB em comparação com pacientes com TDM.[10] Esses achados da literatura corroboram com o entendimento de que as neurotrofinas estão envolvidas na fisiopatologia, bem como, possivelmente, nas características distintas do TB na mulher.

Vários estudos encontraram uma relação entre disfunção mitocondrial e transtornos do humor, como o TB, relacionados a morfologia e dinâmica mitocondrial anormal, disfunção neuroimune e metabolismo mitocondrial atípico e via estresse oxidativo. A disfunção mitocondrial pode ser resultado de diferentes causas, sendo algumas relacionadas com diversos processos em rede, nos quais as mitocôndrias são indispensáveis. O tema é vasto, e vários pesquisadores têm buscado compreender melhor o envolvimento da disfunção mitocondrial no TB.[11]

As alterações inflamatórias também têm sido descritas na literatura como parte da fisiopatologia do TB, além de sua relação com os hormônios sexuais. Uma recente revisão sobre a neurobiologia do TB indicou o envolvimento de níveis elevados de citocinas pró-inflamatórias, incluindo interleucina-4 (IL-4), interleucina-1β (IL-1β), interleucina-6 (IL-6), fator de necrose tumoral-α (TNF-α), receptor solúvel de interleucina-2 (IL-2R) e receptor solúvel de TNF tipo 1 (STNFR1), dentre outros, em pacientes comparados a controles.[12] Além disso, estudos têm demonstrado que o ciclo menstrual é um fator de risco para o agravamento dos sintomas em várias doenças crônicas relacionadas à inflamação, por meio da ação dos hormônios sexuais no sistema imunológico. De fato, uma recente revisão sistemática evidenciou um papel protetor de hormônios sexuais femininos exógenos, mas não endógenos, em subgrupos específicos caracterizados pela privação de estrogênio, como em mulheres na peri e na pós-menopausa, bem como a ação protetora e anti-inflamatória da testosterona em pacientes do sexo masculino com TB.[13] No entanto, os autores salientam que a compreensão exata da interação entre hormônios sexuais com o sistema imunológico em indivíduos com transtornos afetivos é severamente limitada pelo pequeno número de estudos.

Em uma metanálise de 2016, os autores avaliaram as concentrações séricas e plasmáticas de proteína C reativa (PCR), um marcador inflamatório inespecífico em pacientes adultos com TB, identificando que as concentrações de PCR estão aumentadas no TB, independentemente do estado de humor, mas são maiores durante a mania do que na depressão e na eutimia, sugerindo um aumento do componente inflamatório na mania.[14]

Outro ponto de discussão sobre a neurobiologia do TB são as alterações no eixo HHA. Uma revisão em 2016 identificou que o TB foi associado a níveis significativamente elevados de cortisol (basal e pós-dexametasona) e hormônio adrenocorticotrófico (ACTH), mas não de hormônio liberador de corticotrofina (CRH). Os níveis de cortisol foram relacionados com a fase maníaca e a idade dos participantes, mas não com o uso de antipsicóticos. Variantes genéticas relacionadas ao eixo HHA parecem não estar associadas a um risco direto de desenvolver TB, mas a diferentes apresentações clínicas. Além disso, estudos em familiares de indivíduos com TB não afetados sugerem que a desregulação do eixo HHA não é um endofenótipo de TB, mas parece estar relacionada a fatores de risco ambientais, como trauma na infância. A disfunção progressiva do eixo HHA é um mecanismo que pode estar relacionado à deterioração clínica e cognitiva de pacientes com TB.[15]

Um estudo com mulheres no pós-parto identificou que aquelas com diagnóstico de psicose pós-parto que relataram eventos estressantes recentes apresentaram níveis mais elevados de cortisol (avaliado durante o dia) e PCR (mas não de outros marcadores inflamatórios) em relação a controles saudáveis. Os autores concluíram que os achados sugerem que uma desregulação do eixo imuno-HHA, juntamente com o estresse atual, pode representar um importante mecanismo fisiopatológico subjacente no início do pós-parto em mulheres vulneráveis.[16]

Estudos recentes têm explorado as alterações do sono e dos ritmos circadianos no TB. Um estudo transversal, que comparou sujeitos bipolares e controles saudáveis, evidenciou que distúrbios do sono e do ritmo circadiano, episódios mistos e uso de benzodiazepínicos (BZDs) estão associados à história de tentativas de suicídio; além disso, esta foi associada ao sexo feminino e à história familiar de suicídio.[17]

As sucintas considerações acima, representadas na **Figura 8.1**, indicam a complexidade da neurobiologia do TB. Na mulher, são ainda adicionadas as flutuações hormonais ao longo do ciclo vital, o que representa um desafio extra aos dedicados ao tema.

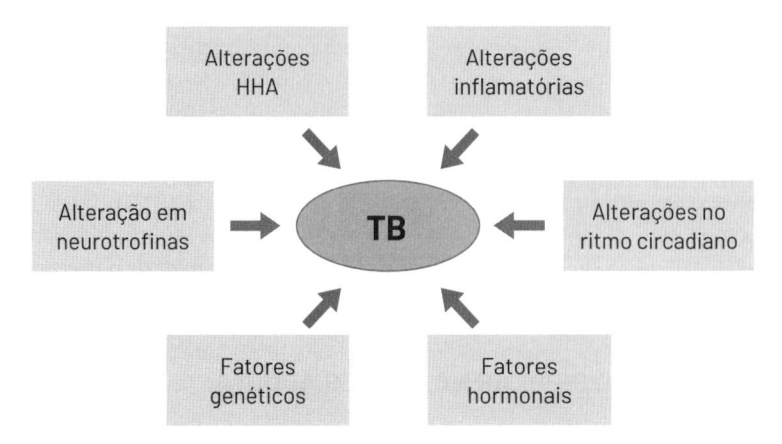

■ **Figura 8.1**
Fatores envolvidos na neurobiologia do TB.

TRANSTORNO BIPOLAR NA MULHER AO LONGO DO CICLO VITAL

■ INFÂNCIA E ADOLESCÊNCIA

O EB em crianças é comum, prejudicial e com consequências ao longo da vida. Estudos indicam aumento da mortalidade prematura por suicídio e aumento de doenças cardiovasculares.[18] A infância, mas principalmente a puberdade, indicam uma fase de atenção especial na relação sexo feminino e TB. Como já mencionado, o início do TB na mulher ocorre frequentemente durante a adolescência e o início da idade adulta, impondo uma sobreposição de eventos significativos na vida da mulher, como a menarca. Um estudo de 2002, ainda que com uma amostra pequena (N = 50), evidenciou que os primeiros sintomas do TB ocorreram antes da menarca em 32% (N = 16), e pelo menos 18% (N = 9) experimentaram o início dentro de um ano após a menarca.[19]

A elevação de estrogênio na puberdade parece modular a transmissão neuronal por meio da expressão de receptores, plasticidade e permeabilidade da membrana, bem como atuação direta sobre neurotransmissores.[20] De fato, a literatura evidencia de modo consistente que, a partir da menarca, os transtornos do humor são mais comuns em mulheres do que em homens.[2] Além das alterações hormonais, nessa fase do ciclo vital, ocorre uma série de alterações físicas, comportamentais, psicológicas e sociais, que também podem contribuir na suscetibilidade para o aparecimento dos transtornos do humor.

A adversidade durante a infância também parece estar associada ao desenvolvimento do TB. Uma revisão sistemática, que incluiu 28 estudos, evidenciou que a presença de traumas precoces em pacientes com TB, sobretudo negligência ou abuso emocional, está associada a piores desfechos clínicos, consistindo principalmente em início precoce da doença, ciclagem rápida, comorbidades psiquiátricas e clínicas, além de maior número de tentativas de suicídio ao longo da vida. Além disso, os resultados também mostraram que os pacientes com TB tenderam a vivenciar mais de um evento traumático ao longo de suas vidas e com maior frequência do que os controles.[21] Em relação às mulheres, um estudo longitudinal sobre sintomas prodrômicos do TB, que acompanhou 134 estudantes ao longo de dois anos, identificou que apenas os sintomas depressivos estão associados ao abuso infantil, principalmente ao abuso emocional. Além disso, identificou que o abuso infantil é um fator de risco para depressão na idade adulta para as mulheres, mas não para os homens. Os autores indicam várias limitações para o estudo, mas os resultados sugerem a necessidade de novas pesquisas para compreender essa possível relação.[22]

■ TRANSTORNO BIPOLAR NA MULHER ADULTA

Na idade adulta, a predominância dos sintomas depressivos pode indicar um fator de risco extra no manejo do TB na mulher, uma vez que a distinção entre a depressão unipolar e bipolar pode ser um desafio para os clínicos, e o manejo da primeira é essencialmente realizado com antidepressivos. Estes, em monoterapia, não têm indicação no TB, inclusive, podendo dificultar ainda mais o curso do transtorno. De fato, em um estudo que avaliou diagnósticos de mania antes e depois do tratamento com antidepressivos entre pacientes com TB (N = 3.240), a monoterapia com antidepressivos foi associada a um risco aumentado de mania. No entanto, nenhum risco de mania foi observado em pacientes que receberam um antidepressivo enquanto tratados com um estabilizador de humor. Os resultados destacam a importância de evitar a monoterapia com antidepressivos no tratamento do TB.[23]

Soma-se a isso as alterações hormonais ao longo do ciclo vital feminino, que podem conferir à mulher oscilações de humor e contribuir para a confusão nos diagnósticos. Um estudo com 158 mulheres evidenciou que 77% relataram aumento dos sintomas de humor durante o período pré-menstrual, o pós-parto ou a menopausa. Essas mulheres tiveram uma idade de início mais precoce para episódios depressivos, hipomaníacos e maníacos, além de apresentarem maior probabilidade de transtornos de ansiedade comórbidos, ciclagem rápida e humor misto em comparação àquelas que não relataram essas alterações de humor associadas ao ciclo reprodutivo. As mulheres que experimentaram episódios pós-parto também eram mais propensas a apresentar piores sintomas de humor no período pré-menstrual e na menopausa.[24]

■ O PERÍODO PERINATAL NO TRANTORNO BIPOLAR

O período gestacional envolve profundas adaptações fisiológicas no organismo materno que garantem o desenvolvimento saudável do concepto e mantêm saúde materna. Vários hormônios apresentam flutuações dinâmicas que contribuem de forma determinante para manutenção da gestação.

Os níveis de estradiol (E2) aumentam progressivamente durante a gravidez, atingindo cem vezes os valores pré-gestacionais no terceiro trimestre. Da mesma forma, há um aumento progressivo e acentuado nos níveis de progesterona (P4) e 17-hidroxiprogesterona. Os níveis de testosterona aumentam aproximadamente cinco vezes os valores pré-gestacionais a termo. O hormônio folículo estimulante (FSH) e o hormônio luteinizante (LH) são baixos e semelhantes à fase folicular. A prolactina aumenta aproximadamente 10 vezes no primeiro trimestre e pode ser maior que 20 vezes os níveis pré-concepcionais. No início do primeiro trimestre, o fluxo plasmático renal e a filtração glomerular elevam-se em torno de 60% acima dos valores pré-concepcionais, resultando em uma queda de 25% em creatinina sérica, ureia e urato no segundo trimestre.[25] (Para uma revisão aprofundada sobre o tema, consultar Morton e Teasdale.[25])

O período gestacional — gestação, parto e puerpério — impõe uma atenção especial dos clínicos para a mulher com TB. Nesse período, o manejo medicamentoso necessita de uma série de cuidados, sejam eles relacionados à taxa de passagem da medicação via placentária porventura em uso, a repercussão desse fato no concepto ou às alterações hemodinâmicas e hormonais que ocorrem na mulher nesse período (as flutuações hormonais e as alterações fisiológicas da mulher na gestação podem ter repercussões sobre os psicofármacos). Esses fatos exigem atenção na escolha e na titulação dos fármacos nessa fase. Outro fato importante a ser considerado é que apenas em torno de 50% das gestações são planejadas,[26] e isso amplia o risco de exposição a medicações com potencial teratogênico.

Considerar essas orientações para todas as mulheres em idade fértil tem uma aplicabilidade clínica relevante. Uma metanálise e revisão sistemática, publicada em 2016, evidenciou que a prevalência e a associação de depressão perinatal é duas vezes maior em mulheres com gravidez indesejada do que gravidez planejada. Por sua vez, as mulheres deprimidas também podem ter altas taxas de gravidez indesejada.[27] Além disso, a DPP pode evidenciar um quadro de TB até então não identificado.

Algumas medicações usadas no tratamento do TB podem trazer repercussões importantes no conceito, inclusive, algumas com risco elevado para teratogenicidade. Além disso, algumas medicações exigem o manejo da titulação em função das modificações fisiológicas que ocorrem na gestante. Dessa forma, torna-se necessária a prática do aconselhamento preconcepção para todas as mulheres em idade fértil. No caso daquelas que manifestam o desejo de gestar, pelo menos três meses antes, e imediatamente para àquelas que já estão grávidas.[7]

A lamotrigina, fármaco frequentemente prescrito nessa fase, apresenta elevação no seu metabolismo durante a gravidez, fato que pode reduzir sua eficácia. É metabolizada por glicuronidação no fígado pela uridina difosfato-glicuroniltransferase (UGT1A4) e, em menor grau, pela UGT2B7, em seu metabólito inativo 2-N-glicuronídeo, que é excretado pelo rim. Em mulheres grávidas com epilepsia, que fazem uso de lamotrigina, a depuração desse fármaco começa a aumentar com cinco semanas de gestação e aumenta até 330% na 32ª semana de gestação. Dessa forma, as concentrações plasmáticas diminuem. Componentes genéticos podem ser responsáveis pela variação desses índices nas gestantes. Os níveis de lamotrigina retornam à linha de base logo após o nascimento, possivelmente relacionados à regulação pelo E2, sendo necessária a observação constante da sintomatologia para ajuste de dose.[28,29]

O lítio, padrão-ouro no tratamento do TB, apresenta a excreção renal aumentada devido a uma taxa de filtração glomerular (TFG) elevada. A TFG aumenta 50% na 14ª semana de gestação. A excreção de lítio dobra durante o terceiro trimestre, em comparação com o estado pré-concepcional. É necessário evitar a retirada abrupta da medicação, uma vez que essa condição pode estar relacionada à elevação do risco de recaídas. Os antipsicóticos atípicos também têm sido usados no manejo do TB na gestação. Esses fármacos também podem ter seus níveis plasmáticos influenciados pelas alterações fisiológicas da gestação.[29] Como exemplo, a depuração do CYP3A4, isoenzima do citocromo (CYP) P450, que está envolvido no metabolismo do aripiprazol, da lurasidona e da quetiapina. Um estudo, que avaliou 110 gestações em 103 mulheres e 512 medições, identificou que os níveis séricos mínimos de quetiapina no primeiro, no segundo e no terceiro trimestres foram 42, 55 e 53% inferiores aos níveis de não gestantes, respectivamente, e evidenciou a redução de 52% dos níveis de aripiprazol no terceiro trimestre,[30] chamando a atenção para a titulação das doses durante a gestação. Vários outros fármacos podem ser usados na gestação. Os estudos sobre o tema podem ser ampliados em outro capítulo deste livro.

Medicar ou não é uma questão complexa que exige atualização constante do profissional de saúde mental, uma vez que o risco do manejo medicamentoso inadequado no período gestacional pode trazer repercussões negativas tanto para a mãe como para o bebê. Um estudo de coorte de base populacional avaliou os riscos de eventos adversos na gravidez e em partos em mulheres bipolares tratadas ou não com estabilizadores de humor. Os autores identificam que mulheres com TB, independentemente do tratamento com estabilizadores de humor, tiveram um risco aumentado de resultados adversos na gravidez, como parto prematuro. Além disso, bebês de mulheres com TB não tratado apresentaram risco aumentado de microcefalia e hipoglicemia neonatal.[31] É sempre importante avaliar riscos e benefícios.

Outro estudo, que buscou avaliar o risco de episódio de humor em pacientes bipolares tipo I durante o período perinatal, com 436 mulheres com TB tipo I, da Coorte Bipolar Holandesa (919 gestações), identificou que o risco de episódios foi de 5,2% durante a gravidez e 30,1% no puerpério, com pico no puerpério imediato. O risco de um episódio foi maior no pós-parto de mães de nascidos vivos (34,4%) e menor após aborto espontâneo (15,2%) e aborto induzido (27,8%). Mulheres com episódio durante a gravidez ou o pós-parto tiveram menor probabilidade de ter um segundo filho em comparação com mulheres na primeira gravidez. O risco de um episódio foi significativamente elevado em gravidez subsequente,[32] indicando a necessidade de acompanhamento não apenas durante o pré-natal, mas ao longo de todo o período fértil.

■ TRANSTORNO BIPOLAR NA MENOPAUSA

A menopausa pode ser uma fase de exacerbação dos sintomas de humor para algumas mulheres. Além das questões físicas e hormonais envolvidas, algumas podem experimentar dificuldades nas questões familiares e profissionais. Mulheres com TB podem vivenciar adversidades também relacionadas ao próprio transtorno. Um estudo com 498 mulheres com TB, que foram divididas em três grupos, 202 (41%) na faixa etária reprodutiva, 101 (20%) no grupo de transição menopausal e 195 (39%) no grupo pós--menopausa, teve por objetivo comparar mulheres nas fases reprodutiva, transição da menopausa e pós-menopausa. Foram avaliados medidas de qualidade de vida e sintomas psicológicos associados ao TB. Os autores concluíram que a qualidade de vida foi menor para as mulheres durante a fase de transição em comparação com outras fases do ciclo, sendo mais propensas a relatar sintomas depressivos. Além disso, os sintomas ansiosos foram significativamente maiores nas fases de transição e pós-menopausa em comparação com o grupo em faixa etária reprodutiva.[33]

COMORBIDADES E O TRANSTORNO BIPOLAR NA MULHER

As comorbidades e o TB são vivenciados na prática clínica e evidenciadas na literatura. Um estudo recente, realizado com pacientes bipolares, identificou que as mulheres apresentam uma prevalência significativamente maior de transtornos alimentares, agorafobia, fobia específica e transtorno de pânico (TP),[34] impondo uma atenção especial em relação ao tratamento.

A literatura traz uma série de relatos sobre uma forte relação entre o TB e as alterações do humor no período pré-menstrual. Mulheres com transtorno disfórico pré-menstrual (TDPM) — a forma mais grave de distúrbios pré-menstruais — comórbido com TB parecem ter um curso mais complexo da doença, incluindo aumento de comorbidades psiquiátricas, início precoce de TB e maior número de episódios de humor. É importante ressaltar que pode haver uma ligação entre a puberdade e o início do TB em mulheres com TDPM e TB comórbidos, marcada por um intervalo encurtado entre o início dos sintomas e a menarca. O tratamento do TDPM tem sido um desafio, uma vez que a primeira escolha seriam os ISRSs, já descritos neste capítulo sobre sua dificuldade no manejo do TB.[35]

Mulheres com TB e TDPM comórbidos tiveram aumento dos sintomas de doença, incluindo idade mais precoce de início da doença, taxas mais altas de ciclagem rápida e maior número de episódios depressivos, hipomaníacos e maníacos, além de comorbidades, incluindo transtornos de ansiedade, transtorno de estresse pós-traumático (TEPT), transtornos alimentares, transtorno por uso de substância (TUS) e transtorno de déficit de atenção/hiperatividade (TDAH) em adultos.[36]

A síndrome dos ovários policísticos (SOP) também merece atenção, uma vez que mulheres com TB apresentam alta prevalência dessa síndrome e de outros distúrbios reprodutivos antes mesmo do diagnóstico ou tratamento da doença. Uma recente revisão da literatura concluiu que distúrbios metabólicos e imunológicos, incluindo disfunção do eixo HHA, alterações microbianas intestinais, estado inflamatório crônico, alterações de adipocinas e distúrbio do ritmo circadiano são observados em pacientes com TB e SOP. Esses distúrbios podem ser responsáveis pelo aumento da prevalência de SOP na população com TB e indicam uma sobreposição de genes de suscetibilidade entre as duas patologias.[37]

As comorbidades clínicas no TB também merecem atenção. Um estudo observacional retrospectivo de base populacional, com 20.807 episódios de hospitalizações, identificou que, desses, 2.145 (10,3%) tiveram ≥1 comorbidade de insuficiência cardíaca congestiva (ICC), sendo o diabetes a mais prevalente. Além disso, pacientes com registro de infarto agudo do miocárdio (IAM), doença vascular periférica e diagnóstico de doença renal apresentaram maior mortalidade hospitalar.[38]

Sendo frequente a sobreposição de diagnósticos, o uso concomitante de várias medicações também se torna frequente. Os fatores associados ao uso de polifarmácia incluem sexo feminino, raça branca, idade > 50 anos, histórico de psicose, sintomas depressivos mais intensos, dosagem subterapêutica das medicações, menor adesão ao tratamento, comorbidades psiquiátricas e maior histórico de tentativas de suicídio.[39] Como percebido, as comorbidades na mulher com TB são comuns, e o correto manejo dos fármacos é imprescindível, a fim de se otimizar os tratamentos, evitando possíveis interações medicamentosas e eventos adversos.

CONSIDERAÇÕES FINAIS

Muito além da razão de prevalência ser semelhante entre os sexos, a apresentação, o início dos sintomas, os períodos de possíveis exacerbações, as comorbidades e a necessidade de adequação medicamentosa demonstram o quanto o TB pode ser distinto em relação ao gênero. Dessa forma, quanto maior o conhecimento dos clínicos, melhor será a condução dos tratamentos. Este capítulo teve por objetivo discutir, ainda que de forma sucinta, algumas particularidades do TB na mulher, reconhecendo, porém, que o tema é vasto e exige grande dedicação por parte dos profissionais de saúde mental. Novas perspectivas são aguardadas, a fim de melhorar a qualidade de vida das pacientes acometidas.

Por fim, vale destacar que:

- O TB na mulher apresenta características distintas e particularidades que impõem atenção ao manejo.
- As fases do ciclo vital da mulher têm relação com flutuações hormonais, e essas parecem ter repercussão sobre sintomas de humor.
- A gestação não é fator de proteção para os transtornos do humor: o manejo adequado é imprescindível para o bem-estar do binômio mãe–bebê.
- Comorbidades são frequentes e podem dificultar o diagnóstico do TB, bem como a condução adequada do tratamento.

REFERÊNCIAS

1. Merikangas KR, Jin R, He JP, Kessler RC, Lee S, Sampson NA, et al. Prevalence and correlates of bipolar spectrum disorder in the world mental health survey initiative. Arch Gen Psychiatry. 2011;68(3):241-51.
2. American Psychiatric Association. Manual diagnóstico e estatístico de transtornos mentais: DSM-5. 5. ed. Porto Alegre: Artmed; 2014.
3. Carvalho AF, Dimellis D, Gonda X, Vieta E, McIntyre RS, Fountoulakis KN. Rapid cycling in bipolar disorder: a systematic review. J Clin Psychiatry. 2014;75(6):e578-86.
4. Schaffer A, Isometsä ET, Tondo L, H Moreno D, Turecki G, Reis C, et al. International Society for Bipolar Disorders Task Force on Suicide: meta-analyses and meta-regression of correlates of suicide attempts and suicide deaths in bipolar disorder. Bipolar Disord. 2015;17(1):1-16.
5. Dell'Osso B, Cafaro R, Ketter TA. Has bipolar disorder become a predominantly female gender related condition? Analysis of recently published large sample studies. Int J Bipolar Disord. 2021;9(1):3.
6. Van Meter A, Moreira ALR, Youngstrom E. Updated meta-analysis of epidemiologic studies of pediatric bipolar disorder. J Clin Psychiatry. 2019;80(3):18r12180.
7. Yatham LN, Kennedy SH, Parikh SV, Schaffer A, Bond DJ, Frey BN, et al. Canadian network for mood and anxiety treatments (CANMAT) and International Society for Bipolar Disorders (ISBD) 2018 guidelines for the management of patients with bipolar disorder. Bipolar Disord. 2018;20(2):97-170.
8. Diler RS, Goldstein TR, Hafeman D, Rooks BT, Sakolsky D, Goldstein BI, et al. Characteristics of depression among offspring at high and low familial risk of bipolar disorder. Bipolar Disord. 2017;19(5):344-52.
9. Kenna HA, Reynolds-May M, Stepanenko A, Ketter TA, Hallmayer J, Rasgon NL. Blood levels of brain derived neurotrophic factor in women with bipolar disorder and healthy control women. J Affect Disord. 2014;156:214-8.
10. Pedrotti Moreira F, Cardoso TC, Mondin TC, Wiener CD, Mattos Souza LD, Oses JP, et al. Serum level of nerve growth factor is a potential biomarker of conversion to bipolar disorder in women with major depressive disorder. Psychiatry Clin Neurosci. 2019;73(9):590-3.
11. Giménez-Palomo A, Dodd S, Anmella G, Carvalho AF, Scaini G, Quevedo J, et al. The role of mitochondria in mood disorders: from physiology to pathophysiology and to treatment. Front Psychiatry. 2021;12:546801.

12. Scaini G, Valvassori SS, Diaz AP, Lima CN, Benevenuto D, Fries GR, et al. Neurobiology of bipolar disorders: a review of genetic components, signaling pathways, biochemical changes, and neuroimaging findings. Braz J Psychiatry. 2020;42(5):536-51.

13. Lombardo G, Mondelli V, Dazzan P, Pariante CM. Sex hormones and immune system: A possible interplay in affective disorders? A systematic review. J Affect Disord. 2021;290:1-14.

14. Fernandes BS, Steiner J, Molendijk ML, Dodd S, Nardin P, Gonçalves CA, et al. C-reactive protein concentrations across the mood spectrum in bipolar disorder: a systematic review and meta-analysis. Lancet Psychiatry. 2016;3(12):1147-56.

15. Belvederi Murri M, Prestia D, Mondelli V, Pariante C, Patti S, Olivieri B, et al. The HPA axis in bipolar disorder: systematic review and meta-analysis. Psychoneuroendocrinology. 2016;63:327-42.

16. Aas M, Vecchio C, Pauls A, Mehta M, Williams S, Hazelgrove K, et al. Biological stress response in women at risk of postpartum psychosis: the role of life events and inflammation. Psychoneuroendocrinology. 2020;113:104558.

17. Benard V, Etain B, Vaiva G, Boudebesse C, Yeim S, Benizri C, et al. Sleep and circadian rhythms as possible trait markers of suicide attempt in bipolar disorders: An actigraphy study. J Affect Disord. 2019;244:1-8.

18. Post RM, Goldstein BI, Birmaher B, Findling RL, Frey BN, DelBello MP, et al. Toward prevention of bipolar disorder in at-risk children: potential strategies ahead of the data. J Affect Disord. 2020;272:508-20.

19. Freeman MP, Smith KW, Freeman SA, McElroy SL, Kmetz GE, Wright R, et al. The impact of reproductive events on the course of bipolar disorder in women. J Clin Psychiatry. 2002;63(4):284-7.

20. Steiner M, Dunn E, Born L. Hormones and mood: from menarche to menopause and beyond. J Affect Disord. 2003r;74(1):67-83.

21. Dualibe AL, Osório FL. Bipolar disorder and early emotional trauma: a critical literature review on indicators of prevalence rates and clinical outcomes. Harv Rev Psychiatry. 2017;25(5):198-208.

22. Haussleiter IS, Neumann E, Lorek S, Ueberberg B, Juckel G. Role of child maltreatment and gender for bipolar symptoms in young adults. Int J Bipolar Disord. 2020;8(1):10.

23. Viktorin A, Lichtenstein P, Thase ME, Larsson H, Lundholm C, Magnusson PK, et al. The risk of switch to mania in patients with bipolar disorder during treatment with an antidepressant alone and in combination with a mood stabilizer. Am J Psychiatry. 2014;171(10):1067-73.

24. Perich TA, Roberts G, Frankland A, Sinbandhit C, Meade T, Austin MP, et al. Clinical characteristics of women with reproductive cycle-associated bipolar disorder symptoms. Aust N Z J Psychiatry. 2017;51(2):161-7.

25. Morton A, Teasdale S. Physiological changes in pregnancy and their influence on the endocrine investigation. Clin Endocrinol (Oxf). 2022;96(1):3-11.

26. Gipson JD, Koenig MA, Hindin MJ. The effects of unintended pregnancy on infant, child, and parental health: a review of the literature. Stud Fam Plann. 2008;39(1):18-38.

27. Abajobir AA, Maravilla JC, Alati R, Najman JM. A systematic review and meta-analysis of the association between unintended pregnancy and perinatal depression. J Affect Disord. 2016;192:56-63.

28. Pennell PB, Newport DJ, Stowe ZN, Helmers SL, Montgomery JQ, Henry TR. The impact of pregnancy and childbirth on the metabolism of lamotrigine. Neurology. 2004;62(2):292-5.

29. Clark CT. Psychotropic drug use in perinatal women with bipolar disorder. Semin Perinatol. 2020;44(3):151230.

30. Westin AA, Brekke M, Molden E, Skogvoll E, Castberg I, Spigset O. Treatment with antipsychotics in pregnancy: changes in drug disposition. Clin Pharmacol Ther. 2018;103(3):477-84.

31. Bodén R, Lundgren M, Brandt L, Reutfors J, Andersen M, Kieler H. Risks of adverse pregnancy and birth outcomes in women treated or not treated with mood stabilisers for bipolar disorder: population based cohort study. BMJ. 2012;345:e7085.

32. Gilden J, Poels EMP, Lambrichts S, Vreeker A, Boks MPM, Ophoff RA, et al. Bipolar episodes after reproductive events in women with bipolar I disorder, A study of 919 pregnancies. J Affect Disord. 2021;295:72-9.

33. Perich T, Ussher J, Fraser I, Perz J. Quality of life and psychological symptoms for women with bipolar disorder - a comparison between reproductive, menopause transition and post-menopause phases. Maturitas. 2021;143:72-7.

34. Loftus J, Scott J, Vorspan F, Icick R, Henry C, Gard S, et al. Psychiatric comorbidities in bipolar disorders: An examination of the prevalence and chronology of onset according to sex and bipolar subtype. J Affect Disord. 2020;267:258-63.
35. Slyepchenko A, Minuzzi L, Frey BN. Comorbid premenstrual dysphoric disorder and bipolar disorder: a review. Front Psychiatry. 2021;12:719241.
36. Slyepchenko A, Frey BN, Lafer B, Nierenberg AA, Sachs GS, Dias RS. Increased illness burden in women with comorbid bipolar and premenstrual dysphoric disorder: data from 1 099 women from STEP-BD study. Acta Psychiatr Scand. 2017;136(5):473-82.
37. Dai W, Liu J, Qiu Y, Teng Z, Li S, Huang J, et al. Shared postulations between bipolar disorder and polycystic ovary syndrome pathologies. Prog Neuropsychopharmacol Biol Psychiatry. 2022;115:110498.
38. Henriques F, Ferreira AR, Gonçalves-Pinho M, Freitas A, Fernandes L. Bipolar disorder and medical co-morbidities: a portuguese population-based observational retrospective study (2008-2015). J Affect Disord. 2022;298(Pt A):232-8.
39. Kim AM, Salstein L, Goldberg JF. A systematic review of complex polypharmacy in bipolar disorder: prevalence, clinical features, adherence, and preliminary recommendations for practitioners. J Clin Psychiatry. 2021;82(3):20r13263.

9 TRANSTORNO DISFÓRICO PRÉ-MENSTRUAL

Joel Rennó Jr.
Rodrigo Darouche Gimenez
Alexandre Okanobo Azuma
Maíra Pinheiro Maux Lessa

A síndrome pré-menstrual, ou tensão pré-menstrual (TPM), como é popularmente conhecida, é um quadro caracterizado por sintomas físicos e afetivos durante a fase lútea do ciclo menstrual. É um quadro frequente, que, em geral, não causa prejuízo significativo,[1] havendo estimativas de que a prevalência, ao longo de um ano, varie entre 20 e 30%,[2] e que até 80% das mulheres seja afetada ao menos uma vez durante a vida.[3,4] Já o transtorno disfórico pré-menstrual (TDPM) causa importante comprometimento social e ocupacional. Trata-se de uma condição clínica crônica, de caráter cíclico e intermitente, em que os sintomas surgem cerca de duas semanas antes da menstruação e remitem, ou se tornam mínimos, após o início dela, sendo seguidos, então, por um período assintomático.[5]

Há uma grande variação nos critérios diagnósticos e nos métodos de seleção de pacientes nos estudos publicados, o que dificulta a determinação da prevalência do TDPM,[6,7] mas há dados que estimam uma prevalência global entre 1,1 e 3,1%.[8-12] No Brasil, em uma amostra universitária, verificou-se uma prevalência de 6,2%.[13] Outro estudo, realizado com uma população clínica, de mulheres atendidas no ambulatório de Ginecologia do Hospital das Clínicas da Faculdade de Medicina da Universidade de São Paulo,[14] essa prevalência foi de 2,9% (no grupo de 10 a 19 anos) até 16,1% (no grupo de 40 a 49 anos), e foi verificada incidência de síndrome pré-menstrual de 35%.

Esses estudos usaram, no entanto, um conjunto de critérios diagnósticos já ultrapassado. A despeito de ser um quadro conhecido de longa data, com relatos iniciais na literatura médica datando do início dos anos 1930,[15] apenas a 5ª edição do *Manual diagnóstico e estatísticos de transtornos mentais* (DSM-5) trouxe o TDPM como um transtorno,[16] sendo que a edição anterior o incluía apenas como um conjunto de critérios que requer pesquisa adicional.[17] Este capítulo explorará os principais aspectos relacionados ao diagnóstico e ao tratamento desse grave transtorno psiquiátrico, que traz tanto prejuízo às mulheres acometidas.

DIAGNÓSTICO

O diagnóstico do TDPM pode ser feito por meio dos critérios da 11ª revisão da *Classificação internacional de doenças* (CID-11). Ele será realizado a partir da identificação de um padrão de alterações do humor, incluindo irritabilidade e depressão, sintomas somáticos, como dores nas articulações, letargia e excessos alimentares, ou cognitivos, como esquecimentos e dificuldades de concentração, começando dias antes da menstruação, melhorando ao menstruar e tornando-se ausentes ou mínimos aproximadamente uma semana após o início da menstruação. Há a sugestão de se utilizar um diário prospectivo de sintomas para confirmar a relação com a fase lútea do ciclo menstrual. Também é importante que os sintomas sejam suficientemente severos, chegando a trazer sofrimento significativo ou prejuízos na vida pessoal, familiar, social, acadêmica, ocupacional ou em outras áreas importantes do funcionamento e que não representam apenas uma exacerbação de outro transtorno mental.[18]

No caso do DSM-5, de modo similar, deve-se observar cinco ou mais sintomas, em uma lista de 11, na maior parte dos ciclos menstruais, começando na semana final da menstruação, com melhora poucos dias após o início desta, e que se tornam mínimos ou ausentes posteriormente (ver **Quadro 9.1**). Ao menos um desses sintomas deve ser de caráter afetivo, seja labilidade afetiva, irritabilidade, humor deprimido ou ansiedade/tensão. De maneira simultânea, devem estar presentes um ou mais dos seguintes sintomas específicos: diminuição do interesse nas atividades, problemas de concentração, letargia ou fadiga, alterações do apetite, alterações do padrão de sono, sensação de estar sobrecarregada ou fora de controle e sintomas físicos, como sensibilidade nas mamas, dor articular, inchaço ou ganho de peso. Os sintomas devem estar presentes durante a maior parte dos ciclos menstruais ao longo de um ano, e o diagnóstico deve ser confirmado por uma análise prospectiva diária dos próximos dois ciclos. É essencial que os sintomas se iniciem somente na fase lútea, melhorem alguns dias após o início da menstruação e remitam ou se tornem insignificantes após. Adicionalmente, os sintomas devem interferir de modo significativo na vida social, ocupacional ou nos relacionamentos interpessoais da paciente.[16]

■ INSTRUMENTOS DE AVALIAÇÃO E RASTREAMENTO

O uso de instrumentos para averiguar a gravidade dos sintomas pré-menstruais é muito importante para a coleta de dados clínicos relevantes e objetivos, e é fundamental para o diagnóstico adequado e eficiente do TDPM.[1] Atualmente, as ferramentas mais utilizadas são o Daily Record of Severity of Problems (DRSP) e o Premenstrual Symptoms Screening Tool (PSST), mas há outras opções, como o Premenstrual Record of Impact and Severity of Menstruation (PRISM), o Calendar of Premenstrual Experiences (COPE), o Daily Symptom Report (DSR) e a Visual Analogue Scale (VAS).[19] Ainda carecemos, no entanto, de opções traduzidas para o português e validadas na nossa população.[5]

Quadro 9.1
Critérios diagnósticos do TDPM de acordo com o DSM-5

A. Na maioria dos ciclos menstruais, pelo menos cinco sintomas devem estar presentes na semana final antes do início da menstruação, começarem a melhorar poucos dias depois do início da menstruação e tornarem-se mínimos ou ausentes na semana pós-menstrual.

B. Um (ou mais) dos seguintes sintomas deve estar presente:
1. Labilidade afetiva acentuada (p. ex., mudanças de humor; sentir-se repentinamente triste ou chorosa ou sensibilidade aumentada à rejeição).
2. Irritabilidade ou raiva acentuadas ou aumento nos conflitos interpessoais.
3. Humor deprimido acentuado, sentimentos de desesperança ou pensamentos autodepreciativos.
4. Ansiedade acentuada, tensão e/ou sentimentos de estar nervosa ou no limite.

C. Um (ou mais) dos seguintes sintomas deve adicionalmente estar presente para atingir um total de cinco sintomas quando combinados com os sintomas do Critério B.
1. Interesse diminuído pelas atividades habituais (p. ex., trabalho, escola, amigos, passatempos).
2. Sentimento subjetivo de dificuldade em se concentrar.
3. Letargia, fadiga fácil ou falta de energia acentuada.
4. Alteração acentuada do apetite; comer em demasia; ou avidez por alimentos específicos.
5. Hipersonia ou insônia.
6. Sentir-se sobrecarregada ou fora de controle.
7. Sintomas físicos como sensibilidade ou inchaço das mamas, dor articular ou muscular, sensação de "inchaço" ou ganho de peso.

D. Os sintomas estão associados a sofrimento clinicamente significativo ou à interferência no trabalho, na escola, em atividades sociais habituais ou relações com outras pessoas (p. ex., esquiva de atividades sociais; diminuição da produtividade e eficiência no trabalho, na escola ou em casa).

E. A perturbação não é meramente uma exacerbação dos sintomas de outro transtorno, como transtorno depressivo maior (TDM), transtorno de pânico (TP), transtorno depressivo persistente (distimia) ou um transtorno da personalidade (embora possa ser concomitante a qualquer um desses transtornos).

F. O Critério A deve ser confirmado por avaliações prospectivas diárias durante pelo menos dois ciclos sintomáticos. (Nota: O diagnóstico pode ser feito provisoriamente antes dessa confirmação.)

G. Os sintomas não são consequência dos efeitos fisiológicos de uma substância (p. ex., droga de abuso, medicamento, outro tratamento) ou de outra condição médica (p. ex., hipertireoidismo).

Nota: Os sintomas nos Critérios A-C devem ser satisfeitos para a maioria dos ciclos menstruais que ocorreram no ano precedente.
Fonte: American Psychiatric Association.[16]

DAILY RECORD OF SEVERITY OF PROBLEMS

A primeira escala a permitir o diagnóstico prospectivo das síndromes pré-menstruais e do TDPM, de acordo com os critérios do DSM, foi a DRSP.[20] Trata-se de um instrumento que cobre alterações físicas, comportamentais e do humor em 21 itens, além de abordar questões como prejuízos no trabalho, atividades sociais e relacionamentos interpessoais. Os itens são graduados de 0 a 6, de acordo com a gravidade, e cobrem os prejuízos diários ao longo de todo o ciclo menstrual, sendo possível diagnosticar o TDPM com o preenchimento de dois ciclos completos.

PREMENSTRUAL SYMPTOMS SCREENING TOOL

Outro instrumento utilizado para identificar mulheres com TDPM é a PSST, uma ferramenta que consome menos tempo para realizar o diagnóstico em comparação ao DRSP, por acessar os sintomas de modo retrospectivo. Tendo como base os critérios diagnósticos do DSM-IV, ela inclui 14 sintomas, focando principalmente nos sintomas comportamentais e de humor, e com apenas um item correspondendo aos sintomas físicos, eles são pontuados de zero a três, de acordo com a frequência.[21] Um estudo recente comparando esse instrumento com a DRSP apontou que a PSST tem alta sensibilidade e baixa especificidade para o diagnóstico do TDPM. Um motivo provável para essa diferença é a dificuldade das pacientes em lembrar o momento e a gravidade dos sintomas ao analisar retrospectivamente.[22]

■ DIAGNÓSTICOS DIFERENCIAIS

É importante que, ao diagnosticar o TDPM, seja feita uma diferenciação adequada entre as pacientes que apresentam uma síndrome pré-menstrual de maior gravidade, mas que, eventualmente, não fecham critérios para o transtorno. Outra situação comum é aquela em que a paciente apresenta uma descompensação de outro transtorno do humor no período pré-menstrual. Essas mulheres podem apresentar limitações e prejuízos significativos, mas não podem ter seus quadros clínicos caracterizados como TDPM. Para o diagnóstico correto do transtorno, é necessário que as pacientes apresentem os critérios completos do DSM-5, ainda que as que apresentam alterações do humor de maneira significativa sem completar a quantidade ou a severidade esperada dos sintomas possam ter sofrimento comparável e precisem, igualmente, de atenção psiquiátrica. Essa diferenciação é fundamental, pois a inclusão dessas pacientes em pesquisas focadas na etiologia ou no tratamento específico do TDPM pode ser um problema para o avanço científico na área. Ademais, mesmo focando no aspecto assistencial, a imprecisão diagnóstica pode levar a iatrogenias, como a prescrição de inibidores seletivos da recaptação da serotonina (ISRSs) apenas na fase lútea, um tratamento efetivo para o TDPM, que pode ser inapropriado em outros transtornos do humor com exacerbação na fase pré-menstrual do ciclo.[23]

Esse tipo de situação, em que um transtorno do humor apresenta piora significativa no período pré-menstrual, é muito comum, e a confusão com TDPM é compreensível, pois esse transtorno apresenta diversos sintomas em comum com outros diagnósticos psiquiátricos. Uma das formas mais efetivas de evitar essa situação é sempre fazer uma avaliação prospectiva dos sintomas utilizando uma ferramenta validada, como o já mencionado DSRP, e verificar a relação com a fase lútea do ciclo menstrual. Quanto às doenças clínicas que podem apresentar sintomas semelhantes aos das síndromes pré-menstruais, podem ser destacadas enxaqueca, anemia, diabetes, asma, síndromes epiléticas, endometriose, fibrose uterina e o hipotireoidismo. Essas possibilidades devem ser consideradas, e o diagnóstico adequado só será possível se elas forem excluídas como fatores causais para os sintomas.[1]

■ EXAMES COMPLEMENTARES

Uma avaliação clínica, psiquiátrica e ginecológica extensa e cuidadosa é suficiente para o diagnóstico das síndromes menstruais, inclusive do TDPM, e testes laboratoriais com a dosagem de hormônios gonadais não são úteis.[24] Outros exames laboratoriais e de imagem devem ser utilizados apenas para a eliminação de diagnósticos diferenciais relevantes que produzem sintomas semelhantes aos do TDPM, como anemias, endometriose e hipotireoidismo.[25]

FISIOPATOLOGIA

Apesar de ainda não haver um esclarecimento completo da etiologia do TDPM, pode-se esperar que haja uma relação com a flutuação dos hormônios gonadais do ciclo menstrual, uma vez que há importante relação temporal entre o surgimento dos sintomas e a fase lútea do ciclo. Assim, é necessário, para o entendimento adequado do TDPM, que se discuta de maneira sucinta a fisiologia do ciclo menstrual, ainda que esse tema não seja o foco deste capítulo.

O ciclo menstrual pode ser dividido em duas fases, a chamada fase folicular, que vai do primeiro dia da menstruação até a ovulação, e a chamada fase lútea, da ovulação até o início da menstruação. Essas fases estão associadas à flutuação dos hormônios ovarianos, o estradiol (E2) e a progesterona (P4). A atividade ovariana resulta da liberação do hormônio liberador de gonadotrofina (GnRH) pelo hipotálamo. Esse hormônio atua sobre a secreção das gonadotrofinas hipofisárias, que são o hormônio luteinizante (LH) e o hormônio folículo estimulante (FSH). A secreção ocorre de maneira alternada, em resposta ao *feedback* dos níveis de P4 e E2, respectivamente.

No início do ciclo, os níveis de P4 e de E2 estão baixos, o que leva à secreção do FSH. Com o aumento dos níveis de FSH, há o desenvolvimento dos folículos ovarianos e a liberação de níveis cada vez maiores de E2, culminando na formação de um folículo dominante, que passa a manter a liberação do E2 de forma independente do FSH. No final da fase folicular, o pico de E2 faz, pontualmente, um *feedback* positivo com o LH e suprime a liberação de FSH. Cerca de 36 horas após esse pico, ocorre a ovulação.

A transição da fase folicular para a fase lútea do ciclo menstrual é marcada pela ovulação. Nessa fase, uma quantidade maior de P4 é produzida e secretada pelo corpo lúteo, que é um resquício do folículo dominante ovulado. Essa estrutura também atua mantendo uma produção de E2, que, associado à P4, suprime o FSH e o LH. Caso não haja fertilização, a degradação do corpo lúteo ocorre em 14 dias, levando a uma queda dos níveis de E2 e P4, o que causa a menstruação. Os níveis hormonais baixos cessam a supressão do hipotálamo e da glândula hipófise, iniciando um novo ciclo.[1]

Já foi sugerido que níveis alterados dos hormônios ovarianos poderiam ser a causa dos sintomas no TDPM, uma vez que há marcada coincidência de natureza temporal entre a ocorrência destes e o período final da fase lútea do ciclo menstrual. No entanto, não é possível detectar níveis anormais que permitam estabelecer essa relação de causalidade.[26] Dessa forma, no momento, a hipótese mais discutida é a de que o transtorno se manifesta em mulheres que têm maior sensibilidade à variação dos níveis hormonais, o que é corroborado pelo fato de que algumas delas têm uma remissão total dos sintomas após uma supressão ovariana.[27]

Há uma enorme quantidade de fatores que podem estar relacionados à fisiopatologia do TDPM, e, mesmo que ainda não haja uma explicação definitiva sobre sua causa, alguns deles têm ocupado lugar de destaque nos estudos.

Progesterona (P4): a P4 é um dos principais alvos de estudo nessa área, uma vez que, a cada ciclo, seus níveis caem no mesmo momento em que surgem os sintomas do TDPM. Apesar de essa relação temporal ser bem clara, em um estudo comparando mulheres com sintomatologia pré-menstrual e um grupo-controle, não foi possível estabelecer uma diferença no nível plasmático desse hormônio ou de outros como o E2, FSH e LH.[28] Ademais, a administração de P4 às mulheres afetadas não trouxe melhora significativa dos sintomas.[29]

Alopregnanolona (ALLO): a ALLO é um metabólito neuroativo da P4 que flutua em paralelo a ela durante o ciclo menstrual.[30] Ela é sintetizada no sistema nervoso central (SNC) e tem efeito agonista do ácido gama-aminobutírico (GABA). Níveis aumentados de ALLO na fase lútea tardia do ciclo menstrual estão associados a sintomas de humor mais intensos em mulheres afetadas pelo TDPM,[31] e houve melhora desse tipo de sintomas com a inibição da enzima responsável pela conversão da P4 em ALLO.[32] Seria de se esperar que níveis elevados de moduladores positivos dos receptores GABA, como a ALLO e os benzodiazepínicos (BZDs), exercessem efeitos ansiolíticos e sedativos,[33] mas foi observada uma reação paradoxal nas mulheres com diagnóstico de TDPM, de forma que altas concentrações de ALLO se associaram à piora dos sintomas de humor na fase lútea.[31] Dessa forma, vem sendo sugerido o modelo de que, nessas mulheres, o aumento dos sintomas de humor na fase lútea esteja associado aos níveis normais de ALLO, enquanto níveis mais altos ou mais baixos teriam menor efeito.[30]

Serotonina: a serotonina é uma das moléculas mais estudadas para o entendimento dos transtornos do humor, e é possível que ela tenha um papel muito relevante na fisiopatologia das síndromes pré-menstruais.[34] Nos quadros depressivos mais comuns, o tratamento com serotoninérgicos é muito eficaz, mas é necessário esperar um tempo significativo em uso dos medicamentos para observar melhora.[35] No caso do TDPM, é comum observar uma redução dos sintomas poucos dias após o início do uso,[36] permitindo a administração apenas durante a fase lútea do ciclo menstrual. A despeito disso, não é possível inferir uma relação de causalidade para o transtorno apenas utilizando dados da resposta ao uso dos medicamentos.

Fator neurotrófico derivado do cérebro (BDNF): o BDNF é um fator trófico associado ao crescimento e à sobrevivência neuronal, bem como à sinalização e à plasticidade sináptica, e a sua relação com TDPM vem sendo muito investigada. Ele pode estar envolvido na mediação dos efeitos da P4 sobre o humor e a cognição,[37] e sua expressão é aumentada pelo estrogênio.[38] Níveis elevados de BDNF foram verificados nas duas fases do ciclo menstrual de pacientes com TDPM em relação a controles saudáveis,[39] além de terem sido reportados níveis significativamente aumentados na fase lútea em relação à fase folicular em mulheres afetadas.[40]

Fatores genéticos: até o momento, as evidências para uma base genética do TDPM são limitadas e conflitantes.[41] Há um polimorfismo primário do gene que codifica o transportador de serotonina (SERT) que tem sido amplamente investigado, e um dos alelos que o compõem foi associado a traços de neuroticismo em mulheres afetadas pelo transtorno,[42] mas outros estudos não encontraram relação entre a região polimórfica em questão e o TDPM.[43,44]

TRATAMENTO

Tendo em vista a complexidade das síndromes pré-menstruais, é de se esperar que não haja um tratamento único que seja efetivo para todas as mulheres. No entanto, diversas opções efetivas, baseadas em evidências, vêm sendo propostas, tanto não medicamentosas quanto medicamentosas, estas últimas envolvendo desde a regulação de neurotransmissores até a supressão dos esteroides gonadais.[5]

Dentre as possíveis intervenções não farmacológicas, deve-se destacar a importância dos hábitos de vida saudáveis. A atividade física é frequentemente recomendada, apesar de haver apenas estudos pequenos e de qualidade metodológica limitada. Uma dieta rica em carboidratos complexos e o uso de suplementos enriquecidos com triptofano têm evidências mais fortes, com efeito superior ao placebo na diminuição de sintomas da síndrome pré-menstrual, e se deve, provavelmente, a um aumento da disponibilidade central de serotonina. A terapia cognitivo-comportamental (TCC) é a mais estudada entre as alternativas para o tratamento farmacológico. Há estudos que indicam a TCC como uma estratégia de manutenção, porém sua utilização não trouxe benefícios adicionais significativos ao uso conjunto com antidepressivos. Por ter poucos estudos controlados e diferenças na avaliação do diagnóstico entre estudos, acaba não sendo um tratamento de primeira linha; ainda assim, é uma opção bastante recomendada, pois pode ajudar as pacientes a aprimorar habilidades necessárias ao manejo dos sintomas emocionais comuns no TDPM.[24,45]

Os tratamentos farmacológicos de primeira linha são os antidepressivos ISRSs e os inibidores de recaptação da serotonina e da noradrenalina (IRSNs). Seu uso está validado por diversos ensaios clínicos controlados que incluíram substâncias como paroxetina, fluoxetina, sertralina, venlafaxina, citalopram, escitalopram e duloxetina, em geral, administradas de maneira contínua, mas também apenas na fase lútea do ciclo, imediatamente após o início dos sintomas. Esse uso intermitente é possível porque há um rápido início da ação nessa população, provavelmente por conta dos efeitos desses medicamentos sobre a ALLO e, consequentemente, sobre o sistema GABA. Tanto no uso contínuo quanto no intermitente, é comum que as doses prescritas sejam mais baixas do que aquelas utilizadas no tratamento da depressão.[45] A decisão entre o uso contínuo do antidepressivo e o uso intermitente apenas na fase lútea do ciclo deve ser feita com cuidado e levando em conta características individuais de cada paciente. Pacientes que têm um ciclo menstrual regular e dificuldade de adesão a medicamentos de uso contínuo, que não apresentam quaisquer sintomas de humor na fase folicular, que têm preocupação com efeitos colaterais de longo prazo ou que apenas querem limitar a quantidade de medicamento que tomam, por exemplo, são boas candidatas ao uso intermitente. Aquelas que não tiverem resposta adequada a esse tratamento têm, além da opção de uma troca de medicamento, a possibilidade de tentar o uso contínuo.[19] Uma metanálise, incluindo ensaios clínicos duplo-cegos, randomizados e controlados, favoreceu o uso contínuo de ISRSs em detrimento do uso intermitente no TDPM.[46]

O suporte de evidências para o uso de contraceptivos combinados é esparso, e o risco de complicações tromboembólicas com algumas pílulas é preocupante, apesar de ser uma recomendação frequente na prática clínica. O uso de estrogênios, seja por via oral ou por implante transdérmico, também ainda carece de evidências, e mesmo a P4, muito mencionada como uma opção, ainda precisa de estudos adequados. Os agonistas do GnRH, se tomados de maneira contínua, promovem uma supressão total da liberação central do estrogênio e da ovulação, levando a um estado hipoestrogênico que traz grande melhora aos sintomas pré-menstruais. Essa opção, no entanto, tem como um efeito adverso importante a possibilidade de precipitar sintomas menopausais, e o alto custo associado à exposição aumentada ao risco de vaginites, sintomas vasomotores e diminuição da densidade óssea fazem com que esse tratamento fique reservado aos casos mais graves. Uma intervenção cirúrgica como a histerectomia total com salpingo-ooforectomia bilateral tem efeitos semelhantes e pode ser indicada para casos muito graves e refratários, mas, dado seu caráter irreversível, deve ser realizada apenas em pacientes que já demonstraram boa tolerabilidade a esse estado hipoestrogênico, por exemplo, passando primeiro pelo tratamento com agonistas de GnRH.[24]

À medida que o papel dos efeitos da ALLO sobre a atividade neural mediada por GABA venha sendo considerado significativo na etiologia do TDPM, novos tratamentos direcionados à sua neurotransmissão deverão surgir. Outra perspectiva importante para o futuro dos tratamentos é o estudo de possíveis preditores de resposta às opções atuais, possibilitando uma escolha mais individualizada das estratégias. Por fim, é importante também o desenvolvimento de terapias alternativas que possam trazer melhora à sintomatologia pré-menstrual.[5]

Quanto a direções futuras, a influência hormonal em sintomas psicológicos vem sendo estudada como possível terapêutica específica no TDPM. Um estudo multicêntrico caso-controle com 95 mulheres avaliou por três ciclos menstruais a ação do acetato de ulipristal, um modulador seletivo de receptor de P4 com ação antagonista. Ao final do estudo, houve uma melhora média de 41% na pontuação da escala DRSP em comparação com 22% no grupo-placebo. Replicação dos efeitos e maiores evidências são necessárias para melhor compreensão, mas é um passo promissor.[47]

CONSIDERAÇÕES FINAIS

A quantidade de conhecimento disponível sobre a etiopatogenia do TDPM tem tido um enorme crescimento, mas ainda faltam dados para seu entendimento completo. Trata-se de uma condição clínica complexa, cujo impacto para as pacientes não pode ser subestimado, e ainda é necessária muita discussão sobre as melhores estratégias de tratamento.[48,49]

A inclusão do TDPM no DSM-5 e na CID-11 é um marco importantíssimo, tanto para os estudiosos da área quanto para quem sofre com ele. Ainda assim, mais estudos são necessários, seja para o esclarecimento dos detalhes fisiopatológicos ou para o estabelecimento de melhores tratamentos.

Por fim, é fundamental que as síndromes pré-menstruais sejam reconhecidas como os importantes problemas de saúde que são, seja para promover uma redução das barreiras de acesso das pacientes ao cuidado médico, para consolidar uma mensagem social que traga validação a esses sintomas, bem como para fortalecer o combate a esse estigma.

REFERÊNCIAS

1. Mattina GF, Steiner M. Premenstrual dysphoric disorder. In: Rennó Jr J, Valadares G, Cantilino A, Mendes-Ribeiro J, Rocha R, Geraldo da Silva A, editors. Women's mental health: a clinical and evidence-based guide. London: Springer International; 2020. p. 73-93.
2. Biggs WS, Demuth RH. Premenstrual syndrome and premenstrual dysphoric disorder. Am Fam Physician. 2011;84(8):918-24.
3. Johnson SR, McChesney C, Bean JA. Epidemiology of premenstrual symptoms in a nonclinical sample. I. Prevalence, natural history and help-seeking behavior. J Reprod Med. 1988;33(4):340-6.
4. Wittchen H -U, Becker E, Lieb R, Krause P. Prevalence, incidence and stability of premenstrual dysphoric disorder in the community. Psychol Med. 2002;32(1):119-32.
5. Lafer B, Miguel EC, Elkis H, Forlenza OV, editores. Clínica psiquiátrica. 2. ed. São Paulo: Manole; 2020.
6. Halbreich U, Borenstein J, Pearlstein T, Kahn LS. The prevalence, impairment, impact, and burden of premenstrual dysphoric disorder (PMS/PMDD). Psychoneuroendocrinology. 2003;28 Suppl 3:1-23.
7. Epperson CN, Steiner M, Hartlage SA, Eriksson E, Schmidt PJ, Jones I, et al. Premenstrual dysphoric disorder: evidence for a new category for DSM-5. Am J Psychiatry. 2012;169(5):465-75.
8. Dueñas JL, Lete I, Bermejo R, Arbat A, Pérez-Campos E, Martínez-Salmeán J, et al. Prevalence of premenstrual syndrome and premenstrual dysphoric disorder in a representative cohort of Spanish women of fertile age. Eur J Obstet Gynecol Reprod Biol. 2011;156(1):72-7.

9. Qiao M, Zhang H, Liu H, Luo S, Wang T, Zhang J, et al. Prevalence of premenstrual syndrome and premenstrual dysphoric disorder in a population-based sample in China. Eur J Obstet Gynecol Reprod Biol. 2012;162(1):83-6.
10. Skrzypulec-Plinta V, Drosdzol A, Nowosielski K, Plinta R. The complexity of premenstrual dysphoric disorder--risk factors in the population of Polish women. Reprod Biol Endocrinol. 2010;8:141.
11. Hong JP, Park S, Wang HR, Chang SM, Sohn JH, Jeon HJ, et al. Prevalence, correlates, comorbidities, and suicidal tendencies of premenstrual dysphoric disorder in a nationwide sample of Korean women. Soc Psychiatry Psychiatr Epidemiol. 2012;47(12):1937-45.
12. Tschudin S, Bertea PC, Zemp E. Prevalence and predictors of premenstrual syndrome and premenstrual dysphoric disorder in a population-based sample. Arch Womens Ment Health. 2010;13(6):485-94.
13. Carvalho VCP de, Cantilino A, Carreiro NMP, Sá LF, Sougey EB. Repercussões do transtorno disfórico pré--menstrual entre universitárias Rev Psiquiatr Rio Gd Sul. 2009;31(2):105-11.
14. Diegoli MSC, Fonseca AM, Diegoli CA, Halbe HW, Bagnoli VR, Pinotti JA. Síndrome pré-menstrual: estudo da incidência e das variações sintomatológicas. Rev Ginecol Obstet. 1994;5(4):238-42.
15. Frank RT. The hormonal causes of premenstrual tension. Arch Neurol Psychiatry. 1931;26(5):1053-7.
16. American Psychiatric Association. Diagnostic and statistical manual of mental disorders. 5th ed. Washington: APA; 2013.
17. American Psychiatric Association. Diagnostic and statistical manual of mental disorders. 4th ed. Washington: APA; 2000.
18. Reed GM, First MB, Kogan CS, Hyman SE, Gureje O, Gaebel W, et al. Innovations and changes in the ICD-11 classification of mental, behavioural and neurodevelopmental disorders. World Psychiatry. 2019;18(1):3-19.
19. Steiner M, Pearlstein T, Cohen LS, Endicott J, Kornstein SG, Roberts C, et al. Expert guidelines for the treatment of severe PMS, PMDD, and comorbidities: the role of SSRIs. J Womens Health (Larchmt). 2006;15(1):57-69.
20. Endicott J, Nee J, Harrison W. Daily record of severity of problems (DRSP): reliability and validity. Arch Womens Ment Health. 2006;9(1):41-9.
21. Steiner M, Macdougall M, Brown E. The premenstrual symptoms screening tool (PSST) for clinicians. Arch Womens Ment Health. 2003;6(3):203-9.
22. Henz A, Ferreira CF, Oderich CL, Gallon CW, Castro JRS, Conzatti M, et al. Premenstrual syndrome diagnosis: a comparative study between the daily record of severity of problems (DRSP) and the premenstrual symptoms screening tool (PSST). Rev Bras Ginecol Obstet. 2018;40(1):20-5.
23. Epperson CN, Hantsoo LV. Making strides to simplify diagnosis of premenstrual dysphoric disorder. Am J Psychiatry. 2017;174(1):6-7.
24. Yonkers KA, Simoni MK. Premenstrual disorders. Am J Obstet Gynecol. 2018;218(1):68-74.
25. Hofmeister S, Bodden S. Premenstrual syndrome and premenstrual dysphoric disorder. Am Fam Physician. 2016;94(3):236-40.
26. Rubinow DR, Schmidt PJ. Gonadal steroid regulation of mood: the lessons of premenstrual syndrome. Front Neuroendocrinol. 2006;27(2):210-6.
27. Schmidt PJ, Martinez PE, Nieman LK, Koziol DE, Thompson KD, Schenkel L, et al. Premenstrual dysphoric disorder symptoms following ovarian suppression: triggered by change in ovarian steroid levels but not continuous stable levels. Am J Psychiatry. 2017;174(10):980-9.
28. Rubinow DR, Hoban MC, Grover GN, Galloway DS, Roy-Byrne P, Andersen R, et al. Changes in plasma hormones across the menstrual cycle in patients with menstrually related mood disorder and in control subjects. Am J Obstet Gynecol. 1988;158(1):5-11.
29. Freeman E, Rickels K, Sondheimer SJ, Polansky M. Ineffectiveness of progesterone suppository treatment for premenstrual syndrome. JAMA. 1990;264(3):349-53.
30. Bäckström T, Bixo M, Johansson M, Nyberg S, Ossewaarde L, Ragagnin G, et al. Allopregnanolone and mood disorders. Prog Neurobiol. 2014;113:88-94.
31. Andréen L, Nyberg S, Turkmen S, van Wingen G, Fernández G, Bäckström T. Sex steroid induced negative mood may be explained by the paradoxical effect mediated by GABAA modulators. Psychoneuroendocrinology. 2009;34(8):1121-32.

32. Martinez PE, Rubinow DR, Nieman LK, Koziol DE, Morrow AL, Schiller CE, et al. 5α-Reductase inhibition prevents the luteal phase increase in plasma allopregnanolone levels and mitigates symptoms in women with premenstrual dysphoric disorder. Neuropsychopharmacology. 2016;41(4):1093-102.
33. Timby E, Balgård M, Nyberg S, Spigset O, Andersson A, Porankiewicz-Asplund J, et al. Pharmacokinetic and behavioral effects of allopregnanolone in healthy women. Psychopharmacology (Berl). 2006;186(3):414-24.
34. Marjoribanks J, Brown J, O'Brien PM, Wyatt K. Selective serotonin reuptake inhibitors for premenstrual syndrome. Cochrane Database Syst Rev. 2013;2013(6):CD001396.
35. Frazer A, Benmansour S. Delayed pharmacological effects of antidepressants. Mol Psychiatry. 2002;7 Suppl 1:S23-8.
36. Sundblad C, Hedberg MA, Eriksson E. Clomipramine administered during the luteal phase reduces the symptoms of premenstrual syndrome: a placebo-controlled trial. Neuropsychopharmacology. 1993;9(2):133-45.
37. Singh M, Su C. Progesterone, brain-derived neurotrophic factor and neuroprotection. Neuroscience. 2013;239:84-91.
38. Borrow AP, Cameron NM. Estrogenic mediation of serotonergic and neurotrophic systems: implications for female mood disorders. Prog Neuropsychopharmacol Biol Psychiatry. 2014;54:13-25.
39. Oral E, Ozcan H, Kirkan TS, Askin S, Gulec M, Aydin N. Luteal serum BDNF and HSP70 levels in women with premenstrual dysphoric disorder. Eur Arch Psychiatry Clin Neurosci. 2013;263(8):685-93.
40. Oral E, Kirkan TS, Yildirim A, Kotan Z, Cansever Z, Ozcan H, et al. Serum brain-derived neurotrophic factor differences between the luteal and follicular phases in premenstrual dysphoric disorder. Gen Hosp Psychiatry. 2015;37(3):266-72.
41. McEvoy K, Osborne LM, Nanavati J, Payne JL. Reproductive affective disorders: a review of the genetic evidence for premenstrual dysphoric disorder and postpartum depression. Curr Psychiatry Rep. 2017;19(12):94.
42. Gingnell M, Comasco E, Oreland L, Fredrikson M, Sundström-Poromaa I. Neuroticism-related personality traits are related to symptom severity in patients with premenstrual dysphoric disorder and to the serotonin transporter gene-linked polymorphism 5-HTTPLPR. Arch Womens Ment Health. 2010;13(5):417-23.
43. Melke J, Westberg L, Landén M, Sundblad C, Eriksson O, Baghei F, et al. Serotonin transporter gene polymorphisms and platelet [3H] paroxetine binding in premenstrual dysphoria. Psychoneuroendocrinology. 2003;28(3):446-58.
44. Magnay JL, El-Shourbagy M, Fryer AA, O'Brien S, Ismail KM. Analysis of the serotonin transporter promoter rs25531 polymorphism in premenstrual dysphoric disorder. Am J Obstet Gynecol. 2010;203(2):181.e1-5.
45. Reid RL, Soares CN. Premenstrual dysphoric disorder: contemporary diagnosis and management. J Obstet Gynaecol Can. 2018;40(2):215-23.
46. Shah NR, Jones JB, Aperi J, Shemtov R, Karne A, Borenstein J. Selective serotonin reuptake inhibitors for premenstrual syndrome and premenstrual dysphoric disorder: a meta-analysis. Obstet Gynecol. 2008;111(5):1175-82.
47. Comasco E, Kopp Kallner H, Bixo M, Hirschberg AL, Nyback S, de Grauw H, et al, Sundström-Poromaa I. Ulipristal acetate for treatment of premenstrual dysphoric disorder: a proof-of-concept randomized controlled trial. Am J Psychiatry. 2021;178(3):256-65.
48. Studd J, Savvas M, Watson N. Premenstrual disorders. Am J Obstet Gynecol. 2018;219(2):215.
49. Yonkers KA, Simoni M. Evidence-based treatments for premenstrual disorders. Am J Obstet Gynecol. 2018;219(2):215-6.

10 DEPRESSÃO PERINATAL

Amaury Cantilino

A gravidez e o pós-parto são períodos marcados por modificações fisiológicas desafiadoras para a homeostase do sistema nervoso central (SNC). Oscilações nos níveis de fator liberador de corticotrofina, estrogênio, progesterona, cortisol, ocitocina, prolactina e hormônios tiroidianos são notáveis e afetam o funcionamento do cérebro. Além disso, assunção do papel de mãe, mudanças na imagem corporal, privação de sono, amamentação, transformações na dinâmica do casal, novos aprendizados para os cuidados com o bebê e inseguranças quanto à interferência deste período na carreira profissional demandam esforço significativo de adaptação. Nesse contexto, não surpreende que muitas mulheres desenvolvam alterações psicopatológicas. Entre essas alterações, a depressão perinatal (DPN) parece ser a mais conhecida popularmente e a mais estudada por psiquiatras.

A prevalência da DPN varia mundialmente entre 10 e 20%. No Brasil, foram encontradas taxas de 7 (no Recife-PE) até 43% (em São Gonçalo-RJ). Essa grande variação se deve, provavelmente, a fatores culturais e aos instrumentos usados para aferição. Alguns dos fatores de risco mais frequentes são história pessoal ou familiar de transtornos mentais; gravidez não planejada/desejada; complicações médicas ao longo da gestação; disfunção tireoidiana; abortamento anterior; percepção de falta de suporte social, familiar ou do parceiro; condições socioeconômicas desfavoráveis; gravidez na adolescência; eventos adversos na vida; e parto prematuro.[1,2]

Este capítulo procura descrever os principais aspectos relacionados ao diagnóstico e ao tratamento dessa entidade clínica que tanto afeta o bem-estar de mães e de seus familiares.

DIAGNÓSTICO

É do conhecimento geral que as mulheres muitas vezes ficam deprimidas após o parto. No entanto, houve pouca avaliação do que significa essa depressão. O choro transitório no início do puerpério, como observado nas maternidades, é comum, denominado "o *Blues*" e é geralmente considerado um fenômeno normal. Tem sido atribuído de várias maneiras a dificuldades psicológicas e desconforto físico no início da lactação, "perda narcísica antes da redescoberta da criança", dor perineal e alterações hormonais.[3]

Esse é um extrato de um artigo seminal de 1968 em que Brice Pitt reconhece um quadro de depressão distinto durante o pós-parto. Outros autores, citados por Pitt, já haviam mencionado as "insuficiências psíquicas associadas à gravidez", o "colapso puerperal" e até alguns dados epidemiológicos da chamada "depressão puerperal". Em meados do século XIX, estudos de casos médicos descreviam um tipo distinto de doença psíquica puerperal que diferia das doenças não puerperais. O médico francês Victor Louis Marcé, em 1856, sugeriu que mudanças fisiológicas associadas ao puerpério influenciavam o humor materno. Mas foi Pitt quem delimitou esse transtorno do humor (que chamava de "depressão atípica do puerpério"), já com considerações sobre o *blues* materno, e elencou os fatores endocrinológicos como possíveis agentes etiopatológicos.[3]

No entanto, só em 1994, a 4ª edição do *Manual diagnóstico e estatístico de transtornos mentais* (DSM-IV) incluiu um especificador "pós-parto" para o transtorno depressivo maior (TDM). Esse especificador se referia ao momento distinto de um episódio depressivo maior no período pós-parto; depressão maior "com início pós-parto" indicava um episódio depressivo que havia começado dentro de quatro semanas após o nascimento. Esse especificador persiste no DSM-5, mas agora inclui também episódios que começam na gravidez, "com início periparto".[4] Essa inclusão foi apropriada, uma vez que boa parte das mulheres com depressão no pós-parto realmente já apresentam sintomas na gravidez. Mais recentemente, tem-se preferido o termo "depressão perinatal".

As várias definições de depressão pós-parto (DPP) e de DPN conflitam sobre o tempo de duração que define o período pós-parto, variando desde o início da gravidez até quatro semanas pós-parto (como propõe o DSM-5) até seis semanas pós-parto ou mesmo até 12 meses pós-parto (conforme a *Classificação internacional de doenças* [CID-10]). Assim, o debate sobre DPN como um transtorno distinto está acontecendo no contexto de outro debate: "o que constitui o período pós-parto?". Ao longo deste capítulo, sempre que possível o período de referência será esclarecido com relação ao número de semanas a meses após o parto descrito nos estudos citados. Também os termos DPN e DPP serão intercambiáveis.

Como os diagnósticos psiquiátricos antes e durante a gravidez são os preditores mais fortes de DPP, é possível que esta seja biológica e fenotipicamente distinta do TDM apenas em mulheres para as quais o episódio índice de depressão clínica é o primeiro e único episódio psiquiátrico. Se existe uma condição de DPP "pura", de modo que as mulheres terão um episódio depressivo maior apenas no período perinatal, é discutível e talvez menos clinicamente relevante, dado que a maioria (78%) dos casos de DPP trata-se de uma recidiva do TDM.[5]

■ SINTOMAS MAIS FREQUENTES OU MAIS GRAVES EM MULHERES NA DEPRESSÃO PERINATAL

Assim como o TDM, a DPN pode ter manifestação bem heterogênea, com sintomas que se manifestam em alguns casos, mas não em outros. Ambos comungam nos critérios diagnósticos. No entanto, estudos comparando a DPN e o TDM indicam que alguns sintomas são mais comuns ou mais graves entre mulheres com DPN, como ansiedade (período pós-parto definido como até seis semanas após o parto), inquietação e agitação (período pós-parto definido como até três meses após o parto), concentração e tomada de decisão prejudicadas (período pós-parto definido como até três meses após o parto) e pensamentos obsessivos (período pós-parto não claramente definido).[5]

Sobre estes últimos, uma diferença importante entre os sintomas obsessivo-compulsivos no pós-parto em comparação com outros períodos da vida é o conteúdo. Os temas desses sintomas no pós-parto costumam ser sobre o recém-nascido (RN), como obsessões em torno de danos ocorridos ao bebê, em vez da apresentação mais clássica de sintomas compulsivos (p. ex., verificação, ordenação e limpeza). Pensamentos intrusivos sobre acidentes envolvendo o RN, contaminação, doença, dano intencional (pensamentos ou imagens agressivos contra o RN), perda do bebê, sufocação/síndrome de morte súbita infantil e pensamentos sexuais sobre o bebê são bem descritos em puérperas. Um número considerável de mulheres no pós-parto tem pensamentos intrusivos específicos clinicamente significativos e utiliza estratégias de neutralização, sobretudo no contexto de sintomas depressivos pós-parto.[6]

A apresentação clínica dos sintomas depressivos varia dependendo do momento do início da depressão no período perinatal. Notavelmente, as mulheres que experimentam o início da depressão dentro de oito semanas após o parto têm quase quatro vezes mais probabilidade de apresentar depressão grave em comparação com aquelas que têm o início da depressão durante a gravidez. Essas mulheres com início de depressão dentro de oito semanas após o parto também são mais propensas a ter um subtipo de depressão com anedonia ansiosa em comparação com as que experimentam o início da depressão durante a gravidez ou após a 8ª semana de puerpério. Assim, características sintomáticas únicas podem distinguir a DPN com início no período pós-parto precoce.[7]

■ INSTRUMENTOS DE AVALIAÇÃO E RASTREAMENTO

Mulheres no puerpério rotineiramente são examinadas por seus obstetras ou clínicos gerais em consultas focadas na recuperação física após o parto. Além disso, são vistas por pediatras de seus filhos de quatro a seis vezes durante o ano seguinte ao nascimento de seu bebê. Quando apresentam depressão, embora busquem ajuda mais comumente com esses médicos do que com profissionais de saúde mental, muitas vezes não são diagnosticadas ou reconhecidas como deprimidas de forma adequada. Assim, escalas de autoavaliação para triagem de mulheres com DPN em serviços de atendimento primário mostram-se bastante úteis. A possibilidade de detecção de DPN com essas escalas tem se mostrado significativamente maior do que a detecção espontânea durante avaliações clínicas de rotina. As escalas serviriam para alertar clínicos, obstetras e pediatras para aquelas mulheres que possivelmente precisariam de avaliação mais profunda e tratamento.[8]

Entre esses instrumentos, a Edinburgh Postnatal Depression Scale (EPDS) (Escala de Depressão Pós-natal de Edimburgo) é a ferramenta de triagem mais habitualmente usada. Além dela, a Postpartum Depression Screening Scale se mostra bastante sensível e com bom valor preditivo positivo. Encontram-se trabalhos que utilizam escalas mais gerais, como o Inventário de Depressão de Beck (BDI-II) e o Patient Health Questionnaire-9 (PHQ-9).[9] Mas há uma preferência pelo uso de escalas delineadas especificamente para o período perinatal.

EDINBURGH POSTNATAL DEPRESSION SCALE (EPDS)

Sabe-se que alguns dos sintomas depressivos podem ser facilmente confundidos com características fisiológicas da gravidez e do puerpério. Alterações do sono, do peso, da libido e fadiga, por exemplo, dificilmente poderiam servir de parâmetros para o diagnóstico de depressão nesse período. A EPDS procurou afastar alguns desses sintomas para melhorar a especificidade e o valor preditivo positivo de uma escala para detecção do transtorno durante o período perinatal. É um instrumento de autorregistro que contém 10 questões com formato de respostas do tipo Likert. Também inclui itens para a aferição de sintomas mais marcantes na DPN como: "Eu tenho me sentido culpada sem necessidade quando as coisas saem erradas" ou "Eu tenho me sentido ansiosa ou preocupada sem uma boa razão".[10]

No Brasil, ela já passou por tradução e validação ampla. Usando 10 como ponto de corte, a sensibilidade da escala foi de 86%, a especificidade de 91% e o valor preditivo positivo de 78%. As propriedades psicométricas da escala a caracterizam como um bom instrumento de rastreamento da DPP e seu uso disseminado no Sistema Único de Saúde (SUS) pode ter impactos positivos.[11]

POSTPARTUM DEPRESSION SCREENING SCALE (PDSS)

Estudos fenomenológicos sobre a DPP perceberam temas que descreviam mais sobre a essência dessa experiência. Esses temas tinham relação com solidão insuportável, pensamentos obsessivos, sensação de estar fora de si, culpa sufocante, dificuldades cognitivas, perda de interesses prévios, ansiedade incontrolável, insegurança, perda de controle das emoções e ideias relacionadas à morte. Além disso, investigaram especificamente o significado de experiências de mães com DPP na interação com os seus bebês e crianças mais velhas.[12,13]

Considerando as observações feitas nos estudos e procurando maior acurácia na triagem de pacientes com DPP, idealizou-se a criação de uma nova escala que abrangesse esses conceitos. A PDSS, desenvolvida por Beck e Gable em 2000, nos Estados Unidos, é uma escala de autoavaliação do tipo Likert. O instrumento tem 35 itens que avaliam sete dimensões: distúrbios do sono/apetite, ansiedade/insegurança, labilidade emocional, prejuízo cognitivo, perda do eu, culpa/vergonha e intenção de causar dano a si. Cada dimensão é composta de cinco itens que descrevem como uma mãe pode estar se sentindo após o nascimento de seu bebê.[12]

Destacam-se alguns itens que verificam pensamentos como "Me sinto um fracasso como mãe"; outros que consideram o sintoma no contexto do puerpério, como "Tive dificuldade para dormir mesmo quando o meu bebê estava dormindo"; e alguns relacionados à possibilidade de risco de suicídio, como "Comecei a pensar que seria melhor se estivesse morta".[12]

Nosso grupo, no Recife, conduziu a tradução e a validação no português brasileiro. O melhor ponto de corte para a versão em português foi 102, com sensibilidade de 94%, especificidade de 95%, valor preditivo positivo de 75% e valor preditivo negativo de 99%. A confiabilidade, medida pelo coeficiente alfa de consistência interna, foi de 0,95. A PDSS pode ser considerada pronta para uso na triagem de DPP em mães brasileiras.[13]

ALGUNS OUTROS INSTRUMENTOS ÚTEIS PARA A AVALIAÇÃO

As expectativas relacionadas à maternidade estão geralmente associadas à felicidade; assim, a discussão sobre aspectos negativos desse período costuma ser evitada. As mulheres podem resistir em expor seus pensamentos negativos devido ao medo de serem consideradas insanas ou avaliadas como mães inadequadas.

Alguns pesquisadores têm abordado a necessidade de aprofundamento no estudo de possíveis padrões de cognições e condutas em mulheres no pós-parto. Para tanto, chegaram a desenvolver instrumentos para aferir pensamentos e comportamentos disfuncionais relacionados ao contexto do puerpério importantes tanto na prática clínica quanto na pesquisa.[14]

Nesse sentido, nosso grupo também adaptou dois instrumentos relevantes. A Postpartum Thoughts and Behavior Checklist foi elaborada especificamente para uso durante o pós-parto e identifica a presença e o conteúdo dos pensamentos intrusivos em relação ao bebê, assim como as estratégias de neutralização usadas após esses pensamentos.[15] E o Postnatal Negative Thoughts Questionnaire afere pensamentos disfuncionais, sendo bastante útil quando aplicado em psicoterapia cognitiva. Este último tem itens muito relacionados ao contexto da DPP, mostrando a sua insegurança em "Eu não quero ficar sozinha com o meu bebê" ou a funcionalidade prejudicada em "Eu não consigo cuidar do meu bebê", além de abrir espaço para a discussão de pensamentos obsessivos quando a mulher marca "Se as pessoas soubessem dos meus pensamentos e sentimentos, consequências sérias poderiam acontecer".[14]

■ DIAGNÓSTICO DIFERENCIAL

Algumas situações clínicas também frequentes durante essa fase da vida da mulher podem falsear o diagnóstico de DPN ou se apresentar em comorbidade.

BLUES PUERPERAL

O *blues* puerperal é definido como disforia e sintomas depressivos leves transitórios e autolimitados. Os sintomas depressivos incluem tristeza, choro, exaustão, irritabilidade, ansiedade, diminuição do sono, diminuição da concentração e humor instável. Esses sintomas geralmente se desenvolvem dentro de dois a três dias após o parto, atingem o pico nos próximos dias e se resolvem espontaneamente em duas semanas após o início. Quando presentes, esses sintomas não devem atender aos critérios de TDM (ou de DPN). Se persistirem por mais de duas semanas, os critérios diagnósticos para DPP provavelmente serão atendidos. Além disso, os transtornos do humor perinatais podem ser vistos como ocorrendo em um espectro de gravidade, com o *blues* puerperal sendo mais leve e autolimitado e a DPP mais incapacitante.[16] Uma vez que o *blues* puerperal é fator de risco para DPP, é importante estar atento a alguns sinais de alerta (**Quadro 10.1**).

O *blues* puerperal normalmente não requer nenhum tratamento além de validação, psicoeducação e suporte psicossocial. Embora seus sintomas sejam leves, transitórios e autolimitados, as pacientes devem ser cuidadosamente avaliadas quanto a paranoia e ideação suicida ou neonaticida. Uma das intervenções mais úteis é a busca de ajuda domiciliar para assegurar que a paciente durma o suficiente. Se a insônia persistir, já que pode ser desencadeadora de DPP, terapia cognitiva e/ou farmacoterapia podem ser recomendadas.[16]

A prevalência do *blues* puerperal foi investigada em uma grande revisão sistemática. Nos 26 estudos incluídos, ela foi de 14 a 76%. Com base nos resultados do modelo de efeitos aleatórios, a prevalência no total de 5.667 mulheres pesquisadas foi de 39% (intervalo de confiança de 95% [32 - 46]). Considerando a grande prevalência do *blues*, vale a pena que se preste atenção aos principais sintomas e que se implementem programas educacionais para profissionais de saúde e mães após o parto.[17]

PSICOSE PUERPERAL

A psicose puerperal é, ao mesmo tempo, a mais perigosa e a menos compreendida das doenças psiquiátricas perinatais. Afeta 1-2 por 1.000 mulheres e constitui uma verdadeira emergência psiquiátrica, que requer tratamento imediato e, muitas vezes, hospitalização.

O nome "psicose pós-parto" não é, talvez, a melhor denominação para uma doença que é tanto um transtorno afetivo, ou do humor, quanto um transtorno

■ Quadro 10.1
Fatores que levantam a suspeita para depressão em paciente com *blues* puerperal

- Sintomas ainda intensos ao final da 2ª semana
- Diagnóstico prévio de transtornos depressivo, de ansiedade, obsessivo-compulsivo ou de estresse pós-traumático
- A mulher está passando por um estressor significativo
- O sofrimento é substancial
- Dificuldade relevante de cuidar do RN ou de crianças mais velhas na casa

psicótico. Muitos médicos acreditam erroneamente que o termo pode ser aplicado a quaisquer sintomas psicóticos no período pós-parto ou que suas características clínicas serão idênticas às da esquizofrenia ou de outros transtornos psicóticos primários. Na verdade, os sintomas da psicose pós-parto são distintos e únicos. O início é tipicamente súbito e ocorre nos primeiros dias após o parto. A literatura com frequência descreve as características clínicas distintas que incluem aumento e diminuição da consciência semelhante ao *delirium*, desorganização e confusão, despersonalização e delírios bizarros (em geral relativos à criança ou ao parto). Os primeiros sintomas de alerta incluem insônia, ansiedade, irritabilidade ou flutuação do humor. Conforme mencionado, embora os sintomas psicóticos sejam frequentemente a manifestação mais dramática, as mulheres também apresentam sintomas de humor — mania (pode ser irritável ou elevada) (34%), sintomas depressivos (41%) ou sintomas mistos (25%).[18]

É importante lembrar que os pensamentos obsessivos que com frequência ocorrem na DPN são fenomenologicamente diferentes dos delírios da psicose puerperal com características depressivas, embora os conteúdos possam se assemelhar (ver **Tab. 10.1**).[18]

■ **Tabela 10.1**
Diferenças entre obsessões da depressão perinatal e delírios da psicose puerperal

Obsessões	Delírios
Pensamentos intrusivos indesejados, egodistônicos	Falsas crenças não passíveis de conversão com a exposição de dados da realidade, egossintônicas
Podem ser sexuais, religiosas ou violentas	Conteúdo geralmente bizarro ou incomum; também podem ser sexuais, religiosos ou violentos
A paciente não deseja agir de acordo com esses pensamentos	A paciente pode querer agir de acordo com esses pensamentos ou se sentir compelida a fazê-lo
Os pensamentos causam angústia considerável e a paciente pode evitar coisas ou se envolver em comportamento compulsivo (verificar, buscar garantias) para aliviar a angústia	Os pensamentos podem não causar angústia significativa
Exemplo: a mãe tem um pensamento intrusivo sobre molestar seu filho enquanto troca fraldas; isso a deixa horrorizada e ela insiste para que o marido sempre troque todas as fraldas	Exemplo: a mãe acredita que seu filho foi amaldiçoado pelo diabo e que ela deve jogá-lo pela janela. Ou a mãe que entrega o seu bebê à enfermeira referindo que "esse bebê não é meu, eu não tive um bebê ainda"

Fonte: Elaborada com base em Osborn.[18]

DEPRESSÃO BIPOLAR

Em alguns serviços, mulheres já são rotineiramente rastreadas para depressão unipolar durante ou após a gravidez, mas não para transtorno bipolar (TB), apesar do fato de o parto estar associado a um grande risco de início ou exacerbação desse transtorno. O TB do tipo II pode conferir um risco notável para a DPP, que pode ser ainda maior do que o das mulheres afetadas pelo TB do tipo I. É recomendável o acompanhamento cuidadoso de mulheres com TB durante o período gestacional e no pós-parto, bem como a avaliação de características bipolares em mulheres com DPP sem o diagnóstico atual de TB.[19]

A depressão com características mistas é uma condição clínica que acompanha sintomas de (hipo)mania, sendo considerada um preditor do TB. Um estudo que investigou a prevalência de depressão mista durante o período pós-parto observou que os escores de hipomania foram significativamente maiores nas mulheres com pontuações mais elevadas de depressão em comparação com as que receberam escores mais baixos na EPDS. Das pacientes deprimidas, de acordo com a lista de sintomas de hipomania modificada, 71% apresentavam pelo menos três sintomas de depressão mista.[20]

Nesse mesmo sentido, um estudo polonês verificou a prevalência das características do espectro bipolar na população de mulheres com sintomas de DPP, bem como analisou as diferenças de personalidade entre puérperas com depressão unipolar e bipolar. A amostra inscrita no estudo transversal consistiu em 344 mulheres com 6 a 12 semanas após o parto. Os autores usaram a EPDS, o Mood Disorder Questionnaire (MDQ) para o diagnóstico da bipolaridade e o NEO Five-Factor Inventory (NEO-FFI) para a avaliação de traços de personalidade. As mulheres com depressão eram mais propensas a pontuar positivamente no MDQ, em comparação às não deprimidas. As mulheres deprimidas que também pontuaram positivamente no MDQ foram caracterizadas por maior índice de neuroticismo em comparação com aquelas que pontuaram positivamente apenas na EPDS. Esses resultados sugerem que a presença de sintomas de DPP está relacionada a escores significativamente mais altos de bipolaridade e neuroticismo. Além disso, a presença de traços fortes de neuroticismo pode ser um marcador da DPP bipolar, em comparação com a forma unipolar do transtorno.[21]

Embora ferramentas de rastreamento validadas estejam disponíveis para a DPP unipolar, existem poucas escalas de triagem para hipomania/mania. As ferramentas de triagem para TB no período pós-parto são essenciais para melhorar a detecção e planejar a terapêutica adequada, evitando que mulheres bipolares sejam tratadas com antidepressivos em monoterapia. O Mood Disorder Questionnaire pode ser um importante instrumento para isso.[9]

TRATAMENTO

A DPN pode ser tratada com diversas modalidades terapêuticas não excludentes. A depender da intensidade do sofrimento e do grau de incapacidade funcional, recomenda-se um somatório de medidas. Em casos leves, terapias psicossociais têm sido indicadas. Em casos moderados e graves, sugere-se acrescentar fármacos antidepressivos. Nenhum antidepressivo está contraindicado na gravidez ou na lactação, mas alguns aspectos devem ser discutidos em uma decisão compartilhada envolvendo o psiquiatra, a paciente e o obstetra.

■ ANTIDEPRESSIVOS

MALFORMAÇÕES CONGÊNITAS

A taxa basal de malformações congênitas na população em geral é estimada em 3 a 5%. Os médicos que prescrevem medicamentos durante a embriogênese (as primeiras oito semanas pós-concepção) devem observar se o medicamento aumentará o risco de malformações. Quantificar com precisão o nível de risco requer grandes pesquisas que considerem adequadamente variáveis de confusão que também podem influenciar os desfechos reprodutivos. Estudos de farmacoepidemiologia reprodutiva para avaliar os resultados da gravidez associados a psicofármacos deveriam ajustar para possíveis fatores de confusão, como disparidades sociodemográficas, fatores de saúde materna, idade materna, paridade, história de tabagismo, gravidade da depressão e história de nascimentos prematuros.[22]

Em um grande estudo que usou o banco de dados Medicaid e incluiu 949.504 mulheres grávidas, 6,8% receberam prescrição de um antidepressivo durante o primeiro trimestre. Os filhos de mulheres expostas e não expostas a antidepressivos no primeiro trimestre foram comparados, e as taxas de malformações foram averiguadas. As análises não ajustadas mostraram *odds ratio* (OR) de 1,25, com um intervalo de confiança (IC) de 95% de 1,15-1,36. O IC não incluiu o 1, o que sugere que a exposição *in utero* a um antidepressivo foi associada a um risco 25% maior de desenvolver um defeito cardíaco. No entanto, a restrição do grupo de indivíduos a mulheres apenas com TDM e que foram expostas *versus* não expostas a um antidepressivo resultou em uma redução na OR para significância marginal (OR ajustada [aOR] = 1,12, IC 95% = 1,01-1,25). A estratificação do escore de propensão dentro do grupo restrito à depressão atenuou ainda mais a OR para não significância (OR = 1,02, IC de 95% = 0,90-1,15). Essa análise cuidadosa ilustra a importância de considerar fatores de confusão ao avaliar resultados reprodutivos. Embora uma mulher que esteja tomando um antidepressivo tenha maior risco de ter um filho com defeito cardíaco, esse risco é em grande parte secundário a fatores associados ao transtorno depressivo subjacente e suas sequelas, não podendo ser atribuído ao medicamento. Os antidepressivos também foram examinados individualmente e nenhum (nem mesmo a paroxetina, que estudos de outrora sugeriam obstruir a via de saída do ventrículo direito) foi associado a risco significativo de defeitos cardíacos.[22,23]

SÍNDROME DE ADAPTAÇÃO NEONATAL

A síndrome de adaptação neonatal (SAN) refere-se aos sinais exibidos pelo RN exposto *in utero* a antidepressivos. Nenhuma definição de consenso ou ferramenta de medição foi desenvolvida para SAN, no entanto, os sinais incluem dificuldades neuromusculares, do SNC, gastrintestinais e respiratórias. Estudos mostram ocorrência que vai de 0 a 30% dos bebês expostos a antidepressivos no útero. Essa taxa altamente variável indica a dificuldade de mensurar e descrever a síndrome e a falta de compreensão do mecanismo. A SAN apresenta-se mais comumente em bebês expostos a paroxetina, venlafaxina e fluoxetina do que naqueles expostos a outros antidepressivos serotonérgicos. A paroxetina tem relevante ação anticolinérgica, a venlafaxina leva a uma síndrome de descontinuação bem descrita, e a fluoxetina e seu metabólito ativo têm meia-vida longa, que pode sobrecarregar a capacidade metabólica do RN.[22]

O mecanismo subjacente à SAN associada a inibidores seletivos de recaptação da serotonina (ISRSs) não foi elucidado. Foram levantadas as hipóteses de ser secundário ao rápido declínio do fármaco após o nascimento (retirada), haver aumento do tônus da serotonina como efeito colateral da medicação (toxicidade/síndrome serotonérgica) e ocorrer efeitos teratológicos neurocomportamentais no SNC fetal. Esses mecanismos não são mutuamente excludentes e estão associados às características farmacológicas do medicamento específico. A exposição mista concomitante a benzodiazepínicos e antidepressivos serotonérgicos *in utero* resulta em uma probabilidade maior de sinais SAN, e alguns deles persistem 30 dias após o parto.[22]

Em uma grande coorte finlandesa, filhos de mães que receberam prescrições de ISRSs durante a gravidez tiveram um risco menor de parto prematuro tardio (OR = 0,84, IC 95% = 0,74-0,96), nascimento muito prematuro (OR = 0,52, IC 95% = 0,37-0,74) e cesariana (OR = 0,70, IC 95% = 0,66-0,75) em comparação com filhos de mães não expostas a medicamentos, mas com transtornos psiquiátricos. Em contraste, em mães tratadas com ISRSs, o risco foi maior para complicações neonatais na prole, incluindo baixo índice de Apgar (OR = 1,68, IC 95% = 1,34-2,12) e necessidade de monitoramento em uma unidade de cuidados neonatais (OR = 1,24, IC 95% = 1,14-1,35). Em comparação com filhos de mães não expostas, filhos de mães tratadas com ISRSs e de mães não expostas a medicamentos, mas com transtornos psiquiátricos, estavam em maior risco de muitos resultados adversos da gravidez, incluindo cesariana e necessidade de monitoramento em uma unidade de cuidados neonatais. Os achados divergentes sugerem que as decisões clínicas sobre o uso de ISRSs durante a gravidez devem ser individualizadas, levando em consideração a história psiquiátrica e reprodutiva da mãe.[24]

DESFECHOS RELACIONADOS AO DESENVOLVIMENTO

As análises sobre os resultados em crianças após a exposição *in utero* a antidepressivos enfocaram os resultados de curto prazo. No entanto, vários estudos individuais recentes vêm pesquisando desfechos físicos, de neurodesenvolvimento e psiquiátricos além da primeira infância. Uma importante revisão sistemática incluindo um total de 34 estudos observou que alguns deles demonstraram associações estatisticamente significativas entre a exposição pré-natal a antidepressivos e uma variedade de resultados físicos, neurodesenvolvimentais e psiquiátricos. No entanto, o risco de confusão por indicação foi alto. Ao controlar os fatores de confusão, cinco estudos que investigaram desfechos físicos (asma, câncer, índice de massa corporal [IMC], epilepsia) não encontraram associação, exceto desfechos conflitantes para o IMC. Dezoito estudos examinando os resultados do neurodesenvolvimento (cognição, comportamento, quociente de inteligência [QI], desenvolvimento motor, fala, linguagem e resultados escolares) não encontraram associações consistentes com a exposição a antidepressivos depois de considerar os fatores de confusão. Onze estudos investigaram resultados psiquiátricos. Após o ajuste para fatores de confusão, a exposição pré-natal a antidepressivos foi associada a transtornos afetivos, mas não a resultados psiquiátricos na infância (p. ex., transtorno do espectro do autismo, transtorno de déficit de atenção/hiperatividade).[25]

Assim, os autores concluíram que as associações relatadas entre a exposição *in utero* a antidepressivos e resultados físicos, neurodesenvolvimentais e psiquiátricos, em grande parte, parecem ser motivadas pelo transtorno materno subjacente. Ao limitar o viés de indicação, a exposição pré-natal a antidepressivos foi significativamente associada apenas com o IMC e transtornos afetivos na prole.[25]

EM MULHERES LACTANTES

Em 2021 foi publicada uma interessante proposta de pontuação de segurança para o uso de psicofármacos durante a lactação.[26] O sistema é baseado em seis itens, com pesos e pontuações diferentes de acordo com a importância:

- Amostra total relatada – pontuação máxima: 3
- Dose relativa máxima relatada para o lactente – pontuação máxima: 2
- Tamanho de amostra relatada para a dose relativa máxima para o lactente – pontuação máxima: 1
- Níveis do fármaco no plasma infantil – pontuação máxima: 1
- Prevalência de qualquer evento adverso observado – pontuação máxima: 2
- Efeitos adversos graves relatados – pontuação máxima: 1

A pontuação total varia de 0 a 10. Escores mais altos representam perfis de segurança melhores. De acordo com esse sistema de pontuação, a sertralina (com 9,5) e a paroxetina (com 9,0) tiveram os escores mais altos, representando "perfil de segurança muito bom".[26]

■ HORMÔNIOS

De acordo com uma discussão muito bem formulada por Hantsoo e colaboradores, alguns aspectos da fisiologia endócrina perinatal merecem ser destacados, uma vez que impactam nos resultados e nas investigações de tratamento:[27]

- O estradiol, que atinge seu ponto mais baixo 72 horas após o parto e permanece baixo ao longo do primeiro mês, particularmente em mulheres lactantes, tem efeitos potentes sobre a síntese e a degradação da serotonina, de receptores pré e pós-sinápticos e de transportadores nas regiões do cérebro implicadas na regulação do humor.

- A concentração do metabólito neuroesteroide da progesterona, a alopregnanolona (ALLO), um modulador alostérico positivo do receptor GABA-A, é maior durante a gravidez, mas cai precipitadamente após o parto.
- Os ISRSs aumentam a produção de ALLO a partir de 5α-di-hidroprogesterona (5α-DHP), um aspecto do tratamento com ISRSs que é particularmente relevante em puérperas.

Seguindo essa linha de raciocínio, seria possível uma terapêutica hormonal para a DPN?

ESTRADIOL

Em um estudo-piloto, duplo-cego, controlado por placebo, mulheres com DPP foram randomizadas para receber 17β-estradiol transdérmico (100 mcg/dia) ou adesivo placebo. Durante seis semanas, elas completaram avaliações semanais no BDI, na EPDS e na Escala de Depressão de Hamilton (HAM-D). Os desfechos primários foram a resposta ao tratamento (> redução de 50% do BDI basal) e remissão (BDI < 10) em seis semanas, e os desfechos secundários incluíram a gravidade em todas as escalas nas semanas 3 e 6. De 12 mulheres recrutadas, 6 receberam terapia estrogênica (TE) e 6 receberam placebo. Na semana 6, 5 mulheres que receberam TE responderam ao tratamento e 4 mostraram remissão dos sintomas, em comparação com 2 respondentes e 1 remitente no grupo-placebo. Essa diferença não foi significativa (p = 0,24). Em um modelo misto de classificações de BDI, o estradiol foi associado a redução de 9,2 pontos em três semanas (IC de 95% - 19,5 a + 1,0, p = 0,074) e uma redução de 10,5 pontos em seis semanas (IC de 95% - 21,0-0,0, p = 0,049) em comparação com o placebo. Efeitos análogos foram encontrados para HAM-D, mas não para escores da EPDS. Curiosamente, não houve diferença significativa nos níveis de estradiol no plasma entre os grupos. Embora limitados pelo sub-recrutamento e pela perda de acompanhamento, esses resultados sugerem que a terapia estrogênica é uma opção viável em pesquisas futuras para o tratamento de DPP ambulatorial. Os efeitos terapêuticos podem ser observados logo em três semanas e podem não depender diretamente de medidas periféricas de estradiol.[28] No entanto, medidas de segurança precisarão ainda ser avaliadas, sobretudo no que tange ao risco de eventos tromboembólicos.

BREXANOLONA

Acredita-se que o aumento e a queda drásticos da alopregnanolona durante a gravidez e o pós-parto, respectivamente, alterem o tônus GABAérgico. A brexanolona pode ser considerada uma versão sintética do neuroesteroide ALLO que, como mencionado, atua como um modulador alostérico positivo do receptor A do ácido γ-aminobutírico, regulando o principal neurotransmissor inibitório no cérebro.

Em 2019, a Food and Drug Administration (FDA) aprovou a brexanolona como primeira medicação a ser especificamente indicada para o tratamento de pacientes com DPP. Essa aprovação foi precedida por um estudo aberto e três ensaios randomizados controlados com placebo, cada um avaliando a segurança, a tolerabilidade e a eficácia da brexanolona, usando a redução da pontuação média da HAM-D como desfecho primário. Em cada ensaio clínico randomizado, o medicamento foi administrado como infusão intravenosa durante 60 horas. As participantes inscritas foram acompanhadas nos dias 7 e 30 para avaliar se havia efeito sustentado. Uma redução estatisticamente significativa na pontuação média da HAM-D em comparação com o placebo foi observada nos três estudos, apoiando o uso de brexanolona no tratamento de DPP moderada a grave.[29]

A maior barreira atual para o uso disseminado dessa medicação é seu custo, que tem sido considerado alto mesmo para padrões norte-americanos. No entanto, há uma versão oral de ALLO, que pode ser tomada uma vez ao dia, sendo testada em ensaios clínicos para DPP e TDM.

■ TERAPIAS PSICOSSOCIAIS

As intervenções psicológicas desempenham papel essencial no tratamento da DPN. Uma revisão apresentou resultados de uma série de metanálises sobre o assunto e concluiu que as intervenções psicológicas são eficazes no tratamento da DPN com um tamanho de efeito moderado de $g = 0{,}67$, correspondendo a um número necessário para tratar de cerca de 4. O mais relevante é que esses efeitos continuam significativos mesmo 12 meses após o início do tratamento. Além de mostrarem resposta nas escalas de sintomas depressivos, as intervenções também têm efeitos expressivos em suporte social, ansiedade, prejuízo funcional, estresse parental e estresse conjugal. Possivelmente, os efeitos estão superestimados devido ao uso de grupos-controle de lista de espera, à baixa qualidade da maioria dos ensaios e ao viés de publicação. No entanto, a aceitação das mulheres parece maior a essa linha terapêutica.[30]

Pesquisas sobre psicoterapias para depressão em geral mostraram que não há diferenças significativas entre os principais tipos de terapia, exceto para o fato de aconselhamentos não diretivos terem efeitos um pouco menores. As mais estudadas são a terapia interpessoal (TIP) e a terapia cognitivo-comportamental (TCC). Há estudos com a TCC podendo ser ministrada em formato individual, em grupo, por telefone e de autoajuda guiada. As intervenções na depressão subsindrômica também são eficazes e podem prevenir o início de um transtorno depressivo sindrômico. Todavia, podem ser menos eficazes na depressão crônica. De forma geral, essas intervenções são eficazes e estabelecem seu lugar como tratamento de primeira linha para a DPN.[30]

■ NEUROMODULAÇÃO

Técnicas de estimulação cerebral não invasiva (ECNI) têm sido sugeridas como tratamentos alternativos para diminuir os sintomas de depressão durante o período perinatal. São técnicas que não requerem cirurgia e que são não farmacológicas e não psicoterapêuticas. ECNI com evidências de efeitos antidepressivos incluem estimulação magnética transcraniana repetitiva (EMTr), estimulação elétrica transcraniana (TES) e eletroconvulsoterapia (ECT).

A EMTr mostra resultados promissores para o tratamento da DPP, com reduções clinicamente significativas nos sintomas depressivos entre o início e o final do tratamento e boa aceitabilidade geral. Embora o perfil de segurança para a EMTr seja adequado no pós-parto, é necessário cautela durante a gravidez, uma vez que os estudos ainda são mais limitados. Na TES, a evidência sobre a eficácia deriva sobretudo de estudos de braço único, comprometendo as afirmações sobre resultados encorajadores. Embora pareça relativamente segura no período perinatal e seja descrita como método eficaz em casos graves, mais investigações são necessárias em relação à ECT, uma vez que a prática depende da experiência clínica e só é descrita em relatos de casos de baixa qualidade.[31]

De forma geral, as técnicas de neuromodulação são promissoras. Mas o número reduzido de estudos controlados, a falta de conjuntos de dados completos e o risco alto de viés dos relatos justificam interpretações cautelosas. Além disso, os parâmetros de estimulação padrão ainda não foram bem estabelecidos.[31]

PREVENÇÃO

Uma revisão Cochrane encontrou dois estudos de tentativa de profilaxia farmacológica de DPP com um total de 81 participantes que preencheram os critérios de inclusão. Todas as participantes em ambos os estudos tinham história de DPP e não estavam tomando antidepressivos no início da pesquisa. Um estudo comparou nortriptilina com placebo e não encontrou nenhuma evidência de que ela seja eficaz na prevenção da DPP. Nesse estudo, 23% (6/26) das mulheres que tomaram nortriptilina e 24% (6/25) das que tomaram placebo experimentaram DPP (OR 0,96, IC 95% 0,36 a 2,59, evidência de qualidade muito baixa) nas primeiras 17 semanas após o parto. Uma mulher tomando nortriptilina desenvolveu mania. O segundo estudo comparou sertralina com placebo. Nesse estudo, 7% (1/14) das mulheres que tomaram sertralina desenvolveram DPP nas primeiras 17 semanas após o parto em comparação com 50% (4/8) das que tomaram placebo. É incerto se a sertralina reduz o risco de DPP (OR 0,14, IC 95% 0,02 a 1,07, evidência de qualidade muito baixa). Uma mulher que tomava sertralina teve um episódio hipomaníaco. Assim, as conclusões foram limitadas pelo pequeno número de estudos, amostras pequenas e dados de resultados incompletos devido ao abandono do estudo, o que pode ter levado a um viés nos resultados.[32]

A US Preventive Services Task Force (USPSTF) publicou um *guideline* prático sobre medidas para prevenir DPN. Nele, relata que encontrou evidências convincentes de que as intervenções de aconselhamento, como TCC e TIP, são eficazes na prevenção da DPN. Mulheres com história de depressão, sintomas depressivos atuais ou certos fatores de risco socioeconômicos (p. ex., baixa renda ou maternidade jovem ou solteira) se beneficiariam dessas medidas.[33]

Os protocolos diversos de intervenções psicossociais acabam, de certa maneira, contemplando alguns aspectos considerados como sendo mais úteis pelas grávidas e puérperas em uma terapia de prevenção (ver **Quadro 10.2**).[34]

CONSIDERAÇÕES FINAIS

A DPN é uma condição que provoca significativo sofrimento para as mães em um momento tão importante da vida. Ela acaba conturbando o período de mudança de papel existencial considerado por muitas mulheres como o mais relevante. Também dificulta a formação de um dos vínculos mais bonitos que é a díade mãe-bebê. Há estudos mostrando que a DPN afeta, inclusive, o desenvolvimento cognitivo e afetivo da criança no longo prazo.

Dessa forma, é necessária a implementação de instrumentos de rastreio de rotina e protocolizados para identificar mulheres em risco de depressão em consultas regulares na gravidez e no pós-parto. Além disso, recursos de saúde já disponíveis no Brasil no âmbito das Unidades de Saúde da Família podem ser usados, por exemplo, para intervenções psicossociais com suporte de educação e de desenvolvimento de habilidades para as gestantes e puérperas.

O simples fato de assistir, de estar em contato com outras mulheres na mesma situação e com as mesmas necessidades e de ter um profissional de referência que ouve com empatia e tira dúvidas pode minimizar o impacto dos medos e inquietações que a maioria das mulheres tem durante a gravidez. Ambas as estratégias preveniriam e/ou reduziriam o sofrimento psíquico da gestante, impediriam sua permanência no período pós-parto e, portanto, reduziriam os problemas relacionados à depressão.[35] A intervenção nos dá a esperança de que essas mulheres consigam vivenciar a beleza desse momento, que problemas futuros possam ser evitados e que o vínculo da mãe com o seu filho, que é a mais imponente entre as formas de relação na natureza, sobressaia, deixando boas memórias.

■ **Quadro 10.2**
Elementos considerados úteis pelas mulheres nas intervenções psicossociais para prevenção de DPN

- Apoio de outras mães dividindo experiências
- Experiências de normalização dos seus sentimentos
- Suporte emocional
- Desenvolvimento de relacionamentos
- Participação do parceiro e familiares
- Informações e conselhos sobre os cuidados com o RN
- Promoção de habilidades para acalmar o bebê
- Informações realistas sobre a maternidade
- Promoção de habilidades em lidar com o parceiro, com a sogra e com outros familiares

Fonte: Elaborado com base em Scope e colaboradores.[34]

REFERÊNCIAS

1. Cantilino A, Zambaldi CF, Sougey EB, Renno-Jr J. Transtornos psiquiátricos no pós-parto. Rev Psiq Clín. 2010;37(6):278-84.
2. Guintivano J, Manuck T, Meltzer-Brody S. Predictors of postpartum depression: a comprehensive review of the last decade of evidence. Clin Obstet Gynecol. 2018;61(3):591-603.
3. Pitt B. "Atypical" depression following childbirth. Br J Psychiatry. 1968;114(516):1325-35.
4. American Psychiatric Association. Diagnostic and statistical manual of mental disorders. 5th ed. Arlington: APA; 2013.
5. Batt MM, Duffy KA, Novick AM, Metcalf CA, Epperson CN. Is postpartum depression different from depression occurring outside of the perinatal period? A review of the evidence. Focus (Am Psychiatr Publ). 2020;18(2):106-19.
6. Miller ML, O'Hara MW. Obsessive-compulsive symptoms, intrusive thoughts and depressive symptoms: a longitudinal study examining relation to maternal responsiveness. J Reprod Infant Psychol. 2020;38(3):226-42.
7. Putnam KT, Wilcox M, Robertson-Blackmore E, et al. Clinical phenotypes of perinatal depression and time of symptom onset: analysis of data from an international consortium. Lancet Psychiatry. 2017;4(6):477-85.
8. Camacho RS, Cantinelli FS, Ribeiro CS, et al. Transtornos psiquiátricos na gestação e no puerpério: classificação, diagnóstico e tratamento. Rev. Psiq. Clín. 2006;33(2):92-102.
9. Moraes GP, Lorenzo L, Pontes GA, Montenegro MC, Cantilino A. Screening and diagnosing postpartum depression: when and how? Trends Psychiatry Psychother. 2017;39(1):54-61.
10. Cox JL, Holden JM, Sagovsky R. Detection of postnatal depression. Development of the 10-item Edinburgh Postnatal Depression Scale. Br J Psychiatry. 1987;150:782-6.
11. Figueira P, Corrêa H, Malloy-Diniz L, Romano-Silva MA. Edinburgh Postnatal Depression Scale for screening in the public health system. Rev Saude Publica. 2009;43 Suppl 1:79-84.
12. Beck CT, Gable RK. Postpartum Depression Screening Scale: development and psychometric testing. Nurs Res. 2000;49(5):272-82.
13. Cantilino A, Carvalho JA, Maia A, Albuquerque C, Cantilino G, Sougey EB. Translation, validation and cultural aspects of postpartum depression screening scale in Brazilian Portuguese. Transcult Psychiatry. 2007;44(4):672-84.
14. Cantilino A, Zambaldi CF, Sougey EB. Adaptação semântica e avaliação da confiabilidade do Postnatal Negative Thoughts Questionnaire em puérperas brasileiras. Neurobiologia. 2009;72(3):109-19.
15. Kurtinaitis LCL, Zambaldi CF, Dutra TG, et al. Adaptação e avaliação da consistência interna do Postpartum Thoughts and Behavior Checklist. J Bras Psiquiatr. 2011;60(3):171-5.
16. Balaram K, Marwaha R. Postpartum blues. StatPearls [Internet]. Treasure Island: StatPearls; 2021 [capturado em 9 set. 2021]. Disponível em: https://www.ncbi.nlm.nih.gov/books/NBK554546/.
17. Rezaie-Keikhaie K, Arbabshastan ME, Rafiemanesh H, Amirshahi M, Ostadkelayeh SM, Arbabisarjou A. Systematic review and meta-analysis of the prevalence of the maternity blues in the postpartum period. J Obstet Gynecol Neonatal Nurs. 2020;49(2):127-36.
18. Osborne LM. Recognizing and managing postpartum psychosis: a clinical guide for obstetric providers. Obstet Gynecol Clin North Am. 2018;45(3):455-68.
19. Cantilino A, Da Conceição TV. Diagnosticou depressão ou psicose Puerperal? Investigue o transtorno bipolar. RDP. 2018;8(4):12-9.
20. Çelik SB, Bucaktepe GE, Uludağ A, et al. Screening mixed depression and bipolarity in the postpartum period at a primary health care center. Compr Psychiatry. 2016;71:57-62.
21. Dudek D, Jaeschke R, Siwek M, Mączka G, Topór-Mądry R, Rybakowski J. Postpartum depression: identifying associations with bipolarity and personality traits. Preliminary results from a cross-sectional study in Poland. Psychiatry Res. 2014;215(1):69-74.
22. Betcher HK, Wisner KL. Psychotropic treatment during pregnancy: research synthesis and clinical care principles. J Womens Health (Larchmt). 2020;29(3):310-18.

23. Huybrechts KF, Palmsten K, Avorn J, Cohen LS, Holmes LB, Franklin JM, et al. Antidepressant use in pregnancy and the risk of cardiac defects. N Engl J Med. 2014;370(25):2397-407.
24. Malm H, Sourander A, Gissler M, et al. Pregnancy complications following prenatal exposure to SSRIs or maternal psychiatric disorders: results from population-based national register data. Am J Psychiatry. 2015;172(12):1224-32.
25. Rommel AS, Bergink V, Liu X, Munk-Olsen T, Molenaar NM. Long-term effects of intrauterine exposure to antidepressants on physical, neurodevelopmental, and psychiatric outcomes: a systematic review. J Clin Psychiatry. 2020;81(3):19r12965.
26. Uguz F. A New safety scoring system for the use of psychotropic drugs during lactation. Am J Ther. 2021;28(1):e118-26.
27. Hantsoo L, Ward-O'Brien D, Czarkowski KA, Gueorguieva R, Price LH, Epperson CN. A randomized, placebo-controlled, double-blind trial of sertraline for postpartum depression. Psychopharmacology (Berl). 2014;231(5):939-48.
28. Li HJ, Martinez PE, Li X, Schenkel LA, Nieman LK, Rubinow DR, et al. Transdermal estradiol for postpartum depression: results from a pilot randomized, double-blind, placebo-controlled study. Arch Womens Ment Health. 2020;23(3):401-12.
29. Ali M, Aamir A, Diwan MN, Awan HA, Ullah I, Irfan M, De Berardis D. Treating postpartum depression: what do we know about brexanolone? Diseases. 2021;9(3):52.
30. Cuijpers P, Karyotaki E. The effects of psychological treatment of perinatal depression: an overview. Arch Womens Ment Health. 2021. Epub ahead of print.
31. Pacheco F, Guiomar R, Brunoni AR, Buhagiar R, Evagorou O, Roca-Lecumberri A, et al. Efficacy of non-invasive brain stimulation in decreasing depression symptoms during the peripartum period: a systematic review. J Psychiatr Res. 2021;140:443-60.
32. Molyneaux E, Telesia LA, Henshaw C, et al. Antidepressants for preventing postnatal depression. Cochrane Database Syst Rev. 2018;4(4):CD004363.
33. US Preventive Services Task Force, Curry SJ, Krist AH, Owens DK, Barry MJ, Caughey AB, et al. Interventions to prevent perinatal depression: US Preventive Services Task Force Recommendation Statement. JAMA. 2019;321(6):580-7.
34. Scope A, Booth A, Morrell CJ, Sutcliffe P, Cantrell A. Perceptions and experiences of interventions to prevent postnatal depression. A systematic review and qualitative evidence synthesis. J Affect Disord. 2017;210:100-10.
35. Míguez MC, Vázquez MB. Risk factors for antenatal depression: A review. World J Psychiatry. 2021;11(7):325-36.

11 TRANSTORNOS DE ANSIEDADE NA MULHER

Eduardo Severini da Rosa
João Vítor Bueno Ferrão
Marina Chaves Amantéa
Ygor Arzeno Ferrão

"Ansiedade" é um termo amplo, compreendendo sintomas e sinais que indicam algum sofrimento ou conflito interno. Nem sempre está associada a aspectos negativos, podendo ser considerada como fator motivador para a tomada de decisão ou a movimentação em direção a objetivos. Apesar de ser considerada uma emoção, um afeto ou uma alteração do humor, sua neurobiologia desencadeia alterações somáticas (taquicardia, taquipneia, sudorese, etc.) e distorções cognitivas que, somadas às demais alterações, podem interferir no funcionamento pessoal, social e profissional. Ainda, sintomas somáticos primários (originados nos diversos órgãos e sistemas do corpo) e distorções cognitivas decorrentes de aprendizagens errôneas ou de contextos de vida específicos podem desencadeá-la. Assim, ter ansiedade pode ser normal e, de certo modo, é até esperado em determinadas situações, pois é um sistema de defesa que prepara o sujeito para reagir/lutar, evitar/fugir ou até mesmo congelar ou desfalecer, produzindo respostas que visam a aumentar a probabilidade de sobrevivência em uma situação avaliada como perigosa.[1] Contudo, torna-se um indicador de doença subjacente quando os sentimentos e as reações (comportamentais, emocionais e cognitivas) se tornam excessivos, prolongados e recorrentes, causando sofrimento e interferindo na vida cotidiana.

Aqui, será descrito como os principais transtornos de ansiedade (TAs) afetam mulheres acometidas por eles, uma vez que as peculiaridades hormonais, neurobiológicas e sociofamiliares podem resultar em diferentes apresentações e repercussões nas manifestações psicopatológicas e nas respostas a tratamentos. Serão abordados os critérios diagnósticos, os diagnósticos diferenciais, os principais aspectos epidemiológicos e as especificidades das apresentações clínicas nas mulheres. Sempre que houver evidências, serão descritos aspectos distintos da neurobiologia e dos tratamentos disponíveis para a população feminina.

TRANSTORNO DE ANSIEDADE GENERALIZADA

■ DIAGNÓSTICO

O transtorno de ansiedade generalizada (TAG) é caracterizado por ansiedade e preocupação excessivas, que ocorrem na maioria dos dias por pelo menos seis meses, não se restringindo a apenas um aspecto da vida do paciente. Além de uma preocupação de difícil controle e que causa sofrimento clínico, a condição também provoca o surgimento de outros sintomas, como inquietação, fatigabilidade, dificuldade de concentração, irritabilidade, tensão muscular e perturbações do sono. A intensidade, a duração ou a frequência da ansiedade e da preocupação dos pacientes é desproporcional ao impacto do evento antecipado.[2]

Os diagnósticos diferenciais do TAG são quadros depressivos, outros TAs, em especial o transtorno de pânico (TP), e transtornos da personalidade, sobretudo os da personalidade histriônica, obsessivo-compulsiva (TPOC) e dependente (TPD).

■ EPIDEMIOLOGIA DO TRANSTORNO DE ANSIEDADE GENERALIZADA EM MULHERES

A prevalência de TAG é maior entre as mulheres, estimando-se que 40% delas apresentarão algum TA não específico ao longo da vida,[3] sendo que a proporção em relação ao sexo masculino é duas vezes maior.[2] O Brasil parece ter uma das maiores porcentagens de mulheres com TAG (25,8%, em comparação com 14,1% dos homens).[4] Nas mulheres, o início dos sintomas é bimodal: início da idade adulta e por volta dos 50 anos. Mulheres brancas e de países desenvolvidos estão mais propensas ao diagnóstico, contudo, isso parece não estar atrelado à pior qualidade de vida.

■ APRESENTAÇÃO CLÍNICA E ESPECIFICIDADES DO TRANSTORNO DE ANSIEDADE GENERALIZADA EM MULHERES

O TAG, em geral, tende a seguir curso crônico; entretanto, no sexo feminino, o início da doença costuma ser mais precoce. Tanto no início da instalação da condição quanto tardiamente, a preocupação e a ansiedade excessivas e de difícil controle são características centrais, e os demais sintomas incluem fadiga, dificuldade de concentração, irritabilidade, insônia e tensão muscular, enquanto, de maneira crônica, podem se desenvolver tremores, palpitação, tonturas, sudorese e sintomas gastrintestinais. Mulheres com sintomas ansiosos e depressivos concomitantes tendem a expressar a ansiedade por meio da lentificação motora, enquanto os homens manifestam ansiedade com maior hostilidade e agitação.[4]

É mais comum que as mulheres desenvolvam comorbidades, culminando em menores taxas de recuperação ou remissão de sintomas.[5] As mais frequentes, além de outros TAs, incluem transtornos do humor e transtornos por uso de substâncias (TUS).[5] Assim, é importante considerar o diagnóstico diferencial do transtorno disfórico pré-menstrual (TDPM), uma vez que a ansiedade é uma manifestação comum e que a desregulação hormonal no período menstrual pode exacerbar sintomas de TAG preexistente.

Ainda que a 5ª edição do *Manual diagnóstico e estatístico de transtornos mentais* (DSM-5)[2] não reconheça TAG específico para a gestação/puerpério, a prevalência é de 8,5 a 10,5% durante a gestação e de 4,4 a 10,8% durante o puerpério.[5] A associação de sintomas ansiosos e desequilíbrios hormonais ao longo da vida pode fazer com que portadoras de TAG (sem sintomas depressivos) apresentem aumento de peso.

■ NEUROBIOLOGIA DO TRANSTORNO DE ANSIEDADE GENERALIZADA EM MULHERES

Uma das principais hipóteses é a da ameaça sustentada, que cristaliza a ansiedade crônica dos pacientes com TAG — definida pelo Research Domain Criteria como um estado emocional aversivo causado por exposição prolongada (semanas a meses) a condições, estados ou estímulos internos e/ou externos aos quais se adapta para se esquivar.

Fatores genéticos contribuem em 30 a 50% no desenvolvimento de TAs. Estudos com gêmeos revelaram que os TAs em mulheres podem estar relacionados com os hormônios sexuais femininos, sobretudo os envolvidos na modulação do metabolismo e das funções da serotonina (receptores 5-HT_{1A} e 5-HT_{2C} e no transportador 5-HT). Os esteroides sexuais modulam a expressão dos genes do transportador de serotonina (SERT), criando uma diferença na disponibilidade da serotonina. Testosterona, progesterona (P4) e estrogênio são fatores importantes na mediação das diferenças sexuais nas respostas da serotonina aos testes comportamentais que geram ansiedade. Os níveis distintos desses hormônios, em mulheres, resultam em diferenças nas relações entre a serotonina e o eixo hipotálamo-hipófise-adrenal (HHA), que modulam comportamentos semelhantes aos da ansiedade. As vias imunoinflamatórias ativadas induzem a indoleamina-2,3-dioxinease (IDO) e a via do catabólito de triptofano (TRYCAT), aumentando, assim, a degradação do triptofano e aumentando a produção de TRYCATs, incluindo quinurenina e ácido quinolínico, que podem criar um efeito ansiogênico geral. Os efeitos da ativação imune na IDO são mais pronunciados em mulheres do que em homens e, portanto, elas podem apresentar níveis aumentados de TRYCAT ansiogênico após o desafio imunológico. Aberrações na via TRYCAT ativada por IDO são encontradas em mulheres grávidas e parturientes e estão associadas a níveis aumentados de ansiedade no período pós-parto (PPP).[6]

Determinados circuitos serotoninérgicos podem ser controlados pela modulação da expressão de CRFR1 (do inglês, *corticotropin releasing factor receptor 1*) e CRFR2 (do inglês, *corticotropin releasing factor receptor 2*) no núcleo da rafe dorsal do mesencéfalo de hormônios esteroides e por alterações dependentes de estrógenos na neurotransmissão do ácido gama-aminobutírico (GABAérgico) na matéria cinzenta periaquedutal.[7] Parece haver também uma relação entre os níveis periféricos de ocitocina (OXT) (que, apesar de presente em ambos sexos, é mais atuante no sexo feminino, em algumas circunstâncias, como gestação e amamentação), polimorfismos do gene OXT-R e TAG. Por exemplo, uma relação positiva entre OXT plasmática (basal) e níveis de ansiedade foi relatada em mulheres, mas essa associação foi negativa em uma coorte mista (11 homens e 16 mulheres) e em homens. Além disso, associações entre polimorfismos OXT-R e ansiedade foram descritas com dois polimorfismos de nucleotídeo único (SNPs, do inglês, *single nucleotide polymorphism*), rs53576 e rs2254298, tendo associação com a gravidade de sintomas ansiosos em meninas adolescentes. Uma baixa atividade de OXT cerebral, supostamente associada a altos níveis de ansiedade, pode ser refletida por: 1) baixa expressão do gene OXT hipotalâmico; 2) baixos níveis de liberação central de OXT e disponibilidade abaixo do basal de OXT no fluido extracelular local e/ou condições estimuladas; e/ou 3) baixa expressão de OXT-R e ligação em regiões do cérebro relevantes para comportamentos emocionais e sociais. Esses parâmetros podem ser afetados por estímulos fisiológicos (p. ex., lactação e atividade sexual) e ambientais (p. ex., interações sociais positivas) e são provavelmente determinados por fatores genéticos e epigenéticos.[8]

Estudos de neuroimagem sugerem um córtex cingular anterior maior e mais ativo nas mulheres com características de resposta patológica ao medo e esquiva ao dano exacerbado. Um resumo de estruturas cerebrais e neurocircuitos envolvidos na neurobiologia da ansiedade, de modo geral, está ilustrado na **Figura 11.1**.

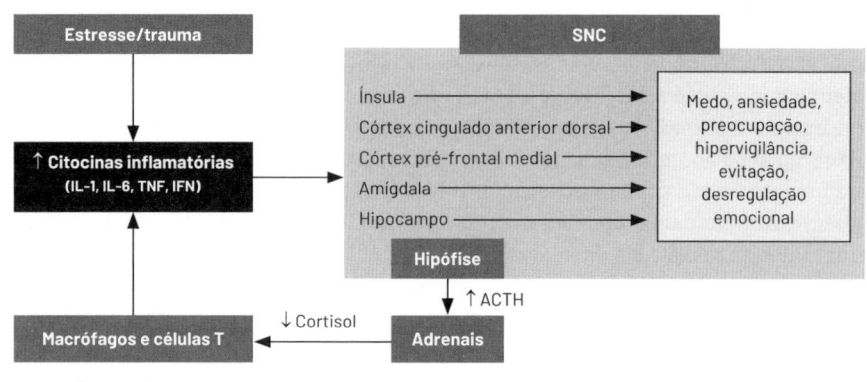

■ **Figura 11.1**
Inflamação em transtornos relacionados a medo e ansiedade. Exposições a traumas e estressores em indivíduos com transtornos relacionados a medo e ansiedade podem acarretar atividade imune elevada (tanto na periferia quanto no sistema nervoso central [SNC], no sistema neuroendócrino e na parte somática do sistema nervoso [SNS]). A atividade exacerbada do SNS e a diminuição da atividade do sistema parassimpático em transtornos relacionados a medo e ansiedade aumentam a liberação de citocinas inflamatórias. A supressão da atividade dos glicocorticoides para que ocorra a inibição de processos inflamatórios no estado crônico de estresse também contribuem para um estado inflamatório que influencia o sistema de neurotransmissão, os neurocircuitos e o comportamento afetivo. Citocinas contribuem para a manutenção de sintomas de medo e ansiedade, afetando a atividade e as conexões das regiões do cérebro que estão envolvidas na etiologia desses transtornos, incluindo amígdala, hipocampo, ínsula, córtex pré-frontal (CPF) medial e córtex cingulado anterior dorsal. Embora a exposição a estresse/trauma possa aumentar diretamente a inflamação, a ativação do eixo HHA e do sistema nervoso autônomo (SNA) induz os processos inflamatórios de forma correspondente.
Fonte: Elaborada com base em Felger e colaboradores.[9]

Fatores ambientais e culturais também podem explicar diferenças nas manifestações psicopatológicas do TAG entre os gêneros. Análises de masculinidade/feminilidade demonstram que tanto homens quanto mulheres com maiores escores de feminilidade, em instrumentos para este fim, queixam-se de mais ansiedade. Em termos de papel de gênero, a identificação com o masculino pode diminuir a manifestação dos sintomas de ansiedade. Mulheres jovens podem apresentar maior prevalência de TAG por se descreverem com baixa autoavaliação geral de saúde e uso frequente de estilos de enfrentamento de problemas orientados para a emoção, o que é culturalmente reconhecido como inadequado ou ineficaz. Essa "aprendizagem errônea", além de influência ambiental, pode ser consequência de interferências hormonais, sobretudo estrogênicas.

TRATAMENTO E RESPOSTA AO TRATAMENTO DO TRANSTORNO DE ANSIEDADE GENERALIZADA EM MULHERES

As mulheres tipicamente buscam mais auxílio profissional para tratamento de suas condições médicas, o que não é diferente no caso do TAG. O tratamento do TAG é efetivo e inclui técnicas farmacológicas e psicoterápicas de modo majoritário, que podem ser combinadas.[2] Como terapia farmacológica, a classe dos inibidores seletivos da recaptação de serotonina (ISRSs) costuma ser designada como primeira linha de tratamento, sendo útil também frente à comorbidade com transtornos depressivos. Outros fármacos que se mostraram efetivos incluem antidepressivos tricíclicos (ADTs), inibidores da recaptação da serotonina e noradrenalina (IRSNs, p. ex., venlafaxina, duloxetina e desvenlafaxina) e buspirona.

Embora tenham sido o tratamento inicial do TAG por anos, os benzodiazepínicos (BZDs) atualmente não são mais considerados como opção farmacológica inicial; são preconizados para uso curto adjuvante durante momentos de agudização. Entretanto, estes ansiolíticos ainda são prescritos em maior quantidade para as mulheres. Seu metabolismo pode ser influenciado pelo uso de contraceptivos hormonais e pela fase do ciclo menstrual.[4]

Os estudos que avaliaram o impacto da terapia cognitivo-comportamental (TCC) sobre homens e mulheres ansiosos revelaram achados inconsistentes, em geral, sendo considerados equivalentemente passíveis de resposta. A psicoterapia tende a ser a opção terapêutica de escolha em mulheres no período perinatal, devido à preocupação com o uso de psicofármacos e o bebê. É uma opção considerada de maneira isolada mais pelas mulheres grávidas (74%), em comparação às não gestantes (41%).[5]

TRANSTORNO DE PÂNICO E AGORAFOBIA

DIAGNÓSTICO

Os critérios diagnósticos do transtorno de pânico (TP) são ataques de pânico (surto abrupto de medo ou desconforto intenso, que alcança um pico em minutos e durante o qual ocorre quatro sintomas, dentre eles palpitações, sudorese, tremores ou abalos, sensações de falta de ar ou sufocamento, sensação de asfixia, dor ou desconforto torácico, náusea ou desconforto abdominal, sensação de tontura ou vertigem, calafrios ou ondas de calor, parestesias, desrealização ou despersonalização, medo de perder o controle e medo de morrer) recorrentes e inesperados; os ataques são seguidos por apreensão ou preocupação persistente de novos ataques de pânico adicionais ou sobre suas consequências e/ou uma mudança desadaptativa significativa no comportamento relacionada aos ataques; não ser consequência dos efeitos psicológicos de uma substância ou de outra condição médica; não ser mais bem explicada por outro transtorno mental.[2]

O TP não deve ser diagnosticado se nunca foram experimentados ataques de pânico espontâneos (sem gatilhos desencadeadores). A diferenciação deve ser feita também quando os ataques de pânico são considerados consequências fisiológicas diretas de outra condição médica (p. ex., no hipertireoidismo ou no prolapso de válvula mitral). As crises de pânico são induzidas por substâncias ou até mesmo por medicamentos, como estimulantes do sistema nervoso (p. ex., cocaína, anfetaminas, cafeína) ou por abstinência de depressores do SNC (p. ex., álcool, *cannabis*, barbitúricos), e deverão ser classificadas como secundárias a essas condições, e não como TP primário. Há também outros transtornos mentais em que ataques de pânico são caracteristicamente associados a situações específicas, como exposições extremas no transtorno de ansiedade social (TAS); desencadeados por objetos ou situações fóbicas nas fobias específicas ou agorafobia; por preocupação intensa no TAG; ou por separação de casa e de figuras de apego afetivo no transtorno de ansiedade de separação (TASep).[2]

Quanto à agorafobia, os critérios são medo ou ansiedade marcantes acerca de duas situações entre cinco específicas (uso de transporte público, permanecer em espaços abertos, permanecer em locais fechados, permanecer em uma fila ou ficar em meio a uma multidão, sair de casa sozinho); ter medo ou evitar situações devido a pensamentos de que pode ser difícil escapar ou de que o auxílio pode não estar disponível no caso de desenvolver sintomas do tipo pânico ou outros sintomas incapacitantes ou constrangedores. Situações agorafóbicas quase sempre provocam medo ou ansiedade e são ativamente evitadas, requerendo a presença de uma companhia, ou, então, são suportadas com intenso medo, ansiedade ou incômodo; o medo, a ansiedade ou a esquiva são desproporcionais ao perigo real apresentado e, em geral, persistem por seis meses ou mais; o medo, a ansiedade ou a esquiva causam sofrimento significativo ou prejuízo no funcionamento social, profissional ou em outras áreas importantes da vida do indivíduo. Mesmo que outra condição médica esteja presente, a agorafobia pode ser diagnosticada se o medo, a ansiedade ou a esquiva forem claramente excessivos; e, por fim, o medo, a ansiedade ou a esquiva não são mais bem explicados pelos sintomas de outro transtorno mental.[2]

O diagnóstico diferencial da agorafobia deve levar em consideração que, quando os critérios diagnósticos para ambos os transtornos são satisfeitos completamente, ambos devem ser dados, a menos que o medo, a ansiedade ou a esquiva da agorafobia possam ser atribuídos exclusivamente ao outro transtorno. A principal característica diferencial é a motivação para o comportamento evitativo. No caso de fobias simples, nas quais o foco do medo são situações específicas (tipo situacional), como na claustrofobia ou nictofobia, por exemplo, a diferenciação pode ser desafiadora. Se a situação é temida por razões além dos sintomas do tipo pânico ou outros sintomas incapacitantes ou constrangedores, o diagnóstico de fobia específica deve ser feito. Já o TASep pode ser diferenciado por meio do exame da cognição. Há alguma evidência associando ansiedade de separação na infância e TP em adultos. Quando preciso diferenciá-lo do TAS, o principal fato é que, neste, o medo está em ser avaliado negativamente. Quanto ao TP, a agorafobia não deve ser diagnosticada quando esse é diagnosticado se os comportamentos de esquiva associados aos ataques de pânico não se estendem para o comportamento de esquiva de duas ou mais situações agorafóbicas. Ademais, o transtorno de estresse pós-traumático (TEPT) pode ser diferenciado da agorafobia examinando se o medo, a ansiedade ou a esquiva estiverem relacionados somente com situações que lembram o indivíduo de um evento traumático. Por fim, no transtorno depressivo maior (TDM), o indivíduo pode evitar sair de casa devido a apatia, perda de energia, baixa autoestima e anedonia.[2]

■ EPIDEMIOLOGIA DO TRANSTORNO DE PÂNICO E AGORAFOBIA EM MULHERES

A prevalência do TP, em 12 meses nos Estados Unidos, e em vários países da Europa, é de 2 a 3% em adultos e adolescentes. Nos Estados Unidos, taxas mais baixas são relatadas entre afro-americanos, negros, caribenhos e asiáticos em comparação com brancos não latinos. A diferenciação de gênero ocorre na adolescência e já é observável antes dos 14 anos de idade,[2] com as mulheres revelando maior probabilidade de apresentarem problemas respiratórios durante um ataque de pânico.[10] A prevalência para ataques de pânico é de 11,2% em adultos, e indivíduos do sexo feminino são afetados com mais frequência.[2] Já a agorafobia acomete cerca de 2% dos adolescentes e adultos por ano. Mulheres têm uma probabilidade duas vezes maior de apresentar o transtorno. A agorafobia pode ocorrer na infância, mas a incidência atinge o pico no fim da adolescência e no início da idade adulta. A prevalência de 12 meses em indivíduos com mais de 65 anos é de 0,4%. As taxas de prevalência não parecem variar sistematicamente entre os grupos culturais/raciais.[2]

■ APRESENTAÇÃO CLÍNICA DO TRANSTORNO DE PÂNICO E DA AGORAFOBIA E ESPECIFICIDADES EM MULHERES

A idade média de início do TP está em torno de 20 a 24 anos. Poucos casos começam na infância, e o início após os 45 anos é incomum. O curso habitual, se o transtorno não é tratado, é crônico, mas com oscilações. Alguns indivíduos podem ter surtos episódicos com vários anos de remissão entre eles, e outros podem ter sintomatologia grave contínua.[2] Durante o curso clínico do TP, mulheres podem demonstrar maior prevalência de problemas relacionados à respiração (dificuldade de respirar, desmaios e sensação de sufocamento) durante ataques de pânico, embora isso seja controverso. A resposta fisiológica das mulheres ao gás carbônico (CO_2) parece ser possivelmente decorrente de maior sensibilidade ao CO_2 durante ataques de pânico. Esses achados sugerem um potencial limiar menor para hipóxia e estado hipercápnico em mulheres, indicando um potencial maior de alarme falso para sufocamento devido a essa hipersensibilidade.[10] O TP está associado a consequências psicológicas adversas em mulheres, incluindo má saúde médica e emocional, maior risco de abuso de álcool, disfunção conjugal e ocupacional, maior uso de medicamentos (como BZDs) e aumento da procura por atendimentos de emergência. Além disso, as taxas de tentativas de suicídio entre indivíduos com TP podem chegar a 20%, o que sabidamente pode ser mais prevalente no sexo feminino.[11]

■ NEUROBIOLOGIA DO TRANSTORNO DE PÂNICO E AGORAFOBIA EM MULHERES

Quanto à neurobiologia do TP/A, o mais provável fator que gera a quebra do balanço das reações químicas são as anormalidades no GABA, no cortisol e na serotonina. Os ataques de pânico têm associação com o sistema límbico, sugerindo que o hipocampo tenha envolvimento na fisiopatologia do TP. A **Figura 11.2** descreve a neuroanatomia envolvida no TP.[12]

Fatores genéticos podem ter um papel na etiologia do TP, pois parentes de primeiro grau apresentam um risco de até 40% de desenvolvimento do transtorno.

Estudos de neuroimagem demonstram aumento no fluxo e na atividade de receptores em áreas específicas, como a região límbica e frontal. A amígdala é proposta como a principal área de disfunção. Existem duas teorias principais que explicam por que indivíduos desenvolvem TP: a primeira diz que a falta de mecanismos neuroquímicos apropriados, que normalmente inibiriam a serotonina, faz com que haja aumento desta, causando alteração no modelo do medo do sistema nervoso autônomo (SNA). A outra hipótese dialoga sobre a deficiência de opioides endógenos resultarem em ansiedade de separação e no aumento da compreensão de possível sufocamento. Além da amígdala e do hipocampo, há evidências de que a substância cinzenta periaquedutal do mesencéfalo (SCPA) atue como um *locus* primário na etiologia do pânico em ambos os sexos. Nas mulheres, uma rápida queda na secreção de P4, como ocorre durante a fase tardia do diestro do ciclo ovariano em ratos (semelhante à fase lútea tardia em mulheres), desencadeia uma resposta neuronal de "abstinência", durante a qual a excitabilidade dos circuitos mesencefálicos envolvidos em uma crise de pânico aumenta como resultado da regulação positiva (*"up regulation"*) dos receptores GABA-A extrassinápticos em interneurônios inibitórios na SCPA. O efeito de retirada é devido não ao hormônio nativo, mas ao seu metabólito neuroativo, a alopregnanolona (ALLO). Diferenças na cinética do metabolismo da ALLO podem contribuir para diferenças individuais na suscetibilidade ao pânico em mulheres.[13]

A desregulação de um neuropeptídeo associado ao estresse, o fator liberador de corticotrofina (CRF), talvez tenha papel na maior prevalência do TP em mulheres, uma vez que existem diferenças sexuais nas funções, na expressão, na distribuição, no tráfico e na sinalização do receptor CRF, interferindo na regulação pré-sináptica e na eficácia pós-sináptica. Essas diferenças sexuais podem levar ao aumento da sensibilidade ao estresse nas fêmeas.

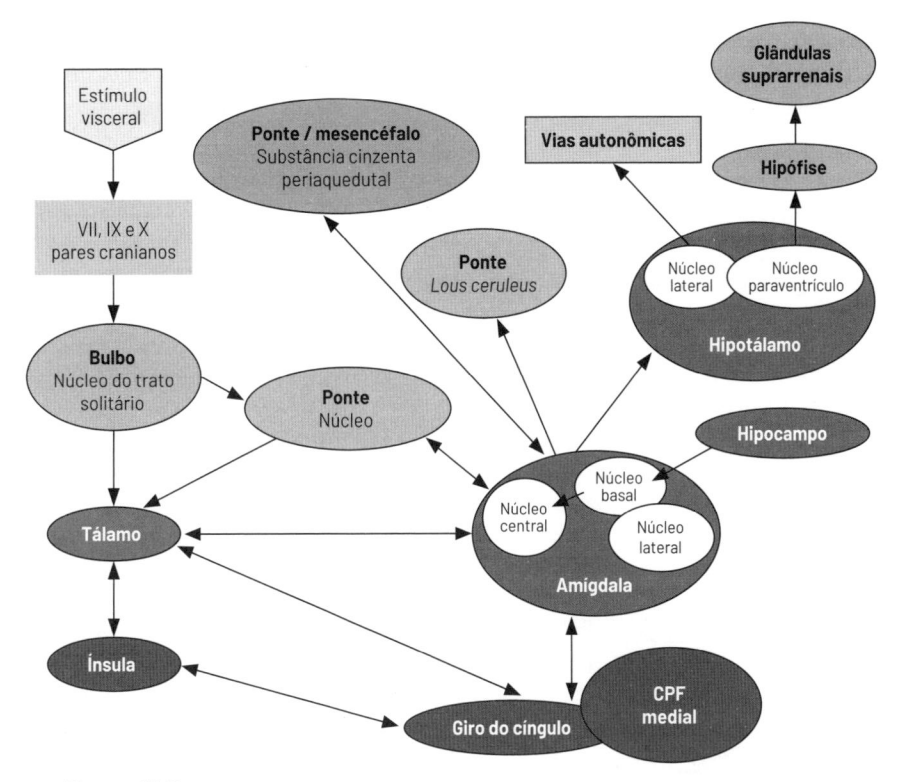

- **Figura 11.2**
  Esquema representativo das vias neuroanatômicas de informação interoceptivas (viscerossensoriais) no cérebro. As informações interoceptivas são conduzidas por meio da amígdala, por duas vias: uma descendente, procedente do trato solitário via núcleo parabraquial ou tálamo sensorial; e outra ascendente, advinda do córtex viscerossensorial por meio das vias córtico-talâmicas, permitindo o processamento cognitivo da informação e a modulação da informação interoceptiva. As informações e memórias contextuais (p. ex., de perigo potencial) administradas pelo hipocampo são diretamente transmitidas para a amígdala. As principais projeções aferentes da amígdala relacionadas à ansiedade ocorrem via: *locus ceruleus* (responsável pela liberação de noradrenalina, contribuindo para as respostas de ativação fisiológicas e comportamentais de luta ou fuga), matéria cinzenta periaquedutal (promove mecanismos de defesa e reações de "congelamento" ou "paralisia"), núcleo paraventricular do hipotálamo (ativa o eixo HHA, levando à liberação de adrenocorticoides), núcleo hipotalâmico lateral (ativa o sistema nervoso simpático) e o núcleo parabraquial (influencia a frequência e a amplitude respiratórias).
  Fonte: Adaptada de Mezzasalma e colaboradores.[12]

TRATAMENTO E RESPOSTA AO TRATAMENTO DE TRANSTORNO DE PÂNICO E AGORAFOBIA EM MULHERES

A principal abordagem psicossocial sugerida para o transtorno é a TCC, que é baseada em um modelo cognitivo, descrito por Barlow[14] (ver modelo cognitivo na **Fig. 11.3**, a seguir). A TCC é um tratamento breve, com sessões estruturadas e com objetivos claros a serem atingidos. Corrige interpretações catastróficas e medos condicionados das sensações corporais e evitações. A TCC pode ser ministrada individualmente ou em grupos e engloba psicoeducação; técnicas de relaxamento (como respiração diafragmática, relaxamento muscular progressivo e técnicas de mente plena ou *mindfulness*); técnicas cognitivas (reestruturação dos pensamentos catastróficos); e técnicas de exposição (exposição interoceptiva, exposição *in vivo*, independência dos parentes), entre outras.[15]

Os ISRSs são recomendados como tratamento de primeira linha para TP, embora tenham um início mais lento de ação e potencialmente exacerbam ansiedade e um início mais rápido de ataques de pânico no início do tratamento. Quanto aos BZDs, estes apresentam um início mais rápido de ação, mas podem causar dependência, tolerância e sintomas de abstinência.

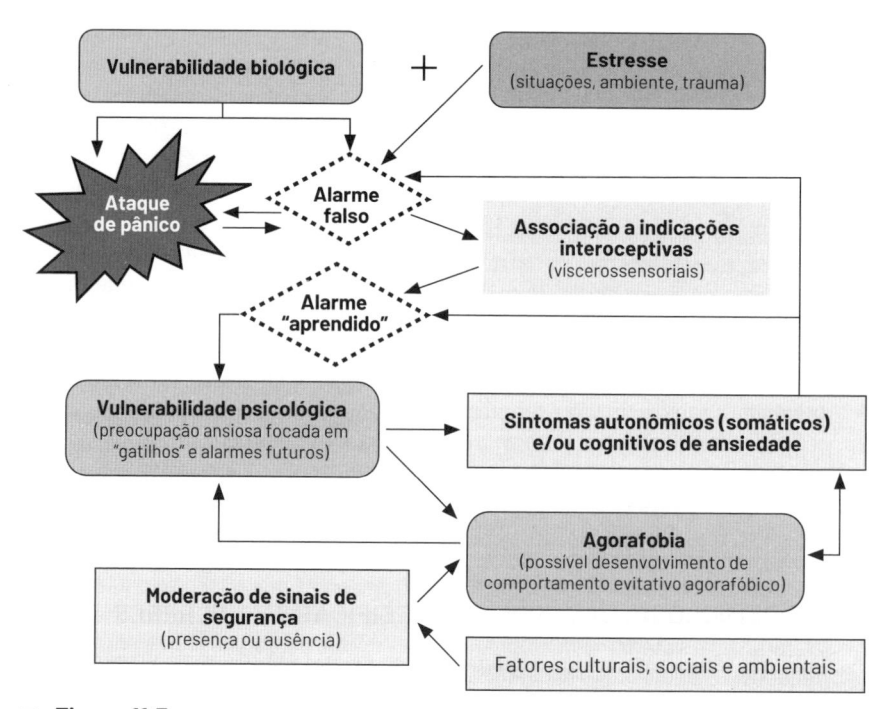

■ **Figura 11.3**
Processo etiológico e de manutenção do TP/A.
Fonte: Adaptada de Barlow.[14]

Não parece haver diferenças entre os sexos no grau de resposta aos tratamentos, sobretudo após TCC, ou mesmo com medicações. Contudo, comorbidades (como o transtorno da personalidade *borderline*, que é mais prevalente no sexo feminino) podem influenciar negativamente a resposta à monoterapia com ISRSs; portanto, outras estratégias de tratamento (ou seja, combinação de ISRSs com psicoterapia) são necessárias para obter remissão nesses pacientes. Por sua vez, quando não há comorbidades específicas, o sexo feminino parece obter repostas melhores com ISRSs. Por exemplo, ao tratar pacientes com TP com sertralina, as mulheres obtiveram melhora maior do que os homens na frequência das crises de pânico. Não houve diferença significativa entre os sexos, contudo, nas taxas de remissão ou nos perfis de eventos adversos.[16]

FOBIAS ESPECÍFICAS

■ DIAGNÓSTICO

As fobias específicas (FE) representam os TAs mais prevalentes no mundo. Segundo os critérios diagnósticos do DSM-5, o transtorno caracteriza-se pelo medo ou pela ansiedade acentuada acerca de um objeto ou situação, sendo que o objeto ou situação fóbica costumam provocar uma resposta imediata de medo ou ansiedade no indivíduo, o qual tende a evitar ou suportar determinado objeto ou situação com ansiedade intensa ou sofrimento. O medo experimentado pelo indivíduo é desproporcional em relação ao perigo real que determinada situação pode causar e ao contexto sociocultural, é persistente — em geral, com duração mínima de seis meses — e causa sofrimento ou prejuízo significativo. O problema não pode ser mais bem explicado por outro transtorno mental.[2]

As FE diferem entre si conforme o estímulo fóbico, embora os indivíduos temam objetos ou situações de mais de uma categoria, sendo necessário codificar cada uma.[2] Interessante destacar que cada tipo de fobia tem um nome com um prefixo relativo ao motivo e ao sufixo "fobia" (ver exemplos a seguir). De acordo com os códigos da CID-10-MC,[17] o estímulo pode ser: animal (p. ex., aranhas > aracnofobia); ambiente natural (p. ex., tempestades > brontofobia); sangue–injeção–ferimentos (p. ex., agulhas > aicmofobia); situacional (p. ex., andar de avião > aerofobia); outro (p. ex., vômito > emetofobia).

Dentre os principais diagnósticos diferenciais das FE destacam-se o TAS, o TASep, o TP/A, o transtorno obsessivo-compulsivo (TOC), transtornos relacionados a trauma e estressores, transtornos alimentares e transtornos do espectro da esquizofrenia.[2]

■ EPIDEMIOLOGIA DAS FOBIAS ESPECÍFICAS EM MULHERES

As mulheres são comumente mais afetadas com FE, em uma razão de 2:1.[18] A prevalência do transtorno varia de acordo com o estímulo fóbico, visto que fobias específicas de animais, ambiente natural e situacionais são mais comuns em mulheres, enquanto as taxas de fobia a sangue–injeção–ferimentos são aproximadamente iguais em ambos os sexos.[2]

Segundo levantamentos epidemiológicos, a prevalência de FE na população durante a vida varia entre 8,3 e 13,8%, sendo um dos TAs mais recorrentes.[19] A prevalência do transtorno na população, em 12 meses, é maior nos Estados Unidos (7 a 9%) e em países europeus (6%) do que em países asiáticos, africanos e latino-americanos (2 a 4%), ocorrendo de modo majoritário em adolescentes.[2]

Atualmente, alguns pesquisadores preveem que os efeitos negativos da pandemia de covid-19 continuarão e já propuseram um novo tipo de FE, a coronafobia, uma vez que a pandemia interrompe as rotinas das pessoas e, portanto, provoca ansiedade e reações fóbicas. Desastres naturais como terremotos ou tsunamis; catástrofes provocadas pelo homem, como explosões, guerras ou terrorismo; ou epidemias como MERS, SARS ou Ebola levam a emoções prejudiciais como fobia, ansiedade, depressão, desesperança e hostilidade a curto e longo prazos. Portanto, como esperado, as pessoas já começaram a experimentar reações fóbicas diante da pandemia de covid-19.

■ APRESENTAÇÃO CLÍNICA E ESPECIFICIDADES EM MULHERES

O surgimento das FE ao longo da vida costuma ocorrer em momentos distintos em homens e mulheres. A incidência de novas fobias em meninas é maior durante a infância, diminuindo moderadamente até cerca de 20 anos de idade. Depois disso, a incidência no sexo feminino tende a aumentar até cerca de 30 anos. O pico de incidência de novas FE em mulheres se dá durante o período de reprodução e de criação dos filhos, possivelmente, por uma vantagem evolutiva relacionada à proteção da prole. Tanto homens quanto mulheres tendem a apresentar outro pico de incidência durante a velhice, sendo isso provável por condições físicas ou por eventos inesperados de vida, sendo mais significativo no sexo feminino. Mulheres com FE apresentaram chance duas vezes maior de desenvolver outros TAs, TDM e qualquer transtorno de sintomas somáticos.

■ NEUROBIOLOGIA DAS FOBIAS ESPECÍFICAS EM MULHERES

As FE geram respostas distintas sobre o sistema nervoso de acordo com o estímulo fóbico. Aqueles que apresentam FE situacionais (ambiente natural e animais) experienciam o aumento da excitabilidade do sistema nervoso simpático frente ao estímulo, enquanto pacientes com fobia a sangue–injeção–ferimentos frequentemente sofrem com o aumento da atividade parassimpática no momento da exposição, por meio de desmaio vasovagal.[2]

Os modelos atuais de sistemas neurais para FE destacam a amígdala e as estruturas relacionadas, como ocorre em outros TAs.[2] Entretanto, a ativação de regiões límbicas, como a amígdala, ocorre de forma muito semelhante nos sexos feminino e masculino, sendo necessário avaliar outras regiões para salientar especificidades da neurobiologia de mulheres. Schienle e colaboradores[20] compararam imagens de ressonância magnética (RM) de pacientes femininos e masculinos com odontofobia (fobia de dentista). As mulheres apresentaram maior ativação do núcleo caudado, enquanto os homens apresentaram maior ativação do córtex pré-frontal (CPF) dorsolateral. A ativação dos gânglios da base em pacientes do sexo feminino, que integram processos relacionados à dor, indica que as mulheres podem apresentar mais pensamentos ligados à dor diante do estímulo fóbico. Os pesquisadores também identificaram maior volume do caudado em mulheres, por meio de uma análise de morfometria baseada em voxel, indicando envolvimento frontoestriatal nos estímulos fóbicos.[20]

Pacientes com odontofobia também apresentam menor volume de substância cinzenta no CPF dorsolateral e no CPF dorsomedial. Essas regiões do córtex participam da regulação da emoção, sugerindo que pacientes podem apresentar maior dificuldade de amenizar sentimentos negativos diante de cenas de um tratamento dentário. As mulheres exibiram maior volume de substância cinzenta, possivelmente, por características biológicas do sexo feminino que influenciam seu comportamento.[21] Os pesquisadores mencionam também que a ativação do CPF dorsolateral é proporcional à inibição límbica, indicando déficit de regulação no grupo portador de fobia, o que provavelmente não é uma característica apenas da fobia dental, mas sim de outros TAs.

■ TRATAMENTO E RESPOSTA AO TRATAMENTO DAS FOBIAS ESPECÍFICAS EM MULHERES

Menos de 50% dos portadores de FE recebem tratamento; muitos evitam o objeto ou a situação que temem como forma de não experimentar a perturbação.[22] O tratamento de escolha é a exposição gradual, uma forma de intervenção psicossocial, podendo ser realizada por abordagens *in vivo* ou por imagens, inclusive, pela realidade virtual.[18]

As terapias de exposição têm se mostrado mais eficazes quando as sessões ocorrem de maneira próxima e quando a exposição é prolongada e não imaginada. Também é importante que a exposição seja realizada em contextos distintos, pois um fator de risco significativo para a recaída de FE é a mudança de contexto, uma vez que o paciente pode reencontrar o estímulo fóbico em um ambiente ou uma situação diferente daquela em que a extinção ocorreu. Exposições graduais são mais facilmente toleradas pelos pacientes.

Dependendo do estímulo fóbico apresentado pelo indivíduo, outros tratamentos são indicados em associação à terapia de exposição. Nas fobias por sangue-injeção-ferimentos, exercícios de tensão muscular aplicada podem auxiliar na prevenção de desmaios; por sua vez, pacientes com determinadas fobias situacionais (medo de voar e medo de ir ao dentista) parecem ter melhora no quadro quando também realizam TCC.

TRANSTORNO DE ANSIEDADE SOCIAL

■ DIAGNÓSTICO

O TAS, também conhecido como fobia social (FS), envolve o medo de situações sociais, incluindo aquelas que envolvem análise de *performance* e contato com estranhos. O paciente com TAS apresenta medo ou ansiedade acentuados acerca de uma ou mais situações sociais em que o indivíduo é exposto a possível avaliação por outras pessoas em diferentes contextos, como lazer, social, acadêmico, profissional, etc. Assim, há evidente evitação de situações sociais, devido à ideia do indivíduo de que será avaliado de forma negativa, uma resposta adaptativa desproporcional à magnitude das atividades e situações temidas e ao contexto em que ocorrem.[2] Um ponto importante de caracterização do transtorno é o fato de que o medo gira mais em torno de envergonhar-se na situação (quer pela exposição em si ou pelo receio de má *performance*) do que pelo medo da situação em si.

Diagnósticos diferenciais: TP/agorafobia, TAG e FE. Além disso, condições como transtorno dismórfico corporal, TDM (que pode cursar com esquiva, devido à autoavaliação negativa), transtorno do espectro autista (TEA) (que cursam com déficits na comunicação social e ansiedade social) e transtornos da personalidade (em geral, transtorno da personalidade evitativa) devem ser ponderados como possíveis diferenciais.[2] É essencial também que seja feita a diferenciação entre ansiedade social e timidez normal/reticência social — traço de personalidade que, em certa medida, faz parte do processo adaptativo de boa parcela dos indivíduos acerca de novas pessoas e experiências.

■ EPIDEMIOLOGIA DO TRANSTORNO DE ANSIEDADE SOCIAL EM MULHERES

O TAS é mais prevalente no sexo feminino, na população em geral, com razão de chances (RC) variando de 1,5 a 2,2[23] — não obstante, o TAS apresenta uma diferença menos relevante entre os gêneros em relação a outros TAs. A prevalência ao longo da vida é variável de acordo com os estudos internacionais, em torno de 3 a 13%. A diferença de gênero na prevalência é mais pronunciada nos adolescentes e nos jovens adultos — o que é relevante, uma vez que 75% dos indivíduos com o transtorno têm entre 8 e 15 anos de idade.[2] Estudantes universitários, no Brasil, apresentaram prevalência estimada de TAS em torno de 11%, concordando com estudos internacionais. Esse estudo também demonstrou que o TAS é mais prevalente em mulheres (12,4%, em oposição a 7,4% dos homens). A idade média de início está ao redor de 11 anos.[24] Indivíduos do sexo feminino apresentam maior número de transtornos comórbidos — do humor e de ansiedade. Ao longo da vida, em homens e mulheres, a prevalência de algum transtorno comórbido foi identificada em 69 a 92%. Sobretudo nas mulheres, o TAS costuma preceder os transtornos depressivos, tornando seu curso mais grave.[23] Já em homens, o TAS precede diagnósticos de dependência química (alcoolismo).

■ APRESENTAÇÃO CLÍNICA E ESPECIFICIDADES DO TRANSTORNO DE ANSIEDADE SOCIAL EM MULHERES

O curso clínico costuma ser crônico e, consoante a outros transtornos psiquiátricos, foi associado com pior prognóstico quanto mais cedo se instala. A apresentação clínica da condição varia de acordo com os gatilhos para a ansiedade do paciente — sendo que a forma mais característica se refere ao desempenho, em especial, ao falar em público — e com os traços de personalidade do indivíduo. Da mesma forma, diferentes expectativas sociais envolvendo os papéis de gênero podem explicar as diferenças de manifestação do TAS entre homens e mulheres.[25] Um estudo conduzido em Israel revelou que mulheres com TAS apresentavam maior tendência a medos de realizar provas, apesar de terem se preparado; trabalhar enquanto são observadas; entrar em um ambiente com outros indivíduos já presentes; escrever ou se alimentar enquanto são observadas; usar banheiros públicos; discordar de indivíduos que não conhecem bem. Além disso, as mulheres com TAS também revelaram maior quantidade de medos sociais ao longo de suas vidas, em comparação aos homens. Por fim, as mulheres relatam sintomas somáticos em maior proporção durante uma situação que desperta ansiedade, como rubor, tremores e palpitações.[26]

A influência da mídia na internalização de padrões de beleza é fator contribuinte para a maior taxa de TAS entre as mulheres. As mulheres estão constantemente sujeitas ao julgamento social e às expectativas acerca de suas expressões de gênero, resultando em esforço constante para equilibrar traços tipicamente masculinos ou femininos, de acordo com a situação, e encarar as mais diversas consequências de suas tomadas de decisão, dependendo do contexto. Mulheres com menores escores de atração física autorreferida parecem estar sujeitas a maior traço de ansiedade social, o que ratifica evidências da objetificação da figura feminina.[27]

■ NEUROBIOLOGIA DO TRANSTORNO DE ANSIEDADE SOCIAL EM MULHERES

A etiologia do TAS abriga-se na complexa interação gene-ambiente, havendo papel da inibição social na infância e da influência familiar no desenvolvimento do transtorno.[2] Um estudo de gêmeos evidenciou que a correspondência entre gêmeos do sexo masculino era predominantemente explicada por fatores genéticos, enquanto a correspondência entre gêmeos do sexo feminino se alicerçava em fatores familiares e ambientais.[27]

As diferenças de gênero na apresentação e no manejo do TAS podem ser influenciadas pelos níveis dos hormônios sexuais endógenos e exógenos, com influência do estrogênio e da progesterona sobre os sistemas de neurotransmissão implicados na etiologia dos TAs — em especial, os sistemas serotoninérgico, noradrenérgico e dopaminérgico. Ainda no âmbito endócrino, apontam para a OXT como elemento mediador dos comportamentos sociais, com estudos em modelos animais revelando que esse hormônio aumenta o comportamento social e reduz as respostas ao estresse em situações sociais.[28] Os efeitos ansiolíticos da OXT possivelmente estão associados a aspectos neurocomportamentais (como cognição social, aprendizagem e extinção do medo) relacionados ao eixo HHA e aos sistemas serotoninérgicos e GABAérgicos. Um esquema representativo do papel da OXT no TAS pode ser visto em maiores detalhes em Olff e colaboradores.[29]

Outra evidência específica da população feminina diz respeito ao papel das experiências da infância no desenvolvimento dos TAs e a ocorrência de abuso físico ou sexual, epidemiologicamente mais incidente no sexo feminino. Mulheres abusadas durante a infância apresentavam eixo HHA e SNA hiperativados, com efeitos evidentes nas mulheres com sintomas ansiosos e depressivos. A **Figura 11.4**, adaptada de van Honk e colaboradores,[30] traz um modelo acerca da interação entre genética e trauma precoce no desenvolvimento de ansiedade social.[30]

■ TRATAMENTO E RESPOSTA AO TRATAMENTO DO TRANSTORNO DE ANSIEDADE SOCIAL EM MULHERES

Diferentemente de vários transtornos, os homens mais comumente buscam tratamento para o TAS, tornando as prevalências iguais ou maiores do que em mulheres em amostras clínicas. É possível que os fatores culturais e sociais estejam implicados nessa diferença — timidez e submissão são comportamentos mais aceitos socialmente entre as mulheres.[28]

Quanto ao tratamento, seguindo a linha dos TAs, os mais comuns na prática clínica são farmacológicos, com os ISRSs como primeira escolha, e a TCC. O TAS tem uma característica própria que dificulta a busca por tratamento: o medo do paciente acerca do julgamento do outro sobre sua doença.[23] Merecem atenção pelo público feminino os inibidores da monoaminoxidase (IMAOs) (risco teratogênico na gravidez e de interação farmacológica e com alimentos) e os benzodiazepínicos (BZDs) (risco de fenda palatina em torno de 1%, se usado no início gravidez, e riscos de baixo Apgar, falha na alimentação, apneia neonatal, hipotonicidade muscular e regulação da temperatura prejudicada, se utilizados no final da gestação).

Um estudo conduzido no Brasil não evidenciou diferenças de desfecho no tratamento quando pacientes de ambos os gêneros foram comparados ao término do esquema farmacológico. Entretanto, a análise mostrou que a magnitude de redução dos sintomas foi superior no grupo dos homens, de forma que estes apresentam quadro clínico mais severo, mas também são mais responsivos ao tratamento farmacológico.[25]

Os β-bloqueadores podem ser usados, conforme a necessidade, para pacientes com medo de falar em público. Os β-bloqueadores podem causar aumento das contrações uterinas (embora isso não tenha sido relatado como um problema quando foram usados durante a gravidez), baixo peso ao nascer, e 37% dos bebês nascidos de mães tratadas com β-bloqueadores durante a gravidez morreram dentro de um ano de nascimento, em comparação com nenhuma morte em bebês cujas mães foram tratadas com outros anti-hipertensivos. Em contraste, em outro estudo, em 125 pacientes que tiveram gestações de alto risco, não houve evidência de baixos índices de Apgar ou bradicardia nos bebês. Ainda assim, o uso desses fármacos é restrito na gestação.

As mulheres mostraram-se mais responsivas à TCC, em comparação aos homens, assim como os homens abandonam mais essa técnica de tratamento. Além disso, um ensaio clínico que envolvia TCC para TAS culminou em maior redução dos sintomas, em

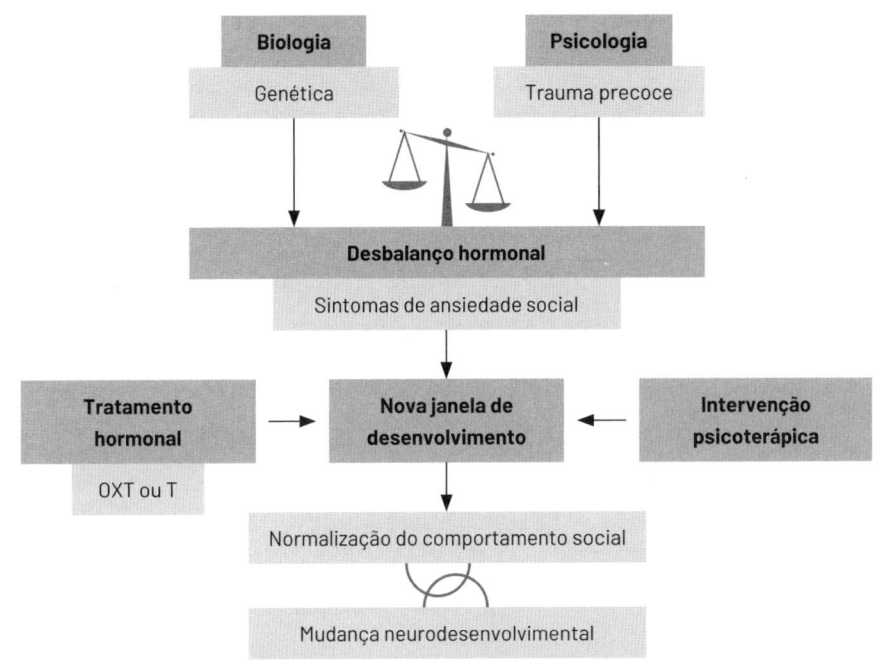

Figura 11.4

```
        Biologia              Psicologia
        Genética            Trauma precoce
                    ⚖
              Desbalanço hormonal
           Sintomas de ansiedade social

Tratamento      Nova janela de      Intervenção
 hormonal    → desenvolvimento ←   psicoterápica
 OXT ou T
              Normalização do comportamento social
              Mudança neurodesenvolvimental
```

■ **Figura 11.4**
A interação entre genética e trauma precoce promove mudanças hormonais, que, por sua vez, influenciam os sintomas de ansiedade social. Hipotetiza-se que tratamentos hormonais e intervenções psicossociais, isoladamente ou em combinação, podem ser aplicados na prática, inclusive, de modo personalizado, para reduzir os sintomas.
OXT: ocitocina; T: testosterona.
Fonte: Adaptada de van Honk e colaboradores.[30]

comparação aos homens — o que pode ser correlacionado com a tendência masculina de evitar a análise interna que a psicoterapia demanda, já relatado por outros estudos.

TRANSTORNO DE ANSIEDADE DE SEPARAÇÃO

■ DIAGNÓSTICO

O TASep acomete, sobretudo, crianças em idade pré-escolar ou escolar, mas pode acometer adultos. No DSM-5 (ver **Quadro 11.1**), o TASep foi incluído no capítulo sobre TAs, removendo, assim, a restrição de idade de início, que anteriormente exigia o início durante a infância ou adolescência.[2] Os principais diagnósticos diferenciais de TASep são: TP agorafobia, TAG e transtornos da personalidade, como o dependente e o *borderline*.[31]

■ **Quadro 11.1**
Diagnóstico de TASep segundo o DSM-5

A. Medo ou ansiedade excessiva e inadequada do ponto de vista do desenvolvimento em relação à separação daqueles a quem o indivíduo está apegado, conforme evidenciado por pelo menos três dos seguintes:
  1. Sofrimento excessivo recorrente ao antecipar ou experimentar a separação de casa ou de figuras importantes de apego.
  2. Preocupação persistente e excessiva com a perda de figuras importantes de apego ou com possíveis danos a elas, como doenças, ferimentos, desastres ou morte.
  3. Preocupação persistente e excessiva em experimentar um evento desagradável (p. ex., perder-se, ser sequestrado, ter um acidente, ficar doente) que causa separação de uma figura de apego importante.
  4. Relutância ou recusa persistente em sair, sair de casa, ir para a escola, trabalhar ou qualquer outro lugar por causa do medo da separação.
  5. Medo persistente e excessivo ou relutância em estar sozinho ou sem grandes figuras de apego em casa ou em outros ambientes.
  6. Relutância persistente ou recusa em dormir fora de casa ou em ir dormir sem estar perto de uma figura importante de apego.
  7. Pesadelos repetidos envolvendo o tema da separação.
  8. Queixas repetidas de sintomas físicos (p. ex., dores de cabeça, dores de estômago, náuseas, vômitos) quando a separação das principais figuras de apego ocorre ou é antecipada.
B. O medo, a ansiedade ou a evitação é persistente, durante pelo menos 4 semanas em crianças e adolescentes e normalmente 6 meses ou mais em adultos.
C. A perturbação causa sofrimento clinicamente significativo ou prejuízo no funcionamento social, acadêmico, ocupacional ou em outras áreas importantes do funcionamento.
D. O distúrbio não é mais bem explicado por outro transtorno mental, como recusar-se a sair de casa devido à resistência excessiva à mudança no TEA; delírios ou alucinações relativos à separação em transtornos psicóticos; recusa de sair de casa sem um companheiro de confiança na agorafobia; preocupações com problemas de saúde ou outros danos que afetam outras pessoas significativas no TAG; ou preocupações sobre ter uma doença no transtorno de ansiedade de doença.

Fonte: American Psychiatric Association.[2]

■ EPIDEMIOLOGIA DO TRANSTORNO DE ANSIEDADE DE SEPARAÇÃO EM MULHERES

A prevalência de TASep é de 3-4% em crianças em idade escolar e 1% durante a adolescência.[2] Em adultos, pode acometer até 5% das pessoas. O National Comorbidity Survey Replication foi o primeiro estudo epidemiológico incluindo um questionário estruturado para o TASep em adultos.[32] Os resultados mostraram uma prevalência em 12 meses de 1,9%, e uma prevalência ao longo da vida de 6,6%, notavelmente maior que a prevalência de TASep na infância. Cerca de 43% dos casos tiveram início após os 18 anos. Outros preditores de TASep ao longo da vida incluíram gênero feminino, adversidades da infância relatadas retrospectivamente e eventos traumáticos ao longo da vida.[33]

APRESENTAÇÃO CLÍNICA E ESPECIFICIDADES EM MULHERES

Paternidade autoritária, proximidade na relação pai–filha, disposição para ser figura de apego e atitudes liberais em relação aos estereótipos de gênero em crianças interferem na associação entre gênero e TASep em meninos e meninas. Contudo, há autores que mostraram não haver diferenças entre os sexos de tipos ou gravidade de sintomas ao longo da vida.[34]

TASep e esforços comportamentais para não ser abandonada, além de menores escores na excitação e satisfação sexual, foram associados a vaginismo, o que traz um exemplo das repercussões de TASep na vida de relações.

Adolescentes do sexo feminino com pouco apego ao pai tenderam a relatar menos medo relacionado a se separar dos membros da família. Adolescentes do sexo masculino, por sua vez, que tinham insegurança na relação com a mãe, relataram mais TASep do que os homens com boas relações maternas. Em contrapartida, o TASep parece mediar de maneira parcial a ideação suicida para meninas e meninos. Esses resultados apoiam uma concepção individualizada dos padrões de apego, com influência diferencial das relações diádicas, e podem fornecer melhor entendimento da ideação suicida dos adolescentes.

A possibilidade de haver piores desfechos de saúde mental presentes na infância e persistentes na idade adulta entre indivíduos homossexuais e atípicos de gênero, em comparação com indivíduos típicos de gênero foi verificada. As mulheres homossexuais pontuaram mais alto na ansiedade de separação na infância do que todos os outros grupos. Homens heterossexuais pontuaram mais baixo em indicadores de ansiedade de separação na infância do que homens homossexuais, e mais baixo em indicadores de depressão e ansiedade na infância e na idade adulta do que todos os outros grupos. Nenhuma outra diferença significativa entre os grupos foi observada. Fatores biológicos e socioculturais podem estar envolvidos na etiologia do TASep nessas condições, mas isso requer estudos que possam comprovar esses achados.

O TASep precoce e a qualidade do apego com os genitores surgem como preditores de insatisfação corporal, ou seja, com altos níveis de avaliações negativas da imagem corporal em mulheres que sofrem com transtornos alimentares.[35] Além disso, a presença de TASep está associada com sintomas mais graves de depressão, de ansiedade e de estresse e pontuações mais altas de neuroticismo e menor funcionalidade de modo geral. Outros autores mostraram que o diagnóstico de TASep foi associado a não viver com ambos os pais biológicos, um dos progenitores com problema de saúde mental, eventos familiares negativos, desemprego e eventos violentos com familiares. O TASep, portanto, está associado com fatores de risco no ambiente familiar, sobretudo quando comparado ao TAS e ao TAG.

A partir da perspectiva da relação entre o TASep na vida adulta e o estilo inseguro de apego, foi levantada a hipótese de que as mulheres com TASep na idade adulta podem experimentar exacerbações dos sintomas no período perinatal, quando se tornam responsáveis pela saúde e pelos cuidados de um bebê. Isso pode explicar por que algumas mães ficam particularmente ansiosas durante a gravidez, uma resposta que, por sua vez, pode levar a problemas de vínculo que podem gerar apego ansioso e insegurança em seus bebês e crianças pequenas. A frequência e os correlatos clínicos do TASep em grávidas sugerem que este pode acometer um quarto das mulheres nessa situação. Para um terço das mulheres, os sintomas estavam causando prejuízo funcional significativo. A importância disso repercute em uma possível interferência do TASep no vínculo mãe–bebê.[36]

■ NEUROBIOLOGIA DO TRANSTORNO DE ANSIEDADE DE SEPARAÇÃO EM MULHERES

O estresse na infância leva a processos psicopatológicos associados com a predisposição biológica dos indivíduos. O desenvolvimento prolongado do CPF, por exemplo, desempenha um papel crítico na cognição, na personalidade e no comportamento social, tornando-o suscetível a condições adversas. A ativação dendrítica de neurônios do CPF, após um desafio estressante perinatal, aumentou significativamente em ratos muito ansiosos, em comparação com os grupos pouco ansiosos, em ambos os sexos. Contudo, a densidade de espinhos dendríticos mostrou uma correlação negativa com o nível de ansiedade de animais estressados. O estresse no início da vida, portanto, pode ser previsto pela análise da densidade e morfologia dos espinhos dendríticos dos neurônios piramidais em correlação com o comportamento semelhante à ansiedade dos animais.[37]

Uma linha de pesquisa neurobiológica importante tem se concentrado na correlação entre TASep, proteína translocadora (TSPO) e OXT. A TSPO é um polipeptídeo implicado na síntese de neuroesteroides que influenciam as funções cognitivas e comportamentais associadas à ansiedade, por modulação do complexo GABA-A/BZD. A OXT, em vez disso, é um neurotransmissor que influencia os processos de fixação em uma grande variedade de animais. A OXT é considerada um neurotransmissor, ou neuromodulador, com ações centrais no sistema límbico, no prosencéfalo e nos centros autonômicos do tronco cerebral. Desempenha uma variedade de funções centrais, como comportamento sexual, comportamento materno, afiliação, memória social, saciedade e capacidade de resposta ao estresse. Há evidências limitadas do envolvimento de OXT em processos de aprendizagem em humanos. Diferentes estudos têm mostrado que os valores de densidade periférica da TSPO estão associados ao estresse ou à ansiedade: a regulação para cima (*up-regulation*) da TSPO ocorre após o estresse agudo, enquanto a regulação para baixo (*down-regulation*), após estresse crônico. Há ligação entre a baixa densidade de TSPO e os polimorfismos genéticos associados e sintomas de TASep. Da mesma forma, há baixa densidade plaquetária de TSPO em pacientes com TDM ou TB apenas na presença de comorbidade com TASep.

A associação entre o TASep e a desregulação dos mecanismos neurobiológicos de fixação da aprendizagem levou o foco às pesquisas sobre a OXT, em especial, nos polimorfismos do gene da OXT e seu receptor (OXTR). A presença de dois polimorfismos de nucleotídeo único diferentes, 6930G> A (rs53576) e 9073G> A (Rs2254298), e em particular, os portadores do genótipo GG, têm probabilidade maior de apresentar apego ansioso e TASep. Os resultados indicam herdabilidade moderada dos sintomas de ansiedade de separação e forte influência para TASep, sobretudo em mulheres. Os fatores e mecanismos causais subjacentes incluem componentes genéticos e ambientais fortemente correlacionados com os de outros TAs, sendo necessárias análises adicionais, permitindo, também, os efeitos da idade sobre a expressão de fatores genéticos e ambientais.

■ TRATAMENTO E RESPOSTA AO TRATAMENTO DO TRANSTORNO DE ANSIEDADE DE SEPARAÇÃO EM MULHERES

Altos níveis de TASep estão ligados a um menor benefício de psicoterapias e tratamentos psicofarmacológicos. Entre os pacientes com transtornos psiquiátricos tratados com TCC, aqueles com comorbidade com TASep têm uma chance quatro vezes maior de não resposta.[38,39] Muitos indivíduos podem não estar cientes da ansiedade de separação, pois esta se aglomera em famílias e pode ser considerada um comportamento normal.

MUTISMO SELETIVO

■ DIAGNÓSTICO

Os critérios diagnósticos para mutismo seletivo (MS) são: fracasso persistente para falar em situações sociais específicas, nas quais existe a expectativa para tal, apesar de falar em outras situações; perturbação que interfere na realização educacional ou profissional ou na comunicação social; duração mínima de um mês; o fracasso para falar não pode ser devido a um desconhecimento ou desconforto com o idioma exigido pela situação social; a perturbação não pode ser bem explicada por um transtorno de comunicação e nem ocorrer exclusivamente durante o curso dos TEA, esquizofrenia ou outro transtorno psicótico.[2]

O MS precisa ser diferenciado de transtornos da comunicação, visto que esses, diferentemente do MS, não estão restritos a uma situação social específica.[2] Ademais, a diferenciação dos transtornos do neurodesenvolvimento (como TEA) e esquizofrenia e outros transtornos psicóticos é feita a partir do fato de que indivíduos com MS têm a capacidade de falar bem-estabelecida em algumas situações sociais. Por fim, há a necessidade de se realizar o diagnóstico diferencial de TAS, embora a ansiedade social e a esquiva do TAS possam estar associadas ao MS.[2] O diagnóstico de MS não deve ocorrer quando for secundário a algum dos transtornos citados acima.

■ EPIDEMIOLOGIA DO MUTISMO SELETIVO EM MULHERES

A prevalência do MS é incerta em ambos os sexos, embora Bergman e colaboradores indiquem prevalência de 0,71%.[40] Ainda nesse estudo, os participantes que apresentaram melhora eram do sexo feminino,[40] entretanto, não existem estudos que relatem diferenças desse transtorno entre homens e mulheres.

APRESENTAÇÃO CLÍNICA E ESPECIFICIDADE EM MULHERES

O MS pode ser diagnosticado em qualquer estágio do desenvolvimento se for impossível diferenciar os seus sintomas dos de transtornos de comunicação.[2] Geralmente, o MS é manifestado nos primeiros anos da infância, coincidindo com os períodos pré-escolar ou de educação primária. O desenvolvimento do MS relaciona-se com as experiências cotidianas vividas nesse período (não há evidências que associem o MS a eventos traumáticos nessa idade), visto que, pela primeira vez, a criança tem a necessidade de socializar e pode passar a enfrentar dificuldades de aprendizagem. Como até mesmo crianças sem psicopatologias podem apresentar sintomas de MS frente a situações estressoras, os critérios devem estar presentes por pelo menos um mês. Não há estudos que diferenciem gênero no MS, embora se acredite que ser mulher seja um fator que aumenta o risco para MS na primeira infância.

NEUROBIOLOGIA DO MUTISMO SELETIVO EM MULHERES

A frequência familiar do MS está ligada ao gene CNTNAP2 (média de interações entre os neurônios e a glia no desenvolvimento do encéfalo), que, além de ser um fator de risco para MS, está ligado a maior chance de TAS durante a vida adulta.[41]

Existe associação de MS com o processo auditivo: quando o reflexo acústico da orelha média — responsável pelo *feedback* da percepção da própria fala — apresenta disfunções, pode ocorrer aumento da sensibilidade auditiva (misofonia), principalmente em locais barulhentos. Esses distúrbios podem causar adaptações, levando pacientes a desenvolver MS. Estratégias de adaptação, como sussurrar ou se abster no momento da fala, acabam ocorrendo para que não haja uma recepção do som que produza incômodo.

TRATAMENTO E RESPOSTA AO TRATAMENTO DO MUTISMO SELETIVO EM MULHERES

São indicadas intervenções farmacológicas e psicossociais. No caso das intervenções farmacológicas, o uso de ISRS é indicado, sobretudo para o tratamento de MS severo. No campo das intervenções psicossociais, a mais indicada é a TCC, especialmente com técnicas de exposição gradual, gerenciamento de contingências, aproximações/modelagens sucessivas e enfraquecimento do estímulo, que costumam ser bem-sucedidos no tratamento da ansiedade infantil. O gerenciamento de contingências envolve o uso de reforço positivo ou recompensa para aumentar a probabilidade de comportamento verbal. Aproximações/modelagens sucessivas usam aproximações gratificantes do comportamento desejável até que este seja alcançado. Um exemplo seria recompensar o sussurro até que seja estabelecido e, em seguida, passar para as respostas de uma palavra e, mais tarde, para a fala normal. O enfraquecimento do estímulo aumenta gradualmente o número de pessoas e situações em que a criança fala, usando modelagem e gerenciamento de contingência. As estratégias cognitivas são úteis para crianças mais velhas, adolescentes e adultos. As técnicas incluem reconhecer sinais corporais de ansiedade, identificar e desafiar padrões de pensamentos negativos e montar um plano de enfrentamento para a ansiedade, de modo que seja menos provável que esta interfira na fala.

CONSIDERAÇÕES FINAIS

A ansiedade, como fenômeno psicopatológico, tem sintomas heterogêneos, levando ao que chamamos de "sinais e sintomas" distintos, respeitando características biopsicossociais específicas de cada indivíduo, como história familiar (genética), condições ambientais/familiares de desenvolvimento e educação, eventos estressantes/traumáticos de vida, dentre outros fatores. As apresentações clínicas aqui descritas sofrem alguma influência, de acordo com o gênero. Apesar de parecer que as mulheres estão mais vulneráveis aos TAs, nem sempre isso é regra, pois, em algumas condições, as manifestações são mais brandas, e a resposta aos tratamentos disponíveis pode ser mais evidente.

As questões neurobiológicas decorrentes das diferenças de sexo, como tamanho das estruturas cerebrais e tipos e níveis hormonais, também dependem da idade e da cronologia esperada para o desenvolvimento neuroendócrino de cada pessoa, o que pode repercutir ainda mais na heterogeneidade psicopatológica de cada transtorno.

Obviamente, as questões culturais e ambientais ainda podem tornar a questão mais complexa, sobretudo se acrescentarmos aspectos relacionados ao item "orientação sexual" à discussão. Acredita-se que, durante o período intrauterino, o cérebro fetal se desenvolva na direção masculina, por ação direta da testosterona nas células nervosas em desenvolvimento, ou na mulher, pela ausência desse pico hormonal. Mas até que ponto a programação fetal pode determinar a orientação sexual ainda é uma questão de investigação.

Outros autores, contudo, acreditam que "um mundo que diferencia gêneros irá produzir um cérebro com gêneros distintos", reforçando que não há diferenças substanciais entre o cérebro de homens e mulheres, embora reconheçam que as manifestações clínicas de disfunções possam ser distintas. Para esses autores, as influências ambiental, social e comportamental "moldariam" as diferenças anatômicas e funcionais do SNC, para que as "funções sociais predefinidas" possam ser adequadamente executadas: cérebros femininos sendo predominantemente programados para empatia e intuição, ao passo que os cérebros masculinos seriam otimizados para a razão e a ação.

Enquanto, provavelmente, as duas vertentes estejam corretas ao mesmo tempo, as discussões sobre a existência ou não do dimorfismo cerebral se estendem. Fato clínico é que existem, hoje, diferenças nas manifestações psicopatológicas dos transtornos supracitados, o que repercute, para o clínico, em diferentes abordagens diagnósticas e terapêuticas, respeitando a individualidade e o momento de cada pessoa, em uma abordagem personalizada e baseada nas evidências correntes da literatura.

Dessa forma, não é apenas o diagnóstico de um ou outro TA que determina o tratamento ideal, mas também características individuais de seus portadores, como, ser do sexo feminino, no Brasil, em determinada fase do desenvolvimento neuropsicológico (ou neuroendócrino) vai merecer uma abordagem diagnóstica e terapêutica diferente de outra mulher em outra fase do desenvolvimento, nascida em outra cultura, mesmo que compartilhem do mesmo diagnóstico postulado pelos manuais classificatórios.

REFERÊNCIAS

1. Graeff FG. Doença mental. In: Graeff FG, Brandão ML. Neurobiologia das doenças mentais. São Paulo: Lemos; 1999. v.1, p. 19-34.
2. American Psychiatric Association. Manual diagnóstico e estatístico de transtornos mentais: DSM-5. 5. ed. Porto Alegre: Artmed; 2014.
3. Nelson HD, Cantor A, Pappas M, Weeks C. Screening for anxiety in adolescent and adult women: a systematic review for the Women's Preventive Services Initiative. Ann Intern Med. 2020;173(1):29-41.
4. Howell HB, Brawman-Mintzer O, Monnier J, Yonkers KA. Generalized anxiety disorder in women. Psychiatr Clin North Am. 2001;24(1):165-78.
5. Misri S, Abizadeh J, Sanders S, Swift E. perinatal generalized anxiety disorder: assessment and treatment. J Womens Health (Larchmt). 2015;24(9):762-70.
6. Songtachalert T, Roomruangwong C, Carvalho AF, Bourin M, Maes M. Anxiety disorders: sex differences in serotonin and tryptophan metabolism. Curr Top Med Chem. 2018;18(19):1704-15.
7. Donner NC, Lowry CA. Sex differences in anxiety and emotional behavior. Pflugers Arch. 2013;465(5):601-26.
8. Neumann ID, Slattery DA. Oxytocin in general anxiety and social fear: a translational approach. Biol Psychiatry. 2016;79(3):213-21.
9. Felger JC, Haroon E, Miller AH. Inflammation and immune function in PTSD: mechanisms, consequences, and translational implications. In: Liberzon I, Ressler KJ, editors. Neurobiology of PTSD: from brain to mind. New York: Oxford University; 2016. p. 239-63.
10. Sheikh JI, Leskin GA, Klein DF. Gender differences in panic disorder: findings from the National Comorbidity Survey. Am J Psychiatry. 2002;159(1):55-8.
11. Zhang Y, Wang J, Xiong X, Jian Q, Zhang L, Xiang M, et al. Suicidality in patients with primary diagnosis of panic disorder: a single-rate meta-analysis and systematic review. J Affect Disord. 2022;300:27-33.
12. Mezzasalma MA, Valença AM, Lopes FL, Nascimento I, Zin WA, Nardi AE. Neuroanatomia do transtorno de pânico [Neuroanatomy of panic disorder]. Braz J Psychiatry. 2004;26(3):202-6.
13. Lovick TA. Sex determinants of experimental panic attacks. Neurosci Biobehav Rev. 2014;46 Pt 3:465-71.
14. Barlow DH, editor. Anxiety and its disorders: the nature and treatment of anxiety and panic. Nova York: Guilford; 1988.
15. Manfro GG, Heldt E, Cordioli AV, Otto MW. Terapia cognitivo-comportamental no transtorno de pânico. Braz J Psychiatry. 2008;30(2):81-7.
16. Claiton A, Stewart R, Fayyad R, Clary C. Sex differences in clinical presentation and response in panic disorder: pooled data from sertraline treatment studies. Arch Womens Ment Health. 2006;9(3):151-7.
17. World Health Organization. Classificação de transtornos mentais e de comportamento da CID-10. Porto Alegre: Artmed; 1993.
18. Eaton WW, Bienvenu OJ, Miloyan B. Specific phobias. Lancet Psychiatry. 2018;5(8):678-86.
19. Bandelow B, Michaelis S. Epidemiology of anxiety disorders in the 21st century. Dialogues Clin Neurosci. 2015;17(3):327-35.
20. Schienle A, Scharmüller W, Leutgeb V, Schäfer A, Stark R. Sex differences in the functional and structural neuroanatomy of dental phobia. Brain Struct Funct. 2013;218(3):779-87.
21. Wabnegger A, Scharmüller W, Schienle A. Sex-specific associations between grey matter volume and phobic symptoms in dental phobia. Neurosci Lett. 2014;580:83-7.

22. Wardenaar KJ, Lim CCW, Al-Hamzawi AO, Alonso J, Andrade LH, Benjet C, et al. The cross-national epidemiology of specific phobia in the World Mental Health Surveys. Psychol Med. 2017;47(10):1744-60.
23. Fehm L, Pelissolo A, Furmark T, Wittchen HU. Size and burden of social phobia in Europe. Eur Neuropsychopharmacol. 2005;15(4):453-62.
24. Baptista CA, Loureiro SR, de Lima Osório F, Zuardi AW, Magalhães PV, Kapczinski F, et al. Social phobia in Brazilian university students: prevalence, under-recognition and academic impairment in women. J Affect Disord. 2012;136(3):857-61.
25. Bezerra de Menezes G, Fontenelle LF, Versiani M. Gender effect on clinical features and drug treatment response in social anxiety disorder (social phobia). Int J Psychiatry Clin Pract. 2008;12(2):151-5.
26. Asher M, Asnaani A, Aderka IM. Gender differences in social anxiety disorder: A review. Clin Psychol Rev. 2017;56:1-12.
27. Howell AN, Weeks JW. Effects of gender role self-discrepancies and self-perceived attractiveness on social anxiety for women across social situations. Anxiety Stress Coping. 2017;30(1):82-95.
28. Marazziti D, Abelli M, Baroni S, Carpita B, Ramacciotti CE, Dell'Osso L. Neurobiological correlates of social anxiety disorder: an update. CNS Spectr. 2015;20(2):100-11.
29. Olff M, Frijling JL, Kubzansky LD, Bradley B, Ellenbogen MA, Cardoso C, et al. The role of oxytocin in social bonding, stress regulation and mental health: an update on the moderating effects of context and interindividual differences. Psychoneuroendocrinology. 2013;38(9):1883-94.
30. van Honk J, Bos PA, Terburg D, Heany S, Stein DJ. Neuroendocrine models of social anxiety disorder. Dialogues Clin Neurosci. 2015;17(3):287-93.
31. Abelli PS. Ansia di separazione in età adulta: manifestazioni cliniche e rapporti com i disturbi affettivi. In: Cassono GB, Tundo A. Lo spettro dell'umore. Psicopatologia e clinica. Milano: Elsevier; 2008.
32. Kessler RC, Merikangas KR. The National Comorbidity Survey Replication (NCS-R): background and aims. Int J Methods Psychiatr Res. 2004;13(2):60-8.
33. Silove D, Alonso J, Bromet E, Gruber M, Sampson N, Scott K, et al. Pediatric-onset and adult-onset separation anxiety disorder across countries in the world mental health survey. Am J Psychiatry. 2015;172(7):647-56.
34. Finsaas MC, Olino TM, Hawes M, Mackin DM, Klein DN. Psychometric analysis of the adult separation anxiety symptom questionnaire: item functioning and invariance across gender and time. Psychol Assess. 2020;32(6):582-93.
35. Troisi A, Di Lorenzo G, Alcini S, Nanni RC, Di Pasquale C, Siracusano A. Body dissatisfaction in women with eating disorders: relationship to early separation anxiety and insecure attachment. Psychosom Med. 2006;68(3):449-53.
36. Eapen V, Silove DM, Johnston D, Apler A, Rees S. Adult separation anxiety in pregnancy: how common is it? Int J Womens Health. 2012;4:251-6.
37. Soztutar E, Colak E, Ulupinar E. Gender- and anxiety level-dependent effects of perinatal stress exposure on medial prefrontal cortex. Exp Neurol. 2016;275 Pt 2:274-84.
38. Aaronson CJ, Shear MK, Goetz RR, Allen LB, Barlow DH, White KS, et al. Predictors and time course of response among panic disorder patients treated with cognitive-behavioral therapy. J Clin Psychiatry. 2008;69(3):418-24.
39. Kirsten LT, Grenyer BFS, Wagner R, Manicavasagar V. Impact of separation anxiety on psychotherapy outcomes for adults with anxiety disorders. Couns Psychother Res. 2008;8(1):36-42.
40. Bergman RL, Piacentini J, McCracken JT. Prevalence and description of selective mutism in a school-based sample. J Am Acad Child Adolesc Psychiatry. 2002;41(8):938-46.
41. Stein MB, Yang BZ, Chavira DA, Hitchcock CA, Sung SC, Shipon-Blum E, et al. A common genetic variant in the neurexin superfamily member CNTNAP2 is associated with increased risk for selective mutism and social anxiety-related traits. Biol Psychiatry. 2011;69(9):825-31.

12 TRANSTORNOS DO ESPECTRO OBSESSIVO-COMPULSIVO NA MULHER

Eduardo Severini da Rosa
João Vítor Bueno Ferrão
Marina Chaves Amantéa
Ygor Arzeno Ferrão

Embora heterogêneo em suas manifestações clínicas, o transtorno obsessivo-compulsivo (TOC) tem um núcleo psicopatológico transcultural, robusto e estável, o que representa, de certa forma, características biopsicossociais específicas e discriminativas. Assim, sob a égide de "transtornos do espectro obsessivo-compulsivo" (TEOCs), este capítulo pretende descrever como os principais TEOCs afetam as mulheres, uma vez que as particularidades endofenotípicas (hormonais, neuroanatômicas, neurofisiológicas ou sociofamiliares) repercutem em diferentes quadros psicopatológicos, com distintos níveis de respostas a tratamentos. Descreveremos os critérios diagnósticos, como avaliar (instrumentos) e diagnósticos diferenciais, principais aspectos epidemiológicos e especificidades das apresentações clínicas nas mulheres. Quando houver evidência, descreveremos aspectos distintos da neurobiologia e dos tratamentos disponíveis.

TRANSTORNO OBSESSIVO-COMPULSIVO

■ DIAGNÓSTICO

O TOC é constituído, basicamente, por três fenômenos psicopatológicos:

- obsessões (pensamentos, imagens ou sons intrusivos, intermitentes e egodistônicos);
- fenômenos sensoriais (sensações corporais, como musculares, articulares, cutâneas ou viscerais; sensação de premência [*urge*]; sensação de estar legal [*just right*]; sensação de vazio, energia ou tensão interna);
- compulsões (comportamentos motores ou rituais mentais repetitivos e voluntários, que são realizados para afastar ou reduzir a intensidade das obsessões ou dos fenômenos sensoriais. Alguns comportamentos são tão automatizados, que parecem involuntários, como tiques [*tic-like compulsion*]).

Alguns pacientes descrevem comportamentos evitativos, com o objetivo de não deflagrar "gatilhos" para determinados sintomas. As principais comorbidades, de acordo com dados brasileiros, são transtorno depressivo maior (TDM; 70%), transtorno de ansiedade social (TAS; 37%), transtorno de ansiedade generalizada (TAG; 35%), fobias específicas (32%), tiques (29%), transtorno de ansiedade de separação (TASep; 25%) e transtorno de escoriação (*skin picking*) (17%).[1]

DIAGNÓSTICO DIFERENCIAL

Obsessões e compulsões podem se manifestar em uma variedade de transtornos mentais (depressão, esquizofrenia e demências), mas nem sempre serão manifestações de TOC, uma vez que preocupações intrusivas recorrentes podem se manifestar com fenomenologia restrita a um único aspecto e de modo egossintônico (hipocondria, transtorno dismórfico corporal, anorexia e bulimia nervosas). Já nos comportamentos impulsivos e repetitivos (que ocorrem nos transtornos do controle de impulsos, como jogo patológico, cleptomania e piromania, dentre outros), de modo diverso do TOC, os pacientes geralmente relatam prazer durante sua execução, o que é diferente da sensação de alívio obtida com a realização dos rituais compulsivos. No transtorno da personalidade obsessivo-compulsiva (TPOC), os pacientes têm preocupação com organização, limpeza, regras, horário, perfeição e pormenores, que se manifesta já no início da idade adulta. São inflexíveis com regras e têm baixa tolerância a infrações dessas regras. São formais, sérios, concretos, com pouco senso de humor e hipertrofia moral e escrupulosidade exagerada, dificultando os relacionamentos pessoais. Têm dificuldade de relaxar e são extremamente dedicados ao trabalho e aos deveres. Devido ao medo de cometer erros, procrastinam as tomadas de decisão e tendem a ser mesquinhos. Não têm obsessões ou compulsões, mas podem ter comportamentos repetitivos.

■ EPIDEMIOLOGIA EM MULHERES

Uma metanálise mostrou estimativas globais de prevalência de TOC variando de 0,8 a 1,3%. Mulheres tinham 1,6 vezes mais probabilidade de apresentar TOC, com taxas de prevalência ao longo da vida de 1,5% nas mulheres e 1% nos homens. Adultas mais jovens são mais propensas a sofrer de TOC ao longo da vida do que adultas mais velhas.[2]

■ APRESENTAÇÃO CLÍNICA E ESPECIFICIDADES

O TOC pode ser mais comum entre os homens na infância, mas é mais comum entre as mulheres na adolescência,[2] embora a diferença inexista em adultos. O início dos sintomas nas mulheres ocorre durante ou após a puberdade ou gravidez e apresentam mais prevalentemente sintomas relacionados a contaminação e de conteúdo agressivo. As mulheres também tendem a relatar sintomas depressivos e ansiosos significativamente mais graves.

Mulheres relatam mais abuso sexual durante a infância do que homens, com frequência notam mudanças nos sintomas obsessivo-compulsivos (SOCs) no período pré-

-menstrual/menstrual, bem como durante/logo após a gravidez.[3] São mais propensas a envolver outras pessoas na execução dos SOCs.

Mulheres têm menor probabilidade de serem solteiras e de apresentar obsessões sexuais/religiosas, de simetria e rituais mentais. Elas apresentam início mais tardio e menor interferência dos sintomas no funcionamento global. Além de apresentarem pontuações mais altas nos Inventários de Depressão e Ansiedade, têm comorbidade com fobias simples, transtornos alimentares (anorexia) e transtornos de controle de impulsos (compra compulsiva e escoriação neurótica). Não foram observadas diferenças significativas entre os sexos em relação à história familiar de SOC ou TOC e à gravidade dos sintomas globais, seja na subescala de obsessão ou de compulsão.

■ NEUROBIOLOGIA

Estudos de imagem funcional mostram evidências de atividade aumentada no neurocircuito córtico-estriado-tálamo-cortical (CSTC) (**Fig. 12.1**, a seguir).

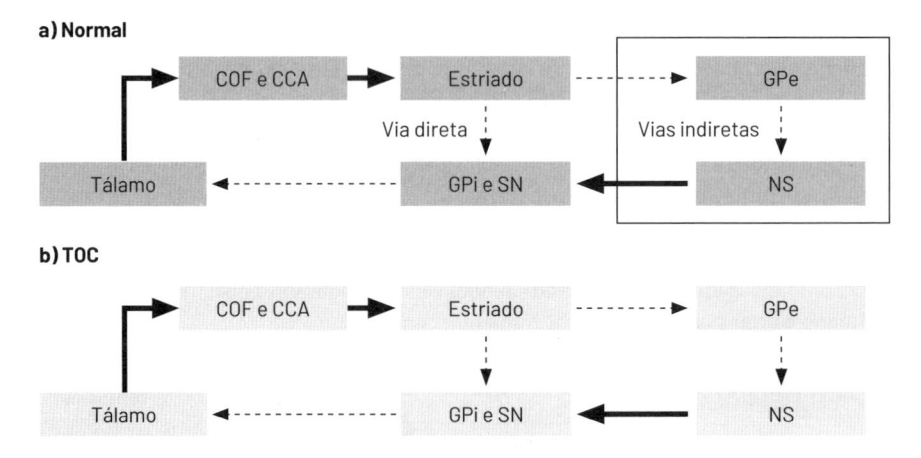

■ Figura 12.1

Neurocircuito CSTC. As linhas contínuas descrevem a via do glutamato (excitatório), enquanto as linhas tracejadas, a via GABAérgica (inibitória).
a) No circuito normal, o sinal glutamatérgico do córtex frontal (principalmente do COF e CCA) leva à excitação no estriado. Pela via direta, a ativação estriatal aumenta o sinal inibitório do GABA para o globo pálido interno (GPi) e substância nigra (SN). Isso, por conseguinte, diminui a saída inibitória do GABA do GPi e da SN para o tálamo, resultando na saída excitatório-glutamatérgica do tálamo para o córtex frontal. A via direta é uma alça de *feedback* positivo. Na via indireta, o estriado inibe o globo pálido externo (GPe), diminuindo a inibição do núcleo subtalâmico (NS). O NS, então, fica livre para excitar o GPi e a SN e, assim, inibir o tálamo. b) Em pacientes com TOC, um desequilíbrio entre as vias direta e indireta resulta no excesso da primeira sobre a segunda via supracitada.

Fonte: Elaborada com base em Pauls e colaboradores.[4]; Goodman e colaboradores.[5]

Uma visão integrativa da neurobiologia anatômica e funcional e da interação genética no TOC foi proposta por Pauls e colaboradores e está apresentada de forma adaptada na **Figura 12.2**, a seguir.[4]

Apesar de os modelos neurobiológicos tradicionais do TOC não diferenciarem mulheres de homens, há algumas evidências de dimorfismo sexual no TOC. Mulheres com TOC tendem a apresentar declínio mais acelerado da substância branca, conforme envelhecem, do que as sem TOC e do que homens. Isso está em concordância com o fato de déficits da memória de trabalho visoespacial no TOC serem mais graves no sexo feminino, de acordo com maiores exigências de memória (dificuldade da tarefa) e de tarefas mais complexas (função executiva).

Imagens de ressonância magnética funcional (RMf) em estado de repouso e análise de amplitude fracionada de flutuações de baixa frequência (fALFF) mostraram que mulheres com TOC tinham maiores fALFF no tronco encefálico direito, *rectus* direito, giro temporal médio esquerdo e angular direito e menores fALFF no cerebelo direito, giro occipital médio esquerdo, ínsula esquerda, giro pós-central e giro pré-central esquerdo. Os valores de fALFF no giro pré-central esquerdo e no giro temporal médio esquerdo foram associados de maneira positiva aos escores de obsessões e depressivos, respectivamente.[6]

Estudos farmacogenéticos mostram diferenças de polimorfismos em mulheres com TOC. Dentre os polimorfismos HTR1A, a associação do genótipo rs10042486 CT e TOC foi significativa. A associação de C-1019G com TOC, considerando a idade de início e o histórico familiar, contudo, foi significativa apenas nas mulheres. Nenhuma associação significativa entre os SNPs HTR1A estudados com a resposta ao tratamento foi observada.[7]

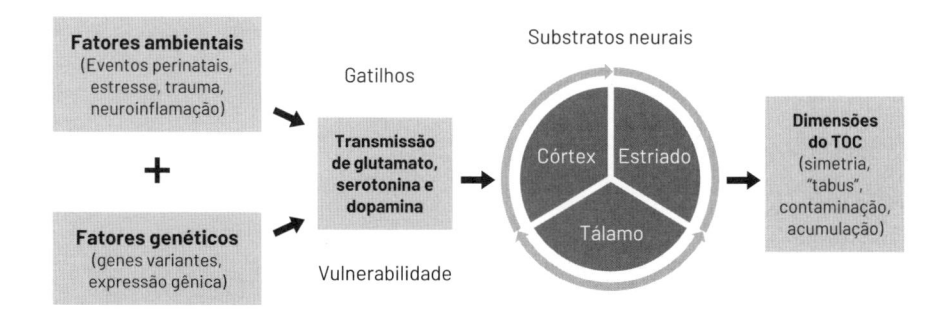

■ **Figura 12.2**
A influência do ambiente, da genética e da neurobiologia na expressão do TOC. Indivíduos com TOC podem ser geneticamente vulneráveis a fatores ambientais, como estresse e trauma, que podem acarretar modificações na expressão de genes relacionados ao sistema dos neurotransmissores glutamato, serotonina e dopamina por meio de mecanismos epigenéticos. A expressão neuroanatômica dessas alterações causa um desequilíbrio entre as alças diretas e indiretas do neurocircuito CSTC associado à apresentação fenotípica do TOC.
Fonte: Elaborada com base em Pauls e colaboradores.[4]

Em roedores, o agonista 5-HT2c não seletivo, meta-clorofenilpiperazina (mCPP), evoca comportamentos repetitivos que envolvem áreas do cérebro homólogas àquelas consideradas disfuncionais em pacientes com TOC. Essas regiões, incluindo os córtices pré-frontal medial e cingulado anterior (CCA), também estão envolvidas na inibição do medo, que é prejudicada no TOC. A mCPP exacerbou a preparação em ratos machos e fêmeas, mas a retenção da extinção do medo, no entanto, foi prejudicada apenas nas fêmeas. Além disso, as fêmeas submetidas ao treinamento de extinção do medo durante as fases de metaestro/diestro do ciclo estral foram mais sensíveis às deficiências induzidas por mCPP. Isso sugere que as mudanças na sinalização do 5-HT, por meio dos receptores 5-HT2c, podem ter papel importante na fisiopatologia do TOC, e que a influência dos hormônios gonadais no TOC deve ser investigada de maneira mais detalhada.[8] Os esteroides gonadais podem influenciar de forma indireta os sintomas de TOC, por meio de seu efeito na função dopaminérgica, aumentando a liberação de dopamina no caudado-putâme e no *nucleus accumbens*, em seguida, reduzindo a captação de dopamina no *nucleus accumbens* e, por fim, deslocando, rapidamente, receptores estriatais de dopamina D_2 de estados de alta afinidade para baixa. O estado de afinidade da dopamina pode ser parcialmente afetado, por exemplo, por variantes no gene do receptor de estrogênio-α, sobretudo, o de receptor de estrogênio 1. Isso está de acordo com o aumento nos sintomas de TOC em dois terços dos pacientes com esse transtorno que receberam bupropiona (estimula liberação de dopamina).[9] Como os neurônios dopaminérgicos parecem estar envolvidos em situações em que o sujeito encontra um estímulo novo e potencialmente recompensador, a hiperatividade do sistema mesocorticolímbico pode influenciar no surgimento de obsessões, manifestando-se como cálculo excessivo sobre a previsibilidade do evento. Isso pode produzir compulsões e comportamentos repetitivos, apoiando a abordagem comportamental de reduzir o sofrimento gerado pelas obsessões.

■ TRATAMENTO E RESPOSTA AO TRATAMENTO

Não há diferenças de gênero na maior parte dos estudos disponíveis com tratamentos convencionais.[10-12] Uma revisão sistemática com 6 estudos de TCC, 13 farmacológicos e 2 mistos não encontrou diferença nas taxas de respostas aos tratamentos de acordo com o sexo dos pacientes.

Não há evidências de que mulheres e homens devam receber diferentes abordagens farmacológicas. Contudo, Isomura e colaboradores identificaram algumas diferenças importantes na prática de prescrição médica entre homens e mulheres. Estas tiveram quase 30% mais probabilidade de receber ISRSs, enquanto os homens tiveram quase 30% mais probabilidade de terem prescrição de antipsicóticos atípicos e 15% mais probabilidade de receber antipsicóticos de primeira geração. Além disso, as mulheres eram mais prováveis a receber "outros" ansiolíticos (26% a mais), hipnóticos e sedativos relacionados com benzodiazepínicos (BZDs) (21% a mais) e analgésicos (64% a mais). Esses achados permaneceram praticamente inalterados quando ansiedade comórbida e depressão foram controladas estatisticamente.[13] O sexo feminino pode ser fator preditivo de boa resposta, pois as mulheres, mais frequentemente, "não pioraram" no grupo-placebo e apresentaram melhor resposta antiobsessiva no grupo tratado com clomipramina.[14] Rafin e colaboradores encontraram que o sexo feminino previa boa resposta à terapia cognitivo-comportamental (TCC) em grupo para TOC.[15]

Alguns alertas gerais devem ser feitos sobre o uso de alguns psicofármacos em mulheres com TOC: 1) os ISRSs causam efeitos colaterais indesejáveis (aumento do apetite, redução de libido, dificuldade de lubrificação vaginal, anorgasmia ou dificuldades de atingir o orgasmo, constipação, dentre outros), sobretudo nas doses necessárias, que costumam ser mais altas do que as usadas em outros quadros; 2) o tratamento pode exigir sinergismo farmacológico, sobretudo de medicações dopaminérgicas, aumentando riscos de efeitos colaterais (sedação, dificuldade de raciocínio, aumento de apetite, galactorreia e alterações do ciclo menstrual, etc.); e 3) gestação e amamentação: seguir as orientações das principais diretrizes gerais sobre o uso de psicofármacos (tipo e dose do fármaco).

TRANSTORNO DISMÓRFICO CORPORAL

■ DIAGNÓSTICO

O transtorno dismórfico corporal (TDC) é caracterizado pela percepção de falhas na aparência em uma ou mais áreas do corpo (pele, pelos/cabelos, nariz, membros ou órgãos sexuais). Há preocupação com um ou mais defeitos percebidos na sua própria aparência física que não são notados ou que parecem leves para outros indivíduos. O paciente adota comportamentos de verificação e asseguramento (olhar no espelho) ou atos mentais de comparar-se com outras pessoas. Isso causa prejuízo ou sofrimento significativo e não é mais bem explicado por preocupações com a gordura ou o peso corporal.[16]

Segundo a 5ª edição do *Manual diagnóstico e estatístico de transtornos mentais* (DSM-5), especificar se há dismorfia muscular (acredita que sua estrutura corporal é pequena ou pouco musculosa) e grau de *insight*. No *insight* bom ou razoável, o indivíduo reconhece que o defeito na aparência não é verdadeiro; no *insight* pobre, o indivíduo acredita que a falha é provavelmente verdadeira; no *insight* ausente, ele está convencido de que é definitivamente verdadeira.[16] Deve-se diferenciar o TDC de preocupações normais com a aparência física e de defeitos ou falhas reais. No TDC, a preocupação com falhas reais pode estar presente, sendo, contudo, excessiva e associada a comportamentos repetitivos dificilmente controláveis. Dentre os transtornos que devem ser considerados diagnósticos diferenciais do TDC, destacam-se transtornos alimentares, TOC, transtorno de ansiedade de doença (hipocondria), TDM, TAS e transtornos psicóticos, como esquizofrenia e transtornos delirantes.[16]

■ EPIDEMIOLOGIA

A prevalência de TDC em adultos é de cerca de 1,9% e de 2,2% em adolescentes, sendo levemente mais prevalente em mulheres (2,5 vs. 2,2%).[16,17] Em populações específicas, estima-se entre 7 (pacientes em internação psiquiátrica adulta) e 20% (submetidos à rinoplastia).[17] Porém, a manifestação do transtorno tende a ser diferente, com a dismorfia muscular ocorrendo mais em homens.[16]

■ APRESENTAÇÃO CLÍNICA E ESPECIFICIDADES

Dentre as mulheres, as áreas do corpo que geram maior preocupação com a aparência são pele, gordura corporal, pernas, rosto/face, nariz, região abdominal, cabelo, boca e nádegas/quadril. Os homens preocupam-se com pele, nariz, boca e testa, musculatura e constituição corporal. Mulheres costumam apresentar um quadro mais grave de *insight* do que homens. Isso indica que mulheres apresentam maior convicção acerca da veracidade de sua preocupação dismórfica, resultando em maior sofrimento quando se sentem impedidas de realizar determinadas atividades por causa da aparência. Por isso, elas tendem a mascarar as falhas percebidas pelo uso de maquiagem. Boroughs e colaboradores relataram que mulheres não heterossexuais apresentam sintomas mais graves do transtorno do que pacientes heterossexuais.[18] Já Henn e colaboradores constataram que as pacientes bissexuais apresentam maiores taxas de verificação corporal do que as homossexuais, que, por sua vez, apresentam menos preocupações com magreza e menos investimentos com aparência do que as heterossexuais e bissexuais.[19]

■ NEUROBIOLOGIA

Há poucos estudos que descrevam as bases neurais envolvidas nesse processo em indivíduos de sexos diferentes. Burke e colaboradores avaliaram imagens de RM em pacientes submetidos a um teste de percepção corporal (visualizavam seu próprio corpo e o corpo de outros indivíduos do mesmo sexo e do sexo oposto). Os homens têm maior ativação das regiões cerebrais ligadas à atenção e à recompensa, enquanto mulheres têm maior ativação do córtex estriado, córtex pré-frontal (CPF) medial e insular, quando visualizam seu próprio corpo em contraste com imagens do sexo oposto,[20] ou seja, imagens corporais de outros indivíduos, sobretudo do sexo oposto, são destacadas por homens, enquanto imagens do próprio corpo são relevantes para as mulheres, tornando-as vulneráveis a transtornos psiquiátricos que envolvam distorções em sua percepção corporal.[20]

■ TRATAMENTO E RESPOSTA AO TRATAMENTO

O National Institute for Health and Clinical Excellence indica de 16 a 24 sessões de TCC (terapia de exposição e prevenção de resposta) como tratamento do TDC.[21] Nessa técnica, o indivíduo é exposto àquilo que o perturba, em um contexto que o impeça de adotar um comportamento de evitação. No caso de pacientes com quadros graves ou crônicos, o tratamento deve envolver equipes multidisciplinares especializadas em TDC.

INTERVENÇÕES FARMACOLÓGICAS DO TRANSTORNO DISMÓRFICO CORPORAL

O tratamento de primeira linha inclui os ISRSs em dose máxima tolerada, por, pelo menos, três meses; caso não funcione, recomenda-se trocar por outros ISRSs ou clomipramina. Podem ser realizados tratamentos específicos, a exemplo da administração de agentes para acne, em um indivíduo cuja preocupação com a aparência seja a pele.

SÍNDROME DA REFERÊNCIA OLFATIVA

■ DIAGNÓSTICO

Síndrome da referência olfativa (SRO) é caracterizada por preocupação exagerada ou crença do paciente de que está exalando um odor corporal ou hálito desagradável ou ofensivo, quando este é totalmente imperceptível ou apenas levemente apontado pelos outros.[22] No DSM-5, consta como uma apresentação de TOC não especificado (citado como *jikoshi-kyofu*, uma síndrome cultural característica do Japão).[16] Os critérios diagnósticos da SRO ainda não foram consensualmente elaborados. Stein e colaboradores sugeriram critérios para diagnóstico da condição dentro de uma classificação. Dessa forma, a SRO seria um TEOC, em que há preocupação persistente (que dura, pelo menos, uma hora por dia) sobre o odor corporal ou hálito desagradável ou ofensivo, que é marcadamente desproporcional ao odor, se de fato existente; excessiva consciência que o paciente tem sobre esse odor; ideias de autorreferência (convicção de que o estão julgando ou falando sobre o cheiro). Apresentam atitudes de verificação repetitiva do odor, de camuflagem do cheiro, de prevenção do odor, por meio de banhos, mudanças de roupas e higiene bucal excessivos, e de evitação de situações sociais.[23]

Os principais diagnósticos diferenciais incluem TAS, transtorno da personalidade evitativa, TDC, transtorno de sintomas somáticos, TOC, TDM e esquizofrenia.

■ EPIDEMIOLOGIA

Os estudos são, basicamente, relatos ou séries de caso, limitando a descrição sindrômica da condição, indicando uma baixa prevalência (estimada em 2%, em 12 meses).[24] A avaliação dos casos disponíveis até então mostraram uma proporção maior em homens, em comparação com mulheres (62 vs. 38%), com idade média dos pacientes de 29 anos, no momento da descrição, e idade de início aos 21 anos.[25] O estudo pioneiro sobre a condição, de 1971, revelou uma proporção de 78% em homens.[26] Análises mais amplas são imprescindíveis para determinação da epidemiologia da SRO. Esses estudos são unânimes em relatar a ocorrência de condições comórbidas com a SRO: os transtornos do humor, geralmente, são os mais associados com a condição, seguidos por transtornos de ansiedade.

■ APRESENTAÇÃO CLÍNICA E ESPECIFICIDADES

Não há estudos sobre a condição especificamente em mulheres. Em termos gerais, o odor descrito pelos pacientes são: dos pés, das axilas, da virilha, de suor, de flatos, de fezes, mau hálito, anal, genital, sexual, etc. Poucos casos descrevem outros cheiros, como de lixo, de meias sujas, de peixe, de ovo podre, dentre outros.[25] O cheiro descrito como "vaginal" faz parte de alguns dos quadros clínicos, e o profissional ginecologista pode ser um dos múltiplos médicos frequentados pela paciente.

Tipicamente, há pobre ou ausência de *insight* do paciente. A crença e a preocupação com o odor geram atitudes repetitivas de verificação ou evitação (cheirar-se, banhar-se, trocar as roupas, buscar reafirmação sobre a ausência de odor corporal, mudar a dieta alimentar e escovar os dentes). O comportamento evitativo é nuclear na doença, manifestado por meio de um medo de causar repulsa em outras pessoas, que estariam sentindo o seu odor corporal. Apresentam vergonha e autoflagelação direcionadas ao seu suposto odor. As implicações sociais são inúmeras, incluindo o afastamento literal em relação a outras pessoas e a evitação da mobilização corporal ou da fala.

■ NEUROBIOLOGIA

Não há informação específica sobre SRO em mulheres na literatura. Dos sentidos especiais, o trato nervoso olfatório é o único que se desvia do tálamo para entrar no córtex, fazendo essa conexão de forma direta e integrando seus estímulos com a amígdala e o córtex orbitofrontal (COF), que fazem parte do sistema límbico. Assim, ainda que desarranjos na via olfatória definitivamente não sejam fatores fundamentais na patogênese da SRO, as estruturas encefálicas pelas quais o trato tem passagem estão implicadas na determinação da valência hedônica dos odores transformados em impulsos nervosos, e essa valência, por sua vez, determina uma reação afetiva que é controlada por outras regiões, em especial, o CPF medial.[27]

No TOC, a desinibição da aferência talâmica para áreas corticais frontais, em concomitância com a ativação aumentada no núcleo caudado, no CCA e no COF, resulta em uma atenção obsessivamente consciente direcionada a possíveis ameaças e estímulos emocionalmente salientes, assim como dá origem a comportamentos neutralizantes compulsivos. Essa interação pode estar também implicada de maneira parcial na neurobiologia da SRO.[27]

A neurobiologia do estresse pós-traumático parece também se entremear à da SRO, pois alguns pacientes identificam eventos precipitantes ocorridos em situações de estresse, consolidando afeto negativo aos odores.[27]

■ TRATAMENTO E RESPOSTA AO TRATAMENTO

Sendo subdiagnosticada, a SRO é subtratada. Em termos farmacológicos, embora sem ensaios clínicos adequados, antidepressivos tricíclicos (ADTs), ISRSs e antipsicóticos, tanto isoladamente quanto em sinergismo, são os mais usados. O escopo de evidências também é limitado para as psicoterapias, mas com tendência para a linha de exposição e prevenção de resposta e da TCC, com graus de melhora sintomática em 78%.[25,27]

TRANSTORNO DE ACUMULAÇÃO

Poucas evidências históricas registradas de acúmulo patológico (em inglês, *hoarding*) existem antes do século XX. Começando como uma forma de garantir as necessidades básicas, progrediu como modo de se proteger os objetos de valor de serem roubados.

A acumulação entrou no mundo da literatura por meio das obras de Dante (*Inferno*) e de dramas renascentistas e continuou até o século XIX. Nesse ponto, psicanalistas (como Freud), cientistas sociais e comportamentais começaram a estudar a acumulação, caracterizando-a como uma doença mental.

■ DIAGNÓSTICO

O transtorno de acumulação (TAc) é categorizado como um TEOC, tendo como critérios dificuldade de descartar ou de se desfazer de pertences, independentemente do seu valor real; necessidade de guardar os itens; sofrimento ao descartá-los; acumulação de itens que congestionam e obstruem as áreas em uso e comprometem de forma substancial o uso pretendido; acumulação que causa sofrimento significativo nos funcionamentos social e profissional ou em outras áreas importantes da vida. Essas características não se devem a outra condição médica (lesão cerebral, doença cerebrovascular, síndrome de Prader-Willi) ou a outro transtorno mental. Além disso, é necessário especificar se há aquisição excessiva de itens que não são necessários ou para os quais não existe espaço disponível. Especificar se o *insight* é bom ou razoável (reconhece que a acumulação é problemática), pobre (acredita que os comportamentos relacionados à acumulação não são problemáticos, apesar das evidências em contrário) ou ausente (indivíduo está completamente convencido de que as crenças e os comportamentos relacionados à acumulação não são problemáticos).[16]

Diagnósticos diferenciais: transtornos do neurodesenvolvimento (o TAc não é diagnosticado se a acumulação de objetos é consequência direta de um transtorno do espectro autista [TEA] ou deficiência intelectual [DI]), transtornos do espectro da esquizofrenia e outros transtornos psiquiátricos (o TAc não é diagnosticado se for em decorrência de delírios ou sintomas negativos), episódio depressivo maior, transtornos neurocognitivos e TOC (nesse caso, os sintomas do TAc não são considerados consequência direta de obsessões ou compulsões típicas, como medos de contaminação, de ferimentos ou sentimentos de incompletude). Quando há acumulação no TOC, em caso de rituais mentais, por exemplo, os indivíduos costumam acumular itens bizarros, como lixo, fezes, urina, unhas, cabelo, etc. No TAc, contudo, esses itens não são comumente acumulados. Por fim, o TOC e o TAc podem ser diagnosticados como comorbidades.[2] A acumulação pode ser de animais, mas, geralmente, há falha em proporcionar padrões mínimos de nutrição, saneamento e cuidados veterinários.[16]

■ EPIDEMIOLOGIA

A prevalência do TAc é de 2,5%, e a prevalência entre homens e mulheres é similar.[28] Estudos mais antigos indicavam maior prevalência em homens (5,6%) do que em mulheres (2,6%).[29] Mais de 80% dos acumuladores referem história familiar de TAc. O comportamento pode estar presente desde a infância, mas os sintomas intensificam-se a partir da meia-idade.[28] A prevalência de TAc é duas vezes maior em viúvos e duas vezes maior em desempregados. Não foram encontradas diferenças entre níveis de educação, configuração de moradia (se mora sozinho ou com outras pessoas) ou raça e etnia.[29] O TAc também afeta familiares, pois as condições de higiene acabam por se deteriorar (apenas metade dos acumuladores reconhece a falta de condições sanitárias).

▪ APRESENTAÇÃO CLÍNICA E ESPECIFICIDADES

As consequências negativas são percebidas somente por pessoas próximas, predominantemente mães, esposas ou filhas. Esses familiares descrevem, também, características que apoiam o diagnóstico: indecisão, perfeccionismo, esquiva, procrastinação, dificuldade de planejar e organizar tarefas e distratibilidade. A acumulação de animais parece ser mais prevalente entre as mulheres. Assim como na oniomania (comprar compulsivo), há diferenças entre os sexos nos tipos de objetos acumulados, embora isso não tenha sido empiricamente comprovado. As mulheres iniciam os sintomas mais tardiamente do que os homens (17 vs. 13 anos) e têm maior probabilidade de já terem se casado alguma vez (70 vs. 53%). No que tange às comorbidades, não há hipótese consolidada sobre a influência da diferença do gênero.

▪ NEUROBIOLOGIA

Há associação do TAc com áreas específicas do cérebro. Por exemplo, pacientes com TOC com sintomas predominantes de acumulação mostraram ativações nas regiões bilaterais anteriores ventromediais do CPF. O comportamento acumulativo pode ser herdado. Cerca de 50% dos indivíduos que acumulam indicam que têm um parente que também acumula, e estudos de gêmeos indicam que, aproximadamente, 50% da variabilidade no comportamento de acumulação deve-se a fatores genéticos aditivos.[16]

▪ TRATAMENTO E RESPOSTA AO TRATAMENTO

Estratégias psicossociais parecem ser mais eficazes, sendo a terapia de exposição e reabilitações cognitivas (CREST) a principal intervenção descrita, sobretudo para o TAc. Mesmo considerando o TAc como parte dos TEOCs, o efeito da resposta de tratamentos com TCC, farmacoterapia e sua combinação parece ser reduzido, indicando disparidade nas estratégias de tratamento entre os dois.

TRANSTORNOS DE COMPORTAMENTO REPETITIVO FOCADO NO CORPO (TRICOTILOMANIA E DERMATOTILEXOMANIA OU COMPORTAMENTOS DE *GROOMING*)

▪ DIAGNÓSTICO

Pacientes com doenças dermatológicas apresentam maior prevalência de transtornos psiquiátricos. Cerca de um terço dos pacientes de clínicas dermatológicas apresentam alguma forma de patologia psiquiátrica, variando desde transtornos de ansiedade e do humor até as várias apresentações de TEOCs. Os transtornos de comportamento repetitivo focado no corpo (aqui, denominados pelo termo em inglês, *grooming*), como tricotilomania e dermatotilexomania (transtorno de escoriação ou *skin-picking*), bem como roer unhas (onicofagia), são decorrentes de hábitos direcionados ao próprio corpo ou de asseio do corpo que persistem, apesar de tentativas do indivíduo de parar. A tricotilomania caracteriza-se pelo hábito de arrancar o cabelo de forma recorrente, ocasionando perda capilar, e por tentativas de reduzir ou de parar esse comportamento. O ato de arrancar o cabelo acarreta sofrimento significativo ou prejuízo, e não se deve a outra condição médica ou a sintomas de um transtorno mental, como o TDC.[16] A dermatotilexomania (*dermato* = pele; *tillexis* = picar algo; *mania* = preocupação obsessiva com algo), ou "escoriação neurótica", por sua vez, apresenta como critérios o ato de beliscar ou cutucar a pele de forma recorrente, resultando em lesões, apesar de tentativas repetidas de reduzir ou de parar o hábito. Esse comportamento deve causar sofrimento ou prejuízo ao indivíduo e não pode ocorrer devido a efeitos fisiológicos de uma substância, a outra condição médica ou a sintomas de outro transtorno mental, como nos casos de automutilações dos transtornos da personalidade.[16]

O diagnóstico é realizado por meio de uma entrevista e de um exame físico detalhado, no qual o médico deve identificar manchas focais não cicatriciais da perda de cabelo ou de pelos no paciente, podendo, também, realizar exames complementares, como tricoscopia ou dermatoscopia. Especialmente em casos de pacientes que apresentam lesões visíveis na pele, é comum que os indivíduos sintam vergonha ou constrangimento (adotar uma postura empática). Avaliar se o paciente apresenta ansiedade, depressão ou outro TEOC.

Tanto a tricotilomania quanto a dermatotilexomania não devem ser diagnosticadas quando a remoção ou o manuseio do cabelo, dos pelos ou da pele for realizado por razões estéticas ou por brincadeira/distração. Os principais diagnósticos diferenciais desses transtornos incluem outros TEOCs, transtornos do neurodesenvolvimento (TEA ou síndrome de Prader-Willi), transtornos psicóticos, transtornos da personalidade que envolvam automutilação não suicida (como na personalidade *borderline* [TPB]), outras condições médicas, como doenças dermatológicas e transtornos por uso de substâncias (TUS).[16] Devido ao prurido intenso, é importante diferenciar a dermatotilexomania de outras condições médicas, como escabiose, e de transtornos induzidos por alimentos, substâncias ou medicamentos que desencadeiam reações alérgicas.[16]

■ EPIDEMIOLOGIA

O *grooming* tem uma prevalência maior em mulheres. A estimativa de casos de tricotilomania em 12 meses, em adultos e adolescentes, é de 1 a 2%, enquanto a prevalência durante a vida de dermatotilexomania é de cerca de 1,4%.[16] As escoriações neuróticas em pacientes que não apresentavam lesões prévias são mais comuns em mulheres da quarta à quinta década e aparecem mais durante estresse emocional. Já a escoriação de lesões preexistentes (acne escoriada) ocorre em mulheres mais jovens. A maior prevalência no sexo feminino pode estar relacionada com preocupação estética, níveis hormonais e fatores socioculturais. Escoriar-se é relatado em 2% dos pacientes nas clínicas dermatológicas.

No caso da tricotilomania, estima-se uma proporção de 10:1 entre mulheres e homens. Mais de 75% dos casos de dermatotilexomania são do sexo feminino.[16] Essas taxas refletem maior procura por tratamento por parte das mulheres, seja por maior preocupação com a aparência, seja por questões culturais (p. ex., aceitação da perda de cabelo entre os homens).

Um estudo com estudantes universitários do Brasil mostrou que 38% (n = 55) dos alunos relataram que nunca causaram ou agravaram lesões à própria pele. Cerca de 20% admitiram que já o fizeram em algum momento da vida, mas que não o fazem atualmente. Quase 40% permanecem causando ou agravando lesões à pele. A maior parte dos alunos que apresentaram ou ainda apresentam sintomas de dermatotilexomania (82%) classificou seus sintomas com intensidade igual ou menor do que a maioria das pessoas; 15% lesionam a pele mais do que a maioria das pessoas. Dos que apresentavam a condição atualmente, 27% achavam ter algum prejuízo de seu funcionamento diário. Quase 30% afirmaram que apresentam, atualmente, alguma complicação (infecções, sangramentos, embaraço social). As principais justificativas para lesar ou agravar lesões na pele foram: aliviar desconforto/coceira, hábito, aliviar ansiedade, higiene pessoal e sensação de ter que fazer (por impulso). Os autores não encontraram diferenças significativas entre homens e mulheres.[30]

■ APRESENTAÇÃO CLÍNICA E ESPECIFICIDADES

As mulheres tendem a desenvolver *grooming* de maneira mais precoce, tendo uma idade média de início aos 10 anos (sexo masculino, aos 15 anos). As mulheres passam menos da metade do tempo que os homens arrancando cabelo ou cutucando a pele, apresentam menor prejuízo funcional e adotam ações direcionadas a menos áreas do corpo. As mulheres mostraram-se mais propensas a adotar tratamentos medicamentosos e apresentaram menores taxas de transtornos de ansiedade comórbidos. Na tricotilomania, os resultados são semelhantes: a idade de apresentação foi mais precoce em mulheres, e os homens arrancavam o cabelo de um número maior de regiões do corpo. Em relação às comorbidades psiquiátricas, observou-se que as mulheres apresentaram uma propensão maior a apresentar TDM, enquanto os homens eram mais propensos a apresentar TOC.[31]

■ NEUROBIOLOGIA

A desregulação emocional parece estar diretamente relacionada com o desenvolvimento e com a apresentação clínica de *grooming*. Pacientes com *grooming* relataram maiores níveis de reatividade emocional mal-adaptativa, de evitação experiencial e de inibição de resposta do que indivíduos sem *grooming*, o que indica que a desregulação emocional pode explicar alguns aspectos da prática desses comportamentos.

A neurobiologia dos comportamentos de *grooming* varia de acordo com o quadro apresentado. Roos e colaboradores encontraram que as mulheres com tricotilomania apresentaram redução da espessura do giro para-hipocampal direito (relação com codificação da memória, com reconhecimento de cenas como contexto social e com sintomatologia de episódios dissociativos). As mulheres com dermatotilexomania apresentaram maior volume do corpo estriado ventral bilateralmente (envolvido no sistema de recompensa), maior volume do *nucleus accumbens* bilateralmente (relação com sistemas de recompensa e com a impulsividade), menor espessura cortical em áreas frontais do hemisfério direito (envolvidas na formação de hábitos) e maior espessura do *cuneus* bilateralmente (estrutura relacionada com *grooming*, em outros estudos).[32]

■ TRATAMENTO E RESPOSTA AO TRATAMENTO

Não há relatos de diferenças de resposta aos tratamentos para *grooming* entre homens e mulheres. As terapias mais usadas são o treinamento de reversão de hábitos e o controle de estímulos. Contudo, essas técnicas atuam sobre o comportamento e não sobre a causa, podendo ser menos eficazes quando o indivíduo apresenta estados emocionais ou físicos disfuncionais como gatilho. O treinamento de reversão de hábitos é composto por treinamento de conscientização, resposta competitiva e apoio social. O treinamento de controle de estímulos baseia-se na modificação do ambiente para se reduzir gatilhos, fornecer atitudes alternativas ao indivíduo, aumentar sua conscientização e limitar as consequências que reforçam o comportamento disfuncional.[33] Outros tratamentos não farmacológicos são a terapia de aceitação e compromisso e a terapia comportamental dialética (DBT). Ambas costumam ser indicadas para potencializar o treinamento de reversão de hábitos e o controle de estímulos, por meio de técnicas como o *mindfulness*, aumentando a consciência acerca dos gatilhos do comportamento e das ações motoras mais recorrentes durante o hábito.[33]

As evidências da eficácia de intervenções unicamente farmacológicas no tratamento de *grooming* ainda são escassas. Recomenda-se a administração de ISRSs.[33] Em casos mais graves, o uso sinergístico de antipsicóticos atípicos (como risperidona, olanzapina e aripiprazol) pode ser necessário. A associação dos fármacos citados a técnicas psicoterápicas parece aumentar as chances de sucesso terapêutico. Christenson e colaboradores concluíram que não há necessidade de tratamento específico da tricotilomania para mulheres, mas deve-se levar em consideração as comorbidades psiquiátricas específicas de cada sexo.[31]

TRANSTORNO DE TOURETTE

Historicamente, pessoas com transtorno de Tourette (TT) já tiveram seus tiques associados com possessões demoníacas e bruxaria. O Papa Inocêncio VIII apoiou a publicação do *Malleus Maleficarum* (**Fig. 12.3**), livro no qual há o relato do caso de um padre sem sinais claros de disfunção cognitiva ou excentricidades, que exibia movimentos anormais incontroláveis de língua, tiques vocais e coprolalia sempre que se ajoelhava em reverência à Virgem Maria. Posteriormente, a hipótese psicanalítica considerou os tiques como um equivalente masturbatório, o que aumentou o estigma sobre a doença. Atualmente, o TT é visto como uma doença neuropsiquiátrica com fundamentação neurobiológica clara, mas de difícil tratamento.

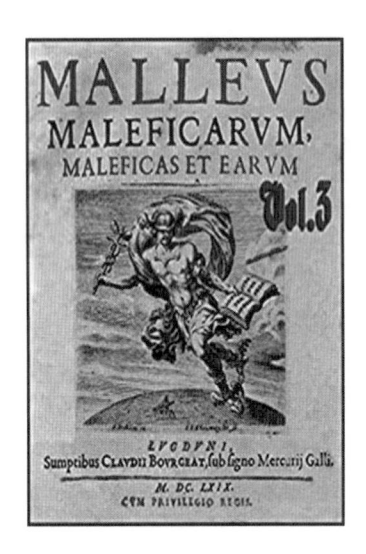

■ **Figura 12.3**
Capa do livro *Malleus maleficarum* (comumente, traduzido para o português como "Martelo das Feiticeiras"), tratado sobre a acusação de bruxas, escrito em 1486, por Heinrich Kramer, um clérigo católico alemão.
Fonte: Kramer.[34]

■ DIAGNÓSTICO

O TT é um transtorno de tique, isto é, um movimento motor ou vocalização repentina, rápida, recorrente e não ritmada. Os seus critérios são: múltiplos tiques motores e um ou mais tiques vocais que estiveram presentes em algum momento, embora não necessariamente ao mesmo tempo; tiques que podem aumentar e diminuir em frequência, mas persistem por mais de um ano desde o início do primeiro tique; o início ocorre antes dos 18 anos; a perturbação não é atribuível aos efeitos fisiológicos de uma substância ou a outra condição médica.[16] O diagnóstico é eminentemente clínico, não existindo exames específicos confirmatórios.

Os principais diagnósticos diferenciais são os outros transtornos de tique (tiques motores ou vocais persistentes [crônicos]; tiques transitórios). Movimentos anormais ou estereotipias motoras, que podem acompanhar outras condições médicas; transtorno do movimento estereotipado tem idade de início mais precoce, duração mais prolongada, forma e local fixos dos tiques; os movimentos são constantes e repetitivos e se exacerbam quando há envolvimento em atividades. Geralmente, nesses casos, não há uma sensação premonitória ou interrupção com distrações. A coreia tem movimentos rápidos, aleatórios, contínuos, repentinos, irregulares, imprevisíveis e não estereotipados, comumente bilaterais e afetando todas as partes do corpo. A distonia é a contratura sustentada e simultânea de músculos agonistas e antagonistas, resultando em postura ou movimentos corporais distorcidos. As discinesias induzidas por substâncias e discinesias paroxísticas normalmente ocorrem como movimentos distônicos ou coreoatetoides, precipitados por movimento ou esforço involuntário. A mioclonia diferencia-se na sua rapidez, impossibilidade de supressão e ausência de sensação premonitória. Por fim, o TOC tem como indicador que favorece seu diagnóstico um comportamento que tem impulso de base cognitiva (obsessões) e a necessidade de realizar a ação de modo particular, um determinado número de vezes, igualmente nos dois lados do corpo ou até que seja conseguida a sensação de que saiu "direto", no que é chamado, então, de compulsão tipo tique (*tic-like compulsion*).[16]

■ EPIDEMIOLOGIA

A prevalência estimada de TT varia de 3 a 8 a cada mil crianças em idade escolar. O sexo feminino parece ser menos afetado do que o masculino, com a proporção variando de 1:2 a 1:4, sobretudo na infância. A prevalência do TT em adultos é menor do que em crianças, e existe evidência que a razão homem:mulher na prevalência decai ao longo da adolescência e na vida adulta.[35] A frequência de casos identificados foi mais baixa entre afro-americanos e hispano-americanos (diferenças no acesso a atendimento).

■ APRESENTAÇÃO CLÍNICA E ESPECIFICIDADES

Os tiques, por vezes, podem ser controlados pelos pacientes. Isso acontece pela existência de uma sensação premonitória (fenômenos sensoriais) definida como um desconforto somático que ocorre antes dos tiques. Cerca de 90% dos pacientes com TT relatam ter esses impulsos, sem diferença de ocorrências entre mulheres e homens.[36] Os fenômenos sensoriais aparecem por volta dos 10 anos, aproximadamente três anos depois do começo dos tiques. Ocorrem em todo o corpo (face, pescoço, ombros, braços, palma da mão e na linha média do abdômen). Há associação de fenômenos sensoriais com ansiedade, TOC e transtorno de déficit de atenção/hiperatividade (TDAH).

Com relação à apresentação clínica em mulheres, costuma aparecer mais tarde e tem mais chances de ser mais agressivo. A partir da aparição dos tiques, mulheres costumam ter um pico mais tardio de sintomas graves e menor probabilidade de remissão. Já ansiedade e transtornos do humor concomitantes são mais comuns no sexo feminino, além de sintomas compulsivos, como puxar cabelo, *skin picking* e compulsão alimentar. Esses achados de diferenças no perfil das comorbidades dos sexos podem estar ligados ao fato do pior prognóstico do TT em mulheres.

■ NEUROBIOLOGIA

A concordância entre gêmeos monozigóticos para tiques crônicos é de 86%, enquanto em gêmeos dizigóticos é de 20%. Apesar da sugestão de que o TT teria um padrão de herança autossômico dominante, os genes candidatos não são bem conhecidos, mas o gene *SLITRK1*, localizado no cromossomo 13, foi associado ao TT. Os fatores de risco ambientais são ligados a intercorrências pré-natais (estresse na gravidez, tabagismo, infecções e hipóxia fetal) e eventos estressantes na infância. As alterações genéticas poderiam estar relacionadas à susceptibilidade a uma resposta imune exagerada ou à incapacidade de o sistema imune discriminar componentes neuronais de antígenos presentes no β-estreptococo do grupo A de Lancefield, tornando o TT um tipo de PANDAS (acrônimo da expressão, em língua inglesa, *pediatric autoimmune neuropsychiatric disorders associated with streptococcal infections*), mas não há estudos diferenciando maiores susceptibilidades no sexo feminino.[37,38] Uma hipótese da neurobiologia do TT está apresentada na **Figura 12.4**, a seguir.

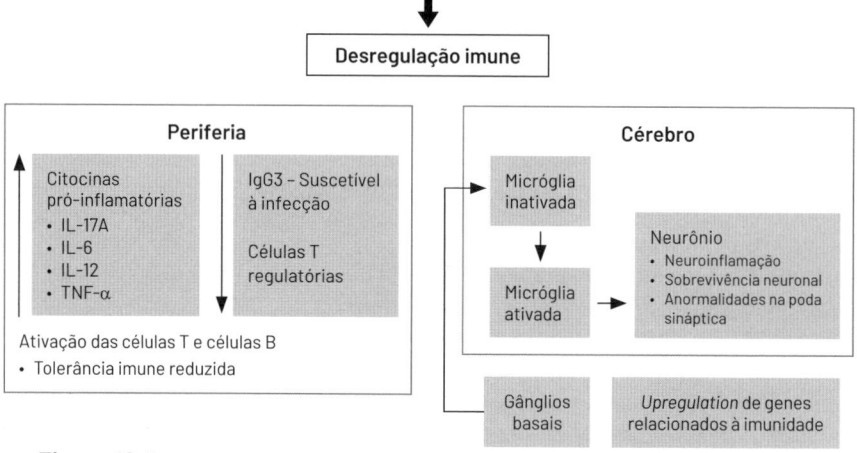

```
        Disfunção do metabolismo da dopamina
              Susceptibilidade genética
                        ↓
                Desregulação imune
```

Periferia:
- Citocinas pró-inflamatórias
  - IL-17A
  - IL-6
  - IL-12
  - TNF-α
- IgG3 – Suscetível à infecção
- Células T regulatórias
- Ativação das células T e células B
- Tolerância imune reduzida

Cérebro:
- Micróglia inativada → Micróglia ativada
- Neurônio
  - Neuroinflamação
  - Sobrevivência neuronal
  - Anormalidades na poda sináptica
- Gânglios basais
- *Upregulation* de genes relacionados à imunidade

■ **Figura 12.4**
Possível mecanismo subjacente que leva à disfunção imune no TT. As condições predisponentes incluem disfunção do metabolismo da dopamina (estado hiperdopaminérgico) e susceptibilidade genética. Gatilhos externos, como alérgenos e patógenos, também podem, em parte, facilitar a desregulação imune periférica e cerebral. Na periferia, células reguladoras reduzidas (que podem ser facilitadas pelo estado hiperdopaminérgico), liberação aumentada de citocinas pró-inflamatórias e ativação de células T e células B podem levar a uma tolerância imunológica reduzida. Além disso, a diminuição do nível de IgG3 pode levar a uma resposta imune defeituosa a patógenos, resultando em inflamação persistente. No cérebro, a regulação de genes relacionados ao sistema imunológico na ativação microglial inflamatória, localizada no corpo estriado no TT pode resultar em neuroinflamação e, adicionalmente, afetar a sobrevivência neuronal e anormalidades na neurogênese. No entanto, a produção de qualquer autoanticorpo patogênico específico ainda precisa ser explorada.
Fonte: Adaptada de Hsu e colaboradores.[37]

Mulheres têm nove vezes menos chances de nascerem com TT. A exposição pré-natal a andrógenos muda a organização dos sistemas neurais e influencia a expressão de determinados genes. Com isso, a masculinização pré-natal pode ter influência na patogênese dos tiques, sendo a gravidez de mulheres com síndrome dos ovários policísticos (SOP) fator de risco para TT. Entretanto, a exposição pós-natal a andrógenos também tem papel na expressão do transtorno, visto que mulheres com SOP apresentam maior chance de desenvolver transtornos psiquiátricos, sobretudo tiques. Ao se bloquearem os interneurônios *fast-spiking* no *striatum* dorsal de indivíduos normais, foi observado movimento espontâneo e déficit em interações sociais de machos, enquanto não foi observada essa disfunção em ratas. Por mais que esse fenótipo seja mais evidente em casos de TEA do que no TT, esses achados sugerem que o dimorfismo sexual do cérebro, em especial da via colinérgica dos interneurônios *fast-spiking*, pode ter um papel no TT.[39]

■ TRATAMENTO E RESPOSTA AO TRATAMENTO

As opções de tratamento para TT devem ser individualizadas, e a escolha deve ser feita em colaboração com o paciente e cuidador, pesando benefícios e prejuízos do tratamento, considerando-se efeitos adversos e comorbidades. Estratégias de tratamento incluem a espera, cuidando do prognóstico da doença, intervenções neuropsicológicas e medicamentos.[40]

As intervenções neuropsicológicas auxiliam no aumento da autoestima e reduzem pensamentos depressivos resultantes desse transtorno. Treinamento de reversão de hábitos (TRH), terapia de exposição e intervenções comportamentais abrangentes têm resultados limitados. A terapia mais consistente é a administração de antipsicóticos, apesar dos possíveis efeitos adversos extrapiramidais. Haloperidol, pimozida e risperidona são os medicamentos mais receitados. Também são usados, mais precisamente no tratamento para crianças, agonistas α-2. O topiramato também pode ser utilizado no tratamento, tendo sido citado em revisões sistemáticas. Por fim, os inibidores VMAT2, que agem na depleção da dopamina no *striatum* pré-sináptico também têm sido itilizados no tratamento de tiques (uso ainda *off-label*).[41] Por fim, há terapias emergentes: receptores agonistas D_1, medicamentos à base de *Cannabis*, estimulação magnética transcraniana (EMT), toxina botulínica e estimulação cerebral profunda (ECP),[41] que carecem de maior corpo de evidências para serem amplamente usadas.

CONSIDERAÇÕES FINAIS

O TOC tem o que chamamos de psicopatologia heterogênea, assumindo distintas apresentações de acordo com características biopsicossociais específicas de cada indivíduo, como história familiar (genética), condições ambientais/familiares de desenvolvimento e educação, eventos estressantes/traumáticos de vida, dentre outros fatores. Nem todas as apresentações clínicas aqui descritas sofrem influência de acordo com o gênero. Apesar de parecer que as mulheres estão mais vulneráveis aos do espectro obsessivo, nem sempre isso é a regra, pois, em algumas condições, as manifestações são mais brandas, e a resposta aos tratamentos disponíveis pode ser mais evidente. Algumas diferenças de gênero na apresentação clínica podem ser resultado de diversidades neurobiológicas, como tamanho das estruturas cerebrais, neurocircuitos envolvidos em determinada sintomatologia, além da interferência de tipos e níveis hormonais específicos. A idade e a cronologia do desenvolvimento neuroendócrino de cada mulher pode tornar essa questão ainda mais heterogênea, fazendo com que uma mesma pessoa possa manifestar diferentes apresentações ao longo do ciclo vital. As questões culturais e ambientais também podem tornar a questão mais complexa, sobretudo, se acrescentarmos aspectos relacionados ao item "orientação sexual" à discussão. Acredita-se que, durante o período intrauterino, o cérebro fetal se desenvolva na direção masculina, por ação direta da testosterona nas células nervosas em desenvolvimento, ou, na mulher, pela ausência desse pico hormonal. O quanto a programação fetal pode determinar a orientação sexual e o quanto isso pode estar ligado ao aparecimento de SOCs ainda é uma questão de investigação, sendo que discussões sobre a existência ou não do dimorfismo cerebral ainda se fazem necessárias. Fato clínico é que existem, atualmente, diferenças nas manifestações psicopatológicas dos TEOCs, o que repercute, para o clínico, em diferentes abordagens diagnósticas e terapêuticas, respeitando a individualidade e o momento de cada pessoa, em uma abordagem personalizada e baseada nas evidências correntes da literatura.

Assim, não é apenas o diagnóstico de um ou outro TEOC que determina o tratamento ideal, mas também características individuais de seus portadores, como ser do sexo feminino no Brasil, em determinada fase do desenvolvimento neuropsicológico (ou neuroendócrino) vai merecer uma abordagem diagnóstica e terapêutica diferente da de outra mulher nascida em outra cultura, em outra fase do desenvolvimento, mesmo que compartilhem do mesmo diagnóstico postulado pelos manuais classificatórios, como DSM e CID.

REFERÊNCIAS

1. Miguel EC, Ferrão YA, Rosário MC, Mathis MA, Torres AR, Fontenelle LF, et al. The Brazilian Research Consortium on Obsessive-Compulsive Spectrum Disorders: recruitment, assessment instruments, methods for the development of multicenter collaborative studies and preliminary results. Braz J Psychiatry. 2008;30(3):185-96.
2. Fawcett EJ, Power H, Fawcett JM. Women are at greater risk of OCD than men: a meta-analytic review of OCD prevalence worldwide. J Clin Psychiatry. 2020;81(4):19r13085.
3. Lochner C, Hemmings SM, Kinnear CJ, Moolman-Smook JC, Corfield VA, Knowles JA, et al. Gender in obsessive-compulsive disorder: clinical and genetic findings. Eur Neuropsychopharmacol. 2004;14(2):105-13.
4. Pauls DL, Abramovitch A, Rauch SL, Geller DA. Obsessive-compulsive disorder: an integrative genetic and neurobiological perspective. Nat Rev Neurosci. 2014;15(6):410-24.
5. Goodman WK, Storch EA, Sheth SA. Harmonizing the neurobiology and treatment of obsessive-compulsive disorder. Am J Psychiatry. 2021;178(1):17-29.
6. Meng Z, Zhang Z, Fan Q, Li Y. Altered fractional amplitude of low frequency fluctuations in unmedicated female patients with obsessive-compulsive disorder. Annu Int Conf IEEE Eng Med Biol Soc. 2018;2018:1144-7.

7. Alizadeh N, Nosrat N, Jahani Z, Ahmadiani A, Asadi S, Shams J. Association of HTR1A gene polymorphisms with obsessive-compulsive disorder and its treatment response: the influence of sex and clinical characteristics. Int J Neurosci. 2019 Mar;129(3):264-72.
8. Reimer AE, de Oliveira AR, Diniz JB, Hoexter MQ, Miguel EC, Milad MR, et al. Fear extinction in an obsessive-compulsive disorder animal model: Influence of sex and estrous cycle. Neuropharmacology. 2018;131:104-15.
9. Vulink NC, Denys D, Westenberg HG. Bupropion for patients with obsessive-compulsive disorder: an open-label, fixed-dose study. J Clin Psychiatry. 2005;66(2):228-30.
10. Ginsburg GS, Kingery JN, Drake KL, Grados MA. Predictors of treatment response in pediatric obsessive-compulsive disorder. J Am Acad Child Adolesc Psychiatry. 2008;47(8):868-78.
11. Storch EA, Tendler A, Schneider SC, Guzick AG, La Buissonniere-Ariza V, Goodman WK. Moderators and predictors of response to deep transcranial magnetic stimulation for obsessive-compulsive disorder. J Psychiatr Res. 2021;136:508-14.
12. Starcevic V, Berle D, do Rosário MC, Brakoulias V, Ferrão YA, Viswasam K, et al. Use of benzodiazepines in obsessive-compulsive disorder. Int Clin Psychopharmacol. 2016;31(1):27-33.
13. Isomura K, Nordsletten AE, Rück C, Ljung R, Ivarsson T, Larsson H, et al. Pharmacoepidemiology of obsessive-compulsive disorder: A Swedish nationwide cohort study. Eur Neuropsychopharmacol. 2016;26(4):693-704.
14. Mundo E, Bareggi SR, Pirola R, Bellodi L. Effect of acute intravenous clomipramine and antiobsessional response to proserotonergic drugs: is gender a predictive variable? Biol Psychiatry. 1999;45(3):290-4.
15. Raffin AL, Guimarães Fachel JM, Ferrão YA, Pasquoto de Souza F, Cordioli AV. Predictors of response to group cognitive-behavioral therapy in the treatment of obsessive-compulsive disorder. Eur Psychiatry. 2009;24(5):297-306.
16. American Psychiatric Association. Manual diagnóstico e estatístico de transtornos mentais: DSM-5. 5. ed. Porto Alegre: Artmed; 2014.
17. Veale D, Gledhill LJ, Christodoulou P, Hodsoll J. Body dysmorphic disorder in different settings: a systematic review and estimated weighted prevalence. Body Image. 2016;18:168-86.
18. Boroughs MS, Krawczyk R, Thompson JK. Body dysmorphic disorder among diverse racial/ethnic and sexual orientation groups: prevalence estimates and associated factors. Sex Roles. 2010;63(9):725-37.
19. Henn AT, Taube CO, Vocks S, Hartmann AS. Body image as well as eating disorder and body dysmorphic disorder symptoms in heterosexual, homosexual, and bisexual women. Front Psychiatry. 2019;10:531.
20. Burke SM, Majid DSA, Manzouri AH, Moody T, Feusner JD, Savic I. Sex differences in own and other body perception. Hum Brain Mapp. 2019;40(2):474-88.
21. National Institute for Health and Clinical Excellence. Obsessive-compulsive disorder: core interventions in the treatment of obsessive-compulsive disorder and body dysmorphic disorder. Leicester: British Psychological Society; 2006.
22. ICD-11 for Mortality and Morbidity Statistics [Internet]. New York: World Health Organization; 2022 [capturado em 29 abr. 2022]. Disponível em: https://icd.who.int/browse11/l-m/en#/http://id.who.int/icd/entity/1119008568.
23. Stein DJ, Kogan CS, Atmaca M, Fineberg NA, Fontenelle LF, Grant JE, et al. The classification of obsessive-compulsive and related disorders in the ICD-11. J Affect Disord. 2016;190:663-74.
24. Sofko C, Tremont G, Tan JE, Westervelt H, Ahern DC, Menard W, et al. Olfactory and neuropsychological functioning in olfactory reference syndrome. Psychosomatics. 2020;61(3):261-7.
25. Begum M, McKenna PJ. Olfactory reference syndrome: a systematic review of the world literature. Psychol Med. 2011;41(3):453-61.
26. Pryse-Phillips W. An olfactory reference syndrome. Acta Psychiatr Scand. 1971;47(4):484-509.
27. Skimming KA, Miller CWT. Transdiagnostic approach to olfactory reference syndrome: neurobiological considerations. Harv Rev Psychiatry. 2019;27(3):193-200.
28. Postlethwaite A, Kellett S, Mataix-Cols D. Prevalence of hoarding disorder: a systematic review and meta-analysis. J Affect Disord. 2019;256:309-16.

29. Samuels JF, Bienvenu OJ, Grados MA, Cullen B, Riddle MA, Liang KY, et al. Prevalence and correlates of hoarding behavior in a community-based sample. Behav Res Ther. 2008;46(7):836-44.
30. Ferrão YA, Ferrão TA, Cunha D. Dermatotilexomania em estudantes de medicina: um estudo piloto. Braz J Psychiatry. 1999e;21(2):109-13.
31. Christenson GA, MacKenzie TB, Mitchell JE. Adult men and women with trichotillomania. A comparison of male and female characteristics. Psychosomatics. 1994;35(2):142-9.
32. Roos A, Grant JE, Fouche JP, Stein DJ, Lochner C. A comparison of brain volume and cortical thickness in excoriation (skin picking) disorder and trichotillomania (hair pulling disorder) in women. Behav Brain Res. 2015;279:255-8.
33. Jones G, Keuthen N, Greenberg E. Assessment and treatment of trichotillomania (hair pulling disorder) and excoriation (skin picking) disorder. Clin Dermatol. 2018;36(6):728-36.
34. Kramer H. Malleus maleficarum [Internet]. [capturado em 3 maio 2022]. [S.l.: s.n.; 1486?]. Disponível em: https://m.media-amazon.com/images/I/61r+kW1ThAL.jpg.
35. Levine JLS, Szejko N, Bloch MH. Meta-analysis: adulthood prevalence of Tourette syndrome. Prog Neuropsychopharmacol Biol Psychiatry. 2019;95:109675.
36. Crossley E, Seri S, Stern JS, Robertson MM, Cavanna AE. Premonitory urges for tics in adult patients with Tourette syndrome. Brain Dev. 2014;36(1):45-50.
37. Hsu CJ, Wong LC, Lee WT. Immunological dysfunction in Tourette syndrome and related disorders. Int J Mol Sci. 2021;22(2):853.
38. Dias FMV, Kummer A, Hounie AG, Teixeira AL. Neurobiologia da síndrome de Tourette: a hipótese auto-imune pós-estreptocócica. Arch Clin Psychiatry. 2008;35(6):228-35.
39. Rapanelli M, Frick LR, Xu M, Groman SM, Jindachomthong K, Tamamaki N, et al. Targeted Interneuron depletion in the dorsal striatum produces autism-like behavioral abnormalities in male but not female mice. Biol Psychiatry. 2017;82(3):194-203.
40. Pringsheim T, Okun MS, Müller-Vahl K, Martino D, Jankovic J, Cavanna AE, et al. Practice guideline recommendations summary: treatment of tics in people with Tourette syndrome and chronic tic disorders. Neurology. 2019;92(19):896-906.
41. Billnitzer A, Jankovic J. Current management of tics and Tourette Syndrome: behavioral, pharmacologic, and surgical treatments. Neurotherapeutics. 2020;17(4):1681-93.

13 TRANSTORNOS RELACIONADOS AO ESTRESSE E AO TRAUMA NA MULHER

Jeronimo Mendes-Ribeiro

As relações entre estresse, trauma e cérebro passaram a ser estudadas a partir da Guerra do Vietnã, na década de 1970, ao se verificar que alguns veteranos de guerra americanos desenvolviam um subgrupo de sintomas característicos. Nas duas últimas décadas, a partir de pesquisas epidemiológicas que passaram a abranger civis,[1] a busca pelo entendimento de variáveis relacionada às diferenças entre os sexos sobre o estresse, o desenvolvimento do trauma e outras peculiaridades passou a ser central, e evidências de pesquisas clínicas e pré-clínicas têm trazido dados relevantes sobre os aspectos psicossociais e culturais, mas também de elementos neurobiológicos da interface ambiente e cérebro, como mecanismos regulatórios cerebrais e circuitos integrativos relacionados ao trauma e ao estresse, que podem trazer avanços na prevenção, no diagnóstico, nas políticas públicas e nas práticas terapêuticas desses transtornos para a população feminina.[2]

ESTRESSE, PROCESSO TRAUMÁTICO E NEUROBIOLOGIA DO ESTRESSE

Um estresse é tido como algo que emerge de situações nas quais o organismo enfrenta uma ameaça externa e que não necessariamente é algo desadaptativo. Considerando os aspectos dos processos neuronais e hormonais que passavam acontecer no corpo, Hans Selye foi um dos pioneiros a descrever a ação do estresse no eixo hipotálamo-hipófise-adrenal (HHA) e a demonstrar o seu papel sobre outros sistemas do organismo. O autor também discorreu sobre o estresse ser, basicamente, uma resposta fisiológica e não específica do corpo a quaisquer necessidades ou ameaças que ele encontre, e a resposta ao estresse, um processo compensatório destinado a restabelecer a homeostase. Os efeitos do estresse são consequências biológicas resultantes da luta contra este, que podem incluir o restabelecimento da homeostase, que promove a saúde (efeitos positivos), causar danos no corpo ou mesmo doenças (efeitos negativos).[3]

Embora muitos modelos de pesquisa considerem a resiliência como o não desenvolvimento de transtornos mentais, há consideráveis evidências de que exposições traumáticas ou a estresse crônico impactam indivíduos assintomáticos ou que não preencham de maneira clara critérios para um determinado transtorno mental, visto que essas alterações podem criar um risco de condições adversas à saúde, como acidente vascular cerebral (AVC), doenças cardiovasculares, câncer e doenças autoimunes.[4]

De acordo com a 5ª edição do Manual diagnóstico e estatístico de transtornos mentais (DSM-5), eventos traumáticos elegíveis para o diagnóstico incluem, mas não estão limitados a, exposição à guerra como combatente ou civil, ter sofrido ameaça ou agressão física ou violência sexual, ter sido sequestrado, feito refém, sofrido um ataque terrorista, tortura ou encarceramento como prisioneiro de guerra, além de desastres naturais ou causados pelo homem ou acidentes graves com veículos motorizados.[5] Essa lista não é abrangente o suficiente, e muitos eventos traumáticos diferentes mostraram-se capazes de desencadear transtorno de estresse pós-traumático (TEPT).

DIFERENÇAS ENTRE OS SEXOS NA SUSCETIBILIDADE E RESILIÊNCIA AO ESTRESSE

A desregulação do eixo HHA tem sido associada como central para o entendimento dos transtornos relacionados ao estresse e ao trauma. O cortisol é o principal glicocorticoide em humanos e sua liberação envolve processos neuroendócrinos bem estabelecidos; a partir da indução de sua liberação pelo estresse e a regulação desse eixo dependem de sua integridade, que pode ser afetada mesmo em momentos precoces do desenvolvimento. O hormônio adrenocorticotrófico (ACTH) é secretado em picos irregulares ao longo do dia, e o cortisol plasmático tende a aumentar e diminuir em resposta a essa secreção pulsátil, com picos mais frequentes no início da manhã e menos frequentes à noite.

O eixo HHA e o eixo hipotálamo-hipófise-gonadal (HHG) operam de maneira orquestrada, integrando fatores ambientais, psicológicos, reprodutivos e genéticos. Os hormônios gonadais desempenham um papel fundamental no estabelecimento, na ativação e na regulação do eixo HHA, influenciando na resposta e na sensibilidade aos fatores de liberação de neurotransmissores, regulando os níveis de hormônios do estresse na circulação geral. Desde o início da vida até à idade adulta, os esteroides gonadais podem afetar de maneira diferente o eixo HHA, resultando em diferentes respostas entre os sexos nesse eixo. Embora a resposta aguda do HHA aos fatores de estresse seja benéfica, o estresse crônico ou o trauma podem resultar em ativação constante desse circuito e em desregulação do eixo HHA, e, assim, contribuir para o processo do adoecimento psíquico.[6]

Em estudos pré-clínicos, fêmeas mostram uma resposta mais robusta do eixo HHA como resultado da circulação de níveis de estradiol que elevam hormônios do estresse tanto durante situações não ameaçadoras quanto durante e após modelos de pesquisa que simulam estressores potencialmente traumáticos. Ao longo do ciclo estral de roedores, as mudanças nos níveis de progesterona (P4) e estrogênio demonstraram ter um impacto direto na maneira como as fêmeas respondem ao estresse, com respostas diferenciadas dependendo do estágio do ciclo.[7]

Diversas evidências também apontam para a existência de mecanismos epigenéticos, pelos quais os eventos reprodutivos e as mudanças fisiológicas em níveis hormonais contribuem para o aumento de risco para o desenvolvimento de transtornos psiquiátricos. Os estrogênios, sobretudo o estradiol (E2), modulam os circuitos cerebrais e a resposta ao estresse, à cognição e à desregulação emocional.[8] A vulnerabilidade biológica combinada com eventos de vida estressantes alteram de maneira permanente o funcionamento de importantes regiões do cérebro relacionadas à resposta ao estresse, incluindo a atividade do eixo HHA e a dessensibilização ao *feedback* negativo do cortisol. Em um nível celular, o E2 tem uma ampla variedade de efeitos, incluindo ações genômicas, interações com segundo mensageiro e sistemas de proteína G, além de efeitos em canais de cálcio e em neuroproteção. Receptores ER alfa e beta agem como fatores de transcrição nuclear que regulam genes, ligando-se a sequências de nucleotídeos de DNA que contêm elementos regulatórios específicos, resultando em uma cascata de reações intracelulares que alteram a síntese proteica. Essas ações são relativamente lentas, mas resultam em mudanças em longo prazo na sinapse ou na função neuronal.[9]

ESTRESSE E TRAUMA AO LONGO DO CICLO VITAL

Um acumulado de evidências tem apontado para diferenças não apenas em relação à estrutura na anatomia cerebral feminina, funcional e processamento da doença, mas também na maneira como mecanismos como programação precoce fetal, estresse perinatal, traumas, abuso infantil e violência doméstica, mas também o próprio ciclo menstrual e os hormônios sexuais interferem na atividade cerebral e em circuitos relacionados ao estresse.[10-13]

■ ESTRESSE PRECOCE

Eventos traumáticos durante a infância têm demonstrado impacto catastrófico ao longo da vida, devido a uma desregulação persistente do eixo HHA, por meio de uma cascata psiconeuroimunoendocrinológica, que, em níveis mais graves, influencia o desenvolvimento da criança como um todo (físico, emocional, comportamental, cognitivo e social).[6] Um estudo recente demonstrou que 83% das mulheres com transtorno disfórico pré-menstrual (TDPM) experimentaram algum tipo de trauma de vida precoce, sendo o abuso emocional o mais comum (71%), e que todos os tipos de trauma estudados — abusos físico, sexual e emocional e/ou negligência — foram mais comuns entre as mulheres com TDPM do que na população geral australiana, sugerindo uma associação importante entre estresses precoces e TDPM.[14] Além disso, mulheres com antecedentes de abuso na infância experimentaram uma sintomatologia pré-menstrual mais grave e predisposição a maior desregulação emocional, sugerindo que mulheres com histórico de trauma na infância poderiam melhorar a sua capacidade de lidar e de se adaptar às mudanças pré-menstruais a partir de estratégias de regulação emocional.[15]

Algumas mulheres têm resiliência à depressão, mesmo que tenham sido expostas de forma significativa a um estresse de vida precoce, até que elas atinjam a perimenopausa, sugerindo uma importante interação entre os esteroides gonadais, estresse de vida precoce e mudanças no cérebro ao longo da vida.[12]

■ SOFRIMENTO MATERNO

Em uma metáfora, a experiência pré-natal age no feto como um vaso de argila que ainda não foi concluído, no qual o cérebro, o corpo e o comportamento de um indivíduo são moldados para a sua vida, mas, potencialmente, para até mesmo as próximas gerações.[16] Estudos pré-clínicos demonstram que o sofrimento materno durante a gravidez aumenta os níveis plasmáticos de cortisol e do hormônio liberador de corticotrofina (CRH), tanto na mãe quanto no feto, efeitos esses que podem contribuir para alterações estruturais no hipocampo, córtex frontal, amígdala e *nucleus accumbens*, alterando a programação dos neurônios fetais, por meio do silenciamento da transcrição gênica devido à metilação do DNA, contribuindo, assim, como fatores genéticos, ambiente pós-natal e qualidade da atenção materna na determinação de como será o comportamento da prole.[17] Estudos com sobreviventes do Holocausto e seus filhos e netos demonstrou maior suscetibilidade ao desenvolvimento de transtornos, identificando um gene específico de ligação à proteína na regulação da sensibilidade, um receptor de glicocorticoide e redução na atividade da enzima 11-β-hidroxiesteroide-desidrogenase, associado "ser sobrevivente do Holocausto" a um fenótipo de risco, especialmente em mulheres que eram mães.[18]

PECULIARIDADES DOS TRANSTORNOS RELACIONADOS AO ESTRESSE E AO TRAUMA EM MULHERES

O TEPT é um transtorno psiquiátrico grave e que pode se desenvolver em indivíduos expostos a eventos traumáticos. Indivíduos que apresentam TEPT após um evento podem apresentar uma ampla variedade de sintomas que, no DSM-5, são divididos em quatro categorias:[5]

- **reexperimentação**, por exemplo, de memórias intrusivas indesejadas recorrentes, pesadelos, *flashbacks* ou elementos que relembrem o trauma;
- **evitação de estímulos associados aos comportamentos de trauma**, por exemplo, evitação de memórias angustiantes associadas ao evento traumático ou de elementos que relembrem este;
- **alteração negativa nas cognições e no humor associada ao evento traumático**, por exemplo, dificuldade em recordar aspectos importantes do trauma, pensamentos e suposições negativas sobre si mesmo ou sobre o mundo, crenças negativas sobre

as causas ou consequências do evento traumático, diminuição significativa do interesse em participar de atividades ou sentimento de distanciamento dos outros, e incapacidade de experimentar emoções positivas;
- **sintomas de excitação**, por exemplo, hipervigilância, insônia, irritabilidade, comportamento imprudente ou autodestrutivo e dificuldades de concentração.

■ DIFERENÇAS ENTRE OS SEXOS NA SUSCETIBILIDADE AO TRANSTORNO DE ESTRESSE PÓS-TRAUMÁTICO

O TEPT tem prevalência duas vezes maior em mulheres. O estudo *São Paulo Megacity Mental Health Survey*, em uma amostra de 5.037 adultos mostrou uma prevalência geral, em 12 meses, de 1,6% para o TEPT, sendo 51% de intensidade grave,[19] porém segue sendo subdiagnosticado. Um estudo com 200 adultos, com amostra de pacientes ambulatoriais, indicou que 41 (20,5%) foram diagnosticados com TEPT, de acordo com *The Structured Clinical Interview for DSM-IV* (SCID-IV). Destes, 33 (80,5%) eram mulheres e 8 (19,5%) eram homens. Do total dos casos diagnosticados com TEPT, apenas 1 (2,4%) tinha sido previamente reconhecido.[20]

Os fatores para desenvolvimento e manutenção do TEPT são, provavelmente, produtos da interação de combinações complexas, com o envolvimento de múltiplos sistemas interligados. A literatura atual indica que homens e mulheres experimentem TEPT em diferentes momentos da vida, sendo as mulheres, de maneira significativa, mais propensas a experimentar TEPT em idades mais jovens.[16] A prevalência do TEPT também demonstrou estar diretamente relacionada com a gravidade dos eventos traumáticos, com certos eventos, como violência sexual ou trauma em combate, representando maior risco (≥ 25–50%). Além disso, as mulheres também são mais propensas do que os homens a sofrerem revitimização ou serem expostas a múltiplas formas de violência ao longo da vida, o que pode ser difícil de auferir em estudos de prevalência.[21]

Um estudo demonstrou que o efeito direto do gênero não se tornou significativo quando a análise considerou a exposição à violência sexual, e que o TEPT seria mais diretamente atribuível às características da violência, e não relacionado ao gênero, e que a aparente vulnerabilidade feminina parece ser simplesmente um produto da exposição a traumas ligados ao gênero feminino, ou seja, mulheres teriam uma propensão a um tipo de exposição peculiar de violência sexual (nociva e potencialmente fatal) ao longo de toda a vida e que essas experiências situacionais estariam fortemente relacionadas com sintomas de TEPT.[22] No entanto, quando os pesquisadores controlam por tipo de trauma e gênero, as diferenças nas taxas de prevalência de TEPT ainda são evidentes — mulheres expostas a traumas tipicamente masculinos permanecem mais propensas a preencherem os critérios para TEPT do que homens que experimentam esses mesmos traumas, e isso confere legitimidade à hipótese de que a maior prevalência de traumas interpessoais ou sexuais entre as mulheres não seja o único fator que leva às diferenças entre sexos na prevalência e na gravidade do TEPT.[21] Por fim, estudos genéticos têm sugerido maior risco de hereditariedade nas mulheres. Foi encontrada uma variação em um alelo do gene de ativação do receptor tipo I de polipeptídio 1 (hipofisário) da adenilatociclase (ADCYAP1R1), relacionado ao risco de TEPT em mulheres.[23] Assim, a maior prevalência do TEPT em mulheres pode refletir uma combinação entre maiores exposição e vulnerabilidade.

■ REGULAÇÃO EMOCIONAL

Há evidências importantes que sugerem que homens e mulheres tendem a diferir em termos de reatividade emocional, mas também de regulação emocional. Quando as emoções experimentadas em uma situação traumática são extremamente intensas, interferem na habilidade do indivíduo de, naquele momento, processar a experiência de maneira adequada, e isso impacta de forma negativa na consolidação das memórias que levam ao TEPT. As mulheres também podem ter diferenças em relação à percepção durante o evento, chamada de emoções peritraumáticas. Mais de 90% de vítimas femininas de agressão sexual satisfazem os critérios de sintomas para o TEPT dentro de uma semana após o evento.[24] Em relação à forma de reagir imediatamente após o trauma, as mulheres têm reações mais emocionais e estilos de enfrentamento focados em emoções, e isso tem sido associado à gravidade do TEPT, que inclui autorrecriminação, sentir-se culpada ou incompetente em relação ao ocorrido, ou desenvolvimento de crenças de que o mundo é um lugar perigoso. Tendem também a suprimirem ou evitarem de maneira mais vigorosa as memórias traumáticas, estratégias cognitivas que têm demonstrado aumentar os sintomas de TEPT.[25]

■ PARTO E PUERPÉRIO

O período perinatal é considerado um momento de potenciais experiências traumáticas físicas, emocionais e relacionais para mulheres. A prevalência de transtorno de estresse pós-traumático perinatal (TEPTP) é alta, variando entre 3%, em amostras comunitárias e 16% em populações de alto risco, que incluem mulheres com antecedentes psiquiátricos, história de trauma ou outros desfechos perinatais, prematuridade e pré-eclâmpsia.[26] O desenvolvimento de TEPTP aumenta de maneira significativa quando o feto morre dentro do útero da mãe ou durante o parto, após a 23ª semana de gestação (natimorto), com prevalência estimada de 25%, e após a morte do lactente, no período neonatal ou pediátrico, após cuidados em unidade de terapia intensiva (prevalência de 30–35%).[27]

Eventos traumáticos, especificamente no parto (p. ex., despertar durante a cesariana, ou ter um choque anafilático), podem também ser considerados eventos traumáticos. Entre os eventos testemunhados, exemplos incluem a exposição à violência doméstica no ambiente familiar, a observação de uma morte natural, de um abuso físico ou sexual de outra pessoa, em virtude de agressão não violenta, ou observar o filho passando por algo potencialmente fatal.

O próprio processo de nascimento é um gatilho inicial comum para o TEPTP em mulheres, e cerca de 50% delas relatam que seu parto foi traumático, sobretudo em países desenvolvidos, mas pode variar de acordo com aspectos culturais que devem ser explorados em futuras pesquisas.[28]

Devido à ampla variedade de possíveis experiências traumáticas, não somente ligadas ao evento, mas também às individualidades relacionadas ao período perinatal, como possibilidades de traumas tanto durante a gestação quanto no parto, e por possíveis gatilhos a partir de desfechos obstétricos neonatais, esse período é de extrema relevância quanto à sua representatividade e necessidade de cuidados, podendo interferir no funcionamento individual e nos cuidados das necessidades do recém-nascido (RN).[29]

A mulher com antecedentes de trauma, sobretudo sexual, pode ter respostas intrusivas desadaptativas no período perinatal, muitas vezes, inerentes ao cuidado obstétrico e do RN, como frequentes exames vaginais, exposição do corpo e reações intrusivas na amamentação. Aquelas com antecedentes de trauma interpessoal podem experimentar dificuldades que envolvem tanto o cuidado por um profissional com perfil mais autoritário, ou, até mesmo, quando o cuidado é realizado pelo mesmo gênero de um abusador no passado. É importante notar também que alguns fatores sociodemográficos influenciam a probabilidade para o TEPT, incluindo baixo rendimento socioeconômico, ausência ou deficiência no cuidado pré ou pós-natal e quanto à paridade, principalmente em primíparas.

Mulheres que tiveram perdas perinatais prévias podem ter reações desadaptativas (p. ex., ao realizarem ecografias obstétricas), além de dificuldades em confiar no cuidado obstétrico. Assim, profissionais envolvidos nos cuidados dessas pacientes devem levar em consideração a história pregressa e estarem atentos a necessidades de cuidado, psicoeducação e apoio. Além disso, antecedentes traumáticos também conferem desafios aos cuidados perinatais em função de possíveis comorbidades, como uso de substâncias, interferindo no autocuidado da gestante e contribuindo para um pior cuidado pré-natal.[30]

ASPECTOS DIAGNÓSTICOS DO TRANSTORNO DE ESTRESSE PÓS-TRAUMÁTICO PERINATAL

Umas das complexidades relacionadas às pesquisas em relação ao TEPTP é justamente quanto ao critério anteriormente denominado "estressores elegíveis em classificações anteriores", tendo em vista que a maior parte dos trabalhos das últimas duas décadas levaram em consideração critérios mais restritos para o seu diagnóstico.

Há, ainda, importantes questões a serem respondidas, sobretudo no que diz respeito ao conceito de parto traumático: se experiências objetivas durante o trabalho de parto e o parto realmente levam a sintomas de TEPT no puerpério ou se interações que envolvam experiências subjetivas levam a uma resposta única e ainda mais traumática, com eventos relacionados ao parto. É provável que a interação desses fatores impulsione o início do TEPT, mas pesquisas mais robustas precisam ser conduzidas para separar os possíveis efeitos diretos, indiretos e únicos.

Hoje, o TEPTP é comumente definido como um transtorno que emerge após uma experiência traumática, diagnosticada a qualquer momento, desde a concepção até seis meses pós-parto, durante mais de um mês, com importantes consequências materno-infantis, a partir de critérios diagnósticos definidos pelo DSM-5. O TEPTP também pode ser diagnosticado em mulheres cujos sintomas de TEPT ocorreram a partir de um evento anterior e que continuam durante a gravidez até o pós-parto ou que resolveram mas ressurgiram no período pós-parto (PPP).

A condução de pesquisas sobre o tema pode permitir uma compreensão mais precisa das características de diferentes grupos de mulheres, que incluem, exclusivamente, as que vivenciam suas experiências no parto, mulheres cujos sintomas de TEPT continuam desde a gravidez até o PPP e aquelas cujos sintomas de TEPT causados por um evento podem ter sido resolvidos, mas ressurgem no PPP.

■ CÂNCER DE MAMA

A partir do DSM-IV, passou a se considerar para o critério A não somente estressores com potencial traumático que "causassem um marcado sofrimento para qualquer pessoa e que fossem fora da experiência usual humana".[31] Assim, doenças com potencial risco de vida passaram a ser mais bem estudadas, como o câncer de mama (CM). Nessa subpopulação, o diagnóstico *per se* demonstrou estar associado ao TEPT, não à quimioterapia e à mastectomia. Uma metanálise envolvendo dados de 34 estudos encontrou uma prevalência geral de 9,6% (95% IC = 7,9–11,5%) de sintomas de TEPT em pacientes com CM, sendo que as pacientes mais jovens, não brancas e que completaram recentemente o tratamento estariam em maior risco de desenvolver o TEPT.[32] Um estudo brasileiro avaliando sintomas do TEPT em mulheres com diagnóstico de CM não metastático antes do início do tratamento demonstrou que 81% delas apresentaram ao menos um sintoma de estresse pós-traumático clinicamente significativo, 17,9% tinham sintomas de TEPT e 24,5% de TEPT subsindrômico, demonstrando[33] haver uma clara necessidade de abordagem em equipe para tratamento e suporte multidisciplinar para pacientes recém-diagnosticadas com CM.

■ ABORDAGENS TERAPÊUTICAS DO TRANSTORNO DE ESTRESSE PÓS-TRAUMÁTICO EM MULHERES

As psicoterapias focadas no trauma têm, em geral, demonstrado eficácia no tratamento do TEPT, embora os resultados variem de forma substancial entre indivíduos com TEPT e muitos pacientes não alcancem uma melhora sintomática clinicamente significativa.

Uma metanálise em rede incluiu 12 ensaios clínicos randomizados (ECRs) envolvendo 922 participantes e demonstrou resultados semelhantes para as três abordagens psicoterápicas do TEPT: terapia de exposição (TE), terapia cognitivo-comportamental focada no trauma (TCCFT) e dessensibilização e reprocessamento por meio de movimento (EMDR) ao final do tratamento, além de benefícios em longo prazo dessas modalidades. Além disso, tratamentos combinados foram superiores aos tratamentos farmacológicos em seis ECRs. Embora os resultados em longo prazo das terapêuticas estudadas ainda sejam escassos, as evidências disponíveis parecem não apoiar a utilização da terapia farmacológica como tratamento de primeira linha para o TEPT.[34]

As opções farmacológicas para o tratamento do TEPT têm se mostrado cada vez mais limitadas em relação à sua comprovada utilidade. Apenas dois fármacos, paroxetina e sertralina, ambos inibidores seletivos da recaptação de serotonina (ISRSs), foram aprovados pela Food and Drug Administration (FDA) para o tratamento do TEPT há duas décadas.[34] A venlafaxina de liberação prolongada demonstrou eficácia, porém não foi submetida à aprovação da FDA. A maior limitação no uso desses psicofármacos se dá em função de seus efeitos adversos, que tendem a ocorrerem antes dos efeitos terapêuticos, contribuindo para uma descontinuação precoce.

Embora muitos outros medicamentos tenham sido estudados para o TEPT ao longo dos anos, nenhum deles obteve provas incontestáveis de eficácia, embora vários — incluindo prazosin, gabapentina, propranolol, quetiapina e risperidona tenham resultados heterogêneos.[34] Assim, os esforços têm se concentrado para encontrar novas abordagens de tratamento e, em particular, novos alvos e agentes para o desenvolvimento de medicamentos para o TEPT.[34]

Dois ECRs e controlados por placebo utilizaram infusões intravenosas (IV) de uma dose subanestésica de cetamina (0,5 mg/kg), um antagonista do receptor N-metil-D-aspartato (NMDA), em uma amostra de pacientes com TEPT crônico. No primeiro deles, foi administrada única dose, que resultou em reduções na sintomatologia do TEPT em comparação com administração IV de midazolam (0,045 mg/kg), e que, após a infusão, sintomas dissociativos tenderam a se resolver em 120 minutos. Um ECR demonstrou uma clara superioridade de seis infusões intravenosas de cetamina em um período de duas semanas, em comparação com midazolam, com dois terços dos casos considerados como respondedores à cetamina quando comparados com um quinto dos que receberam midazolam.[34] É interessante notar que a metade dos pacientes nesse ECR tinham antecedentes de exposição à violência sexual ou outros tipos de trauma sexual que poderiam ser mais resistentes ao tratamento, e, aproximadamente, metade eram sintomáticos o suficiente para participar do ECR, apesar de receberem outros agentes farmacológicos e/ou psicoterapia, e, mesmo assim, obtiveram uma resposta robusta ao tratamento, o que pode significar um alvo terapêutico importante, caso futuros estudos com amostras mais abrangentes sejam realizados, sobretudo em mulheres.

Em contraste com as estratégias terapêuticas para TEPT, há poucas evidências sobre o tratamento para TEPTP. No entanto, sugere-se que muitas das modalidades de tratamento usuais possam ser úteis. Uma metanálise que avaliou esses três tipos de psicoterapias centradas no trauma no tratamento do TEPTP suporta a sua utilização no PPP precoce (até 6 meses pós-parto), mas não está claro quais das modalidades são superiores. *Debriefing* e aconselhamento são intervenções que foram estudadas, mas não se mostraram úteis na prevenção ou no tratamento do TEPTP.[35]

■ TRANSTORNO DE ESTRESSE AGUDO

O transtorno de estresse agudo é a condição mais temporária dos transtornos de espectro traumático e destina-se a detectar de forma precoce sintomas nos primeiros dias e semanas após a exposição traumática, e cerca de metade dos casos de TEPT originalmente apresentam transtorno de estresse agudo. O principal elemento de diferenciação entre TEPT e transtorno de estresse agudo relaciona-se com a duração, em vez de intensidade ou tipo dos sintomas.[5] O transtorno de estresse agudo pode ocorrer entre três e 30 dias após um evento traumático. Dada a sobreposição entre TEA, os fatores de risco são muito similares e incluem antecedentes de doença mental ou exposição prévia a traumas, grau de percepção da gravidade do evento traumático, estilos de enfrentamento evitativos, sexo biológico feminino e sensibilidade à ansiedade. Em mulheres, o transtorno de estresse agudo tem sido bastante estudado nos cenários de unidades de terapia intensiva neonatais (UTINs), em que as mães parecem estar em um risco significativamente maior em comparação com os pais, e o estresse parental (p. ex., mudança no papel parental, incapacidade de ajudar ou proteger a criança do sofrimento) parece conferir um maior risco do que a gravidade da condição médica que o bebê está enfrentando.[36]

■ TRANSTORNO DE ADAPTAÇÃO

O transtorno de adaptação tem como finalidade detectar alterações mal-adaptativas resultantes de um evento estressante ou experiência traumática. É importante notar que esse diagnóstico pode ser feito mesmo se a exposição ao trauma não preencher o critério A de um evento traumático ou se os sintomas após exposição ao trauma não satisfizerem os requisitos de diagnóstico para TEPT ou transtorno de estresse agudo. O transtorno de adaptação pode ser diagnosticado em resposta a eventos estressantes de quaisquer magnitude ou gravidade, sejam eles recorrentes, contínuos ou isolados. Os sintomas devem iniciar dentro de três meses após o início do estressor e cessarem dentro de seis meses após o seu término.

No contexto perinatal, um estudo com 3.102 mulheres que, durante sua estada na maternidade, responderam a um material por *e-mail* ou pelo correio na sexta e na oitava semana pós-parto, demonstrou que, das 14,6% mulheres que apresentaram um *screening* positivo (EPDS >= 9) e que foram posteriormente avaliadas, 23,6% delas tiveram diagnóstico de transtorno de adaptação. Entre os fatores sociodemográficos avaliados, história prévia de aborto induzido, gravidez indesejada, desemprego e antecedentes familiares de transtornos mentais foram os fatores de risco mais relevantes.[37]

■ TRANSTORNO DE LUTO COMPLEXO PERSISTENTE E PERDA TRAUMÁTICA

A mortalidade perinatal engloba a mortalidade fetal e a neonatal precoce (0 a 6 dias). Dados mais recentes disponíveis nos sistemas de informações sobre mortalidade e nascidos vivos mostram que, no Brasil, a taxa de mortalidade perinatal foi de 15,5/1.000 do total de nascimentos.[38] Além disso, complicações fatais decorrentes da gestação são comuns. Estima-se que o aborto espontâneo atinja entre 15 e 20% de gestações conformadas. Perdas e abortos espontâneos durante a gestação, natimorto e morte neonatal e infantil provocam um intenso sofrimento para a maior parte dos progenitores. Para muitos indivíduos, sintomas relacionados com o luto emergem e naturalmente resolvem dentro de alguns meses a um ano após a perda. Contudo, nos casos de perdas violentas e traumáticas, trazem sofrimento clinicamente significativo. Embora haja um amplo debate sobre o tema, a literatura tem defendido que, embora as circunstâncias de muitas perdas perinatais fetais e neonatais estejam fora do critério A para o diagnóstico de TEPT, praticamente qualquer perda perinatal pode ser considerada um trauma, dado que essas perdas são tipicamente súbitas, inesperadas e vividas com sentimentos de medo, impotência ou horror e apoiam o diagnóstico e o tratamento de condições relacionadas com o luto.

No DSM-5, a transtorno de luto complexo persistente (TLCP) foi adicionado como o diagnóstico oficial no caso de perdas clinicamente significativas,[5] porém outros termos são frequentemente utilizados na literatura e em contextos clínicos para caracterizar essa condição, incluindo luto prolongado, luto traumático e, mais comumente, luto complicado (LC).

■ CONSIDERAÇÕES SOBRE O TRANSTORNO DA PERSONALIDADE *BORDERLINE* E TRANSTORNO DE ESTRESSE PÓS-TRAUMÁTICO COMPLEXO

Dados epidemiológicos sugerem existir uma considerável disparidade entre sexos, em uma proporção 3:1 entre mulheres e homens com o transtorno. O TEPT apresenta várias características que se sobrepõem ao transtorno da personalidade *borderline* (TPB), incluindo instabilidade emocional (sobretudo raiva/irritabilidade), entorpecimento ou sensação de vazio e disfunção interpessoal.

Um conceito que tem trazido uma certa atenção é o de TEPT complexo (TEPT-C), que foi definido, inicialmente, como uma síndrome com sintomas que incluem desregulação emocional, somatização, dissociação e baixa autoestima, com distorções cognitivas sobre relacionamentos devido a abusos interpessoais traumáticos. O TEPT-C foi proposto como uma alternativa para a compreensão e abordagem terapêutica de indivíduos que haviam sofrido traumas interpessoais graves prolongados, muitos dos quais diagnosticados com TPB. Tanto a TPB como o TEPT-C são mais frequentes em mulheres com abuso sexual precoce do que tardio.[38] O diagnóstico adicional de TPB em mulheres com TEPT aumenta de forma significativa as características de comportamento suicida e impulsividade, embora o TEPT não pareça alterar as características centrais do TPB. No entanto, há receio entre os especialistas sobre esse tema de que essa nova entidade clínica possa incentivar os profissionais de saúde a focar na abordagem do trauma em indivíduos com TPB, em vez de no espectro mais amplo do transtorno. Uma outra crítica é de que não existem fronteiras claras entre os diagnósticos, nem na compreensão de sua neurobiologia. Os autores que postulam essa categoria diagnóstica argumentam que, além do estigma associado ao diagnóstico, há falta de evidências robustas de alvos terapêuticos farmacológicos para o TPB, e que identificar particularidades do TEPT-C em futuras pesquisas no campo do espectro do trauma podem facilitar o reconhecimento de variáveis importantes para a correta abordagem dessas condições, visto que parte dos indivíduos, que são atualmente excluídos de pesquisas clínicas por terem o diagnóstico de TBP, poderiam ser mais bem estudados em potenciais estratégias terapêuticas.[39]

CONSIDERAÇÕES FINAIS

Os transtornos relacionados ao estresse e ao trauma são um desafio, tanto em relação ao seu reconhecimento quanto ao seu tratamento, devido à heterogeneidade de elementos e circuitos envolvidos na regulação e na predisposição, representada, ainda, pela complexidade entre os sexos. Um número substancial de estudos mostra associações entre estresse precoce, risco de doenças mentais e somáticas na vida adulta e TEPT, em níveis genéticos, moleculares e epigenéticos. Hoje, felizmente há um número considerável de estudos sendo conduzidos envolvendo variáveis sexo-específicas em amostras clínicas e pré-clínicas, porém, até o momento, há, ainda, uma falta de tradução de resultados de pesquisa em possíveis aplicações clínicas dentro do ciclo de vida da mulher. Avanços na identificação de mecanismos potenciais por meio dos quais os hormônios gonadais possam influenciar o desenvolvimento e a manutenção da resposta fisiológica ao estresse pelo eixo HHA, bem como os processos fisiológicos disfuncionais específicos subjacentes ao trauma e seus possíveis endofenótipos, podem permitir o desenvolvimento e a melhora da precisão das atuais ferramentas de diagnóstico clínico e o sucesso das intervenções terapêuticas.

REFERÊNCIAS

1. Resnick HS, Kilpatrick DG, Dansky BS, Saunders BE, Best CL. Prevalence of civilian trauma and posttraumatic stress disorder in a representative national sample of women. J Consult Clin Psychol. 1993;61(6):984-91.
2. Mendes-Ribeiro J, Silva AG, Rennó J. An introduction to women's mental health. In: Rennó Jr J, Valadares G, Cantilino A, Mendes-Ribeiro J, Rocha R, Silva AG. Women's mental health: a clinical and evidence-based guide. New York: Springer International; 2020.
3. Lu S, Wei F, Li G. The evolution of the concept of stress and the framework of the stress system. Cell Stress. 2021;5(6):76-85.
4. D'Andrea W, Sharma R, Zelechoski AD, Spinazzola J. Physical health problems after single trauma exposure: when stress takes root in the body. J Am Psychiatr Nurses Assoc. 2011;17(6):378-92.
5. American Psychiatric Association. Manual diagnóstico e estatístico de transtornos mentais: DSM-5. 5. ed. Porto Alegre: Artmed; 2014.
6. Juruena MF, Bourne M, Young AH, Cleare AJ. Hypothalamic-Pituitary-Adrenal axis dysfunction by early life stress. Neurosci Lett. 2021;759:136037.
7. Oyola MG, Handa RJ. Hypothalamic-pituitary-adrenal and hypothalamic-pituitary-gonadal axes: sex differences in regulation of stress responsivity. Stress. 2017;20(5):476-94.
8. Jessen HM, Auger AP. Sex differences in epigenetic mechanisms may underlie risk and resilience for mental health disorders. Epigenetics. 2011;6(7):857-61.
9. McEwen BS. Invited review: Estrogens effects on the brain: multiple sites and molecular mechanisms. J Appl Physiol (1985). 2001;91(6):2785-801.

10. Ellsberg M, Arango DJ, Morton M, Gennari F, Kiplesund S, Contreras M, et al. Prevention of violence against women and girls: what does the evidence say? Lancet. 2015;385(9977):1555-66.

11. Lokuge S, Frey BN, Foster JA, Soares CN, Steiner M. Depression in women: windows of vulnerability and new insights into the link between estrogen and serotonin. J Clin Psychiatry. 2011;72(11):e1563-9.

12. Syan SK, Minuzzi L, Smith M, Costescu D, Allega OR, Hall GBC, et al. Brain Structure and Function in Women with Comorbid Bipolar and Premenstrual Dysphoric Disorder. Front Psychiatry. 2018;8:301.

13. Kulkarni J, Leyden O, Gavrilidis E, Thew C, Thomas EHX. The prevalence of early life trauma in premenstrual dysphoric disorder (PMDD). Psychiatry Res. 2022;308:114381.

14. Azoulay M, Reuveni I, Dan R, Goelman G, Segman R, Kalla C, et al. Childhood trauma and premenstrual symptoms: the role of emotion regulation. Child Abuse Negl. 2020;108:104637.

15. Monk C, Feng T, Lee S, Krupska I, Champagne FA, Tycko B. Distress during pregnancy: epigenetic regulation of placenta glucocorticoid-related genes and fetal neurobehavior. Am J Psychiatry. 2016;173(7):705-13.

16. Yehuda R, Hoge CW, McFarlane AC, Vermetten E, Lanius RA, Nievergelt CM, et al. Post-traumatic stress disorder. Nat Rev Dis Primers. 2015;1:15057.

17. Bierer LM, Bader HN, Daskalakis NP, Lehrner AL, Makotkine I, Seckl JR, et al. Elevation of 11β-hydroxysteroid dehydrogenase type 2 activity in Holocaust survivor offspring: evidence for an intergenerational effect of maternal trauma exposure. Psychoneuroendocrinology. 2014;48:1-10.

18. Andrade LH, Wang YP, Andreoni S, Silveira CM, Alexandrino-Silva C, Siu ER, et al. Mental disorders in megacities: findings from the São Paulo megacity mental health survey, Brazil. PLoS One. 2012;7(2):e31879.

19. Silva HC, Furtado da Rosa MM, Berger W, Luz MP, Mendlowicz M, Coutinho ESF, et al. PTSD in mental health outpatient settings: highly prevalent and under-recognized. Braz J Psychiatry. 2019;41(3):213-7.

20. Ditlevsen DN, Elklit A. The combined effect of gender and age on post traumatic stress disorder: do men and women show differences in the lifespan distribution of the disorder? Ann Gen Psychiatry. 2010;9:32.

21. Cortina LM, Kubiak SP. Gender and posttraumatic stress: sexual violence as an explanation for women's increased risk. J Abnorm Psychol. 2006;115(4):753-9.

22. Ressler KJ, Mercer KB, Bradley B, Jovanovic T, Mahan A, Kerley K, et al. Post-traumatic stress disorder is associated with PACAP and the PAC1 receptor. Nature. 2011;470(7335):492-7.

23. Bierer LM, Bader HN, Daskalakis NP, Lehrner AL, Makotkine I, Seckl JR, et al. Elevation of 11β-hydroxysteroid dehydrogenase type 2 activity in Holocaust survivor offspring: evidence for an intergenerational effect of maternal trauma exposure. Psychoneuroendocrinology. 2014;48:1-10.

24. Kessler RC, Chiu WT, Demler O, Merikangas KR, Walters EE. Prevalence, severity, and comorbidity of 12-month DSM-IV disorders in the National Comorbidity Survey Replication. Arch Gen Psychiatry. 2005;62(6):617-27.

25. Kornfield SL, Hantsoo L, Epperson CN. What does sex have to do with it? The role of sex as a biological variable in the development of posttraumatic stress disorder. Curr Psychiatry Rep. 2018;20(6):39.

26. Cirino NH, Knapp JM. Perinatal posttraumatic stress disorder: a review of risk factors, diagnosis, and treatment. Obstet Gynecol Surv. 2019;74(6):369-76.

27. Youngblut JM, Brooten D, Cantwell GP, del Moral T, Totapally B. Parent health and functioning 13 months after infant or child NICU/PICU death. Pediatrics. 2013;132(5):e1295-301.

28. O'Donovan A, Alcorn KL, Patrick JC, Creedy DK, Dawe S, Devilly GJ. Predicting posttraumatic stress disorder after childbirth. Midwifery. 2014;30(8):935-41.

29. Ogle CM, Rubin DC, Berntsen D, Siegler IC. The frequency and impact of exposure to potentially traumatic events over the life course. Clin Psychol Sci. 2013;1(4):426-34.

30. Tzilos GK, Grekin ER, Beatty JR, Chase SK, Ondersma SJ. Commission versus receipt of violence during pregnancy: associations with substance abuse variables. J Interpers Violence. 2010;25(10):1928-40.

31. American Psychiatric Association. Manual diagnóstico e estatístico de transtornos mentais: DSM-IV-TR. 4.ed. Porto Alegre: Artmed; 2002.

32. Wu X, Wang J, Cofie R, Kaminga AC, Liu A. Prevalence of posttraumatic stress disorder among breast cancer patients: a meta-analysis. Iran J Public Health. 2016;45(12):1533-44.

33. Bottino SMB. Prevalência e impacto do transtorno do estresse pós-traumático na qualidade de vida de mulheres recém diagnosticadas com câncer de mama [tese]. São Paulo: Universidade de São Paulo; 2015.
34. Feder A, Parides MK, Murrough JW, Perez AM, Morgan JE, Saxena S, et al. Efficacy of intravenous ketamine for treatment of chronic posttraumatic stress disorder: a randomized clinical trial. JAMA Psychiatry. 2014;71(6):681-8.
35. Furuta M, Horsch A, Ng ESW, Bick D, Spain D, Sin J. Effectiveness of trauma-focused psychological therapies for treating post-traumatic stress disorder symptoms in women following childbirth: a systematic review and meta-analysis. Front Psychiatry. 2018;9:591.
36. Shaw RJ, Deblois T, Ikuta L, Ginzburg K, Fleisher B, Koopman C. Acute stress disorder among parents of infants in the neonatal intensive care nursery. Psychosomatics. 2006;47(3):206-12.
37. Nobrega AA, Mendes YMMB, Miranda MJ, Santos ACC, Lobo AP, Porto DL, et al. Mortalidade perinatal no Brasil em 2018: análise epidemiológica segundo a classificação de Wiggleworth modificada. Cad Saúde Publica. 2022;38(1):e00003121.
38. McLean LM, Gallop R. Implications of childhood sexual abuse for adult borderline personality disorder and complex posttraumatic stress disorder. Am J Psychiatry. 2003;160(2):369-71.
39. Kulkarni J. Complex PTSD: a better description for borderline personality disorder? Australas Psychiatry. 2017;25(4):333-5.

14 TRANSTORNOS ALIMENTARES

Ana Clara Franco Floresi
Michele de Oliveira Gonzalez
Fábio Tápia Salzano
Alexandre Pinto de Azevedo
Fernanda Pisciolaro
Táki Athanássios Cordás

Não é possível discorrer sobre saúde mental da mulher sem abordar os transtornos alimentares (TAs), devido à sua importância epidemiológica, morbidade, questões reprodutivas e gestacionais, comorbidades clínicas e psiquiátricas, aspectos socioculturais, entre outros.

Há alguns anos, trabalhos têm evidenciado que o conceito de beleza consagrado pela mídia ocidental favorece a busca patológica pela magreza e insatisfação corporal em mulheres de diferentes regiões do mundo.[1] A insatisfação corporal é tão difundida entre elas que foi cunhado o termo "descontentamento normativo". A insatisfação corporal é fator de risco para comportamentos de TA, depressão, ansiedade e baixa autoestima.[2]

Os TAs são quadros psiquiátricos em que há alterações primárias nos hábitos alimentares e nos comportamentos voltados para o controle do peso corporal. Levam à progressiva piora da qualidade nutricional, da saúde física e funcionamento psicossocial. A anorexia nervosa (AN), a bulimia nervosa (BN) e o transtorno de compulsão alimentar (TCA) são os quadros mais prevalentes, e nos ateremos a eles.

Embora a AN e a BN sejam mais frequentes em países desenvolvidos e industrializados, a globalização tem levado modelos de perfeição do corpo a outros países. Cerca de 90% dos pacientes com AN e BN são mulheres jovens, ao passo que no TCA a proporção entre mulheres e homens é bem mais equilibrada. A prevalência geral dos três quadros somados é de cerca de 5%. Apesar de menos comum em homens, a gravidade é a mesma, e homens homossexuais têm maior predisposição a desenvolver um TA do que heterossexuais.[3]

A prevalência de AN é estimada em 0,5 a 1%, já a de BN é de 1 a 1,5% da população. Estudos mostram prevalências maiores quando quadros parciais são considerados e populações específicas são avaliadas, como jovens universitários.[4] O TCA tem prevalência estimada ao longo da vida em adultos de 2,6% nos Estados Unidos e 3,5% em estudos europeus, sendo mais prevalente à medida que o índice de massa corporal (IMC) se eleva, podendo chegar a 32% dos pacientes com sobrepeso e 36% dos com obesidade.[4,5-7]

Na AN e na BN, as taxas de prevalência de homens e mulheres vão de 1:10 a 1:4 em amostras clínicas e comunitárias, ressaltando que a última reflete dados que incluem indivíduos que não buscam tratamento, o que é bem comum entre homens.[8] Já o TCA tem proporção de cerca de 2:1 entre mulheres e homens,[5] com acometimento mais simétrico que a AN e a BN.[6,7]

O início da doença é mais comum no final da adolescência ou início da vida adulta, sendo que na BN e no TCA costuma ser um pouco mais tardio do que na AN, que tem pico de incidência em torno dos 16 anos. Os TAs têm maiores taxas entre brancos e pessoas de classe social média e alta, com aumento do número de casos nas classes sociais mais baixas nos últimos anos.[9,10]

Certas profissões são descritas como mais predisponentes ao desenvolvimento do quadro, sobretudo as ligadas a estética, corpo e saúde, como bailarinas, atletas, jóqueis, profissionais da moda, atrizes e atores, estudantes de nutrição, medicina e psicologia.[3,4,9] Já o TCA é mais prevalente entre pessoas que buscam tratamento para emagrecer do que na população geral.[4]

A mortalidade em pacientes com TAs é alta, sobretudo nos com AN, devido a complicações clínicas e suicídio, mostrando a necessidade de aprimoramento diagnóstico, tratamento e abordagem interdisciplinar pelas equipes de saúde para evitar desfechos negativos.[11]

ETIOPATOGENIA

A etiologia dos TAs é multifatorial, envolvendo fatores socioculturais (preocupações com peso e forma corporal, padrões de beleza), psicológicos (individuais e familiares), busca por dietas restritivas (que podem dar início a uma cascata de alterações biológicas) e vulnerabilidade biológica (genética e história familiar de TA).[3,4,11,12] Esses aspectos participam tanto da predisposição e precipitação do quadro quanto da sua manutenção e perpetuação. Os principais fatores de risco para TA incluem sexo, etnia, problemas alimentares na infância, preocupações com peso e corpo, autoavaliação negativa, história de abuso sexual e/ou presença de outros transtornos psiquiátricos.[3,7]

As variáveis biológicas participantes da patogenia dos TAs não funcionam como fatores causais, mas sim precipitantes — caso das mudanças hormonais da puberdade — e mantenedores — como o efeito da desnutrição no estado psíquico de pacientes com AN.[9,12,13] Há maior concordância de casos de AN entre gêmeos homozigóticos do que em heterozigóticos. Alguns estudos apontam associação entre o quadro e alterações no cromossomo 10p na BN. As taxas de herdabilidade e contribuição genética para BN e BN atípica são estimadas em 52 a 62%.[14-16] Já para TCA, são estimadas em 57%.[17,18]

Especula-se sobre o papel de diversos neurotransmissores e mediadores da fome (grelina, leptina e peptídeo Y) na patogênese da AN, sem dados reveladores.[17] Na BN, diversos estudos detectaram alterações nos neurotransmissores cerebrais, como serotonina e norepinefrina e nos peptídeos YY, na leptina e na colecistoquinina, contribuindo sobretudo para episódios compulsivos e vômitos autoinduzidos.[12,19]

Estudos de neuroimagem mostram redução hipofisária na AN, provavelmente relacionada à má nutrição duradoura. Além disso, há diminuição do mesencéfalo e tálamo, sendo este responsável por processos de gosto e sabor. Na BN, foram encontrados redução da hipófise e aumento da substância cinzenta em regiões envolvidas com sistema de recompensa (córtex orbitofrontal, ínsula, giro cingulado anterior e corpo estriado ventral e dorsal). A gravidade dos sintomas parece relacionada à ativação no hipocampo direito,[20] já no TCA foi demonstrado relação entre severidade dos sintomas e déficits nos processos autorregulatórios de atividade frontoestriatais.

Recentemente, o papel do microbioma intestinal na saúde física e mental tem motivado pesquisas que sugerem que a microbiota interfere em aspectos centrais dos TAs — regulação do peso, metabolismo e bem-estar psicológico. Esses estudos demonstram que as características desse grupo de bactérias e microrganismos são diferentes entre mulheres com diferentes IMCs e práticas de atividade física.[21-23]

Entre os fatores psicológicos encontrados nos TAs, há descrições clássicas que não contemplam todos os casos. Na AN, alta esquiva ao dano e baixa busca por recompensas, grande preocupação com a autonomia, a identidade e a separação, distúrbios perceptuais e da imagem corporal, preocupação excessiva com o peso, distúrbios cognitivos (crenças disfuncionais), acentuada autocrítica, perfeccionismo, sensibilidade a críticas, baixa autoestima e ansiedade interpessoal aumentada e abuso físico e sexual na infância são frequentemente observados.[12] Na BN, com frequência há presença de pensamento dicotômico, perfeccionismo, aversão a conflitos, medo de abandono, baixa autoestima, autoavaliação negativa, obesidade na infância, provocações e *bullying* relativos ao peso e à dificuldade em verbalizar sentimentos. Muitos sentem-se inseguros a respeito de sua identidade e da maneira que são avaliados pelos demais, esforçando-se na manutenção da aparência física como forma de serem aceitos.[24] O TCA traz descrições com autoavaliação negativa, experiências traumáticas (incluindo abuso físico e sexual) e obesidade na infância.

Quanto à influência familiar, há aspectos comuns e distintos entre os diagnósticos. As taxas de TA entre parentes de primeiro grau são 6 a 10 vezes maiores, comparadas à população geral.[10,12] A maior incidência intrafamiliar pode ser compreendida não apenas como fator hereditário, mas também como aprendizagem comportamental. Dependência de álcool, transtornos afetivos e obesidade são mais comuns entre familiares de pacientes com TA.[10] Outros fatores desencadeantes são comentários negativos que pais fazem a respeito do peso dos filhos, comportamento alimentar restritivo dos pais e encorajamento para dieta. Na AN, aponta-se rigidez familiar, relações parentais disfuncionais e grande importância dada às aparências. Além disso, pais excessivamente preocupados com os filhos podem contribuir para a etiopatogenia da AN. Há relatos de conflitos intrafamiliares nos casos de BN, alterações nas relações interpessoais e sistêmicas, dificuldade de comunicação, distanciamento afetivo e falta de coesão no núcleo familiar.[25] Pais deprimidos ou com obesidade, problemas de comunicação e no relacionamento familiar, exposição recorrente a comentários negativos de familiares relacionados ao peso, forma corporal ou comportamento alimentar são também habituais no TCA.

Além disso, a cultura e a moda seguem determinantes para a patogênese dos TAs. Atualmente, os padrões de beleza e de saúde são estritamente vinculados à magreza, impulsionando a busca por ideais estéticos excessivamente emagrecidos. No Ocidente é muito difundida a crença de que aparência e corpo atrativos facilitam o sucesso profissional e social.[26]

A influência das mídias sociais tem sido cada vez mais estudada. Já é estabelecido um padrão entre uso de mídias sociais, tempo diário de exposição e maiores índices de comportamentos e pensamentos como pular refeições, seguir dietas restritivas, induzir vômitos e atividades físicas em excesso, buscando perder peso.[27] A internalização de um ideal magro em demasia, a busca por magreza e a insatisfação com peso e forma corporais têm aumentado entre adolescentes de ambos os sexos nas últimas décadas.[28]

Devido aos elevados índices de morbimortalidade, pesquisas e investimentos para prevenção dos TAs são necessários.[29] A técnica de dissonância cognitiva e o uso de terapia cognitivo-comportamental (TCC) abordando preocupações excessivas com peso e forma corporal, internalização do ideal de magreza, perfeccionismo e autoestima apresentaram efetividade na prevenção dos TAs, inclusive em longo prazo (seguimento de 12 meses).[29,30]

Mais recentemente, o estudo da prevenção ambiental propõe intervenção em estratégias globais, visando a modificar o ambiente em que crianças e adolescentes estão inseridos e informar pais e profissionais da educação sobre comportamentos que levam a problemas com autoimagem e TAs. Além de oferecer instrução, é necessário motivar os pais e dispor de ferramentas para mudanças comportamentais.[31] Outro foco são as indústrias com fins lucrativos que usam a imagem corporal e as preocupações alimentares, como indústrias de moda, beleza e alimentícia. Adolescentes e adultos jovens estão particularmente vulneráveis a essas práticas, dado seu maior consumo de mídias e propagandas, representando grupo de risco para desenvolvimento de TAs.[28,32]

QUADRO CLÍNICO E DIAGNÓSTICO

■ ANOREXIA NERVOSA

A AN é precipitada quase sempre por uma dieta restritiva. A princípio são evitados alimentos tidos como "proibidos, engordativos" e, então, o paciente passa a restringir sua alimentação, chegando a abolir a ingestão de grupos alimentares e a minimizar o número de refeições. Apesar da progressiva perda, a pessoa segue insatisfeita com o peso ou algumas partes de seu corpo, que, segundo ela, precisam ser reduzidas. Isso caracteriza a psicopatologia fundamental da AN: a distorção da imagem corporal — apesar do peso significativamente baixo, a pessoa mantém a restrição alimentar e/ou comportamentos compensatórios e purgativos a fim de emagrecer.

Em geral, o quadro é crônico e associado a complicações clínicas decorrentes da desnutrição e dos métodos compensatórios inadequados (vômitos autoinduzidos, abuso de laxantes e diuréticos, fórmulas para emagrecer, exercício físico excessivo, uso inadequado de insulina e hormônios da tireoide, amamentação com a intenção de perder peso, sangrias, etc.).[12,19] Essas alterações em geral respondem à recuperação e à manutenção da melhora nutricional. As complicações clínicas mais frequentes na AN são:[12,19]

- complicações dermatológicas — pele seca, lanugo (pelos finos) em face, tronco, membros superiores e inferiores, unhas fracas e quebradiças, cabelo seco e perda capilar, com áreas de rarefação;
- complicações gastrintestinais — constipação intestinal, intolerâncias alimentares, cólicas e dores abdominais difusas,[6] esofagite de refluxo e sangramentos mucosos, perdas dentárias, lesões orais e halitose;
- complicações cardiovasculares — diminuição da pressão arterial, arritmias, bradicardia, insuficiência cardíaca, parada cardíaca, hipotensão postural, miocardiopatias. Atentar-se para alterações eletrocardiográficas na vigência de distúrbios hidroeletrolíticos graves;
- complicações renais — edema, cálculo renal, aumento de ureia sérica, poliúria, desidratação;
- complicações hematológicas e imunológicas — anemia, leucopenia, trombocitopenia, diminuição global da imunidade;
- complicações reprodutivas — infertilidade, recém-nascidos (RNs) com baixo peso, partos prematuros, complicações perinatais. Os ciclos hormonais reprodutivos, normalmente, são afetados pelas flutuações ponderais;
- complicações hidroeletrolíticas — hipocalemia, hiponatremia, hipofosfatemia, hipomagnesemia;
- complicações endocrinológicas — amenorreia, diminuição de gonadotrofinas, hipotireoidismo, hipoglicemia, aumento do hormônio do crescimento (GH), do cortisol e das leptinas, redução dos níveis de testosterona em homens, diabetes insípido e hipotermia;
- complicações osteomusculares — osteopenia, osteoporose, lesões ligamentares, fraturas;
- complicações neurológicas — síndrome orgânica cerebral secundária a desnutrição proteico-calórica, deficiências (magnésio, cálcio, fósforo, tiamina e vitamina B12) e toxicidade pela vitamina A, pseudoatrofia cerebral, convulsões e alteração de nível de consciência.

A 5ª edição do *Manual diagnóstico e estatístico de transtornos mentais* (DSM-5) distingue dois subtipos de AN:[4]

- restritivo (AN-R) — durante os últimos três meses, o indivíduo não se envolveu regularmente em comportamentos de comer compulsivo e/ou comportamentos purgativos como vômitos autoinduzidos ou uso de laxantes, diuréticos ou enemas;

- purgativo (AN-P) — episódios recorrentes de compulsão alimentar e/ou comportamentos purgativos como vômitos autoinduzidos ou uso de laxantes, diuréticos ou enemas.

Os critérios diagnósticos da 11ª revisão da *Classificação internacional de doenças* (CID-11)[33] e do DSM-5[4] estão listados nos **Quadros 14.1** e **14.2**, a seguir.

A comorbidade com outros transtornos mentais é mais regra do que exceção. Depressão é a mais prevalente em casos de AN, com taxa aproximada de 82% em AN-P e de 40% em AN-R. Em segundo lugar, aparecem os transtornos de ansiedade, com taxa de 24% em casos de AN-R e de 71% em AN-P. Em terceiro, o transtorno obsessivo-compulsivo (TOC), com prevalência ao longo da vida em mulheres com AN, de 10 a 62%.[8] Por fim, a dependência de álcool e drogas atinge taxas de 27% e aumenta duas vezes o risco de mortalidade na AN.[34]

As taxas de recuperação são variáveis, estimando-se recuperação completa em torno de 50% dos casos. Outros 30% evoluem com alternância entre períodos de melhora e recidiva sintomática. Os demais apresentam curso grave e refratário, com complicações físicas e psicológicas mais sérias.[4,9]

■ BULIMIA NERVOSA

A BN caracteriza-se por grande preocupação com peso e formas corporais, mesmo com peso normal ou pouco aumentado e, com frequência, é precipitada por tentativas de dieta. Diferentemente do que ocorre na AN, os pacientes não têm o funcionamento obstinado e rígido para manter a restrição.

O indivíduo acaba sucumbindo ante a perda de controle para se alimentar, ingerindo grande quantidade de comida em curto período (p. ex., até 2h). A ingestão vigorosa, desenfreada, voraz e absolutamente diferente do praticado em geral pelo paciente e seus pares caracteriza um episódio de compulsão alimentar.

■ **Quadro 14.1**
Critérios diagnósticos de anorexia nervosa segundo a CID-11

Há perda de peso significativa considerando a altura do indivíduo, idade e estágio de desenvolvimento (IMC < 18,5 em adultos e IMC < percentil 5 para crianças e adolescentes), que não é justificada por qualquer outra condição médica ou indisponibilidade de alimento.
O baixo peso é acompanhado de um padrão persistente de comportamentos com objetivo de impedir o restabelecimento de peso normal, como mecanismos que visam a reduzir a ingestão calórica (restrição alimentar), comportamentos purgativos (indução de vômitos, abuso de laxantes) e aumento de gasto energético (p. ex., atividade física em excesso) associados a medo de engordar.
O baixo peso e a forma corporal são elementos centrais na autoavaliação do indivíduo, sendo inapropriadamente percebidos como normais ou até mesmo excessivos.

Fonte: World Health Organization.[33]

■ Quadro 14.2
Critérios diagnósticos de anorexia nervosa segundo o DSM-5

Restrição da ingestão calórica em relação às necessidades, levando a um peso corporal significativamente baixo no contexto de idade, gênero, trajetória do desenvolvimento e saúde física. Peso significativamente baixo é definido como inferior ao mínimo normal ou, no caso de crianças e adolescentes, menor do que o minimamente esperado.
Medo intenso de ganhar peso ou de engordar ou comportamento persistente que interfere no ganho de peso, mesmo estando com peso significativamente baixo.
Perturbação no modo de vivenciar o peso, tamanho ou forma corporais; excessiva influência do peso ou da forma corporais na maneira de se autoavaliar; negação da gravidade do baixo peso.
Especificar subtipo: • restritivo — nos últimos três meses, não houve episódio de compulsão ou prática purgativa; • purgativo — nos últimos três meses, houve episódios de compulsão e/ou purgação.
Especificar se: • em remissão parcial — depois de todos os critérios diagnósticos para AN terem sido preenchidos por um período de tempo, o Critério A (baixo peso corporal) não se manteve mais, mas o Critério B (medo intenso de ganhar peso ou de se tornar gordo, ou comportamento que impede o ganho de peso) ou o Critério C (perturbação no modo de vivenciar o peso, tamanho ou forma corporais) ainda se mantém; • em remissão total — depois de todos os critérios diagnósticos para AN terem sido preenchidos por um período de tempo, nenhum dos critérios se apresenta mais, por um período de tempo.
Especificar gravidade atual: • leve — IMC > ou = 17 kg/m^2; • moderado — IMC entre 16 e 16,99 kg/m^2; • grave — IMC entre 15 e 15,99 kg/m^2; • extremo — IMC < 15 kg/m^2.

Fonte: American Psychiatric Association.[4]

Logo após o evento, a pessoa se sente culpada e busca mitigar a ingestão alimentar e o risco de ganhar peso induzindo vômitos ou usando outros métodos compensatórios. Em seguida, retoma a tentativa de restringir, que, por sua vez, promove novos episódios compulsivos e induz a adoção de métodos compensatórios, constituindo um ciclo vicioso.[4]

Os vômitos autoprovocados são o recurso mais usado na BN, mas outros métodos compensatórios também são adotados, como prática excessiva de atividade física, uso abusivo de laxantes, diuréticos, hormônios tireoidianos, inibidores de apetite, cafeína, maconha e até cocaína, seja para promover o gasto calórico ou para inibir o apetite.[4,33]

Complicações clínicas diversas podem acometer os pacientes e, em geral, estão relacionadas com o tipo e a frequência dos métodos compensatórios.[35] As alterações mais observadas são:

- complicações dermatológicas — pele seca, enfraquecimento de unhas e cabelos, queda e rarefação capilar, acne, prurido, sinal de Russell (calos ou feridas no dorso da mão dominante, na região de articulação metacarpofalangiana, decorrentes do atrito com os dentes no ato repetido de induzir vômitos — pode ser encontrado também em pacientes com AN-P);
- complicações dentárias — erosão e perdas dentárias, diminuição de salivação, cáries, hipersensibilidade, boca seca, gengivite;
- distúrbios hidroeletrolíticos — hiponatremia, desidratação, hipocalemia;
- complicações gastrintestinais — retardo do esvaziamento gástrico e do trânsito intestinal, disfunções motoras, refluxo gastresofágico, dilatação gástrica, dispepsia, gastrite, esofagite, erosões gástricas ou esofágicas, constipação, hipertrofia de glândulas paratireoides;
- complicações cardiovasculares — arritmia cardíaca, hipotensão, prolongamento do intervalo QT, morte súbita;
- complicações reprodutivas — irregularidade menstrual, risco de aborto espontâneo, maior frequência de parto cesariano, RN com baixo peso.

Os critérios diagnósticos segundo a CID-11[33] e o DSM-5[4] estão descritos nos **Quadros 14.3 e 14.4**, a seguir.

Cerca de 90% dos acometidos por BN terão outro diagnóstico psiquiátrico ao longo da vida, sendo os mais frequentes os transtornos do humor, por uso de substâncias (TUs) e da personalidade (TPs).

O curso da BN é bastante variável, mas uma evolução ocorre em cerca de 50% dos pacientes, e em torno de 30% mantêm quadros subsindrômicos.[4]

■ Quadro 14.3
Critérios diagnósticos de bulimia nervosa segundo a CID-11

Episódios frequentes e recorrentes de compulsão alimentar, uma vez por semana ou mais, por um período de pelo menos um mês.
Um episódio de compulsão alimentar é definido como um período distinto de tempo, em que o indivíduo experimenta uma sensação subjetiva de perda de controle sobre o ato de comer, ingerindo uma quantidade significativamente maior do que a habitual, e sente-se incapaz de parar de comer ou limitar a quantidade e o tipo de alimento que está ingerindo.
Esses episódios são acompanhados por métodos compensatórios inapropriados que visam a evitar o ganho de peso (p. ex., vômitos autoinduzidos, abuso de laxantes ou enemas e exercícios físicos em excesso).

(Continua)

■ **Quadro 14.3** (Continuação)
Critérios diagnósticos de bulimia nervosa segundo a CID-11

O indivíduo se preocupa com a forma e o peso corporais, e isso influencia de maneira significativa a sua autopercepção.
Nesses casos, o peso não é significativamente baixo, e o indivíduo não preenche critérios para AN.

Fonte: World Health Organization.[33]

■ **Quadro 14.4**
Critérios diagnósticos de BN segundo o DSM-5

Episódios recorrentes de consumo alimentar compulsivo, tendo as seguintes características: • ingestão em pequeno intervalo de tempo (p. ex., aproximadamente em 2 h) de uma quantidade de comida claramente maior do que a maioria das pessoas comeria no mesmo tempo e nas mesmas circunstâncias; • sensação de perda de controle sobre o comportamento alimentar durante os episódios (p. ex., sensação de não conseguir parar de comer ou controlar o que e o quanto come).
Comportamentos compensatórios inapropriados para prevenir ganho de peso, como vômitos autoinduzidos, abuso de laxantes, diuréticos ou outras drogas, dieta restrita ou jejum ou, ainda, exercícios vigorosos.
Os episódios de compulsão e os comportamentos compensatórios ocorrem pelo menos uma vez por semana, por três meses.
A autoavaliação é indevidamente influenciada pela forma e peso corporais.
O distúrbio não ocorre exclusivamente durante episódios de AN.
Especificar se: • em remissão parcial – após todos os critérios para BN terem sido preenchidos, alguns, mas não todos, se mantiveram por um período de tempo; • em remissão total – após todos os critérios para BN terem sido preenchidos, nenhum é mais encontrado.
Especificar gravidade atual: • leve – uma média de 1 a 3 episódios de métodos compensatórios inapropriados por semana; • moderado – uma média de 4 a 7 episódios de métodos compensatórios inapropriados por semana; • grave – uma média de 8 a 13 episódios de métodos compensatórios inapropriados por semana; • Extremo – uma média de 14 ou mais episódios de métodos compensatórios inapropriados por semana.

Fonte: American Psychiatric Association.[4]

■ TRANSTORNO DE COMPULSÃO ALIMENTAR

O TCA é caracterizado por episódios compulsivos recorrentes e por angústia acentuada relacionada, sem comportamentos compensatórios para perder peso ou evitar o ganho ponderal, como observados na AN e na BN.[4] É mais comum em pessoas com sobrepeso e obesidade, mas também pode acometer aquelas de peso normal.

Os episódios compulsivos podem piorar na vigência de dieta restritiva, quadros depressivos, ansiosos e exposição a estressores vivenciais maiores. Associam-se a sentimentos negativos relacionados a comportamento alimentar, peso e forma corporais.[4]

Os critérios diagnósticos segundo a CID-11[33] e o DSM-5[4] estão descritos nos **Quadros 14.5 e 14.6**, a seguir.

Os pacientes, muitas vezes, têm comorbidades psiquiátricas e clínicas. Pelo menos um outro transtorno é também diagnosticado em cerca de 79% dos casos. As comorbidades que mais se associam são: fobia específica, fobia social, depressão, transtorno de estresse pós-traumático (TEPT), transtorno bipolar (TB), abuso ou dependência de álcool, TPs e transtorno de déficit de atenção/hiperatividade (TDAH).[36] Está também fortemente associado a obesidade e doenças metabólicas, como diabetes melito (DM), hipertensão arterial sistêmica (HAS), acidente vascular cerebral (AVC), síndrome dos ovários policísticos (SOP), apneia do sono, dislipidemia e osteoartrose, sendo fator de risco independente para o desenvolvimento de síndrome metabólica em pacientes com obesidade.

O desenvolvimento do TCA ocorre de várias formas, porém o excesso de peso, em geral, precede a dieta e os episódios de compulsão alimentar. Normalmente, inicia-se na adolescência ou na idade adulta jovem, mas pode surgir na idade adulta.[4] As taxas

■ Quadro 14.5
Critérios diagnósticos de transtorno de compulsão alimentar segundo a CID-11

Episódios frequentes e recorrentes de compulsão alimentar, uma vez por semana ou mais, em um período de vários meses.
Um episódio de compulsão alimentar é um período distinto de tempo, no qual o indivíduo experimenta uma sensação subjetiva de perda de controle sobre o ato de comer, alimentando-se significativamente mais e de forma diferente da habitual, sentindo-se incapaz de parar de comer ou limitar o tipo ou a quantidade de comida ingerida.
A compulsão alimentar é percebida de forma muito desagradável e frequentemente é acompanhada de emoções negativas como culpa ou desgosto.
Os episódios de compulsão alimentar, diferentemente da BN, não são acompanhados regularmente de comportamentos compensatórios inapropriados que visam a prevenir o ganho de peso, como vômitos autoinduzidos, uso inadequado de laxantes ou enemas e exercício físico excessivo.

Fonte: World Health Organization.[33]

■ Quadro 14.6
Critérios diagnósticos de transtorno de compulsão alimentar segundo o DSM-5

Episódios recorrentes de compulsão alimentar. Um episódio de compulsão alimentar é caracterizado pelos seguintes aspectos: • ingestão, em um período determinado (p. ex., em 2 horas), de uma quantidade de alimento definitivamente maior do que a maioria das pessoas consumiria no mesmo período sob circunstâncias semelhantes; • sensação de falta de controle sobre a ingestão durante o episódio (p. ex., sentimento de não conseguir parar de comer ou controlar o que e o quanto se está ingerindo).
Os episódios de compulsão alimentar estão associados a três (ou mais) dos seguintes aspectos: • comer mais rapidamente do que o normal; • comer até se sentir desconfortavelmente cheio; • comer grandes quantidades de alimento na ausência da sensação física de fome; • comer sozinho por vergonha do quanto se está comendo; • sentir-se desgostoso de si mesmo, deprimido ou muito culpado em seguida.
Angústia acentuada relacionada à compulsão alimentar.
Os episódios de compulsão alimentar ocorrem, em média, ao menos uma vez por semana durante três meses.
A compulsão alimentar não está associada ao uso recorrente de comportamento compensatório inapropriado como na BN e não ocorre exclusivamente durante o curso de BN ou AN.
Especificar se: • em remissão parcial – depois de terem sido previamente satisfeitos todos os critérios de TCA, as compulsões alimentares ocorrem em uma frequência média inferior a um episódio por semana, por um período de tempo sustentado; • em remissão total – depois de terem sido previamente satisfeitos todos os critérios de TCA, nenhum dos critérios é mais satisfeito, por um período de tempo sustentado. Especificar a gravidade atual: • leve – 1 a 3 episódios de compulsão alimentar por semana; • moderada – 4 a 7 episódios de compulsão alimentar por semana; • grave – 8 a 13 episódios de compulsão alimentar por semana; • extrema – 14 ou mais episódios de compulsão alimentar por semana.

Fonte: American Psychiatric Association.[4]

de recuperação e desfecho positivo, tanto em estudos do curso natural quanto nos de tratamento, são maiores se comparados aos demais TAs tratados neste capítulo. A migração para outros TAs é infrequente, diferentemente do que é observado na AN e na BN.[3]

EXAMES COMPLEMENTARES

Os pacientes com AN e BN devem ser monitorados devido a complicações clínicas frequentes, sobretudo causadas por desnutrição e uso de métodos purgativos. Sugere-se hemograma completo, eletrólitos (sódio, potássio, fósforo, cálcio, magnésio), transaminase glutâmica oxaloacética (TGO), transaminase glutâmica pirúvica (TGP), gama-glutamiltransferase (GGT), amilase, glicemia de jejum, ureia e creatinina, função tireoidiana, ferro, ferritina, vitamina B12, folato, proteínas totais e fracionadas, eletrocardiograma (ECG), vitamina D, densitometria óssea e ressonância magnética craniana.[10]

Em casos de AN em regime de internação, deve-se atentar para risco de síndrome de realimentação, uma troca de fluidos e eletrólitos potencialmente grave, que pode ocorrer na realimentação de pacientes desnutridos. Para evitá-la, a dieta deve ser iniciada com pouca ingestão calórica e aumentada de modo gradativo.[5,23] A dosagem sérica de fósforo, potássio e magnésio deve ser diária na primeira semana de internação, quando o risco é maior; após esse período, recomenda-se que ocorra duas a três vezes por semana, até a estabilização do quadro.[37]

Cerca de 42% dos pacientes com TCA são obesos e sofrem complicações clínicas associadas. Devem ser monitorados quanto a essas comorbidades.

DIAGNÓSTICO DIFERENCIAL

Na investigação, outras causas de baixo peso ou perda ponderal significativa devem ser consideradas como diagnóstico diferencial (p. ex., doenças gastrintestinais, hipertireoidismo, neoplasias e infecções). Nessas condições, os pacientes não manifestam preocupação excessiva com a forma ou o peso corporal, medo intenso de ganhar peso, bem como não se envolvem em comportamentos regulares compensatórios.[4]

No transtorno depressivo maior (TDM), pode-se encontrar alteração de apetite e peso, para mais ou para menos, mas os acometidos não relatam medo de ganhar peso e/ou comportamentos compensatórios. Vale lembrar que a sintomatologia depressiva é com frequência encontrada como comorbidade em pessoas com TAs. Na esquizofrenia, pode ocorrer comportamento alimentar alterado, resultando em perda de peso, mas, novamente não está associado a desejo de emagrecer e à distorção da imagem corporal.[4]

O comportamento impulsivo está descrito no transtorno da personalidade *borderline* (TPB) e, caso os critérios para esse quadro e para BN sejam preenchidos, devem ser constatados ambos os diagnósticos. Isso também vale para o TCA.[4]

O TCA deve ser diferenciado de obesidade sem TCA, BN, disforia pré-menstrual com aumento do apetite por doces, compulsão alimentar induzida por medicamentos, síndrome de Kluver-Bucy e síndrome de Prader-Willi.

Ressalta-se que AN, BN e TCA são mutuamente excludentes.

TRATAMENTO

ANOREXIA NERVOSA

O tratamento da AN requer abordagem multidisciplinar (no mínimo, nutricionista, psicólogo e psiquiatra).[4,38,39] Os objetivos gerais são a recuperação de peso e sua manutenção, a abordagem de sintomas relacionados ao quadro, como distorção de imagem corporal e baixa autoestima, diagnóstico e tratamento de comorbidades clínicas e psiquiátricas. Em crianças e adolescentes, é essencial intervir junto à família, para que esta auxilie no tratamento.[8,10,40]

A maioria das medicações não promove melhora na sintomatologia nuclear do transtorno, e as evidências científicas são escassas. Entretanto, são, com frequência, necessárias para o tratamento das comorbidades. Seu uso deve ser criterioso e cauteloso, pois a desnutrição e as complicações clínicas observadas predispõem a efeitos colaterais.[8,41]

A olanzapina pode favorecer a recuperação de peso na fase aguda da AN, com redução de sintomas obsessivos e ansiosos. Os antidepressivos mais indicados para tratar comorbidades são os inibidores seletivos da recaptação de serotonina (ISRSs) por sua eficácia, tolerabilidade e baixo risco de toxicidade. Recomenda-se evitar carbonato de lítio, antidepressivos tricíclicos (ADTs) e inibidores da monoaminoxidase (IMAOs), em razão do potencial tóxico e do risco de superdosagem. A bupropiona não é aconselhada, por reduzir o limiar convulsivo e aumentar o risco de convulsões. Benzodiazepínicos (BZDs) podem ser usados por seu efeito ansiolítico quando administrados antes das refeições, mas não são recomendados em tratamento prolongado, pelo risco de desenvolvimento de dependência.[42,43]

O IMC é usado para monitoração do tratamento e classificação de gravidade segundo os critérios do DSM-5.[4] O pavor dos pacientes é alcançar o peso mínimo saudável e não parar de ganhar peso. O nutricionista tem o importante papel de desmistificar crenças errôneas e auxiliar o paciente a ter percepções e interpretações mais adequadas sobre dieta, nutrição e relação entre inanição e sintomas físicos.[3]

A abordagem psicoterápica deve avaliar fatores como distorção cognitiva e afetiva, medo grave de recuperar o peso adequado, insatisfação com a imagem corporal, recuperação da autoestima e autonomia e desenvolvimento de habilidades sociais. A maioria dos estudos em adultos indica a TCC, bem como a interpessoal e a psicodinâmica, mas não há, até o momento, evidências de superioridade de uma técnica em relação à outra. Em relação a crianças e adolescentes, a terapia familiar é o tratamento-padrão, visto que alterações na dinâmica familiar são mantenedoras da AN.[42]

O tratamento deve compreender também as complicações e comorbidades clínicas. O tratamento em regime de internação, hospital-dia ou ambulatorial é indicado de acordo com a gravidade e cronicidade do quadro.[38,41] São critérios de internação: baixo peso (IMC < 14), desnutrição grave, desidratação, alterações hidroeletrolíticas, bradicardia, hipotensão, hipotermia, alteração na curva de crescimento e desenvolvimento em crianças e adolescentes, recusa alimentar, falha de tratamento ambulatorial, ideação suicida ou tentativa de suicídio, sintomas psicóticos e automutilação severa. A realimentação por via oral é a preferencial, tendo a melhor eficácia em longo prazo. Em algumas situações, a nutrição enteral é necessária e, mais raramente, a parenteral.[3]

■ BULIMIA NERVOSA

A abordagem também deve ser feita por equipe multiprofissional. Os objetivos são regularização do padrão alimentar, suspensão de medidas restritivas e purgativas e orientação nutricional.[3]

O uso de medicações antidepressivas, em especial fluoxetina, favorece a redução do número de episódios compulsivos, promovendo um consequente maior controle de comportamentos compensatórios. Doses a partir de 60 mg de fluoxetina são mais efetivas do que doses menores, em geral, empregadas no tratamento de depressão e ansiedade.[24] Outros ISRSs e inibidores seletivos da recaptação de serotonina e norepinefrina (IRSNs) também se mostram alternativas moderadamente eficazes para o tratamento da BN, promovendo redução das compulsões, dos vômitos autoinduzidos e de possíveis sintomas depressivos. O topiramato também vem demonstrando resultados eficazes.

A abordagem psicoterápica tem evidências robustas, sendo a TCC a técnica com melhores resultados. A psicoterapia interpessoal também tem apresentado bons resultados.

O tratamento ambulatorial é o preconizado, a não ser em condições específicas, como presença de ideação suicida, falha de tratamento ambulatorial e complicações clínicas.

■ TRANSTORNO DE COMPULSÃO ALIMENTAR

O tratamento do TCA também deve ser conduzido por equipe multidisciplinar. A psicoterapia é considerada a primeira linha de tratamento, sobretudo se os sinais e sintomas forem leves e não houver comorbidades psiquiátricas clinicamente significativas. TCC, terapia interpessoal e, com menor evidência, terapia comportamental dialética (DBT) têm se mostrado eficazes para reduzir os episódios de compulsão alimentar e outros sintomas relacionados. O objetivo da TCC é promover a conscientização sobre os comportamentos alimentares pelo automonitoramento e registro diário de rotina alimentar e comportamentos associados.

A farmacoterapia deve ser considerada preferencialmente em associação com intervenções psicológicas e nutricionais nos casos moderados e graves de TCA. A lisdexanfetamina está aprovada para o tratamento de adultos com TCA moderado a grave, associando-se a maior perda de peso resultante do tratamento do TA.

Os antidepressivos são os medicamentos mais estudados no tratamento do TCA, com eficácia na redução da impulsividade alimentar, psicopatologia geral e alimentar, além de redução de sintomatologia ansiosa e depressiva associada. Fluoxetina é o mais empregado. Sertralina e fluvoxamina mostraram resultados semelhantes. Estudos iniciais consideram o uso de duloxetina.[38] A bupropiona mostrou eficácia no controle dos episódios de compulsão alimentar, ansiedade e sintomas depressivos.[44] A combinação de naltrexona com bupropiona de liberação sustentada (8/90 mg) parece ser bem tolerada para adultos obesos com TCA. O topiramato promove significativa redução de episódios de impulsividade alimentar, sem, no entanto, demonstrar eficácia no tratamento da angústia ou sintomatologia depressiva. A sibutramina mostrou redução da compulsão alimentar e do peso corporal. A liraglutida tem sido estudada com melhora no comportamento de compulsão alimentar e redução do peso corporal.[45]

REFERÊNCIAS

1. Swami V, Frederick DA, Aavik T, Alcalay L, Allik J, Anderson D, et al. The attractive female body weight and female body dissatisfaction in 26 countries across 10 world regions: results of the international body project I. Pers Soc Psychol Bull. 2010;36(3):309-25.
2. Runfola CD, Von Holle A, Trace SE, Brownley KA, Hofmeier SM, Gagne DA, et al. Body dissatisfaction in women across the lifespan: results of the UNC-SELF and Gender and Body Image (GABI) studies. Eur Eat Disord Rev. 2013;21(1):52-9.
3. American Dietetic Association. Position of the American Dietetic Association: nutrition intervention in the treatment of anorexia nervosa, bulimia nervosa, and other eating disorders. J Am Diet Assoc. 2006;106(12):2073-82.
4. American Psychiatric Association. Feeding and eating disorders. In: Manual diagnóstico e estatístico de transtornos mentais: DSM-5. 5. ed. Porto Alegre: Artmed; 2014. p. 338-54.
5. Kutz AM, Marsh AG, Gunderson CG, Maguen S, Masheb RM. Eating disorder screening: a systematic review and meta-analysis of diagnostic test characteristics of the SCOFF. J Gen Intern Med. 2020;35(3):885-93.
6. Crow SJ, Peterson CB, Swanson SA, Raymond NC, Specker S, Eckert ED, et al. Increased mortality in bulimia nervosa and other eating disorders. Am J Psychiatry. 2009;166(12):1342-6.
7. Kessler RC, Berglund PA, Chiu WT, Deitz AC, Hudson JI, Shahly V, et al. The prevalence and correlates of binge eating disorder in the World Health Organization World Mental Health Surveys. Biol Psychiatry. 2013;73(9):904-14.
8. Smink FR, van Hoeken D, Hoek HW. Epidemiology of eating disorders: incidence, prevalence and mortality rates. Curr Psychiatry Rep. 2012;14(4):406-14.
9. van Eeden AE, van Hoeken D, Hoek HW. Incidence, prevalence and mortality of anorexia nervosa and bulimia nervosa. Curr Opin Psychiatry. 2021;34(6):515-24.
10. Strobel C, Quadflieg N, Naab S, Voderholzer U, Fichter MM. Long-term outcomes in treated males with anorexia nervosa and bulimia nervosa-A prospective, gender-matched study. Int J Eat Disord. 2019;52(12):1353-64.
11. Klump KL, Culbert KM, Sisk CL. Sex differences in binge eating: gonadal hormone effects across development. Annu Rev Clin Psychol. 2017;13:183-207.
12. Louzã Neto MR, Elkis H, editores. Psiquiatria básica. 2. ed. Porto Alegre: Artmed; 2007.
13. Steinhausen HC. The outcome of anorexia nervosa in the 20th century. Am J Psychiatry. 2002;159(8):1284-93.
14. Mitchison D, Hay PJ. The epidemiology of eating disorders: genetic, environmental, and societal factors. Clin Epidemiol. 2014;6:89-97.
15. Wade TD, Gillespie N, Martin NG. A comparison of early family life events amongst monozygotic twin women with lifetime anorexia nervosa, bulimia nervosa, or major depression. Int J Eat Disord. 2007;40(8):679-86.
16. Slof-Op't Landt MC, van Furth EF, Meulenbelt I, Slagboom PE, Bartels M, et al. Eating disorders: from twin studies to candidate genes and beyond. Twin Res Hum Genet. 2005;8(5):467-82.
17. Fairburn CG, Doll HA, Welch SL, Hay PJ, Davies BA, O'Connor ME. Risk factors for binge eating disorder: a community-based, case-control study. Arch Gen Psychiatry. 1998;55(5):425-32.
18. Mitchison D, Hay PJ. The epidemiology of eating disorders: genetic, environmental, and societal factors. Clin Epidemiol. 2014;6:89-97.

19. Yager J, Powers OS. Manual clínico dos transtornos da alimentação. Porto Alegre: Artmed; 2010.
20. Donnelly B, Touyz S, Hay P, Burton A, Russell J, Caterson I. Neuroimaging in bulimia nervosa and binge eating disorder: a systematic review. J Eat Disord. 2018;6:3.
21. Kleiman SC, Carroll IM, Tarantino LM, Bulik CM. Gut feelings: a role for the intestinal microbiota in anorexia nervosa? Int J Eat Disord. 2015;48(5):449-51.
22. Mörkl S, Lackner S, Müller W, Gorkiewicz G, Kashofer K, Oberascher A, et al. Gut microbiota and body composition in anorexia nervosa inpatients in comparison to athletes, overweight, obese, and normal weight controls. Int J Eat Disord. 2017;50(12):1421-31.
23. Diedrichs PC, von Ranson KM, Thomas JJ. Innovation in eating disorders research and practice: Expanding our community and perspectives at the 2018 International Conference on Eating Disorders: Editorial to accompany IJED Virtual Issue in honor of the 2018 International Conference on Eating Disorders. Int J Eat Disord. 2018;51(6):585-7.
24. Ghaderi A, Scott B. Prevalence, incidence and prospective risk factors for eating disorders. Acta Psychiatr Scand. 2001;104(2):122-30.
25. Neumark-Sztainer D, Bauer KW, Friend S, Hannan PJ, Story M, Berge JM. Family weight talk and dieting: how much do they matter for body dissatisfaction and disordered eating behaviors in adolescent girls? J Adolesc Health. 2010;47(3):270-6.
26. Baceviciene M, Jankauskiene R. Associations between body appreciation and disordered eating in a large sample of adolescents. Nutrients. 2020;12(3):752.
27. Wilksch SM, O'Shea A, Ho P, Byrne S, Wade TD. The relationship between social media use and disordered eating in young adolescents. Int J Eat Disord. 2020;53(1):96-106.
28. Hay P. Current approach to eating disorders: a clinical update. Intern Med J. 2020;50(1):24-9.
29. Watson HJ, Joyce T, French E, Willan V, Kane RT, Tanner-Smith EE, et al. Prevention of eating disorders: a systematic review of randomized, controlled trials. Int J Eat Disord. 2016;49(9):833-62.
30. Stice E, Marti CN, Shaw H, Rohde P. Meta-analytic review of dissonance-based eating disorder prevention programs: Intervention, participant, and facilitator features that predict larger effects. Clin Psychol Rev. 2019;70:91-107.
31. Hart LM, Cornell C, Damiano SR, Paxton SJ. Parents and prevention: a systematic review of interventions involving parents that aim to prevent body dissatisfaction or eating disorders. Int J Eat Disord. 2015;48(2):157-69.
32. Rodgers RF, Sonneville K. Research for leveraging food policy in universal eating disorder prevention. Int J Eat Disord. 2018;51(6):503-6.
33. World Health Organization. ICD-11 for Mortality and Morbidity Statistics [Internet]. New York: WHO; 2022 [atualizado em fev. 2022; capturado em 7 jun. 2020]. Disponível em: https://icd.who.int/browse11/l-m/en.
34. Franko DL, Tabri N, Keshaviah A, Murray HB, Herzog DB, Thomas JJ, et al. Predictors of long-term recovery in anorexia nervosa and bulimia nervosa: Data from a 22-year longitudinal study. J Psychiatr Res. 2018;96:183-8.
35. Mitchell JE, Crow S. Medical complications of anorexia nervosa and bulimia nervosa. Curr Opin Psychiatry. 2006;19(4):438-43.
36. Hudson JI, Hiripi E, Pope HG Jr, Kessler RC. The prevalence and correlates of eating disorders in the National Comorbidity Survey Replication. Biol Psychiatry. 2007;61(3):348-58.
37. Robinson P, Jones WR. MARSIPAN: management of really sick patients with anorexia nervosa. Br J Psychiatry. 2018;24(1):20-32.
38. Herpertz-Dahlmann B, van Elburg A, Castro-Fornieles J, Schmidt U. ESCAP expert paper: new developments in the diagnosis and treatment of adolescent anorexia nervosa--a European perspective. Eur Child Adolesc Psychiatry. 2015;24(10):1153-67.
39. Resmark G, Herpertz S, Herpertz-Dahlmann B, Zeeck A. Treatment of anorexia nervosa-new evidence-based guidelines. J Clin Med. 2019;8(2):153.
40. Hilbert A, Hoek HW, Schmidt R. Evidence-based clinical guidelines for eating disorders: International comparison. Curr Opin Psychiatry. 2017;30(6):423-37.
41. Wade TD, Treasure J, Schmidt U, Fairburn CG, Byrne S, Zipfel S, et al. Comparative efficacy of pharmacological and non-pharmacological interventions for the acute treatment of adult outpatients with anorexia nervosa: study protocol for the systematic review and network meta-analysis of individual data. J Eat Disord. 2017;5:24.

42. Goldstein M, Murray SB, Griffiths S, Rayner K, Podkowka J, Bateman JE, et al. The effectiveness of family-based treatment for full and partial adolescent anorexia nervosa in an independent private practice setting: Clinical outcomes. Int J Eat Disord. 2016;49(11):1023-6.
43. Lock J. Updates on treatments for adolescent anorexia nervosa. Child Adolesc Psychiatr Clin N Am. 2019;28(4):523-35.
44. Himmerich H, Treasure J. Psychopharmacological advances in eating disorders. Expert Rev Clin Pharmacol. 2018;11(1):95-108.
45. Appolinario JC, Nardi AE, McElroy SL. Investigational drugs for the treatment of binge eating disorder (BED): an update. Expert Opin Investig Drugs. 2019;28(12):1081-94.

LEITURAS RECOMENDADAS

Kutz AM, Marsh AG, Gunderson CG, Maguen S, Masheb RM. Eating disorder screening: a systematic review and meta-analysis of diagnostic test characteristics of the SCOFF. J Gen Intern Med. 2020;35(3):885-93.

Steinhausen HC. The outcome of anorexia nervosa in the 20th century. Am J Psychiatry. 2002;159(8):1284-93.

15 TRANSTORNOS DA PERSONALIDADE NA MULHER

Alcina Juliana Soares Barros

A personalidade é uma parte importante de todo ser humano, consistindo nos aspectos duradouros das diferenças individuais que refletem nossas tendências habituais para pensar, sentir, reagir e se comportar em diferentes situações. Enquanto experimentamos nossa personalidade como algo estável, ao longo do tempo, somos capazes de nos adaptar, aprender e evoluir de acordo com as demandas da vida.[1] Muitas vezes, escutamos que alguém tem uma "personalidade forte", "personalidade marcante" ou "personalidade difícil", mas os limites entre uma personalidade sadia e outra patológica podem não ser tão claros e de fácil identificação para tratamento psiquiátrico.

A patologia da personalidade corresponde à inabilidade de reagir de maneira flexível e apropriada aos desafios da vida. Traços mal-adaptativos excessivamente rígidos ou extremos perturbam o autodesenvolvimento, o estabelecimento e a manutenção das relações interpessoais. Assim, um transtorno da personalidade (TP) representa um padrão duradouro de experiências internas e comportamentos específicos que se desviam significativamente das expectativas dentro da cultura do indivíduo. Trata-se de algo global e inflexível, com início na adolescência ou nos primeiros anos da vida adulta, sendo relativamente estável com o passar do tempo e produzindo sofrimento ou prejuízos para o indivíduo e/ou para aqueles ao seu redor.[1]

Os TPs são muito prevalentes entre os pacientes psiquiátricos, bem como na comunidade, embora tenham menos diagnósticos oficiais feitos por psiquiatras, tanto como transtornos principais quanto como comorbidades, se comparados aos outros transtornos mentais. Eles têm classificações nos principais manuais diagnósticos, sendo que a 5ª edição do *Manual diagnóstico e estatístico de transtornos mentais* (DSM-5)[2] e a 11ª revisão da *Classificação internacional de doenças* (CID-11)[3] já trazem uma classificação menos categórica e mais dimensional dos TPs, representando um avanço capaz de auxiliar na compreensão prognóstica e no plano de tratamento para cada caso.

A prevalência dos TPs em amostras não clínicas é de cerca de 9%, e as informações sobre as diferenças entre os sexos têm sido inconsistentes na literatura científica, pois, algumas vezes, não estão descritas nos estudos, enquanto outros pesquisadores relatam diferenças nos TPs específicos e nas apresentações clínicas desses transtornos entre homens e mulheres.

Em geral, os homens são mais diagnosticados com os TPs esquizoide, esquizotípica e antissocial (TPAS), e as mulheres recebem, com mais frequência, os diagnósticos dos TPs evitativa (TPE), dependente (TPD), depressiva, *borderline* (TPB) e histriônica (TPH). Os TPs mais prevalentes tanto nos homens quanto nas mulheres são os TPs obsessivo-compulsiva (TPOC) e narcisista (TPN). A alta prevalência do TPOC pode estar associada às exigências sociais e expectativas para os indivíduos na modernidade, com demandas de elevada responsabilidade e perfeccionismo. As altas taxas, em ambos os sexos, do TPN também são consistentes com a tendência mundial de aumento do narcisismo subclínico e dos traços de personalidade narcisista. Os pesquisadores alertam que as diferenças entre os gêneros na apresentação de traços normais de personalidade podem afetar as diferenças entre os gêneros encontradas na prevalência dos TPs.[4]

Estudos indicam que, na população forense, mais da metade das mulheres presidiárias, provavelmente, tem TP, com a maioria delas preenchendo critérios para TPB e TPAS.[5]

Neste capítulo, serão abordados os principais TPs que acometem as mulheres, os desafios para o correto diagnóstico, as implicações psicopatológicas e as terapêuticas.

DIAGNÓSTICO

Saber identificar e diagnosticar acuradamente os TPs representa uma tarefa essencial ao psiquiatra, visto que as características, os sinais e os sintomas podem ser egossintônicos, não causando incômodo ou sofrimento para a paciente, ou egodistônicos, lhe gerando desconforto e angústia. A abordagem tradicionalmente utilizada pela CID-10 e pelo DSM-5 para os TPs baseia-se no sistema diagnóstico por categorias, no qual a identificação dos traços de personalidade, listados como critérios diagnósticos é associada com um TP específico.[2,3]

Todos nós temos traços de personalidade. Na personalidade normal, os traços não são extremos, mas flexíveis e ativados de maneira adaptativa em diferentes *settings*. Passando do funcionamento normal da personalidade para o patológico, os traços vão se tornando, de maneira progressiva, mais rígidos e extremos, interferindo no funcionamento do indivíduo de modo profundo e global, na medida em que a patologia da personalidade adquire severidade. Sob a perspectiva descritiva, um indivíduo cuja rigidez de personalidade atinge o ponto de interferir de forma significativa, consistente e crônica no funcionamento diário e/ou causar sofrimento marcante ao indivíduo, ou para aqueles ao seu redor, teria um TP.[6]

Outro sistema diagnóstico que vem se mostrando mais interessante e eficaz é o diagnóstico estrutural dos TPs presente no DSM-5 (Modelo Alternativo do DSM-5 para os Transtornos da Personalidade).[2,6] Essa abordagem caracteriza a patologia de personalidade em termos de patologia das estruturas psicológicas-chaves. Os TPs são compreendidos pelo nível de integração das estruturas psicológicas que organizam o comportamento e a experiência subjetiva, com os níveis baixos de integração correspondendo a patologias mais severas. A abordagem estrutural foca sobretudo no constructo nuclear da identidade para entender e classificar os TPs. A identidade é a estrutura psicológica que organiza a experiência individual consigo e a experiência com os outros durante as interações.

Na abordagem estrutural para a classificação dos TPs, investigam-se:

- a identidade;
- as relações com os outros;
- o estilo defensivo psicológico;
- o funcionamento moral;
- o teste de realidade.

Assim, para tornar possível a avaliação dos aspectos relatados, a entrevista psiquiátrica diagnóstica deve incluir a pesquisa de:[6]

a sintomas e traços patológicos de personalidade, começando pelas áreas de dificuldades atuais e pela revisão da história pregressa;
b histórico de tratamentos psiquiátricos anteriores, uso de medicação, hospitalização e tentativa de suicídio;
c histórico médico, uso de substâncias psicoativas, história familiar de transtornos mentais, traumas, abusos físicos, sexuais ou negligência;
d sintomas psiquiátricos, incluindo os de transtornos afetivos, de ansiedade, psicóticos, alimentares e de aprendizagem; uso nocivo de substâncias, comportamentos autodestrutivos, histórico de violência ou atividade ilegal;
e tratamentos prévios, incluindo dificuldades no curso dos tratamentos, como terminaram e a visão do paciente sobre cada experiência de tratamento;
f grau de interferência dos sintomas e dos traços patológicos no funcionamento da personalidade;
g funcionamento interpessoal, incluindo as relações íntimas e o funcionamento sexual;
h funcionamento ocupacional, atual e passado;
i interesses pessoais e uso de tempo livre;
j características estruturais da personalidade, sendo:
  - **formação da identidade** — senso sobre si e sobre os outros, capacidade para investir e buscar objetivos a longo prazo;
  - **qualidade das relações de objeto** — funcionamento interpessoal, entendimento das relações em termos de mutualidade vs. necessidade de autopreenchimento;
  - **estilo defensivo** — predominantemente flexível-adaptativo, baseado na repressão ou na cisão;

- **manejo da agressão** — expressão adaptativa e bem modulada da agressão *versus* expressão inibida ou comportamento agressivo mal-adaptativo relacionado a si e aos outros;
- **funcionamento moral** — valores e ideais internalizados que guiam o comportamento vs. falhas com comportamentos antiéticos ou antissociais;
- **teste de realidade** — estabilidade ou vulnerabilidade frente a ativação afetiva, conflito psicológico ou estressores interpessoais.
- **histórico do desenvolvimento** — traumas, comportamento antissocial e relações positivas.

A CID-11, por sua vez, descreve no capítulo dos TPs uma nova classificação: TPs leve, moderado, severo e severidade inespecificada, codificados como 6D10 (6D10.0 até 6D10.Z). A codificação 6D11 traz os códigos para pacientes com traços de personalidade proeminentes ou padrões de funcionamento da personalidade proeminentes (6D11.0 até 6D11.5).[3]

Como estamos em uma fase de adaptação ao sistema de classificação estrutural, o diagnóstico dos TPs em mulheres pode seguir o ainda vigente modelo categórico (TPB, TPN, TPH, TPAS, TPD, TPE, etc.), com entendimento e análise também estruturais de cada caso pelo psiquiatra.

Conforme referido, os TPs poderão ser egossintônicos ou egodistônicos. Assim, para um diagnóstico acurado, o psiquiatra deve considerar escutar fontes colaterais de informações que tenham contato frequente ou convivam com a paciente, devendo-se, previamente, conversar com ela sobre quais pessoas significativas de sua vida poderão ser solicitadas para a consulta.

Realizar o correto diagnóstico dos TPs em mulheres é extremamente importante e necessário para se corrigir os seguintes exemplos, entre tantos outros, de ideias errôneas e socialmente preconcebidas: "as mulheres são descontroladas", "essa irritação deve ser por TPM", "elas não sabem viver sem ter um relacionamento amoroso", "uma mulher jamais seria capaz de fazer isso", bem como ajudá-las no reconhecimento e no manejo dos sintomas e no tratamento de comorbidades, visto que os TPs, pelas suas características de cronicidade e de desregulação emocional, podem complicar e intensificar a sintomatologia de outros transtornos mentais e doenças clínicas.

Pesquisas sinalizam para a existência de diferenças nos casos de bulimia nervosa (BN) e transtorno de compulsão alimentar (TCA) entre mulheres brancas, relacionadas à presença de transtornos ou traços patológicos da personalidade, sendo o TPB e o TPE mais comuns nas pacientes com BN, enquanto o TCA esteve mais associado com TPE e TPOC.[7] Adicionalmente, mulheres com síndrome pré-menstrual severa já demonstraram maior prevalência de TPs do que mulheres assintomáticas (27%:0%), com maiores possibilidades de ter traços excêntricos-estranhos, dramáticos-erráticos e ansiosos-medrosos.[8]

Estudos descrevem expressivas comorbidades entre os próprios TPs, como TPH, TPB, TPN e TPD.[9] Discutiremos, a seguir, os principais aspectos dos mais importantes TPs que acometem mulheres e suas apresentações clínicas. As codificações descritas após os nomes dos TPs correspondem, respectivamente, aos conteúdos da CID-10 e do DSM-5.

■ TRANSTORNO DA PERSONALIDADE *BORDERLINE*

O TPB caracteriza-se por um padrão de instabilidade nas relações interpessoais, na autoimagem e nos afetos, com alta impulsividade, fazendo-se presente em vários contextos. Sua prevalência na população geral é estimada em 1,6%, podendo chegar a 5,9% e aumentando expressivamente para 20% entre pacientes psiquiátricos internados, sendo diagnosticado, predominantemente (cerca de 75%), nas mulheres.[2]

Descrições comumente atribuídas para uma mulher que, posteriormente, será diagnosticada com o TPB são: briguenta, ciumenta, difícil, instável, intensa, imprevisível, invasiva, insegura, temperamental, raivosa, "ela se tornou minha melhor amiga rapidamente, mas, após um comentário meu, passou a me odiar", "começamos a namorar há uma semana, e ela já tem muitas fotos e comentários sobre mim nas redes sociais dela como o amor da sua vida".

Estudos descrevem diferenças na apresentação clínica de homens e mulheres com TPB. Enquanto os homens têm maior probabilidade de exibir um temperamento explosivo, elevados níveis de busca por novidades, transtornos por uso de substâncias (TUS) e TPAS comórbidos, as mulheres demonstram mais transtornos alimentares (TAs), de humor, ansiosos e transtorno de estresse pós-traumático (TEPT). Diferenças entre os gêneros em pacientes com TPB não foram verificadas quanto ao comportamento autolesivo (cortes em pele) ou quanto aos níveis de sofrimento psicológico geral.[10]

É interessante pontuar que, embora os dados preliminares — desde 1980, ano da padronização inicial dos critérios para os TPs — em todas as versões do DSM indicassem que o TPB era mais comum em mulheres, as informações atuais têm gerado fortes suspeitas de que a distribuição do TPB entre homens e mulheres seja razoavelmente igual, porém com os gêneros tendendo a exibir comportamentos e apresentações levemente diferentes, conforme já assinalado.[10]

O TPB é o TP mais comumente identificado em casos de pacientes com TAs. Labilidade emocional, disfunção interpessoal e desinibição comportamental do TPB podem amplificar a sintomatologia do TA e complicar o tratamento e os resultados a longo prazo. Assim, o psiquiatra deve se manter alerta para a possibilidade da associação entre TPB e TAs.

■ TRANSTORNO DA PERSONALIDADE NARCISISTA

O TPN caracteriza-se por um padrão de grandiosidade, necessidade de admiração e falta de empatia.[2] É um TP prevalente na população geral, sendo mais identificado em homens (7,7%) do que em mulheres (4,8%). Tem elevada comorbidade com outros transtornos mentais (sobretudo com TUS, transtorno bipolar (TB) e outros TPs, como TPAS, TPH, TPB, TP esquizotípica e passivo-agressiva), estando associado com significativos prejuízos funcionais e psicossociais. Com frequência, as comorbidades são geradoras da busca por tratamento em saúde mental, e não o TPN.[11,12]

A apresentação clínica do TPN é bastante variável, havendo um amplo espectro de severidade. Pacientes com TPN podem se apresentar como grandiosas ou autoaversivas, extrovertidas ou socialmente isoladas, chefes de empresas ou incapazes de manter um emprego, modelos de cidadãs ou tendenciosas a atividades antissociais. Em comum, têm um padrão de grandiosidade (na fantasia ou no comportamento), arrogância, egocentrismo, necessidade de admiração, senso de merecimento e de direitos, busca por atenção, exploração nas relações interpessoais e baixa empatia pelos outros. Outras características psicológicas centrais do TPN incluem autoestima vulnerável, sentimentos de inferioridade, vazio e tédio, reatividade afetiva e angústia. Para o diagnóstico do TPN, durante a entrevista clínica, deve-se investigar como a paciente descreverá as pessoas significativas de sua vida, visto que as descrições poderão ser caracteristicamente desdenhosas, depreciativas ou, de maneira alternativa, idealizadas.[11,12]

Mulheres com altos níveis de narcisismo demonstram uma comunicação nas relações mais negativa e maior probabilidade de se envolverem em assédio sexual como perpetradoras, estando o narcisismo associado com comportamentos de coerção sexual, sendo a dimensão da personalidade relacionada ao senso de merecimento/exploração identificada como a mais influente. Adicionalmente, mulheres com intenso narcisismo, de maneira similar aos homens, demonstraram maior probabilidade de reagirem com persistência e táticas de coerção sexual após terem sido recusadas durante um avanço sexual. Parcialmente, esse comportamento pode refletir a tendência de indivíduos narcisistas a se envolverem em atividades sexuais para preencher suas necessidades de autoafirmação.[11,12]

■ TRANSTORNO DA PERSONALIDADE HISTRIÔNICA

O TPH é marcado por intensa emocionalidade e busca por atenção. É encontrado entre 1 e 3% da população geral, sendo descrito duas vezes mais em mulheres do que em homens, embora alguns estudos empregando avaliações estruturadas tenham encontrado risco similar entre os gêneros. Sob a perspectiva teórica, o TPH foi introduzido na literatura na 3ª edição do *Manual diagnóstico e estatístico de transtornos mentais* (DSM-III), substituindo o transtorno histérico, presente no DSM-II. Características definidoras do TPH incluem emotividade excessiva e teatral, impulsividade, comportamentos de sedução e de busca por atenção, uso de comportamentos provocativos para manipular os outros e conduta sexual competitiva ou inapropriada. Pacientes com TPH podem ser admiradas, no primeiro momento, porém demonstram grande dificuldade para manter as relações, devido ao seu comportamento. Emocionalmente manipuladoras e intolerantes para retardarem suas gratificações, mulheres com TPH demandam confirmação e atenção de seus parceiros íntimos.[2,11,13]

O TPH demonstra ter importantes comorbidades com TPB, TPN e TPD, estando também associado aos TUS. Pacientes com TPH têm risco mais elevado de desenvolverem transtorno por uso de álcool, abuso e dependência de álcool. As correlações positivas entre TPH e abuso e dependência de drogas também se mostram significativas, enquanto os pacientes de ambos os gêneros com TPH têm o segundo maior risco de desenvolverem TUS, atrás dos pacientes diagnosticados com TPAS.[13]

Em geral, os TPs do *cluster* B associam-se com dependência à internet, confirmando o fato de que pacientes com TPH gostam e buscam novas formas de se apresentar (uma oportunidade proporcionada pelas redes de contato social *on-line*) e associam-se com um maior número de *selfies*.[13]

O TPH vincula-se de maneira significativa com maior frequência de comportamentos de *bullying* em amostras com adolescentes e adultos. Pacientes histriônicos têm mais características de alexitimia quando comparados com grupo-controle sadio. Para as mulheres, estudos relataram maior comorbidade entre TPH e sintomas do transtorno de déficit de atenção/hiperatividade (TDAH). Em um estudo longitudinal, o TPH foi relacionado com maiores taxas de transtorno depressivo maior (TDM). O TPH tem elevada prevalência entre pacientes com anorexia nervosa (sobretudo, no subtipo purgativo, 10%) e BN (20%). Uma revisão sobre as associações entre os TPs e o comportamento sexual descreveu que mulheres histriônicas estiveram mais envolvidas em divórcios.[13]

■ TRANSTORNO DA PERSONALIDADE ANTISSOCIAL

O TPAS está presente em indivíduos com um padrão de desrespeito e violação dos direitos dos outros, começando na infância ou no início da adolescência e que persiste na vida adulta, representando um importante problema de saúde pública e social. Os critérios diagnósticos incluem a repetição de comportamentos, como atos geradores de encarceramento, mentiras, brigas ou ataques, desprezo pela segurança de si e dos outros, falha em se manter empregado e maus-tratos aos outros.[14]

O TPAS tem taxas de prevalência entre 0,2 e 3,3%, sendo comum no ambiente prisional, com prevalência de cerca de 50% nos homens e 20% nas mulheres, existindo a possibilidade de subdiagnóstico nestas. Estudos demonstram haver maior ocorrência do TPAS em parentes de primeiro grau, com fatores genéticos e do ambiente compartilhado influenciando no comportamento antissocial. O risco para parentes biológicos de mulheres com o transtorno tende a ser maior do que o risco para parentes biológicos de homens com TPAS.[5,14]

Mulheres com TPAS podem exibir menos sintomas do que os homens, cometendo menos atos antissociais, envolvendo ou não ações policiais. Estudos sugerem que meninas antissociais demonstram manifestação mais tardia de problemas de conduta na infância e são menos prováveis de se envolver em atos agressivos quando comparadas com os meninos. Mulheres com TPAS têm mais histórico de abuso infantil, quando comparadas aos homens, e mais comorbidades com TPB, TPH e transtornos do humor.[14]

A psicopatia, embora não seja sinônima de TPAS, compartilha com esse TP diversas características. Representa um TP maligno, caracterizado por um padrão permanente de comportamento antissocial e criminal, além de frieza emocional, falta de remorso, manipulação e um estilo de personalidade narcisista.

Em um estudo com presidiárias, foram identificadas diferenças entre as mulheres consideradas psicopatas primárias (incapazes de sentirem emoções como empatia e culpa, frias, insensíveis e sem ansiedade) e secundárias (têm uma capacidade relativamente normal de experimentarem emoções, porém, em razão de estressores ambientais e traumas, elas sentem um excesso de emoções negativas e demonstram altos níveis de ansiedade e angústia, hostilidade, agressão e comportamento impulsivo). As psicopatas secundárias caracterizaram-se por traços de personalidade com emoções negativas e baixa contenção comportamental, início precoce do comportamento antissocial e criminal, maior uso e abuso de substâncias, maior comportamento violento e descumprimento de regras institucionais, mais problemas mentais, incluindo sintomas de TEPT e tentativas de suicídio. As presidiárias psicopatas primárias, por sua vez, exibiram poucas características distintas da personalidade, porém eram criminosas prolíficas, sobretudo relacionadas com crimes não violentos, e exibiram poucos problemas de saúde mental, apesar da exposição substancial a eventos traumáticos. Essa diferenciação é importante, pois cada subtipo de presidiária psicopata terá demandas diferentes quanto ao manejo institucional, necessidades de serviços de saúde mental e riscos para si e para os outros.[15]

■ TRANSTORNO DA PERSONALIDADE DEPENDENTE

O TPD caracteriza-se por uma excessiva dependência interpessoal, afetando entre 1 e 5% da população geral. É frequente em pacientes psiquiátricos internados, e as mulheres são mais diagnosticadas com o TPD do que os homens, embora alguns estudos relatem taxas de prevalência parecidas em ambos os sexos. Estudos já identificaram que pacientes com TPD são mais sujeitos à depressão, somatização, TAs, transtorno de pânico e doenças físicas crônicas (p. ex., problemas gastrintestinais e transtornos do sono) do que pacientes com outros TPs, bem como apresentam um risco elevado de tentativas de suicídio.[1,2,14,16]

As pacientes com TPD demonstram um medo exagerado de cometerem erros (associado com interpretações catastróficas) e uma crença profunda em sua própria incompetência, tanto para lidar com a vida diária quanto com as catástrofes que antecipam.[1] Revelam um padrão repetitivo para expressar necessidades específicas, em especial, a necessidade de serem cuidadas, associado com um padrão sistemático de submissão e falta de iniciativa ou ausência de assertividade e dificuldades em tomar decisões rotineiras. Podem parecer em conformidade, enquanto, frequentemente, de modo silencioso, rebelam-se contra as opiniões dos outros (por meio de explosões de raiva). De maneira clínica, esse padrão pode ter a forma de uma relação tipicamente dependente, marcada por comportamentos pegajosos. Problemas centrais envolvem o medo de abandono ou de separação nas relações interpessoais, o que conduz à inabilidade de tomar decisões rotineiras sem o conselho dos outros, a crença tediosa de que ela mesma é incapaz de funcionar sem suporte e um medo central de discordar dos outros, um sentimento de vulnerabilidade e desamparo quando deixada sozinha e uma busca desesperada por outra relação quando termina alguma.[16]

As pacientes com TPD apresentam-se com baixa autoestima (p. ex., "Se meu namorado se diverte com os amigos, ele não precisa de mim, e eu me sinto inadequada"), baixa autoeficácia (p. ex., "Sem minha mãe, eu não sou ninguém!"), estado desorganizado (p. ex., "Eu desejo satisfazer todo mundo, porém perco meu senso de prioridades") e pobre metacognição (ao nível de um quadro completo de TP).

Quando uma paciente com TPD discorda dos objetivos de um outro significativo, ela percebe a situação como uma constrição interpessoal de sua identidade. Como resultado, em vez de afirmar sua identidade e seus limites, ela abriga um medo de ser rejeitada e separada do outro, desenvolvendo culpa, vergonha, arrependimento, autopiedade e medo do abandono.[16]

Nas mulheres que já estiveram em múltiplas relações abusivas, o TPD foi significativamente mais elevado do que naquelas que tiveram apenas uma única relação abusiva. Diferentemente dos pacientes com outros TPs, indivíduos com TPD, de modo frequente, tornam-se vítimas de violência cometida por outro membro da família.[1]

■ TRANSTORNO DA PERSONALIDADE EVITATIVA

O TPE é caracterizado pela extensiva evitação de interação social, derivada do medo da rejeição e de sentimentos de inadequação pessoal. A paciente almeja se relacionar com outras pessoas, porém é frustrada pela hipersensibilidade aos estímulos sociais e hiper-reatividade ao humor e aos sentimentos dos outros, existindo uma dúvida essencial sobre si mesma e desconfiança dos outros, com antecipação de humilhação e rejeição. Tem prevalência entre 1,5 e 2,5%, com as mulheres tendo demonstrado maior risco em alguns estudos, enquanto em outros, o TPE parece ter frequência igual em ambos os sexos. Estudos comunitários relataram que pacientes com TPE têm menor probabilidade de serem casados, coabitarem com alguém e estarem empregados em funções remuneradas; e maior probabilidade de terem nível educacional menor, receberem remuneração por incapacidade, referirem pior saúde física, mais consultas médicas, maior sofrimento mental, resultando em maior nível de incapacidade e pior qualidade de vida.[2,17]

O transtorno de ansiedade social é o transtorno comórbido mais comum com o TPE.[1] Além dele, a depressão e o TUS são frequentemente comórbidos com o TPE, estando este também associado com aumento de risco para ideação e tentativas de suicídio. O TPE pode ser um preditor significativo de depressão crônica, e, quando associado com perfeccionismo disfuncional, pode aumentar o risco de depressão puerperal, possivelmente mediado pelo aumento dos níveis de ansiedade e depressão no período que antecede o parto. O TPE e o transtorno da personalidade obsessivo-compulsiva (TPOC) são frequentemente encontrados em associação com anorexia nervosa e TCA.[17]

■ TRANSTORNO DA PERSONALIDADE OBSESSIVO-COMPULSIVA, OU ANANCÁSTICA

O TPOC (classificado pelo DSM-5)[2], ou transtorno da personalidade anancástica (TPA, classificado pela CID-11)[3], é um dos TPs mais comuns na população geral (3 a 8%), sendo definido como um padrão relativamente estável de preocupação com ordenamento, perfeccionismo e controles mental e interpessoal. Ele é identificado por meio de sintomas como rígido perfeccionismo que interfere na finalização de uma tarefa, excessivo senso de consciência e de escrúpulos, devoção excessiva ao trabalho/vício no trabalho, preocupação indevida com produtividade, a ponto de excluir a participação em atividades de lazer e relações interpessoais, preocupações com detalhes, regras, listas, ordem, organização e horários.[18,19]

O TPOC associa-se com quadros ansiosos, transtornos afetivos, depressão (acelerando as recaídas em novos episódios depressivos) e TUS. Um estudo de coorte com 1.427 mulheres, seguidas desde o final da gestação até 12 meses do pós-parto, identificou que pacientes com sintomas de TPOC estiveram associadas com maior probabilidade de trajetórias de sintomas de depressão puerperal.[18,19]

O TPOC/TPA foram identificados como responsáveis pelo mais alto prejuízo econômico entre os TPs, em termos de custos médicos diretos e perda de produtividade, excedendo os custos do TPB. O TPOC/TPA estão claramente associados com excesso de trabalho compulsivo, e alguns estudos indicam que são um forte preditor de *burnout*, sobretudo para o componente de exaustão.[19]

TRATAMENTO

O tratamento de mulheres com TP constitui tarefa importante do trabalho do psiquiatra, trazendo particularidades derivadas das próprias características inerentes ao diagnóstico, que, dependendo do tipo de TP, podem ser: impulsividade e imprudência, comportamentos autodestrutivos (automutilação, tentativas de suicídio, uso de substâncias), escolhas de vida adversas, dificuldades para confiar no terapeuta, evitação de interação social com a equipe de saúde, quebras do contrato terapêutico, entre outras; afetando o estabelecimento e a aderência ao tratamento. Ademais, as evidências científicas sobre a efetividade do tratamento dos TPs ainda são insuficientes, e as pesquisas se concentram em poucos TPs, principalmente no TPB e, em menor grau, no TPAS.[20,21]

Identificar o tipo de TP da paciente ou a existência de traços de mais de um TP é o primeiro passo para a elaboração de um plano terapêutico, bem como para preparar o profissional para as especificidades na interação com a paciente, o estabelecimento da aliança terapêutica e a previsão prognóstica.

Os tratamentos dos diversos TPs, em geral, envolverão uma abordagem tanto psicossocial (as psicoterapias, em suas variadas modalidades), quanto psicofarmacológica pelo psiquiatra assistente, havendo especificidades para cada tipo de TP. Assim, o psiquiatra deve considerar se tem a melhor formação psicoterápica para tratar determinada paciente ou se necessitará recomendá-la a outro profissional qualificado em certa linha e manter o tratamento medicamentoso, explicando para a paciente as razões para esse encaminhamento. Será importante também que o psiquiatra assistente possa manter contato com o outro profissional responsável pela psicoterapia, a fim de evitar potenciais dissociações no tratamento.

Seguiremos a mesma ordem de apresentação dos TPs, agora acompanhados de seus respectivos tratamentos.

■ TRATAMENTO DO TRANSTORNO DA PERSONALIDADE *BORDERLINE*

A antiga noção de que os TPs eram necessariamente de longo prazo, estáveis ao longo do tempo e associados com pobres resultados não pode ser sustentada, sobretudo para o TPB, no qual as tentativas de suicídio, os comportamentos de risco, o mau uso dos serviços de saúde e as explosões agressivas tendem a melhorar com o tratamento. Apesar desses progressos, a disfunção interpessoal, os distúrbios sociais e os problemas de identidade irão, provavelmente, persistir na paciente com TPB. A intervenção psicossocial é o tratamento primário recomendado para esse transtorno, buscando reduzir sintomas agudos que representam risco de morte para a paciente e melhorar sintomas de estados mentais angustiantes ou dolorosos.[22]

Os tratamentos psicoterápicos para o TPB variam desde as terapias psicanalíticas (terapia focada na transferência), psicodinâmicas (terapia baseada na mentalização), às extensões das terapias cognitivas (terapia comportamental dialética [DBT], terapia do esquema), dentre outras. Os tratamentos baseados em evidências para o TPB, por sua vez, partilham as seguintes características: abordagem estruturada (dirigida por manual) para os problemas prototípicos do TPB, as pacientes são encorajadas a assumirem o controle de si mesmas, o terapeuta auxilia na conexão entre os sentimentos aos eventos e as ações. Os terapeutas são ativos, responsivos e validantes e discutem os casos, incluindo suas reações pessoais com outros terapeutas.[22]

Quanto ao uso de medicamentos para o TPB, pela variedade de sintomas, diferentes classes farmacológicas podem ser necessárias. As pacientes podem apresentar alto ou baixo funcionamento, isto é, uma disfunção mais leve ou mais severa, o que irá influenciar o raciocínio prognóstico do psiquiatra assistente e seu plano terapêutico. A **Tabela 15.1** apresenta um guia de medicamentos baseados nos sintomas de TPB.[23]

■ Tabela 15.1
Guia de medicamentos baseado nos grupos de sintomas para o tratamento do TPB

Grupo de sintomas	Opções de medicações
Mudanças de humor, labilidade afetiva, impulsividade	Estabilizadores do humor, como lítio, ácido valproico, carbamazepina, gabapentina, verapamil, lamotrigina ou clonazepam
Humor deprimido, raiva, irritabilidade, impulsividade, hostilidade, medo obsessivo, sensibilidade à rejeição, ansiedade, compulsões, automutilação	Antidepressivos serotoninérgicos (ISRSs), bupropiona, inibidores da monoaminaoxidase (IMAOs), ADTs (naltrexona adjuvante para automutilação compulsiva)
Paranoia, hostilidade, regressão psicótica, desorganização leve do pensamento, pensamento irracional	Baixas doses de antipsicóticos (para pacientes com baixo funcionamento, a clozapina pode ser efetiva); risperidona, olanzapina
Sintomas ansiosos	Ansiolíticos em baixas doses e/ou antidepressivos

Fonte: Elaborada com base em Joseph.[23]

TRATAMENTO DO TRANSTORNO DA PERSONALIDADE NARCISISTA

Pacientes com TPN buscam tratamento por variadas razões e em diferentes estágios da vida. É essencial que o psiquiatra estabeleça um contato inicial com a paciente narcisista, de modo a encorajá-la a explorar seus problemas relevantes e sua disposição para abordar esses problemas de maneira significativa com o terapeuta. Deve-se identificar a compreensão e a descrição do paciente sobre seus problemas e a motivação para o tratamento, podendo haver necessidade de algumas consultas para se alcançar esse objetivo. Uma abordagem terapêutica flexível, ajustada ao funcionamento individual da paciente, à motivação e ao grau de autoconsciência é fortemente recomendada, bem como o terapeuta deve manter uma atitude respeitosa, consistente, atenta e focada nas tarefas.[24]

A construção da aliança terapêutica com uma paciente narcisista é lenta e gradual. Modalidades de tratamento psicoterápico para o TPN incluem psicanálise, psicoterapia psicanalítica, psicoterapia psicodinâmica, psicoterapia com foco na transferência, psicoterapia de esquemas, terapia interpessoal metacognitiva, terapia de grupo e terapia de casal. A **Tabela 15.2** descreve alguns sintomas do TPN que podem ser melhorados com o uso de psicofármacos.[23]

TRATAMENTO DO TRANSTORNO DA PERSONALIDADE HISTRIÔNICA

As pacientes com TPH, em geral, beneficiam-se de tratamentos psicoterápicos de longo prazo, embora inexistam estudos sistemáticos de efetividade para essa modalidade de tratamento. Como tendem a ser orientadas pelas interações interpessoais, recomenda-se uma abordagem focada em criar embora uma aliança terapêutica positiva e estabelecer limites claros. A psicoterapia psicanalítica é tida como o tratamento de escolha para o TPH, e a terapia cognitiva também pode ser empregada como uma modalidade primária de tratamento ou em conjunção com técnicas psicodinâmicas.[25]

■ Tabela 15.2
Guia de medicamentos baseado nos grupos de sintomas para o tratamento de TPN

Grupo de sintomas	Opções de medicações
Grandiosidade, fantasias de sucesso ilimitado, poder, brilhantismo, beleza e amor ideal, acredita ser especial e única, e que somente pode ser entendida ou se associar com outras pessoas especiais ou com *status* social elevado, requer admiração excessiva, demonstra expectativas de receber um tratamento especialmente favorável ou a concordância automática com suas expectativas	Estabilizadores do humor e/ou antipsicóticos
Paranoia leve/hostilidade	Baixas doses de antipsicóticos (risperidona, olanzapina)

Fonte: Elaborada com base em Joseph.[23]

Muitas pacientes com TPH buscam tratamento por sintomas de outros transtornos mentais, como TDAH no adulto, TUS, depressão reativa, transtorno obsessivo-compulsivo (TOC), transtorno somatoforme e transtornos conversivos, requerendo o tratamento do TP e das comorbidades com agentes e técnicas específicas para cada situação. O tratamento farmacológico com antidepressivos serotoninérgicos ou estabilizadores do humor irá melhorar as queixas que trouxeram a paciente ao tratamento, bem como modificar algumas das características indesejáveis do TPH. A **Tabela 15.3** contempla opções farmacológicas para o manejo dos sintomas do TPH.[23]

■ TRATAMENTO DO TRANSTORNO DA PERSONALIDADE ANTISSOCIAL

Até o presente momento, inexiste tratamento disponível para a maioria dos principais sintomas do TPAS. Alguns sintomas que podem apresentar resposta aos psicofármacos são impulsividade, irritabilidade e raiva. A **Tabela 15.4** traz recomendações de medicamentos para esses sintomas. As pacientes devem ser informadas, no início do tratamento de que, no melhor cenário, os medicamentos poderão lhes fornecer controle sobre impulsividade, irritabilidade e raiva, e que o comportamento criminoso, a conduta

■ **Tabela 15.3**
Guia de medicamentos baseado nos grupos de sintomas para o tratamento de TPH

Grupo de sintomas	Opções de medicações
Sensibilidade emocional aumentada, sensibilidade à rejeição, sintomas obsessivo-compulsivos e irritabilidade aumentada	ISRS, venlafaxina ou nefazodona
Sugestionabilidade, considera que as relações são mais íntimas do que verdadeiramente são, interação com os outros é frequentemente caracterizada por comportamento sedutor sexualmente inadequado ou provocativo, afeto lábil, pressão para falar, sintomas de TDAH	Estabilizadores do humor, como lítio, valproato ou carbamazepina
Sintomas de TDAH	Estimulantes, bupropiona

Fonte: Elaborada com base em Joseph.[23]

■ **Tabela 15.4**
Guia de medicamentos para o tratamento de determinados sintomas específicos de TPAS

Grupo de sintomas	Opções de medicações
Impulsividade	Lítio, ácido valproico, imipramina, carbamazepina
Irritabilidade e raiva	Paroxetina, imipramina, carbamazepina

Fonte: Elaborada com base em Joseph.[23]

exploradora e o desrespeito pelo direito dos demais são sugestivos de um problema na consciência, representando sintomas centrais do TPAS e que não se espera uma melhora deles por meio de medicamentos. As taxas de sucesso de tratamento com os mais variados medicamentos têm sido baixas. Para as personalidades antissociais, no entanto, não existem medicamentos aprovados pelas agências regulatórias mundiais, apenas indicação de uso para aliviar sintomas ou comorbidades. Dessa forma, deve-se salientar os tratamentos não farmacológicos. Terapia em grupo pode ser de algum auxílio e deve ser recomendada para as pacientes com TPAS, porém elas, tipicamente, não aderem, a menos que o tratamento seja determinado judicialmente. Isso é verdadeiro para a adesão ao tratamento medicamentoso.[23]

O psiquiatra também deve considerar o uso de medicamentos para o tratamento do abuso de substâncias (álcool e drogas) pelas pacientes com TPAS, pelo alto risco de comorbidade nessa população, sendo a naltrexona uma opção interessante.[23]

■ TRATAMENTO DO TRANSTORNO DA PERSONALIDADE DEPENDENTE

Uma paciente com o TPD pode ser bastante difícil de tratar em psicoterapia, por se apresentar como alguém sempre com necessidades, sempre disponível para os outros, demonstrar um comportamento submisso, como manobra de interação inconsciente para expressar desamparo, para receber ajuda dos outros, inclusive do terapeuta. Ela pode também solicitar sessões emergenciais, gerando reações no terapeuta de não estar ajudando. Observa-se na literatura científica que há necessidade de mais estudos sobre efetividade e eficácia no tratamento do TPD. Uma modalidade psicoterápica que vem sendo empregada e pesquisada é a psicoterapia orientada para clarificação (COP, em inglês, *clarification-oriented psychotherapy*). Ela representa uma adaptação da psicoterapia centrada no paciente para os problemas específicos relacionados aos TPs, sobretudo ao TPD.[16]

O tratamento medicamentoso do TPD deve considerar que os padrões comportamentais desse transtorno sugerem a presença de sintomas ansiosos e depressivos nas pacientes e que os medicamentos devem ser direcionados para esses sintomas. A **Tabela 15.5** contém indicações farmacológicas para o tratamento do TPD. Importante pontuar que, na ausência de TDM, a psicoterapia demonstra maior probabilidade de ser efetiva se a paciente com TPD estiver pré-tratada com uma medicação antidepressiva.[4,5]

■ Tabela 15.5
Guia de medicamentos para o tratamento dos sintomas de TPD

Sintomas ansiosos e depressivos	Opções de medicações
1ª linha	ISRSs, venlafaxina, mirtazapina, nefazodona
2ª linha	IMAO, trazodona, bupropiona
Tratamento adjuvante	Ansiolíticos

Fonte: Elaborada com base em Joseph.[23]

A combinação de medicamentos e psicoterapia tende a demonstrar um efeito sinérgico para quase todos os sintomas de TPD, com a medicação fornecendo alívio mais rápido dos sintomas e a psicoterapia auxiliando na resolução dos conflitos, reasseguramento, suporte psicológico, *insight*, aceitação, entendimento e habilidades psicossociais de enfrentamento. Se a dependência atingir proporções regressivas, a presença de um estado psicótico subjacente, sobretudo caracterizado por sintomas negativos, deve ser cuidadosamente investigada.[23]

■ TRATAMENTO DO TRANSTORNO DA PERSONALIDADE EVITATIVA

O tratamento específico para o TPE tem sido pouco pesquisado. A seleção da estratégia de tratamento deve ser baseada em uma formulação compreensiva e individualizada para cada paciente, considerando sintomas, funcionamento emocional, relacional e estratégias de enfrentamento. A terapia cognitivo-comportamental (TCC), utilizando o treinamento em habilidades sociais, relaxamento e treinamento em dessensibilização gradual, é uma das abordagens psicoterapêuticas que pode auxiliar as pacientes com TPE. A experiência clínica mostra que, quando os sintomas da paciente já estão controlados pelo uso da medicação, ela se beneficiará mais da psicoterapia, de melhor maneira do que inversamente.[18,23]

Para a elaboração do plano terapêutico, o psiquiatra deve ter em mente que as pacientes com TPE têm risco elevado de desenvolver outros transtornos mentais, como transtorno de ansiedade generalizada (TAG), transtorno de pânico com agorafobia e depressão, que se apresentam como as queixas mais frequentes que geram busca por tratamento psiquiátrico. A **Tabela 15.6** contém opções de tratamento medicamentoso para o tratamento dos sintomas do TPE.[23]

■ Tabela 15.6
Guia de medicamentos para o tratamento dos sintomas de TPE

Grupo de sintomas	Opções de medicações	Combinações possíveis
Ansiedade social, fobia social, sensibilidade à rejeição, ansiedade de desempenho, ansiedade antecipatória, sensibilidade emocional excessiva	ISRS, venlafaxina, nefazodona, IMAOs, BZD (alprazolam, clonazepam), betabloqueadores	1. ISRS e BZD 2. ISRS, BZD e betabloqueador 3. BZD e betabloqueador 4. ISRS e betabloqueador 5. IMAO e BZD
Sintomas extremos de evitação, que sugerem a presença de paranoia, medo psicótico e retraimento psicótico	Antipsicótico	Antipsicótico + ISRS Antipsicótico + venlafaxina

Fonte: Elaborada com base em Joseph.[23]

Se o psiquiatra observar que a paciente apresenta sintomas evitativos severos, deverá investigar a ocorrência de um componente psicótico, visto que estados prodrômicos, residuais ou atípicos de quadros psicóticos podem se manifestar por meio de sintomas evitativos.[23]

■ TRATAMENTO DO TRANSTORNO DA PERSONALIDADE OBSESSIVO-COMPULSIVA OU ANANCÁSTICA

Os maiores benefícios no tratamento do TPOC são obtidos com a combinação do uso de medicações e psicoterapia (TCC). Importante lembrar que o tratamento psicoterápico demonstra maior possibilidade de melhorar de modo significativo a condição de uma paciente quando os sintomas agudos já estiverem controlados pela medicação. Para abordagem farmacológica, o TPOC pode ser considerado uma forma leve do TOC.[23] A **Tabela 15.7** contém possibilidades de abordagem medicamentosa dos sintomas do TPOC. É importante informar às pacientes que o controle dos sintomas irá permitir a utilização dos completos potenciais intelectuais, criativos e ocupacionais, os quais são suprimidos pelas variadas obsessões e compulsões. Essas informações servem para motivar até mesmo as pacientes mais ambivalentes quanto ao tratamento.[23]

VIOLÊNCIA BASEADA EM GÊNERO E SUA ASSOCIAÇÃO COM OS TRANSTORNOS DA PERSONALIDADE NAS MULHERES

A violência baseada em gênero (VBG), em suas mais variadas formas (física, sexual, psicológica), pode ocorrer em qualquer ponto no curso vital, e as vítimas expostas durante a infância têm risco aumentado tanto para uma nova exposição à violência,

■ **Tabela 15.7**
Guia de medicamentos para o tratamento dos sintomas de TPOC

Sintomas do TPOC	Opções de medicações
1ª linha	ISRSs, venlafaxina
2ª linha	Clomipramina
3ª linha	ISRS + BZD (clonazepam/alprazolam/lorazepam)
Casos resistentes	Clomipramina (dosagem menor pelo risco de convulsão) + ISRS
Tratamentos adjuvantes	Lítio, carbamazepina, valproato, trazodona, clonidina, guanfacina, baixas doses de antipsicóticos, buspirona e BZDs de alta potência

Fonte: Elaborada com base em Joseph.[23]

no transcorrer da vida, quanto para desenvolver psicopatologia mais grave, em função dessa exposição adicional. As mulheres, por sua vez, infelizmente, são com frequência expostas a múltiplos tipos de VBG, o que está associado com risco aumentado para diversos transtornos mentais (TEPT, depressão, TUS).[26]

Em um estudo realizado na população norte-americana, uma em cada quatro mulheres relataram algum tipo de exposição à VBG ao longo da vida.[27] Outro estudo identificou que a VBG esteve associada com uma elevação de três a cinco vezes no risco de a vítima desenvolver um TP durante a vida, e cerca de 40% dos TPs foram atribuídos à exposição à VBG em mulheres, sugerindo que esse percentual poderia ser reduzido se a VBG fosse eliminada. As mulheres que sofreram mais tipos de VBG tiveram uma probabilidade substancialmente maior de desenvolver TPs ao longo da vida quando comparadas com mulheres que experimentaram menos tipos ou nunca sofreram VBG. Além disso, sofrer variados tipos de VBG esteve associado com a apresentação de critérios para múltiplos TPs, sugerindo que essa exposição está associada com um perfil clínico mais grave.[26]

A VBG demonstra ter um impacto negativo penetrante e potencialmente duradouro no funcionamento cognitivo, emocional e interpessoal de suas vítimas. Sobre os tipos de TPs identificados nas vítimas de VBG, um aumento em todos os tipos foi observado, destacando-se maior associação com os TPs esquizotípico, TPB e TPAS, refletindo dificuldades severas nas relações interpessoais, variando de desconfiança à manipulação e falta de empatia. A exposição à VBG pode moldar os esquemas cognitivos das vítimas sobre relações interpessoais e interações, de maneira que se manifesta nas características primárias desses TPs, incluindo problemas para confiar nos outros e dificuldades para manter relações interpessoais. Assim, a identificação de fatores que aumentam o risco para esses e outros TPs é crucial no desenvolvimento de programas para redução dos problemas gerais relacionados aos TPs. O psiquiatra deve investigar a possibilidade de a paciente com critérios diagnósticos para TPs ter histórico de exposição à VBG, a fim de obter melhor compreensão diagnóstica, prognóstica e terapêutica do caso.[26]

CONSIDERAÇÕES FINAIS

Os TPs são prevalentes e importantes na clínica psiquiátrica, seja ela realizada em consultórios, ambulatórios, Centros de Atenção Psicossociais (CAPS) ou hospitais com leitos psiquiátricos. Muitas pacientes buscam tratamento em saúde mental por queixas relacionadas a transtornos mentais maiores, como depressão, ansiedade ou TAs, contudo, têm também traços ou TPs, que influenciam no prognóstico e nos resultados do tratamento. Os demais TPs não abordados neste capítulo também devem ser bem conhecidos pelo psiquiatra, pois devem participar do raciocínio diagnóstico nas avaliações das pacientes. Por fim, sejam eles egodistônicos ou egossintônicos, os TPs trazem intenso sofrimento e prejuízos para as próprias pacientes e para aqueles com quem mantêm contato, merecendo receber uma abordagem técnica e empática por parte do terapeuta.

REFERÊNCIAS

1. Emmelkamp PMG, Meyerbröker K. Personality disorders. 2nd ed. New York: Routledge; 2020.
2. American Psychiatric Association. Manual diagnóstico e estatístico de transtornos mentais: DSM-5. 5. ed. Porto Alegre: Artmed; 2014.
3. World Health Organization. The ICD-11 classification of mental and behavioral disorders. 11th ed. Geneva: WHO; 2018.
4. Gawda B, Czubak K. Prevalence of personality disorders in a general population among men and women. Psychol Rep. 2017;120(3):503-19.
5. Cohen R, Trebilcock J, Weaver T, Moran P. The offender personality disorder pathway for women in england and wales: a hopeful new development? Crim Behav Ment Health. 2019;29(5-6):257-60.
6. Caligor E, Kernberg O, Clarkin JF, Yeomans FE. Psychodynamic therapy for personality pathology: treating self and interpersonal functioning. Washington: APA; 2018.
7. Minnick AM, Cachelin FM, Durvasula RS. Personality disorders and psychological functioning among latina women with eating disorders. Behav Med. 2017;43(3):200-7.
8. Sassoon SA, Colrain IM, Baker FC. Personality disorders in women with severe premenstrual syndrome. Arch Womens Ment Health. 2011;14(3):257-64.
9. Novais F, Araújo A, Godinho P. Historical roots of histrionic personality disorder. Front Psychol. 2015;6:1463.
10. Sansone RA, Sansone LA. Gender patterns in borderline personality disorder. Innov Clin Neurosci. 2011;8(5):16-20.
11. Hughes A, Brewer G, Khan R. Sexual coercion by women: the influence of pornography and narcissistic and histrionic personality disorder traits. Arch Sex Behav. 2020;49(3):885-94.
12. Caligor E, Levy KN, Yeomans FE. Narcissistic personality disorder: diagnostic and clinical challenges. Am J Psychiatry. 2015;172(5):415-22.
13. Candel OS. A review on the present condition of histrionic personality disorder. Bull Int Psychiatry. 2019;3(82):39-43.
14. Sher L, Siever LJ, Goodman M, McNamara M, Hazlett EA, Koenigsberg HW, et al. Gender differences in the clinical characteristics and psychiatric comorbidity in patients with antisocial personality disorder. Psychiatry Res. 2015;229(3):685-9.
15. Hicks BM, Vaidyanathan U, Patrick CJ. Validating female psychopathy subtypes: differences in personality, antisocial and violent behavior, substance abuse, trauma, and mental health. Personal Disord. 2010;1(1):38-57.
16. Loas G, Baelde O, Verrier A. Relationship between alexithymia and dependent personality disorder: a dimensional analysis. Psychiatry Res. 2015;225(3):484-8.
17. Maccaferri GE, Dunker-Scheuner D, De Roten Y, Despland JN, Sachse R, Kramer U. Psychotherapy of Dependent Personality Disorder: the relationship of patient-therapist interactions to outcome. Psychiatry. 2020;83(2):179-94.
18. Lampe L, Malhi GS. Avoidant personality disorder: current insights. Psychol Res Behav Manag. 2018;11:55-66.
19. van Broekhoven KEM, Karreman A, Hartman EE, Lodder P, Endendijk JJ, Bergink V, et al. Obsessive-compulsive personality disorder symptoms as a risk factor for postpartum depressive symptoms. Arch Womens Ment Health. 2019;22(4):475-83.
20. Atroszko PA, Demetrovics Z, Griffiths MD. Work addiction, obsessive-compulsive personality disorder, burn-out, and global burden of disease: implications from the ICD-11. Int J Environ Res Public Health. 2020;17(2):660.
21. Quirk SE, Stuart AL, Berk M, Pasco JA, Brennan Olsen SL, Koivumaa-Honkanen H, et al. Personality disorder is an excess risk factor for physical multimorbidity among women with mental state disorders. Psychiatry Res. 2017;257:546-9.
22. Bateman AW, Gunderson J, Mulder R. Treatment of personality disorder. Lancet. 2015;385(9969):735-43.
23. Joseph S. Personality disorders: new symptom-focused drug therapy. New York: Routledge; 2019.

24. Ronningsdtam E, Weinberg I. Narcissistic personality disorder: progress in recognition and treatment. Focus: J Life Learn Psychiatry. 2013;11(2):167-77.
25. Zeigler-Hill V, Shackelford TK, editors. Encyclopedia of personality and individual differences. London: Springer International; 2017.
26. Walsh K, Hasin D, Keyes KM, Koenen KC. Associations between gender-based violence and personality disorders in U.S. women. Personal Disord. 2016;7(2):205-10.
27. Walsh K, Keyes KM, Koenen KC, Hasin D. Lifetime prevalence of gender-based violence in US women: associations with mood/anxiety and substance use disorders. J Psychiatr Res. 2015;62:7-13.

16 SUICÍDIO E AUTOMUTILAÇÃO ENTRE MULHERES
Aspectos históricos, fatores de risco e estratégias de apoio ao manejo clínico

Everton Botelho Sougey
Tatiana de Paula Santana da Silva
Dennys Lapenda Fagundes
Dennison Carreiro Monteiro

A violência abrange significativa importância e grande pressão em diferentes segmentos da sociedade, sejam jurídicos, políticos e de saúde, sobretudo de saúde mental. No Brasil, as mortes por causas externas ocupam a terceira posição do quantitativo geral de óbitos. Nesse sentido, pode-se entender que a violência autoinfligida (comportamentos de risco, de autolesão e suicidas) representa um verdadeiro desafio, digno de prioridade e enfrentamento, uma vez que o aumento de anos de vida perdidos por morte ou incapacitação tende a levar o País a um dos primeiros no *ranking* mundial até 2025, afetando, sobretudo, mulheres em plena capacidade produtiva, resultando em altos custos individuais e sociais.[1,2]

As discussões apresentadas neste capítulo foram direcionadas mediante uma revisão bibliográfica em bases de dados eletrônicas atuais e relevantes para a comunidade científica. Nosso foco incluiu, inicialmente, a apresentação de um panorama com bases conceituais e históricas sobre a temática e, na sequência, apresentamos dados sobre alguns dos fatores de risco mais expressivos e relacionados ao tema, incluindo as melhores evidências sobre as estratégias de apoio no manejo clínico desses comportamentos na população feminina.

AUTOLESÕES E COMPORTAMENTO SUICIDA ENTRE MULHERES: A DIMENSÃO DOS FENÔMENOS

Os comportamentos suicida e de autolesão são considerados práticas de risco à vida, sendo devidamente incluídos no campo de estudo da violência autoinfligida. O comportamento suicida, por sua vez, é compreendido como um fenômeno complexo associado a estímulos estressores ambientais, interagindo com vulnerabilidade biológica.[3,4]

Já as autolesões compreendem todas as ações autoprovocadas para infligir lesões no corpo, com o objetivo de causar danos a si próprio, independentemente de tipo, motivo ou intenção, sem que haja necessariamente a intenção suicida.[5]

Apesar de conceitualmente perpassarem ações diferentes, as práticas de autolesão, incluindo as automutilações, podem figurar como um dos principais fatores de risco para o suicídio. Dados de um importante estudo de metanálise mostraram que história prévia de autolesão pode quase triplicar o risco de comportamento suicida entre aqueles que praticaram autolesão mais de 20 vezes ao longo da vida.[6]

O suicídio tem sido, frequentemente, tema das agendas públicas de saúde mental, sendo responsável por vitimar cerca de 800 mil pessoas por ano em todo o mundo.[1] Adicionalmente, a pandemia do covid-19, iniciada em 2020, pode estar associada a um aumento nas taxas de comportamentos de risco e, consequentemente, aumento do número de suicídios.[7-9]

As mulheres constituem um grupo especialmente vulnerável para os comportamentos de risco, incluindo os comportamentos suicida e de autolesão. Dados do último boletim epidemiológico sobre mortalidade por suicídio e notificações de lesões autoprovocadas no Brasil, de 2021, revelaram um aumento de 29% nas taxas de suicídio de mulheres no País, quando comparados aos dados do período de 2010 a 2019.[2] Já a violência autoinfligida, por sua vez, tem sido considerada um evento mais comum entre os jovens, independentemente do gênero, mas com taxas expressivas e com significativa tendência de alta para os próximos anos.[5]

Apesar de sua relevância, dimensão e suas repercussões, a subnotificação dos comportamentos de risco entre as mulheres é inegável, sobretudo no Brasil, onde apenas uma em cada três mulheres que tentam suicídio é atendida em serviço de urgência. Nesse sentido, faz-se importante conhecer também alguns aspectos marcantes relacionados a gênese, história e representatividade desses comportamentos sobre o gênero feminino.[10]

PERSPECTIVAS HISTÓRICAS SOBRE OS COMPORTAMENTOS SUICIDA E DE AUTOMUTILAÇÃO NA MULHER

Os fatos sobre os comportamentos de risco, ao longo da história, perpassam momentos importantes das civilizações. Tanto o comportamento suicida como as autolesões são citados em diversas passagens históricas emblemáticas e marcantes, como atos ora de bravura, ora de reflexão e/ou punição. Um exemplo disso é o comportamento suicida, que, para algumas civilizações, era visto como um feito heroico. Em contrapartida, os comportamentos de autolesões e automutilações sempre representaram, independentemente de cultura ou era, atividades relacionadas à punição do indivíduo frente à realização de ações proibidas.[11]

Sobre o comportamento suicida, um dos primeiros registros foi atrelado à civilização Asteca, em que Ixtab, conhecida como a deusa do suicídio, seria responsável por apresentar o paraíso àqueles que, por ato de bravura, ceifavam a vida. Já na Era Viking, o suicídio também era cultuado como ato de bravura alternativo aos guerreiros presos por oponentes durante as batalhas para fugir da colonização e da escravidão.[11]

Uma mudança paradigmática passa a acontecer na Era Cristã, na qual o suicídio começou a ser atrelado a um ato abominável difundido por Santo Agostinho, no século IV, para reduzir as mortes de fiéis da sociedade cristã e, consequentemente, enfraquecer a Igreja Católica.[11]

Particularmente, sobre a história do suicídio entre mulheres, os registros, apesar de escassos, também recontam momentos importantes, e, uma das poucas obras que relatam com precisão alguns eventos é o livro *Maneiras trágicas de matar uma mulher*,[12] no documento, apesar do tema central não ser exatamente o suicídio, em vários momentos, são citadas passagens míticas e tragédias do século V a.C., de heróis e heroínas e seus atos suicidas. Na obra, destaca-se, inicialmente, o perfil da mulher grega da época que, em, em oposição ao homem, vivia em situação de confinamento em sua residência, e que, em raras vezes, lhe era permitido sair à rua, sendo vedado também seu contato com hóspedes e visitas, mesmo em situações de confraternização. Dentre as situações permitidas para que mulheres pudessem deixar suas residências, podem ser citadas o dia do casamento, a festa de Tesmofórias, celebrada em honra da deusa Deméter e voltada apenas às mulheres legítimas, a festa de Dionisíacas, o festival de teatro em honra de Dioniso, celebrado no teatro, e em alguns cortejos fúnebres.[13]

Provavelmente, a ação de ceifar a própria vida parecia, contudo, uma das poucas alternativas viáveis às mulheres gregas da época, a qual os relatos evidenciam que várias heroínas míticas e/ou trágicas se lançaram no vazio para escapar do sofrimento. Assim, são evidenciadas na obra as mortes de Jocasta, esposa e mãe de Édipo; Fedra, esposa de Teseu; Eurídice, esposa de Creonte e mãe de Hémon e Meneceu; Dejanira, esposa de Héracles; Leda, mãe de Helena e Cliteminestra; e muitas outras.

Na atualidade, percebe-se que o suicídio se conecta a uma série de fatores, muitas vezes, relacionados a vivências traumáticas, situações conflituosas e presença de transtornos mentais, tornando-se, portanto, uma questão médica, sendo extremamente importante identificar, de forma precoce, esses comportamentos, na tentativa de reduzir as taxas de mortalidade.

FATORES DE RISCO E ESTRATÉGIAS DE APOIO AO MANEJO CLÍNICO DOS COMPORTAMENTOS DE RISCO NA MULHER

No momento, destaca-se uma demanda global, em todas as especialidades da área de saúde, de conduzir práticas de saúde com base em evidências, a fim de permitir abordagens que possibilitem a melhoria da qualidade da assistência, o que envolve a delimitação da problemática, a busca e a análise crítica das evidências disponíveis e, sobretudo, a implementação dessas práticas. Adicionalmente, pode-se, ainda, incorporar a competência clínica do profissional e as preferências do cliente/paciente durante o processo de tomada de decisão sobre a assistência à saúde.

No campo dos estudos do comportamento humano, a prática profissional pautada na análise das evidências emerge como foco central, em especial, nas investigações relacionadas à pesquisa científica. Nesse sentido, optou-se por apresentar, neste tópico, um panorama geral sobre alguns fatores considerados de risco à população feminina e as principais estratégias de apoio ao manejo clínico, mediante busca sistemática de evidências em literaturas de importante impacto científico.

Sabe-se que os comportamentos de risco na população feminina podem envolver questões neurobiológicas, psicossociais e ambientais. As questões neurobiológicas já estudadas remetem à presença de anormalidades dos marcadores serotoninérgicos, como a redução do 5-hidróxi-indolacético (5-HIAA), que podem ser qualificadas como fatores de vulnerabilidade. No entanto, ainda não está claro quais dessas anormalidades podem ser uma causa ou consequência do ato suicida ou se estão principalmente associadas ao comportamento.[14]

Dados do último relatório sobre as estimativas globais de suicídio no mundo, publicado pela Organização Mundial da Saúde (OMS), em junho de 2021, apontam que o suicídio continua sendo mundialmente uma das principais causas de morte. O número de mortes associadas ao comportamento suicida é superior às mortes relacionadas a HIV, malária, câncer de mama ou, ainda, às mortes em guerras e conflitos.[1]

Só em 2019, mais de 700 mil pessoas morreram, o equivalente a uma em cada 100 das mortes registradas, o que levou a OMS a produzir novas orientações para ajudar os países quanto à prevenção ao suicídio e ao atendimento de indivíduos em situação de risco.[1] Além disso, as diretrizes citam que a prevenção é ainda mais importante agora, depois de muitos meses convivendo com a pandemia de covid-19, uma vez que esta tem suscitado quadros importantes relacionados à saúde mental da população, como perda de emprego, estresse financeiro e isolamento social, lutos e vivências traumáticas.[1]

Nesse sentido, o documento ainda aponta um importante fato, as diferenças entre gêneros, que são frequentemente encontradas na epidemiologia do comportamento suicida. O relatório destaca que as taxas de suicídio variam entre países e regiões, e que mais homens morrem (12,6 por cada 100 mil homens, em comparação com 5,4 por cada 100 mil mulheres). As taxas entre homens são, geralmente, mais elevadas em países de alta renda (16,5 por 100 mil). Para mulheres, as taxas de suicídio mais altas são encontradas em países de baixa e média rendas (7,1 por 100 mil).[1]

Em contrapartida, sabe-se que a ideação suicida é mais recorrente entre mulheres, e as taxas de hospitalização e internamento também são mais elevadas no gênero feminino, sobretudo entre adolescentes e mulheres adultas jovens.[15] Essas diferenças nas taxas de morbimortalidade podem estar relacionadas, ainda, aos métodos preferenciais utilizados nas tentativas, em que mulheres apresentam uma tendência por procurar métodos menos violentos. Adicionalmente, é importante destacar que essa situação não está relacionada com o nível de intenção de suicídio. Além dos fatores já citados, vários outros também se configuram como mais prevalentes no gênero feminino, como a presença de transtorno depressivo ou de ansiedade. Já os transtornos por abuso de álcool são mais frequentes entre os homens, bem como problemas relacionados ao trabalho e financeiros.[16,17]

A doença mental é, muitas vezes, listada como um fator crítico em comportamentos suicidas em indivíduos. Em um estudo do sul da Turquia, a depressão foi três vezes mais provável de ser relatada entre mulheres do que homens que tentaram suicídio (72 vs. 27%).[18] Da mesma forma, a depressão foi mais frequentemente relatada entre mulheres imigrantes turcas que tentaram suicídio na Alemanha, em comparação com mulheres de maioria alemã (51 vs. 34%).[19] Embora depressão e outras doenças mentais tenham sido associadas ao suicídio, vários autores argumentaram que não são a causa final do comportamento suicida entre mulheres de certas origens culturais.

Na verdade, os autores sugeriram que a doença mental e os comportamentos suicidas entre as mulheres no Oriente Médio são, pelo menos parcialmente, uma consequência da agressão ou violência contra as mulheres, em vez de um fator independente ou psicopatologia.[19] Um argumento semelhante foi apresentado para mulheres imigrantes da Turquia e do Sul da Ásia residentes na Europa, que demonstraram comportamento suicida.[18,20]

Adicionalmente, é importante destacar que, embora grande parte dos suicídios e comportamentos de autolesão ocorram nos indivíduos que sofrem de transtornos do humor, sabe-se que nem todos que apresentam esse diagnóstico podem vir a tentar ou cometer suicídio. Nesse sentido, outras questões, como os aspectos ambientais, podem também desempenhar um papel importante.

Dentre esses fatores, um corpo substancial de evidências demonstra que a perturbação do sono é um fator de risco significativo para o comportamento suicida.[7,8,21-25] Dentre os transtornos do sono, a insônia é um fator de risco importante para o comportamento suicida, mas, de forma geral, tem sido negligenciada pelas pesquisas, principalmente entre estudos conduzidos com pessoas da população em geral.[22] Em populações específicas, como as mulheres, torna-se um fator predisponente.

Ademais, os transtornos de sono, como a insônia e seus tipos, incluindo as dificuldades em adormecer (insônia inicial), manter o sono ou voltar a dormir (insônia de manutenção) e despertar precocemente (insônia terminal), são associados à ideação suicida, principalmente entre pacientes com transtornos do humor (p. ex., depressão, abuso ou dependência de álcool e outras substâncias e transtorno de estresse pós-traumático (TEPT]).

Embora a depressão seja o principal alvo para a identificação de suicídio, os sintomas de insônia podem superar a depressão na previsão de ideação suicida.[7,8,22,25] Evidências adicionais sugerem que a insônia pode ser um fator de risco potencialmente modificável, bem como tornar-se alvo para a prevenção do suicídio.[7,8,25]

Metanálises recentes evidenciam que o transtorno disfórico pré-menstrual (TDPM) está associado a um risco maior em quase sete vezes para tentativas de suicídio e em quatro vezes para ideação suicida. Nos casos de síndrome pré-menstrual (SPM), também há uma frequência mais elevada de ideação, mas não de tentativas de suicídio.[26]

Considerando 232 mulheres internadas após tentativa de suicídio, pesquisadores identificaram que 23% tinham diagnóstico de TDPM e 50% de SPM, as quais apresentavam mais traços de personalidade como impulsividade, hostilidade e raiva, independentemente da fase do ciclo menstrual.[27]

Em uma amostra de 125 mulheres que haviam tentado suicídio e 83 controles, observou-se uma prevalência significativamente maior de TDPM naquelas que tentaram suicídio (54 vs. 6%). Porém, curiosamente, as tentativas durante a fase lútea não foram mais frequentes naquelas com TDPM do que nas sem o diagnóstico.[28] Em outro estudo caso-controle, 120 pacientes, entre 13 e 40 anos, admitidas em hospital geral após tentativa de suicídio, foram comparadas com 120 controles saudáveis. Corroborando com publicações anteriores, a frequência de TDPM foi significativamente maior nos "casos" do que nos "controles" (30,8 vs. 5%), mas não houve diferença estatística quanto à presença de SPM. Os autores também não observaram relação entre a fase do ciclo menstrual e as tentativas de suicídio.[29]

Em uma amostra de 383 pacientes com depressão ou transtorno bipolar (TB), a comorbidade com TDPM foi detectada em 13,8% dos casos, associando-se com mais experiências de tentativas e planos suicidas ao longo da vida.[30] Em mulheres com TDPM, a sensibilidade cerebral exacerbada às oscilações hormonais, especialmente estrogênicas, está relacionada à desregulação transitória do sistema serotoninérgico e, provavelmente, ao aumento do comportamento suicida no período pré-menstrual. Esse fenômeno também está ligado ao aumento de afetos negativos, da sensibilidade emocional em resposta a eventos adversos, modificações no processamento de recompensas e deficiência executiva do controle inibitório.[31,32]

Refletir sobre esses fatores, além de reforçar condições e perfis específicos de maior risco, remetem a implicações importantes relacionadas à eficácia de tratamentos psicossociais para transtornos mentais e suicidas. Por exemplo, uma importante revisão sistemática sobre a eficácia das intervenções para prevenir o suicídio, o comportamento suicida e as práticas de autolesão revelou que as intervenções apresentaram desfechos diferentes e significativos em pacientes do sexo feminino e masculino hospitalizados após uma tentativa de suicídio, ou seja, as intervenções foram eficazes na redução de tentativa de suicídio ou comportamentos de automutilação em mulheres, mas não em homens.[19]

Dentre as intervenções que parecem ser úteis e adjuvantes ao manejo clínico, a revisão destaca que o apoio e o incentivo à comunicação aberta são elementos importantes e positivos, podendo ser trabalhadas a partir de estratégias de terapia de grupo pautadas na regulação das emoções (ERGT, do inglês *emotion regulation group therapy*)[20] e tratamento cognitivo assistido manual (MACT, do inglês *manual-assisted cognitive therapy*).[33]

Nesse sentido, embora as descobertas sugiram que as mulheres tendem a responder mais aos tratamentos psicossociais do que os homens, uma série de outras explicações também pode ser considerada. Fatores relacionados ao gênero, incluindo fatores psicológicos, fatores de personalidade e a gravidade dos pensamentos e comportamentos suicidas, podem ser responsáveis pela diferença na resposta à intervenção, em vez de o gênero em si.[34]

As descobertas também podem estar relacionadas à adesão, em que, especificamente, os homens apresentam maior dificuldade de participar e/ou concluir programas psicoterapêuticos quando comparados com as mulheres.[11]

CONSIDERAÇÕES FINAIS

Em resumo, pode-se considerar que os comportamentos de risco, incluindo as autolesões e o comportamento suicida entre mulheres, parecem estar relacionados a uma complexa interação de fatores culturais, sociais, econômicos e individuais, que variam dependendo da região e dos contextos sociopolíticos. Nesse sentido, a atenção integral a essa parcela populacional e o acompanhamento das situações de risco podem ser considerados fundamentais para a redução do risco.

REFERÊNCIAS

1. World Health Organization. Suicide worldwide in 2019: global health estimates. Geneva: WHO; 2021.
2. Brasil. Ministério da Saúde. Mortalidade por suicídio e notificações de lesões autoprovocadas no Brasil. Boletim Epidemiológico. 2021;50(24):1-14.
3. National Center for Health Statistics. With chartbook on trends in the health of Americans. Hyattsville: NCHS; 2005.
4. National Collaborating Centre for Mental Health. Self-harm: the longer-term management of self-harm. Leicester: NCCMH; 2021.
5. Aggarwal S, Patton G, Reavley N, Sreenivasan SA, Berk M. Youth self-harm in low- and middle-income countries: systematic review of the risk and protective factors. Int J Soc Psychiatry. 2017;63(4):359-75.
6. Whitlock J, Muehlenkamp J, Eckenrode J, Purington A, Baral Abrams G, Barreira P, et al. Nonsuicidal self-injury as a gateway to suicide in young adults. J Adolesc Health. 2013;52(4):486-92.
7. Sher L. Sleep, resilience and suicide. Sleep Med. 2020;66:284-5.
8. Sher L. The impact of the COVID-19 pandemic on suicide rates. QJM. 2020;113(10):707-12.
9. Sher L. Post-COVID syndrome and suicide risk. QJM. 2021;114(2):95-8.
10. Silva RMD, Sousa GS, Vieira LJES, Caldas JMP, Minayo MCS. Suicidal ideation and attempt of older women in Northeastern Brazil. Rev Bras Enferm. 2018;71 Suppl 2:755-62.
11. Marquetti Fegi, Marquetti FC. Suicídio e feminilidades. Cad Pagu. 2017;49:e174921.
12. Loraux N. Maneiras trágicas de matar uma mulher: imaginário da Grécia Antiga. Rio de Janeiro: Jorge Zahar; 1985.
13. Jeanmaire H. Couroi et courètes. Essai sur l'éducation spartiate et sur les rites d'adolescence dans l'antiquité hellénique. Lille: Bibliothèque Universitaire; 1970.
14. Pandey GN. Biological basis of suicide and suicidal behavior. Bipolar Disord. 2013;15(5):524-41.
15. Schmidtke A, Bille-Brahe U, De Leo D, Kerkhof JFM. Sociodemographic characteristics of suicide attempters in europe-combined results of the monitoring part of the WHO/EURO multicentre study on suicidal behaviour. In: Suicidal behaviour in Europe: results from the WHO/EURO multicentre study on suicidal behaviour. Göttingen: Hogrefe & Huber; 2004. p. 29-43.
16. McGirr A, Séguin M, Renaud J, Benkelfat C, Alda M, Turecki G. Gender and risk factors for suicide: evidence for heterogeneity in predisposing mechanisms in a psychological autopsy study. J Clin Psychiatry. 2006;67(10):1612-7.
17. Monnin J, Thiemard E, Vandel P, Nicolier M, Tio G, Courtet P, et al. Sociodemographic and psychopathological risk factors in repeated suicide attempts: gender differences in a prospective study. J Affect Disord. 2012;136(1-2):35-43.
18. Heredia Montesinos A, Aichberger MC, Temur-Erman S, Bromand Z, Heinz A, Schouler-Ocak M. Explanatory models of suicidality among women of Turkish descent in Germany: a focus group study. Transcult Psychiatry. 2019;56(1):48-75.

19. Aichberger MC, Heredia Montesinos A, Bromand Z, Yesil R, Temur-Erman S, Rapp MA, et al. Suicide attempt rates and intervention effects in women of Turkish origin in Berlin. Eur Psychiatry. 2015;30(4):480-5.
20. Gratz KL, Gunderson JG. Preliminary data on an acceptance-based emotion regulation group intervention for deliberate self-harm among women with borderline personality disorder. Behav Ther. 2006;37(1):25-35.
21. Lavigne JE, Hur K, Kane C, Au A, Bishop TM, Pigeon WR. Prescription medications for the treatment of insomnia and risk of suicide attempt: a comparative safety study. J Gen Intern Med. 2019;34(8):1554-63.
22. Wang X, Cheng S, Xu H. Systematic review and meta-analysis of the relationship between sleep disorders and suicidal behaviour in patients with depression. BMC Psychiatry. 2019;19(1):303.
23. Dolsen MR, Prather AA, Lamers F, Penninx BWJH. Suicidal ideation and suicide attempts: associations with sleep duration, insomnia, and inflammation. Psychol Med. 2020:1-10.
24. Lau JW, Stewart SM, King JD, Kennard BD, Emslie GJ. The association between baseline insomnia symptoms and future suicide attempts within an intensive outpatient treatment program for suicide. Psychiatry Res. 2020;287:112527.
25. Harris LM, Huang X, Linthicum KP, Bryen CP, Ribeiro JD. Sleep disturbances as risk factors for suicidal thoughts and behaviours: a meta-analysis of longitudinal studies. Sci Rep. 2020;10(1):13888.
26. Prasad D, Wollenhaupt-Aguiar B, Kidd KN, de Azevedo Cardoso T, Frey BN. Suicidal risk in women with premenstrual syndrome and premenstrual dysphoric disorder: a systematic review and meta-analysis. J Womens Health (Larchmt). 2021;30(12):1693-707.
27. Ducasse D, Jaussent I, Olié E, Guillaume S, Lopez-Castroman J, Courtet P. Personality traits of suicidality are associated with premenstrual syndrome and premenstrual dysphoric disorder in a suicidal women sample. PLoS One. 2016;11(2):e0148653.
28. Baca-Garcia E, Diaz-Sastre C, Ceverino A, García Resa E, Oquendo MA, Saiz-Ruiz J, et al. Premenstrual symptoms and luteal suicide attempts. Eur Arch Psychiatry Clin Neurosci. 2004;254(5):326-9.
29. Shams-Alizadeh N, Maroufi A, Rashidi M, Roshani D, Farhadifar F, Khazaie H. Premenstrual dysphoric disorder and suicide attempts as a correlation among women in reproductive age. Asian J Psychiatr. 2018;31:63-6.
30. Chan JH, Lo C, Hsu CD, Chiu CC, Huang MC, Liao SC, et al. Premenstrual dysphoric symptoms and lifetime suicide experiences in patients with mood disorder. Gen Hosp Psychiatry. 2021;71:82-7.
31. Owens SA, Eisenlohr-Moul T. Suicide risk and the menstrual cycle: a review of candidate RDoC mechanisms. Curr Psychiatry Rep. 2018;20(11):106.
32. Saunders KE, Hawton K. Suicidal behaviour and the menstrual cycle. Psychol Med. 2006;36(7):901-12.
33. Weinberg I, Gunderson JG, Hennen J, Cutter CJ Jr. Manual assisted cognitive treatment for deliberate self-harm in borderline personality disorder patients. J Pers Disord. 2006;20(5):482-92.
34. Bekker MH, van Mens-Verhulst J. Anxiety disorders: sex differences in prevalence, degree, and background, but gender-neutral treatment. Gend Med. 2007;4 Suppl B:S178-93.
35. Hawton K. Sex and suicide. Gender differences in suicidal behaviour. Br J Psychiatry. 2000;177:484-5.

17 ESTRESSE PRECOCE NA VIDA E TRANSTORNOS MENTAIS NA MULHER

Mario F. P. Juruena

A literatura atual tem demonstrado associações significativas entre eventos traumáticos ocorridos na infância e na adolescência, denominados estresse precoce na vida (EPV), com desfechos desfavoráveis para a saúde do indivíduo adulto. Além disso, o EPV desempenha um papel fundamental no desenvolvimento de transtornos psiquiátricos, sobretudo em mulheres. Estudos recentes nos ajudaram a lançar alguma luz sobre a interação complexa e, possivelmente, efeitos modulatórios bidirecionais que esses sistemas têm desde a vida embrionária. Eles também nos ajudam a entender como a EPV modula a capacidade de adaptação e como ela pode produzir "cicatrizes" que perduram por toda a vida.[1]

Diferentes mecanismos biológicos estão começando a ser integrados, e, com esse avanço, esperamos melhorar nossa compreensão dos transtornos mentais. É imperativo encontrar substratos biológicos e modelos de diagnóstico em doenças psiquiátricas neste paradigma materno-infantil, assim como novos alvos terapêuticos.[2]

As experiências adversas no início da vida constituem um importante fator de risco para o desenvolvimento de transtornos do humor e de ansiedade na idade adulta. Um estudo com quase 2 mil mulheres revelou que aquelas com histórico de abuso sexual ou físico na infância apresentaram maior gravidade na depressão e na ansiedade e tentaram suicídio com mais frequência do que mulheres sem histórico de abuso infantil.[3]

O fenômeno da preponderância feminina na depressão tem sido bem relatado, o que tem sido desafiado por prevalências maiores de suicídio e comorbidades mais graves em homens, assim como uma vida mais longa em mulheres. Os mecanismos potenciais que explicam essa diferença podem incluir três aspectos: covariação entre os níveis de estrogênio e o pico de incidência de depressão feminina, diferenças de gênero no estilo de enfrentamento e diferenças de gênero nos sintomas fenótipos (p. ex., sintomas atípicos na depressão masculina).[3,4]

Além disso, a perda dos pais e outras adversidades da infância também têm sido relacionadas ao desenvolvimento de depressão e transtornos de ansiedade na idade adulta, principalmente em mulheres. Acontecimentos indesejáveis na infância têm sido relatados como predisponentes ao desenvolvimento de transtorno de estresse pós-traumático (TEPT) em resposta ao trauma da vida adulta. No entanto, além do trauma no início da vida, o estresse na idade adulta também contribui para maior probabilidade de depressão e transtornos de ansiedade, incluindo TEPT. Por exemplo, o início de episódios depressivos é frequentemente associado a grandes eventos da vida ou estresse crônico.[3,5]

Experiências de estresse na vida adulta têm sido relacionadas a depressão e transtornos de ansiedade, bem como induzem alterações nos sistemas neuroendócrinos de estresse. Para abordar essa questão, medimos as experiências de estresse na idade adulta em mulheres com histórico de abuso sexual ou físico na infância com e sem depressão, em comparação com mulheres deprimidas.[6]

Nas últimas três décadas, um corpo consistente da pesquisa descobriu que o abuso infantil é um importante fator de risco psicossocial para o desenvolvimento de depressão em mulheres, além de ter sido associado com pior evolução clínica da depressão, incluindo início precoce da doença, maior gravidade dos sintomas e comorbidades.[7]

ESTRESSE PRECOCE NA VIDA

O conceito de estresse precoce é bastante amplo e inclui as diferentes experiências traumáticas que ocorrem na infância e na adolescência, que podem ter repercussões na vida adulta. Dentre elas estão perda dos pais, separação dos pais, doença infantil, violência familiar e privação de alimentos, roupas, abrigo e amor.

A literatura sugere o EPV como fator preditivo para o desenvolvimento e aparecimento de transtornos psiquiátricos em adultos.[1,8] O estresse precoce refere-se a incidentes traumáticos que ocorrem durante a infância e a adolescência, sendo definido de forma diferente, dependendo do autor ou do questionário utilizado para medi-lo. Esses incidentes vão desde a experiência de adversidades na infância e maus-tratos, como abuso, divórcio dos pais ou morte, estar em um acidente traumático e privação de alimentos.[9]

Os maus-tratos na infância são um grande problema social. É um fenômeno global complexo que não respeita os limites de classe, raça, religião, idade ou nível educacional, podendo resultar em lesões físicas graves ou mesmo em morte. Além disso, suas consequências psicológicas podem afetar de maneira aguda a saúde mental de uma criança, assim como repercutir na idade adulta ou na terceira idade.[10]

O EPV está associado a uma diversidade de consequências psiquiátricas. Em crianças e adolescentes, aumenta o risco de problemas, incluindo internalização e externalização de comportamento. A internalização refere-se a sintomas comportamentais refletidos por ansiedade, depressão, bipolaridade, queixas somáticas e inibição. A externalização refere-se a sintomas comportamentais refletidos por agressão, delinquência e aumento da atividade, como problemas de comportamento sexual, que provavelmente caem neste domínio.[10]

Evidências consideráveis sugerem um papel proeminente dos efeitos adversos precoces no desenvolvimento do humor e de transtornos de ansiedade. O abuso e a negligência durante a infância podem ser percebidos como agentes de ruptura do neurodesenvolvimento e, dependendo de quando ocorrem, podem causar sérias "cicatrizes" neurológicas em algumas estruturas, o que poderia tornar alguns indivíduos vulneráveis a certos tipos de psicopatologia, sobretudo depressão, TEPT, transtorno bipolar (TB) e transtornos por uso de substâncias (TUS).[1,8]

Os maus-tratos na infância contribuem de maneira significativa na morbimortalidade por doenças em adultos e vice-versa,[11] e é essencial elucidar os mecanismos pelos quais esses eventos da vida podem provocar doenças que se tornam aparentes décadas após o suposto insulto inicial, e porque algumas pessoas podem se adaptar, enquanto outras apresentam maior risco de transtornos psiquiátricos, em especial, a depressão. As interações gene-ambiente estão possivelmente associadas ao desenvolvimento de fenótipo tardio após maus-tratos na infância.

De acordo com Bernstein e colaboradores,[9] os maus-tratos na infância podem ser subdivididos nos seguintes domínios:

- **abuso físico** — agressão física por alguém mais velho, com risco ou resultado de ferida;
- **abuso emocional** — agressão verbal que afeta o bem-estar ou a moral da criança, ou qualquer conduta que humilhe, envergonhe ou ameace esta;
- **abuso sexual** — qualquer contato ou conduta sexual entre uma criança e alguém mais velho;
- **negligência emocional** — falha dos cuidadores em fornecer cuidados emocionais e psicológicos básicos como amor, motivação e apoio, suporte, etc.;
- **negligência física** — falha dos cuidadores em fornecer cuidados físicos básicos, como alimentação, uma casa, segurança, supervisão e saúde.

A literatura mostra que, durante a primeira infância e a adolescência, estruturas cerebrais importantes estão sendo formadas, então, as consequências negativas de eventos traumáticos são duradouras e podem permanecer durante a vida dos filhos.[12] Essas crianças e esses adolescentes podem sofrer perdas de curto a longo prazo, incluindo danos à saúde em geral (fraturas, lacerações, lesões cerebrais) e problemas de saúde mental (ansiedade, depressão, isolamento social, ideação suicida e tentativas de suicídio, abuso de substâncias, transtorno de conduta, delinquência e, mais especificamente, sintomas de TEPT, como dormência, ansiedade crônica, desamparo, baixa autoestima e distúrbios do sono e/ou nutrição) na idade adulta.[1]

Outras consequências de EPV estão relacionadas ao atraso do desenvolvimento cognitivo, déficit intelectual e fracasso escolar, bem como a violência e o crime na adolescência.[1,3,6] O EPV dobra o risco de recorrência da depressão. Nesse sentido, pesquisadores apontam que aproximadamente 60% dos casos de episódios depressivos são precedidos pela ocorrência de estressores, sobretudo de origem psicossocial, de modo que a influência de fatores genéticos no desenvolvimento da depressão pode ser em razão de maior sensibilidade a eventos estressores.[13]

História de estresse precoce (p. ex., abuso infantil, negligência ou experiência estressante, como perda dos pais) tem sido associada a um risco significativamente aumentado de desenvolver depressão resistente ao tratamento, principalmente em mulheres.[8,14] Esses dados revelam que a gravidade do EPV e seus subtipos se correlacionam com a gravidade da depressão.[8] Um dos mecanismos que se acredita estar envolvido nessas anormalidades é a inibição por *feedback* prejudicada do eixo hipotálamo-pituitária-adrenal (HPA) pelos glicocorticoides (GC) circulantes.[15]

A violência sexual contra a mulher é uma violação fundamental dos direitos humanos das mulheres e um problema grave de saúde pública que afeta quase um terço das mulheres em todo o mundo, repercutindo de modo direto na sua saúde mental e na da prole.[16] Mulheres vítimas de agressão sexual, incluindo estupro, relatam menos estado de saúde percebido; sintomas mais somáticos; mais queixas frequentes de dor crônica; síndromes ginecológicas; e transtornos psiquiátricos, como TUS, depressão e TEPT.[5,17]

Traumas precoces como antes da primeira menstruação em mulheres e antes dos 13 anos em homens têm sido associados a risco específico de depressão.[18] A diminuição do volume do hipocampo foi observada em pessoas com trauma na infância com e sem TEPT.[19]

A diminuição do volume do hipocampo em mulheres com transtorno da personalidade *borderline* (TPB) foi associada ao trauma precoce.[20] Como a perda de volume do hipocampo não foi observada em crianças abusadas com TEPT, alguns estudos sugeriram que liberações repetidas de cortisol ao longo do tempo podem, por vezes, resultar em hipocampos menores, devido aos efeitos adversos significativos dos GC sobre esses neurônios. À luz de achados endócrinos, avaliamos, portanto, se o volume hipocampal diminuído no transtorno depressivo maior (TDM) pode estar associado a histórias de abuso infantil. O hipocampo esquerdo, em mulheres deprimidas que sofreram abuso infantil, foi 18% menor do que em mulheres deprimidas não abusadas e 15% menor do que em controles saudáveis. Mulheres deprimidas sem abuso infantil e controles tinham volumes hipocampais semelhantes.[21]

Deve-se notar que a baixa atividade adrenocortical, como observada em mulheres abusadas, é diferente da hipercortisolemia, que, classicamente, tem sido associada ao TDM com melancolia ou psicose.[22] No entanto, a secreção de cortisol diminuída, em vez de aumentada, foi relatada em pacientes com formas não psicóticas de TDM, bem como depressão atípica e TEPT.[5,23]

EPIGENÉTICA E ESTRESSE PRECOCE NA VIDA

Os mecanismos epigenéticos consideram a interação entre a herança genética do indivíduo e os fatores ambientais, analisando esse processo como alterações intracelulares na expressão do material genético, que culminam na determinação das características exibidas pelo indivíduo. Os mecanismos epigenéticos dizem respeito, de maneira fundamental, aos meios e processos pelos quais a determinação biológica do organismo é atualizada e expressa ao longo de seu desenvolvimento.[23]

Os fenômenos epigenéticos desempenham um papel crítico na regulação das funções neurais, não apenas nos cérebros das crianças, mas também nos dos adultos, de modo que as influências do ambiente sobre a ação e a expressão da carga genética permanecem em andamento ao longo da vida. O modelo epigenético oferece uma explicação geral para a construção gradual da vulnerabilidade, que começa com a exposição a fatores ambientais nocivos em períodos iniciais do desenvolvimento, passa pela modificação da expressão gênica como resultado dessa exposição e atinge a fisiologia celular e o funcionamento do organismo, que confere um risco aumentado para o desenvolvimento da doença.[23]

O termo "estresse" abrange os desafios psicofísicos encontrados no cotidiano, ou seja, a resposta integrada ao enfrentamento de situações adversas. Esses desafios podem ser altamente adaptativos, do ponto de vista evolutivo, porque ensinam a lidar com circunstâncias semelhantes no futuro.[24]

O eixo HPA tem ganhado mais destaque nos estudos, nos quais esse eixo tem papel fundamental na resposta a estímulos externos e internos, incluindo estressores psicológicos. A atividade do eixo HPA foi identificada como um marcador biológico-chave de risco para depressão. A literatura substancial documentou a ligação entre TDM e anormalidades na atividade do HPA.[15]

Em situações estressantes, o corpo humano inicia uma cascata de eventos no eixo HPA — o hormônio liberador de corticotrofina (CRH) é disponibilizado pelo hipotálamo, desencadeando a liberação do hormônio adrenocorticotrófico (ACTH) pela hipófise, que, por fim, estimula a liberação de cortisol na corrente sanguínea pela adrenal córtex. O cortisol, para iniciar sua ação, precisa se ligar aos seus receptores intracelulares — dois tipos diferentes: tipo I, ou receptor de mineralocorticoide (MR), e tipo II, ou receptor de GC (GR); sob situações estressantes, os GRs hipocampal, hipotalâmico e pituitário começam a se ligar ao cortisol.[25] Quando o cortisol se liga a MR e GR, ele atua para suprimir o aumento da excitabilidade, para se recuperar da ativação induzida pelo estresse e para iniciar o *feedback* reativo e a facilitação da formação mnemônica.[26] Uma revisão sistemática recente[27] constatou que a atividade do eixo HPA está envolvida no risco de suicídio, com ou sem condições psiquiátricas. A disfunção do eixo HPA, assim como a hiperatividade do eixo HPA, pode influenciar no risco de suicídio. Avaliar a desregulação desse eixo pode representar uma estratégia frutífera para identificar novos alvos de tratamento e melhorar a previsão do risco de suicídio.[27] Evidências substanciais indicam, então, que a elevação crônica dos níveis de cortisol e a disfunção do sistema de *feedback* do eixo HPA desempenham um papel proeminente nas respostas ao estresse.[15,25]

Martins-Monteverde e colaboradores,[8] em um estudo com predominância de mulheres (72,8%), média de 40 anos de idade, relatando prática religiosa (86,5%) e com história familiar de transtorno mental (77%), relatam que, em relação ao diagnóstico psiquiátrico, a maioria tinha depressão (54%), seguida de TB (21%). Outros diagnósticos avaliados foram transtornos de ansiedade (12,3%), esquizofrenia e outros transtornos psicóticos (6,2%), transtornos alimentares (3,7%), transtornos dissociativos (1,2%) e transtornos do controle de impulsos não classificados em outra parte (1,2%). Nessa amostra, a depressão foi associada a abuso emocional, abuso sexual e negligência física com significância estatística considerável. Esses dados indicam que a ocorrência de depressão na vida adulta está relacionada a situações de abuso e negligência durante a infância.[8] A análise da ocorrência de depressão segundo as características epidemiológicas mostrou que as mulheres estão mais expostas em relação aos homens. Além disso, também foi observado um aumento de cerca de quatro vezes a chance de depressão entre pessoas que sofreram abuso emocional ou sexual na infância ou que relataram pelo menos uma tentativa de suicídio ao longo da vida. Pacientes com alto nível de desesperança também apresentaram maior gravidade de depressão associada a abuso emocional.[8]

O EPV provavelmente está relacionado a mais do que apenas a ocorrência do estressor, como intensidade, duração, estágio de desenvolvimento da vítima e resposta ao estresse fisiológico no momento do estresse. Presumivelmente, apenas estressores que resultam em respostas de estresse significativas ou sustentadas caracterizadas pelo eixo HPA ou outra atividade do sistema imunológico influenciariam a vulnerabilidade a doenças psiquiátricas.[28]

O EPV é um risco importante, embora não específico, para grandes transtornos psiquiátricos e médicos, e isso inclui o estresse intrauterino também.[29] Estresse em gestação mostrou ter uma programação-efeito sobre a prole, e um dos achados mais consistentes são as alterações do eixo HPA. Embora os GC desempenhem um papel vital no desenvolvimento do embrião, exposições prolongadas podem ter efeitos deletérios neurais, sobretudo em áreas do cérebro que são ricas em receptores de cortisol.[29]

Estudos cruciais da grande fome holandesa de 1944-1945 mostraram que a desnutrição materna pré-natal estava associada a uma variedade de condições físicas na prole quando adultos,[30] bem como a um risco aumentado de transtorno do espectro da esquizofrenia e depressão.[31] Na descendência dos pais dos que eram intrauterinos naquela época (netos dos desnutridos), foi encontrado aumento do risco de obesidade, sugerindo um efeito transgeracional.[32]

Esses estudos são mencionados apenas para ilustrar a magnitude e a complexidade dos efeitos do EPV e quando isso pode acontecer: na infância, no desenvolvimento intrauterino ou mesmo antes da concepção. Mais estudos são necessários para elucidar os mecanismos precisos desses efeitos e sua relevância no desenvolvimento humano e na saúde física e mental.

O conceito relativo de dano cerebral precoce é baseado em evidências de que existem períodos críticos de desenvolvimento que representam uma única janela de deste, que não pode ser revertida ou repetida em um período posterior.[29] Embora cada sub-região siga um cuidadoso cronograma de desenvolvimento sequencial, este deve ser sincronizado, com o tempo, com outras regiões interligadas, para que o produto final resulte intacto e se encaixe na estrutura madura. A maior tarefa do cérebro em desenvolvimento é estabelecer padrões corretos de conexões em um determinado período de tempo, sem os quais haverá distorções na maturação coordenada de diferentes componentes cerebrais, que levarão à ruptura do crescimento ordenado, comprometendo, assim, a elaboração do circuito neural.[29]

A adversidade no início da vida também influencia o neurodesenvolvimento e o córtex pré-frontal (CPF), pois tem um longo período de maturação, que se estende até a adolescência, e é especialmente vulnerável às experiências da infância. Por exemplo, crianças institucionalizadas, vítimas de privação psicossocial (estimulação insuficiente ou ausente), têm função executiva prejudicada. É interessante notar que eventos de estresse precoce parecem ter um efeito importante no eixo HPA, o que pode predispor os indivíduos a desenvolver depressão durante a vida adulta.[15,33]

Estudos sugerem que o estresse nos estágios iniciais do desenvolvimento pode induzir alterações persistentes na capacidade do eixo HPA de responder ao estresse adulto, e que esse mecanismo pode levar a maior suscetibilidade à depressão.[15,33] Evidências indicam que experiências adversas precoces combinadas com antecedentes genéticos culminam na sensibilização de certos circuitos cerebrais a um estressor agudo. Consequentemente, ocorrem alterações na reatividade do eixo HPA que, quando persistentes, resultam em desequilíbrio na modulação do eixo.[15,33]

DIFERENÇAS DE SEXO

O TDM é duas vezes mais comum em mulheres do que em homens. Essa diferença pode refletir taxas mais altas de adversidades precoces em meninas em relação aos meninos. As meninas sofrem abuso sexual com mais frequência, enquanto os meninos são mais propensos a sofrer abuso físico ou negligência. Assim, é possível que diferenças entre os sexos na exposição a diferentes tipos de trauma possam contribuir para a vulnerabilidade diferencial à depressão na idade adulta. Além disso, pode haver diferenças sexuais na resposta ao trauma infantil. As diferenças sexuais nas respostas ao estresse neuroendócrino foram anteriormente atribuídas aos efeitos diretos do estrogênio circulante nos neurônios CRF. É notável que as mulheres são mais propensas a desenvolver depressão em relação ao abuso infantil do que os homens.[34]

No entanto, diferenças sexuais nas respostas do HPA ao estresse também foram observadas em humanos, independentemente dos efeitos agudos dos esteroides gonadais.[35] Outros fatores que podem determinar diferenças sexuais na resposta ao estresse incluem diferenças genômicas, diferenças organizacionais nas estruturas cerebrais ou efeitos programados de esteroides gonadais no desenvolvimento.[35] De nota, os esteroides sexuais desempenham um papel na plasticidade estrutural ao longo da vida de várias regiões do cérebro, incluindo áreas envolvidas na resposta ao estresse, ou seja, o hipocampo e a amígdala. Estudos de neuroimagem funcional identificaram diferenças sexuais na resposta do cérebro a estímulos de medo. Esses processos podem, eventualmente, convergir para a base das diferenças sexuais nas consequências neurobiológicas de longo prazo do trauma infantil, que se traduzem em risco diferencial para psicopatologia.[36]

ESPECTRO DAS DOENÇAS MENTAIS ASSOCIADAS AO ESTRESSE PRECOCE

O trauma infantil pode estar associado ao desenvolvimento ou agravamento de um espectro de transtornos psiquiátricos. Muitos desses transtornos têm sido associados ao aumento das taxas de trauma infantil em mães que passaram por esse estresse em sua infância e o repetem. Estes incluem transtornos afetivos, transtornos de ansiedade, TEPT e TUS, síndrome da fadiga crônica, fibromialgia e outras síndromes de dor crônica, doenças gastrintestinais funcionais e doenças cardiovasculares.[1,33]

CONSIDERAÇÕES FINAIS

O impacto do EPV na interface cérebro, mente e corpo pode aumentar a reatividade a eventos de estresse adulto, resultando em múltiplas consequências psiquiátricas e orgânicas adversas em uma via de, no mínimo, duas mãos. Os fenômenos epigenéticos desempenham um papel crítico na regulação das funções neurais, de modo que as influências do ambiente sobre a ação e expressão da carga genética permanecem em andamento ao longo da vida. O modelo epigenético, no entanto, oferece uma explicação geral para a construção gradual da vulnerabilidade, que começa com a exposição a fatores ambientais nocivos em períodos iniciais do desenvolvimento, passa pela modificação da expressão gênica como resultado dessa exposição e atinge a fisiologia e o funcionamento celular do organismo, que conferem um risco aumentado para o desenvolvimento da doença.

REFERÊNCIAS

1. Carr CP, Martins CM, Stingel AM, Lemgruber VB, Juruena MF. The role of early life stress in adult psychiatric disorders: a systematic review according to childhood trauma subtypes. J Nerv Ment Dis. 2013;201(12):1007-20.
2. Juruena MF, Werne Baes CV, Menezes IC, Graeff FG. Early life stress in depressive patients: role of glucocorticoid and mineralocorticoid receptors and of hypothalamic-pituitary-adrenal axis activity. Curr Pharm Des. 2015;21(11):1369-78.
3. Kessler RC, Magee WJ. Childhood adversities and adult depression: basic patterns of association in a US national survey. Psychol Med. 1993;23(3):679-90.
4. Juruena MF, Bocharova M, Agustini B, Young AH. Atypical depression and non-atypical depression: Is HPA axis function a biomarker? A systematic review. J Affect Disord. 2018;233:45-67.
5. D'Elia ATD, Juruena MF, Coimbra BM, Mello MF, Mello AF. Posttraumatic stress disorder (PTSD) and depression severity in sexually assaulted women: hypothalamic-pituitary-adrenal (HPA) axis alterations. BMC Psychiatry. 2021;21(1):174.
6. Martins CM, Von Werne Baes C, Tofoli SM, Juruena MF. Emotional abuse in childhood is a differential factor for the development of depression in adults. J Nerv Ment Dis. 2014;202(11):774-82.
7. Wiersma JE, Hovens JG, van Oppen P, Giltay EJ, van Schaik DJ, Beekman AT, et al. The importance of childhood trauma and childhood life events for chronicity of depression in adults. J Clin Psychiatry. 2009;70(7):983-9.
8. Martins-Monteverde CMS, Baes CVW, Reisdorfer E, Padovan T, Tofoli SMC, Juruena MF. Relationship between depression and subtypes of early life stress in adult psychiatric patients. Front Psychiatry. 2019;10:19.
9. Bernstein DP, Stein JA, Newcomb MD, Walker E, Pogge D, Ahluvalia T, et al. Development and validation of a brief screening version of the Childhood Trauma Questionnaire. Child Abuse Negl. 2003;27(2):169-90.
10. Friedrich WN. Behavioral manifestations of child sexual abuse. Child Abuse Negl. 1998;22(6):523-31; discussion 533-9.

11. Grandjean P, Heindel JJ. In utero and early-life conditions and adult health and disease. N Engl J Med. 2008;359(14):1523; author reply 1524.
12. Teicher MH, Samson JA, Polcari A, Andersen SL. Length of time between onset of childhood sexual abuse and emergence of depression in a young adult sample: a retrospective clinical report. J Clin Psychiatry. 2009;70(5):684-91.
13. Mello AF, Juruena MF, Pariante CM, Tyrka AR, Price LH, Carpenter LL, et al. Depressão e estresse: existe um endofenótipo? Braz J Psychiatry. 2007;29 Suppl 1(1):S13-8.
14. Tofoli SM, Baes CV, Martins CM, Juruena M. Early life stress, HPA axis, and depression. Psychol Neurosci. 2011;4(2):229-34.
15. Juruena MF. Early-life stress and HPA axis trigger recurrent adulthood depression. Epilepsy Behav. 2014;38:148-59.
16. World Health Organization. Global and regional estimates of violence against women: prevalence and health effects of intimate partner violence and non-partner sexual violence. Geneva: WHO; 2013.
17. Thurston RC, Chang Y, Matthews KA, von Känel R, Koenen K. Association of Sexual harassment and sexual assault with midlife women's mental and physical health. JAMA Intern Med. 2019;179(1):48-53.
18. Maercker A, Michael T, Fehm L, Becker ES, Margraf J. Age of traumatisation as a predictor of post-traumatic stress disorder or major depression in young women. Br J Psychiatry. 2004;184:482-7.
19. Bremner JD, Narayan M, Anderson ER, Staib LH, Miller HL, Charney DS. Hippocampal volume reduction in major depression. Am J Psychiatry. 2000;157(1):115-8.
20. Driessen M, Herrmann J, Stahl K, Zwaan M, Meier S, Hill A, et al. Magnetic resonance imaging volumes of the hippocampus and the amygdala in women with borderline personality disorder and early traumatization. Arch Gen Psychiatry. 2000;57(12):1115-22.
21. Vythilingam M, Heim C, Newport J, Miller AH, Anderson E, Bronen R, et al. Childhood trauma associated with smaller hippocampal volume in women with major depression. Am J Psychiatry. 2002;159(12):2072-80.
22. Keller J, Flores B, Gomez RG, Solvason HB, Kenna H, Williams GH, et al. Cortisol circadian rhythm alterations in psychotic major depression. Biol Psychiatry. 2006;60(3):275-81.
23. Juruena MF, Gadelrab R, Cleare AJ, Young AH. Epigenetics: a missing link between early life stress and depression. Prog Neuropsychopharmacol Biol Psychiatry. 2021;109:110231.
24. McEwen BS. Redefining neuroendocrinology: epigenetics of brain-body communication over the life course. Front Neuroendocrinol. 2018;49:8-30.
25. Juruena MF, Bourne M, Young AH, Cleare AJ. Hypothalamic-pituitary-adrenal axis dysfunction by early life stress. Neurosci Lett. 2021;759:136037.
26. Juruena MF, Pariante CM, Papadopoulos AS, Poon L, Lightman S, Cleare AJ. The role of mineralocorticoid receptor function in treatment-resistant depression. J Psychopharmacol. 2013;27(12):1169-79.
27. Berardelli I, Serafini G, Cortese N, Fiaschè F, O'Connor RC, Pompili M. The involvement of hypothalamus--pituitary-adrenal (HPA) Axis in Suicide Risk. Brain Sci. 2020;10(9):653.
28. Saleh A, Potter GG, McQuoid DR, Boyd B, Turner R, MacFall JR, et al. Effects of early life stress on depression, cognitive performance and brain morphology. Psychol Med. 2017;47(1):171-81.
29. Lupien SJ, McEwen BS, Gunnar MR, Heim C. Effects of stress throughout the lifespan on the brain, behaviour and cognition. Nat Rev Neurosci. 2009;10(6):434-45.
30. Painter RC, Roseboom TJ, Bleker OP. Prenatal exposure to the Dutch famine and disease in later life: an overview. Reprod Toxicol. 2005;20(3):345-52.
31. Hoek HW, Brown AS, Susser E. The Dutch famine and schizophrenia spectrum disorders. Soc Psychiatry Psychiatr Epidemiol. 1998;33(8):373-9.
32. Veenendaal MV, Painter RC, de Rooij SR, Bossuyt PM, van der Post JA, Gluckman PD, et al. Transgenerational effects of prenatal exposure to the 1944-45 Dutch famine. BJOG. 2013;120(5):548-53.
33. Heim C, Newport DJ, Mletzko T, Miller AH, Nemeroff CB. The link between childhood trauma and depression: insights from HPA axis studies in humans. Psychoneuroendocrinology. 2008;33(6):693-710.

34. Weiss EL, Longhurst JG, Mazure CM. Childhood sexual abuse as a risk factor for depression in women: psychosocial and neurobiological correlates. Am J Psychiatry. 1999;156(6):816-28.
35. Roca CA, Schmidt PJ, Deuster PA, Danaceau MA, Altemus M, Putnam K, et al. Sex-related differences in stimulated hypothalamic-pituitary-adrenal axis during induced gonadal suppression. J Clin Endocrinol Metab. 2005;90(7):4224-31.
36. McEwen BS. Invited review: estrogens effects on the brain: multiple sites and molecular mechanisms. J Appl Physiol (1985). 2001;91(6):2785-801.

18 PARTICULARIDADES DA PSICOFARMACOLOGIA NA MULHER

Marcelo Allevato
Juliana Nascimento Bancovsky

O tratamento psicofarmacológico tem sido uma das principais alternativas terapêuticas da psiquiatria há mais de meio século. Apesar disso, diversas questões relativas às potenciais variabilidades de seus mecanismos de ação, variações nos efeitos terapêuticos e nas reações adversas e outras questões básicas ou clínicas relevantes para parcelas específicas das populações que utilizam essas substâncias permanecem carentes de evidências consistentes, desenvolvidas a partir de uma ótica que considere o dimorfismo sexual desde as primeiras fases do desenvolvimento das intervenções farmacológicas. Esse fato é especialmente relevante, já que as mulheres têm maior prevalência de transtornos psiquiátricos, e é natural que elas também predominem dentre os usuários de medicamentos psicoativos. A despeito desse fato, existe uma tendência histórica para a padronização das indicações e doses dos psicofármacos que negligencia diferenças clínicas, hormonais, farmacodinâmicas e farmacocinéticas. O estabelecimento de exigências para a inclusão do sexo como uma variável biológica (SABV, em inglês, *Sex As a Biological Variable*) nos estudos patrocinados pelos Institutos Nacionais de Saúde dos Estados Unidos (NIH) é ainda relativamente recente, mas traduz uma tendência irreversível, inclusive, presente em recomendações para publicações.[1]

Neste capítulo, serão revistas as peculiaridades fisiológicas que influenciam a farmacocinética e a farmacodinâmica, e, portanto, devem ser levadas em consideração por ocasião da prescrição, do estabelecimento de expectativas e da avaliação dos resultados do tratamento psicofarmacológico nas mulheres. Com esse propósito, foi adotada a seguinte estrutura: a seção "Introdução" destina-se a fornecer uma breve explanação do tema, a seção "Farmacodinâmica e mulheres", a cobrir a farmacodinâmica e abordar as diferenças entre os sexos feminino e masculino em relação aos mecanismos de ação, inclusive em relação às alterações relacionadas às variações inerentes ao ciclo menstrual. A seção "Farmacocinética e mulheres" revisa as peculiaridades em termos de absorção, distribuição, metabolização e excreção. Já a seção "Grupos específicos de drogas e diferenças entre os sexos em farmacocinética" apresenta alguns exemplos sucintos da relevância clínica das diferenças entre os sexos, em termos farmacocinéticos, para algumas classes de psicofármacos mais estudadas, sobretudo, em mulheres não grávidas no período entre puberdade e menopausa, uma vez que esses temas são objetos de outros capítulos deste livro.

INTRODUÇÃO

A chamada farmacologia de populações especiais, normalmente, refere-se a crianças e adolescentes, idosos e gestantes ou lactantes. Como as mulheres não costumam ser incluídas nessas categorias ditas especiais e fazem parte do grupo tradicional e genericamente definido como "população adulta", a existência de diferenças consideráveis entre homens e mulheres, em termos de psicofarmacologia, foi historicamente relegada a um plano secundário. Apesar de não haver dúvidas quanto à relevância de fatores como peso corporal e percentual de gordura corporal maiores, bem como massa muscular menor nas mulheres, essa percepção não se traduz em recomendações prescritivas explícitas em bula. Da mesma forma, a importância não é considerada irrelevante, mas quase certamente sua influência sobre as recomendações técnicas e regulatórias que fundamentarão as decisões prescritivas na prática clínica será limitada. A adoção de uma visão mais sofisticada, que parta da inclusão do SABV já no desenvolvimento de psicofármacos e que leve em consideração fatores como a distribuição regional de alvos farmacodinâmicos e as variações de todas as etapas da farmacocinética dos psicofármacos será um primeiro passo para a compreensão aprofundada do dimorfismo sexual na psicofarmacoterapia e da incorporação desses conhecimentos ao arsenal da chamada psiquiatria de precisão.

As primeiras publicações de evidências científicas sobre uma psicofarmacologia sexualmente dimórfica datam da década de 1990, o que significa um hiato de cerca de três décadas desde o advento da psicofarmacoterapia moderna.[2] A leitura da produção científica dirigida ao tema, desde então, evidencia alguns achados interessantes e que nos remetem ao quão imprecisa a prática clínica da psiquiatria permanece, já nesta terceira década do século XXI. As controvérsias incluem até mesmo a própria validade dos diagnósticos psiquiátricos atuais, eminentemente sindrômicos.[3] Alguns diagnósticos, inclusive, são restritos às mulheres, o que acrescenta complexidade às questões discutidas neste capítulo.[4]

Existe um questionamento crucial: se os diagnósticos são sindrômicos, baseados na presença de grupos de sintomas cuja correlação com uma compreensão neurobiológica precisa ainda é incipiente, o que dizer das limitações metodológicas dos estudos da efetividade de intervenções terapêuticas que são fundamentados, por exemplo, na variação de pontuações em escalas que avaliam de maneira numérica a magnitude dos sinais e sintomas de forma longitudinal em pacientes expostos a braços de tratamento ativo e braços-placebo durante um período limitado. Além disso, os sujeitos de estudo são distribuídos de maneira aleatória, nem sempre equilibrada, do ponto de vista demográfico, de forma duplo-cega e com exposição simultânea à intervenção avaliada, em um desenho de braços paralelos e desfechos continuamente variáveis, no caso das variações de pontuações médias, ou dicotômicos, no caso de parâmetros como resposta e remissão? É evidente que todas essas questões devem ser levadas em consideração quando da avaliação da metodologia empregada para a obtenção de evidências e sua aplicabilidade na prática clínica.[5]

É interessante observar que há um consenso quanto à diversidade de apresentações clínicas de doenças psiquiátricas entre homens e mulheres em diversos aspectos, inclusive quanto à epidemiologia, com diferentes incidências e prevalências de diversos transtornos, bem como em relação aos sinais mais frequentemente observados, à idade de início e aos sintomas relatados como mais relevantes pelos pacientes.[6] A partir dessa apresentação clínica diversa, seria lógico imaginar que a escolha da intervenção terapêutica levasse em consideração o dimorfismo sexual de forma prioritária.

No entanto, os estudos clínicos em psicofarmacologia, em geral, não levam essa questão demográfica em conta ao determinar os critérios de inclusão dos sujeitos. Embora, por questões de custos e universalização dos resultados, as intervenções em ensaios clínicos não possam ser personalizadas, e as variações na exposição estejam, em geral, restritas a variações dentro de um intervalo de doses preestabelecido, esses estudos destinam-se a avaliar a efetividade de uma intervenção em uma população abrangente, até por questões comerciais.[7] Esse fato nos coloca diante de um problema nem sempre percebido, que é julgar os dados de eficácia apresentados pela literatura sem considerar diferenças entre os sexos. Diante de um estudo científico, a seção de dados demográficos não é normalmente um dos assuntos mais atraentes, e a verificação do percentual de distribuição dos sexos na amostra avaliada, em geral, não costuma ser uma das preocupações prioritárias dos leitores. Mesmo na situação teoricamente ideal de distribuição equânime das amostras quanto aos sexos, outros fatores farão com que esses dados sirvam como indicações ainda imprecisas para o estabelecimento de uma prática clínica baseada em evidências, mas também cuidadosamente personalizada.

Fica claro, então, que a geração de evidências abrangentes e sua aplicação à personalização do tratamento são, de certa forma, dicotômicas. Cabe ao leitor avaliar e interpretar as evidências fornecidas por estudos populacionais e utilizá-las de maneira judiciosa para a personalização do tratamento de cada paciente em sua prática clínica. Obviamente, o sexo é uma variável fundamental a ser considerada.

A partir da compreensão desses fundamentos dos processos de geração de evidências, mesmo com todas as limitações inerentes para a personalização do tratamento que caracteriza a prescrição dos psicofármacos no ambiente clínico, nas seções a seguir, serão descritas as influências das diferenças de sexo na farmacodinâmica e na farmacocinética.

FARMACODINÂMICA E MULHERES

A psicofarmacologia atual originou-se da observação fortuita dos efeitos de drogas testadas com diversas finalidades não comportamentais sobre o comportamento de grupos limitados de pacientes. Posteriormente, inferências sobre as influências dos mecanismos sinápticos ou de inibição enzimática de ação dessas drogas sobre o comportamento foram estabelecidas, como o efeito antipsicótico dos bloqueadores dos receptores de dopamina D2 (p. ex., a clorpromazina), o efeito antidepressivo da inibição da recaptação de serotonina e norepinefrina pelos antidepressivos tricíclicos (ADTs) ou a inibição da monoaminoxidase pelos inibidores da monoaminoxidase (IMAOs). Esses foram, resumidamente, os fundamentos históricos da psicofarmacologia como a conhecemos, baseados em percepções aparentemente simples, hoje, mas inovadoras para a época. É importante ter em mente que nos referimos ao final da década de 1950, e que, ao longo das décadas seguintes, o conhecimento científico avançou de maneira exponencial; assim, teorias mais sofisticadas têm sido formuladas, na tentativa de lançar luz sobre a fisiopatologia dos transtornos mentais e tornar mais convincente a compreensão dos mecanismos de ação que tornam as drogas psicotrópicas eficazes. Nessa fase de descobertas fortuitas e compreensão farmacológica incipiente, pensar em medicina personalizada era prematuro. De fato, somente na década de 1990, as diferenças entre os sexos feminino e masculino na psicofarmacologia começaram a ser exploradas de forma detalhada, assim como modelos animais específicos para fêmeas passaram a ser considerados e desenvolvidos, ainda que de forma incipiente, no início do século XXI.[8]

Nessa época, a despeito de todos os avanços alcançados no campo das neurociências, o desenvolvimento de psicofármacos ativos ainda se baseava, conforme anteriormente exposto, no conhecimento do mecanismo de ação sináptico, considerado sofisticado. A compreensão dos mecanismos de sinalização intracelulares e suas influências sobre a expressão genética era ainda incipiente e não aplicada ao desenvolvimento de fármacos. Na verdade, embora esta seja uma constatação de certa forma frustrante, devemos reconhecer que continuamos relativamente aprisionados a esse modelo sináptico, mesmo no limiar da terceira década do século XXI. Mesmo as supostamente refinadas "drogas desenhadas", desenvolvidas a partir de influências sobre alvos específicos predefinidos, em sua quase totalidade, influenciam de maneira direta alvos sinápticos e indiretamente afetam mecanismos de sinalização intracelulares, como fatores de transcrição e marcadores epigenéticos. Apenas recentemente efeitos como a influência sobre os padrões de conectividade de redes neurais e sobre o metabolismo cerebral passaram a ser estudados com mais frequência em relação aos psicofármacos.

Embora diferenças em todas as fases da farmacocinética e da farmacodinâmica, inclusive nos sistemas intracelulares de transdução de sinais, tenham sido descritas em estudos de ciência básica, os esforços para investigar as diferenças entre os sexos em termos farmacológicos surgiram da percepção das peculiaridades comportamentais, fisiológicas e clínicas, citadas na introdução deste capítulo. Um exemplo arquetípico é a resposta à exposição a estressores ambientais, marcadamente diferente entre os sexos, mediada pelo eixo hipotálamo-hipófise-adrenal (HHA).[9] Um fato a ser lembrado é que as enfermidades nas quais o peso relativo dos estressores ambientais que atuam como gatilhos ou mantenedores de quadros reativos em relação à propensão genética é presumivelmente mais relevante, como depressão e estresse pós-traumático, e são mais prevalentes nas mulheres.[10] Essa percepção fez desses transtornos modelos factíveis para o estudo de diferenças fisiológicas e cognitivas, sexualmente dimórficas em face de estressores ambientais.[11]

Apesar dessas diferenças, as evidências sugerem uma resposta equivalente entre os sexos, mesmo as drogas com mecanismos distintos de ação. De fato, há uma escassez considerável de dados relativos aos aspectos distintos da farmacodinâmica com relação ao dimorfismo sexual. De modo ideal, alvos farmacológicos específicos deveriam ser avaliados em termos de parâmetros, como afinidade por drogas, atividades à luz do espectro agonista, influências sobre a expressão genética, atividade cerebral e comportamento.[12] Essa escassez gera e perpetua a percepção de que a eficácia dos psicofármacos é basicamente independente do sexo, embora algumas evidências demonstrem que homens e mulheres podem responder de forma diferente a diversas classes de medicamentos ansiolíticos, antidepressivos e antipsicóticos.[13] Em relação à farmacocinética, as evidências são mais abundantes, como veremos na seção a seguir.

FARMACOCINÉTICA

Em revisão publicada em 2013, Marazziti e colaboradores[14] concluíram que, à época, havia evidências abundantes de que os perfis farmacocinéticos de um determinado medicamento diferem entre os sexos nos parâmetros clássicos de absorção, distribuição, metabolização e eliminação. Essas variáveis farmacocinéticas podem influenciar os níveis plasmáticos de uma droga e sua capacidade de se ligar aos alvos farmacológicos já mencionados na seção sobre farmacodinâmica. Consequentemente, a resposta clínica será presumida de maneira diferente.[15] Essas diferenças também tornam a sensibilidade a eventos adversos distinta em homens e mulheres. Um fato interessante, que evidencia como essas diferenças foram negligenciadas ao longo da história da psicofarmacologia é que, até 1993, as mulheres não eram incluídas em estudos de bioequivalência, uma vez que isso aumentaria a variabilidade interindividual e, consequentemente, exigiria populações de estudos maiores, com maiores custos. Esse fato ilustra como a subestimação das diferenças sexuais era predominante até recentemente. Nos parágrafos a seguir, será feita uma revisão sucinta das principais evidências de diferenças entre os sexos nas etapas sintetizadas no acrônimo clássico ADME, que significa absorção, distribuição, metabolismo e eliminação.[16]

A absorção é a primeira fase farmacocinética e, na maioria dos textos, é descrita em conjunto com o fenômeno de liberação, obviamente anterior. As mulheres têm uma capacidade menor de esvaziamento gástrico, bem como trânsito intestinal acelerado, o que poderia contribuir para a obtenção de níveis plasmáticos inferiores para a maioria das medicações. Em contrapartida, a menor acidez gástrica das mulheres pode facilitar a absorção de certos benzodiazepínicos (BZDs) e ADTs, assim como a menor atividade de algumas enzimas gástricas também pode favorecer a obtenção de níveis plasmáticos mais altos. Essas últimas percepções corroboram dados de bioequivalência de estudos conduzidos ao longo dos últimos 20 anos, que mostram maiores concentrações plasmáticas em mulheres.[17]

Em relação à fase seguinte, distribuição, diversos fatores são conhecidos por influenciá-la, como peso, porcentagem de gordura corporal, fluxo sanguíneo e ligação às proteínas plasmáticas. Em média, as mulheres têm menor peso corporal do que os homens, o que é um fator atualmente não considerado no estabelecimento das doses recomendadas de medicamentos para pacientes adultos. As mulheres têm, também, maior percentual de gordura corporal e menor fluxo sanguíneo global. Essas características de menor peso e menor volume sanguíneo sugerem maiores concentrações plasmáticas nas mulheres, e a maior porcentagem de gordura corporal aumenta o volume de distribuição, que, a princípio, levaria a menores concentrações plasmáticas de drogas lipofílicas, que tenderiam a permanecer ligadas à gordura corporal.[18] Um exemplo de classe de drogas altamente lipofílicas são os BZDs, conhecidos por sua propensão a se acumular com o aumento da gordura corporal associado ao envelhecimento. Um dado interessante diz respeito às mulheres idosas, que estão entre as mais frequentes usuárias de BZDs, bem como entre as pacientes mais vulneráveis em relação a esse fenômeno de aumento da duração dos efeitos, do acúmulo no compartimento de gordura corporal e da exposição a níveis plasmáticos mais elevados. Infelizmente, estudos sobre essa questão relevante das interações complexas entre sexo e envelhecimento não estão disponíveis. Ainda sobre a distribuição, uma vez na corrente sanguínea, as drogas ligam-se a proteínas em diferentes taxas, sobretudo albumina e α-1-glicoproteína.

É muito importante notar que a concentração total de uma droga consiste em uma fração ligada a proteínas plasmáticas e uma fração não ligada, chamada fração livre. Geralmente, apenas a fração livre é ativa, uma vez que somente ela é capaz de atravessar a barra hematoencefálica, a fim de alcançar a microcirculação cerebral e difundir-se no espaço intersticial em direção aos seus alvos farmacológicos, o que é imprescindível para a deflagração de seus efeitos farmacodinâmicos. Também não há estudos disponíveis sobre dimorfismo sexual relacionados ao efeito do sexo, em geral, sobre a permeabilidade da barreira hematoencefálica, nem sobre a eficiência dos componentes dessa barreira em relação às diferenças sexuais. Ainda quanto à distribuição, embora a albumina não seja influenciada por esteroides gonadais, a glicoproteína ácida pode ser reduzida em mulheres, uma vez que o estradiol (E2) diminui sua concentração. Esse efeito pode aumentar a proporção de medicamentos livres quando medicamentos cujo princípio ativo se liga preferencialmente à α-1-glicoproteína, embora haja controvérsias sobre isso. Em geral, a capacidade de ligação às proteínas plasmáticas parece ser menor em mulheres do que em homens. Essa diferença pode ser de importância relativa para drogas com altas taxas de ligação às proteínas plasmáticas, como BZDs e alguns antidepressivos.[19] Sobre farmacocinética, distribuição e prática clínica, um problema a ser considerado quando são administradas duas drogas de modo simultâneo com alto índice de ligação às proteínas plasmáticas é a possibilidade de ocorrência do fenômeno de deslocamento: uma delas pode ser deslocada de seus locais de ligação, o que levaria ao aumento da fração livre e, portanto, ativa. Esse fenômeno de deslocamento pode levar a eventos adversos inesperados. No entanto, esse é um fenômeno complexo, influenciado por diversos fatores, como a afinidade de ligação de cada droga específica às proteínas plasmáticas e à competição entre elas por esses locais de ligação.

Como um hipotético exemplo clínico da complexidade dessa questão, para a maioria dos antidepressivos, a ligação ocorre com α-1-glicoproteína ácida, com afinidade baixa, o que permite o deslocamento dessas moléculas quando, por exemplo, o anticoagulante varfarina é administrado simultaneamente. Nesse caso específico, a ação anticoagulante da varfarina não é afetada, e o alto índice terapêutico dos ISRSs impede que o aumento de sua fração livre os torne tóxicos nessa situação, o que torna essa interação — a princípio potencialmente relevante em termos de ineficácia, tolerabilidade e segurança — passível de administração, embora, obviamente, esses problemas potenciais não devam ser subestimados ou negligenciados.[20]

Após a distribuição até os alvos farmacológicos e a obtenção dos seus efeitos farmacodinâmicos, a próxima fase da farmacocinética é o metabolismo, responsável pela inativação de substâncias exógenas ao organismo, incluindo drogas. O principal papel no que diz respeito às drogas psicotrópicas é desempenhado pelo metabolismo hepático, basicamente, dependente do fluxo sanguíneo hepático e da atividade enzimática desse órgão. Da mesma forma, no corpo como um todo, o fluxo sanguíneo hepático é reduzido nas mulheres, em comparação com os homens. Além disso, há também diferenças significativas entre entre os sexos feminino e masculino em relação à atividade enzimática.[21] Como exemplo, alguns transportadores do tipo ABC, ou glicoproteínas-P, que regulam a excreção biliar de certas drogas, um componente importante do metabolismo de primeira passagem, estão sujeitos a influências hormonais e têm redução de 50% da atividade nas mulheres.

Nos hepatócitos, o metabolismo da maioria dos psicotrópicos ocorre por meio de dois sistemas enzimáticos distintos: o primeiro é exercido pelas enzimas da fase I, cujo arquétipo são as enzimas do citocromo P450 responsáveis pelo metabolismo oxidativo, que modificam a atividade de algumas drogas e inativam outras. Essa fase gera metabólitos ainda não prontos para excreção renal, que podem conservar atividade farmacológica modificada e acumular-se, gerando efeitos adversos. As enzimas da fase II, uridina difosfato glicuronosil transferases (UDPG ou UGT), são responsáveis pelo metabolismo de conjugação, principalmente com o ácido glicurônico. As reações de conjugação, em geral, inativam os compostos originais ou os metabólitos ativos previamente gerados pelas reações da fase I e geram compostos inativos, polares e prontos para excreção renal.

É importante ter em mente que algumas reações de ambas as fases são mais lentas nas mulheres, o que pode levar a maiores concentrações plasmáticas de drogas metabolizadas por esses sistemas.[22] Quando avaliamos o metabolismo e a etapa subsequente, a eliminação, de modo conjunto, como fazemos na prática clínica, devemos considerar que as taxas de filtração glomerular também são menores nas mulheres. Como o passo final na eliminação de metabólitos de psicotrópicos — que, muitas vezes, não são totalmente desprovidos de alguma atividade farmacológica — é essencialmente renal, o efeito conjunto da redução da eficiência do metabolismo hepático e da menor taxa de excreção renal pode levar a uma eliminação mais lenta da maioria dos compostos.

Ainda quanto aos sistemas enzimáticos do citocromo P450, responsáveis pelo metabolismo oxidativo da fase I, no campo da farmacogenômica relacionada ao sexo, é importante lembrar que essas enzimas são codificadas por genes localizados em cromossomos autossômicos e não são tão propensas a diferenças relacionadas ao sexo em seus fenótipos metabólicos.[23] Dentre essas enzimas, o subtipo 2D6 é extremamente importante para o metabolismo de drogas psicoativas, e tem alta afinidade por seus substratos, metabolizando-os rápida e eficientemente. No entanto, trata-se de um sistema enzimático que, embora seja altamente eficiente do ponto de vista metabólico, é pouco abundante, com baixa capacidade, facilmente saturado pela administração simultânea de mais de um substrato preferencial. Essa situação, comum na prática clínica, leva ao aumento dos níveis plasmáticos desses substratos, com consequências variáveis. Apesar dessas considerações, geralmente, não há diferença na atividade 2D6 entre os sexos. Contudo, sua atividade aumenta na gravidez, o que sugere que esse sistema seja influenciado por esteroides sexuais femininos.[24]

Ainda em relação ao sistema P450, outra enzima importante é a 2C19, para a qual foram relatadas diferenças entre os sexos, com maior atividade em mulheres, uma questão de potencial relevante a ser considerada ao prescrever drogas psicotrópicas preferencialmente metabolizadas por esse sistema. No entanto, a origem étnica e as influências decorrentes do uso de contraceptivos orais geraram controvérsias em relação a esses achados, e estas ainda precisam ser esclarecidas.[25] Já a enzima 2C9 é responsável por cerca de 20% da atividade enzimática P450 hepática e tem considerável homologia genética com a 2C19, o que pode significar também funções compartilhadas no metabolismo. Para 2C9, não há evidência de mudanças de atividade relacionadas ao sexo fortemente documentadas até agora. Outra enzima importante, a 1A2, parece ter atividade reduzida nas mulheres, o que as torna potencialmente mais suscetíveis a efeitos adversos da dose-padrão de substratos desse sistema enzimático, em comparação com os homens. Um fato frequentemente relevante para a prática psicofarmacológica é que essa enzima tem sua ativação aumentada pelo hábito de fumar. Esse fenômeno de indução também pode estar relacionado à percepção de variações da atividade enzimática, como efeitos atípicos de doses convencionais sendo percebidos. Em resumo, essa enzima parece ser mais eficiente nos homens, mas é altamente propensa a ser induzida pelo tabagismo.[26]

Por fim, a enzima 3A4 pode ser considerada o subtipo enzimático mais importante dos sistemas microssomais hepáticos do citocromo P450, por duas razões: é a mais abundante e, embora não especialmente eficiente em termos de metabolização, é capaz de metabolizar substratos preferenciais de outras enzimas que se encontrem inibidas de forma competitiva ou alostérica. No caso da 3A4, diferenças significativas de atividade entre os sexos foram observadas. A atividade dessa enzima parece ser influenciada pelo sexo e pela idade, e as mulheres jovens parecem ser as metabolizadoras mais competentes, o que pode ter algumas implicações clínicas relevantes, no caso de alguns BZDs, sobretudo os metabolizados por essa enzima, uma vez que essa competência aumentada pode reduzir os níveis plasmáticos e aumentar o risco de sintomas de retirada. Ainda sobre a atividade do sistema enzimático 3A4, devemos considerar que pode haver um aumento de atividade nas populações de mulheres mais jovens comparadas às de idade mais avançada, o que pode reduzir os níveis plasmáticos de seus substratos preferenciais, como contraceptivos orais ou mesmo de substratos preferenciais de outros sistemas, como o tamoxifeno (substrato 2D6 preferencial), o que pode levar à ineficácia terapêutica. Com o envelhecimento, há um declínio na atividade dessa enzima, que é mais relevante em homens do que em mulheres.[27]

Por fim, em termos farmacocinéticos, quanto à eliminação renal, foram relatadas diferenças entre os sexos em relação à filtração glomerular, difusão passiva e secreção ativa, todas mais eficientes no sexo masculino, e o potencial significado clínico desses achados está relacionado ao acúmulo de metabólitos ativos das reações da fase I ou, menos frequentemente, metabólitos da fase II com alguma atividade residual.[28]

GRUPOS ESPECÍFICOS DE FÁRMACOS E DIFERENÇAS ENTRE OS SEXOS NA FARMACOCINÉTICA

■ BENZODIAZEPÍNICOS

Em relação à farmacocinética dos BZDs, a principal observação a ser considerada na prática clínica é que o metabolismo do lorazepam e do oxazepam, que depende das reações de conjugação da fase II, é mais lento nas mulheres, e a preocupação potencial é o acúmulo dessas drogas em determinadas circunstâncias. Em contrapartida, sobre esse grupo de compostos, parece improvável observar diferenças significativas entre os sexos feminino e masculino no metabolismo oxidativo da fase I na prática clínica.[29]

■ ANTIPSICÓTICOS

Quanto às principais enzimas responsáveis pelo metabolismo dos antipsicóticos, foram relatadas diferenças sutis na atividade enzimática do citocromo P450 1A2 entre homens e mulheres. Esse sistema enzimático é a principal rota de metabolização de clozapina e olanzapina, e diferenças discretas nos níveis plasmáticos de clozapina, maiores em mulheres, foram observadas apenas no início do tratamento. Outra diferença farmacocinética potencialmente relevante, sobretudo durante o tratamento com formulações de depósito, é a maior massa muscular nos homens e o maior percentual de gordura corporal em mulheres, o que pode levar ao acúmulo de drogas lipofílicas, influenciando os níveis plasmáticos quando as formulações do depósito são administradas em intervalos convencionais. Quanto aos efeitos adversos relacionados aos antipsicóticos, não há consenso sobre diferenças de incidência e prevalência entre os sexos. Os efeitos adversos mais observados em mulheres são o intervalo QT prolongado, a hiperprolactinemia e a síndrome metabólica.[30]

■ ANTIDEPRESSIVOS

Devido às características fisiológicas relacionadas a menor acidez e trânsito intestinal mais lento, a absorção de antidepressivos pode ser maior nas mulheres, característica que persiste após a menopausa e é potencializada por estrogênio exógeno e progesterona (P4).[31] O maior percentual de gordura nas mulheres pode favorecer o acúmulo no tecido adiposo e a redução dos níveis plasmáticos de antidepressivos muito lipofílicos. Em relação à ligação às proteínas plasmáticas e aos efeitos relacionados à administração concomitante de antidepressivos e drogas que podem deslocá-los de sua ligação proteica é algo a ser considerado. Como discutido anteriormente, a maioria dos antidepressivos são metabolizados pelos sistemas enzimáticos do citocromo P450, e diferenças potenciais na expressão genética podem influenciar a eficiência metabólica desses sistemas e levar a modificações inesperadas nos níveis plasmáticos, gerando níveis insuficientes, relacionados à ineficácia, ou elevados, relacionados a eventos adversos. No entanto, apesar de alguns estudos relatarem diferenças nos níveis plasmáticos de antidepressivos entre os sexos, essas variações parecem diferenças mais relacionadas a fatores étnicos, genéticos ou biográficos do que a diferenças entre os sexos.[32]

■ RESUMO DA SEÇÃO

Em resumo, o papel relativo do sexo, tanto na farmacocinética como na farmacodinâmica, deve ser compreendido como um dos fatores relevantes, juntamente com genética, idade, estilo de vida, doenças e administração concomitante de outros medicamentos. Como previamente mencionado, os dados são escassos, mas a relevância das diferenças entre os sexos não deve ser subestimada, uma vez que podem impactar a eficácia e a tolerabilidade das drogas e, portanto, sua eficácia na prática clínica.[33]

CONSIDERAÇÕES FINAIS

Até a última década do século XX, havia pouca consciência sobre como as diferenças entre os sexos feminino e masculino poderiam ser relevantes em termos de eficácia, tolerabilidade e segurança do tratamento psicofarmacológico. Desde então, um conjunto crescente de evidências foi publicado, e as diferenças entre os sexos em termos de farmacocinética e farmacodinâmica de psicotrópicos são, agora, claramente vistas como uma questão relevante na psicofarmacologia. Um exemplo dessa mudança é o fato de que o zolpidem, um indutor do sono, é, desde 2013, o único medicamento em psicofarmacologia com diferentes recomendações de dosagem pela Food and Drug

Administration (FDA) entre homens e mulheres: dose diária inicial recomendada para mulheres sendo a metade da recomendada para homens. Além das questões farmacodinâmicas e farmacocinéticas, há uma abundância de questões sobre diferenças hormonais ao longo do ciclo de vida das mulheres, bem como preocupação com o ciclo menstrual. Como se não bastasse, as questões relativas à gravidez e ao aleitamento, objeto de capítulos subsequentes, podem adicionar preocupações à prática psicofarmacológica em mulheres.

Neste capítulo, resumimos brevemente o conhecimento atual disponível sobre esse campo em constante evolução, enfatizando a relevância clínica das diferenças entre os sexos para a prática clínica. A inclusão do SABV nos protocolos de pesquisa exemplifica as dificuldades de translação de decisões políticas em ações práticas, com ressalvas sobre os maiores custos envolvidos e os desafios metodológicos e éticos, conforme demonstrado pelas discussões acerca da exploração das diferenças sexuais desde a ciência básica em estudos, respeitando os princípios da liberdade científica ocorridos desde então,[34] contribuirá para o avanço da compreensão do tema e, certamente, isso será traduzido em avanços na prática clínica e no surgimento de desenhos de pesquisa inovadores para pesquisar, por exemplo, as influências do ciclo menstrual sobre a farmacocinética e a farmacodinâmica dos psicofármacos.

As evidências geradas muito provavelmente irão corroborar a percepção clínica de que, em psicofarmacologia, não se pode medicar mulheres e homens invariavelmente da mesma maneira, por motivos que vão além dos fatores relacionados ao dimorfismo sexual: há necessidade de pesquisar, por exemplo, as melhores intervenções para o tratamento de sintomas clínicos das pacientes que variem de modo significativo ao longo do ciclo menstrual, o que pode levar a flutuações nas respostas à medicação. Essas diferenças provavelmente estão relacionadas aos efeitos dos esteroides sexuais no cérebro e suas repercussões na farmacologia clínica, o que atesta a necessidade de investimentos em pesquisas nessa área. Portanto, se as doses de medicação efetivas podem ser distintas em diferentes fases do ciclo menstrual para uma mesma paciente, obviamente, as peculiaridades da psicofarmacologia nas mulheres representam um enorme desafio científico e clínico, cuja complexidade suplanta largamente as diferenças entre os sexos e inclui oscilações clínicas, farmacodinâmicas e farmacocinéticas em uma mesma paciente.[35]

REFERÊNCIAS

1. Duffy KA, Epperson CN. Evaluating the evidence for sex differences: a scoping review of human neuroimaging in psychopharmacology research. Neuropsychopharmacology. 2022;47(2):430-43.
2. Yonkers KA, Kando JC, Cole JO, Blumenthal S. Gender differences in pharmacokinetics and pharmacodynamics of psychotropic medication. Am J Psychiatry. 1992;149(5):587-95.
3. Fankhauser MP. Psychiatric disorders in women: psychopharmacologic treatments. J Am Pharm Assoc (Wash). 1997;NS37(6):667-78.
4. Halbreich U. The etiology, biology, and evolving pathology of premenstrual syndromes. Psychoneuroendocrinology. 2003;28 Suppl 3:55-99.

5. Phillips SP, Hamberg K. Doubly blind: a systematic review of gender in randomised controlled trials. Glob Health Action. 2016;9:29597.
6. Kuehner C. Why is depression more common among women than among men? Lancet Psychiatry. 2017;4(2):146-58.
7. Bolea-Alamanac B, Bailey SJ, Lovick TA, Scheele D, Valentino R. Female psychopharmacology matters! Towards a sex-specific psychopharmacology. J Psychopharmacol. 2018;32(2):125-33.
8. Pollock BG. Gender differences in psychotropic drug metabolism. Psychopharmacol Bull. 1997;33(2):235-41.
9. Arnett MG, Muglia LM, Laryea G, Muglia LJ. Genetic approaches to hypothalamic-pituitary-adrenal axis regulation. Neuropsychopharmacology. 2016;41(1):245-60.
10. Li SH, Graham BM. Why are women so vulnerable to anxiety, trauma-related and stress-related disorders? The potential role of sex hormones. Lancet Psychiatry. 2017;4(1):73-82.
11. Pigott TA. Gender differences in the epidemiology and treatment of anxiety disorders. J Clin Psychiatry. 1999;60 Suppl 18:4-15.
12. Clayton AH. Gender differences in clinical psychopharmacology. J Clin Psychiatry. 2005;66(9):1191.
13. Bigos KL, Pollock BG, Stankevich BA, Bies RR. Sex differences in the pharmacokinetics and pharmacodynamics of antidepressants: an updated review. Gend Med. 2009;6(4):522-43.
14. Marazziti D, Baroni S, Picchetti M, Piccinni A, Carlini M, Vatteroni E, et al. Pharmacokinetics and pharmacodynamics of psychotropic drugs: effect of sex. CNS Spectr. 2013;18(3):118-27.
15. Franconi F, Campesi I. Sex impact on biomarkers, pharmacokinetics and pharmacodynamics. Curr Med Chem. 2017;24(24):2561-75.
16. Bennett JC. Inclusion of women in clinical trials--policies for population subgroups. N Engl J Med. 1993;329(4):288-92.
17. Gandhi M, Aweeka F, Greenblatt RM, Blaschke TF. Sex differences in pharmacokinetics and pharmacodynamics. Annu Rev Pharmacol Toxicol. 2004;44:499-523.
18. Harris RZ, Benet LZ, Schwartz JB. Gender effects in pharmacokinetics and pharmacodynamics. Drugs. 1995;50(2):222-39.
19. Kishino S, Nomura A, Itoh S, Nakagawa T, Takekuma Y, Sugawara M, et al. Age- and gender-related differences in carbohydrate concentrations of alpha1-acid glycoprotein variants and the effects of glycoforms on their drug-binding capacities. Eur J Clin Pharmacol. 2002;58(9):621-8.
20. Schwartz JB. The influence of sex on pharmacokinetics. Clin Pharmacokinet. 2003;42(2):107-21.
21. Franconi F, Campesi I. Pharmacogenomics, pharmacokinetics and pharmacodynamics: interaction with biological differences between men and women. Br J Pharmacol. 2014;171(3):580-94.
22. Anderson GD. Sex differences in drug metabolism: cytochrome P-450 and uridine diphosphate glucuronosyltransferase. J Gend Specif Med. 2002;5(1):25-33.
23. Buretić-Tomljanović A. Pharmacogenomics of mental illnesses: do sex-specific differences matter? Psychiatr Danub. 2007;19(3):222-30.
24. Hägg S, Spigset O, Dahlqvist R. Influence of gender and oral contraceptives on CYP2D6 and CYP2C19 activity in healthy volunteers. Br J Clin Pharmacol. 2001;51(2):169-73.
25. Islam MM, Iqbal U, Walther BA, Nguyen PA, Li YJ, Dubey NK, et al. Gender-based personalized pharmacotherapy: a systematic review. Arch Gynecol Obstet. 2017;295(6):1305-17.
26. Relling MV, Lin JS, Ayers GD, Evans WE. Racial and gender differences in N-acetyltransferase, xanthine oxidase, and CYP1A2 activities. Clin Pharmacol Ther. 1992;52(6):643-58.
27. Tamminga WJ, Wemer J, Oosterhuis B, Weiling J, Wilffert B, de Leij LF, et al. CYP2D6 and CYP2C19 activity in a large population of Dutch healthy volunteers: indications for oral contraceptive-related gender differences. Eur J Clin Pharmacol. 1999;55(3):177-84.
28. Wise DD, Felker A, Stahl SM. Tailoring treatment of depression for women across the reproductive lifecycle: the importance of pregnancy, vasomotor symptoms, and other estrogen-related events in psychopharmacology. CNS Spectr. 2008;13(8):647-62.
29. Nicolas JM, Espie P, Molimard M. Gender and interindividual variability in pharmacokinetics. Drug Metab Rev. 2009;41(3):408-21.

30. Kuruvilla A, Peedicayil J, Srikrishna G, Kuruvilla K, Kanagasabapathy AS. A study of serum prolactin levels in schizophrenia: comparison of males and females. Clin Exp Pharmacol Physiol. 1992;19(9):603-6.
31. Wise DD, Felker A, Stahl SM. Tailoring treatment of depression for women across the reproductive lifecycle: the importance of pregnancy, vasomotor symptoms, and other estrogen-related events in psychopharmacology. CNS Spectr. 2008;13(8):647-62.
32. Tuck CH, Holleran S, Berglund L. Hormonal regulation of lipoprotein(a) levels: effects of estrogen replacement therapy on lipoprotein(a) and acute phase reactants in postmenopausal women. Arterioscler Thromb Vasc Biol. 1997;17(9):1822-9.
33. Usall i Rodié J. Psicofarmacología sensible al sexo: influencia del sexo en el tratamiento farmacológico de los trastornos psiquiátricos [Gender based psychopharmacology: gender influence in the pharmacological treatment of mental disorders]. Actas Esp Psiquiatr. 2004;32(5):307-13.
34. Tannenbaum C, Schwarz JM, Clayton JA, de Vries GJ, Sullivan C. Evaluating sex as a biological variable in preclinical research: the devil in the details. Biol Sex Differ. 2016;7:13.
35. Yum SK, Yum SY, Kim T. The problem of medicating women like the men: conceptual discussion of menstrual cycle-dependent psychopharmacology. Transl Clin Pharmacol. 2019;27(4):127-33.

19 PSICOFÁRMACOS NA GESTAÇÃO

Carla Fonseca Zambaldi
Amaury Cantilino

A gestação não protege a mulher dos transtornos mentais. Transtornos psiquiátricos podem, inclusive, iniciar na gravidez, assim como quadros prévios podem persistir. Não é incomum que, pela falta de informações, medo ou insegurança, ocorra a interrupção do psicofármaco nesse período. Esta é uma decisão que pode levar a recaídas ou recorrências do adoecimento mental.

É importante que se saiba que o transtorno psíquico não é inócuo para a gestante e seu feto, e nem sempre simplesmente suspender a medicação é a opção mais segura. O mais recomendável é que mulheres que fazem tratamento com psicofármacos tenham suas gestações planejadas, para que haja tempo de se discutir e programar a maneira potencialmente mais vantajosa para o seguimento. Já aquelas que adoeceram no decorrer da gestação precisam ser avaliadas para uma tomada de decisão quanto ao melhor tratamento a ser feito. O processo de escolha pela prescrição ou continuação de psicofármacos para uma mulher grávida é individualizado, e devem ser considerados os riscos de recaída/recorrência, riscos do transtorno mental sem tratamento e os possíveis riscos e benefícios relacionados ao psicofármaco ao longo desse período.

RISCOS ENVOLVIDOS NOS TRANSTORNOS MENTAIS NA GESTAÇÃO

Atualmente, é bem estabelecido que os transtornos psiquiátricos na gestação causam repercussão negativa na saúde materna e infantil, bem como predizem a presença de transtornos mentais no puerpério, trazendo repercussões negativas adicionais. A gestante com adoecimento mental apresenta sofrimento, pior funcionalidade diária e pior qualidade de vida. O risco de suicídio não pode ser menosprezado. O suicídio materno tem risco aumentado, sobretudo quando os transtornos mentais não são diagnosticados e tratados.[1-4] Os transtornos mentais ao longo da gravidez mostram significativa influência negativa na vida fetal e no desenvolvimento infantil.[5,6] É observado maior risco de alterações comportamentais e adoecimento mental na prole de gestantes com adoecimento mental e é o que vem sendo explicado pelo aumento do cortisol materno, alterações epigenéticas, modificações no funcionamento do eixo hipotálamo-hipófise-adrenal (HHA) e no neurodesenvolvimento fetal.[7] Parto prematuro e ter um bebê com baixo peso e com maior risco de internação em unidade de terapia intensiva neonatal (UTIN) também tem sido implicado ao adoecimento mental materno, independentemente das medicações.[8,9] É sugerido que o aumento do cortisol e do efeito procoagulante, com baixa atividade do ativador do plasminogênio tecidual, possam contribuir para a insuficiência placentária. Ademais, o vínculo pobre mãe–bebê[5] e o impacto do adoecimento mental no estilo de vida levando a pior cuidado de saúde pela mulher, como má nutrição, sedentarismo, tabagismo, uso de álcool e outras substâncias, também devem ser levados em consideração.[10,11]

RISCOS ENVOLVIDOS NO USO DE PSICOFÁRMACOS NA GESTAÇÃO

Uma particularidade quanto ao uso de psicofármacos na gestação é que não contamos com estudos científicos ideais. Por questões éticas, os estudos randomizados duplo-cegos com amostras significativas não são feitos em gestantes. Felizmente, reunimos informações de casos clínicos, estudos clínicos e não clínicos, estudos observacionais, sobretudo grandes coortes retrospectivas, que nos ajudam a esclarecer a eficácia e a segurança dos psicofármacos e sua relação com a possibilidade de abortamentos espontâneos, malformações fetais, desfechos obstétricos, adaptação neonatal e repercussões a longo prazo para a criança.

A taxa de malformações congênitas na população geral, não exposta a medicamentos ou radiação, é estimada em 3 a 5%, a depender da amostra. Um dos principais empenhos da literatura científica na área é tentar mostrar se o fármaco apresenta risco absoluto e relativo significativamente aumentado de anomalias congênitas quando utilizado durante a embriogênese (as primeiras oito semanas pós-concepção). A leitura isolada ou desatenta dos resultados científicos pode não trazer clareza a esta resposta. É preciso observar o tipo de estudo e analisar os resultados de acordo com o poder de inferência do desenho da pesquisa.[12] Muitos fatores além do uso do fármaco podem influenciar na taxa de malformação, como a própria presença do transtorno mental e sua gravidade, idade materna, tabagismo, uso de álcool e outras substâncias, fatores nutricionais, obesidade, abortos e malformações prévias, uso de outros fármacos de maneira concomitante e a presença de comorbidades.[13] Assim, apenas estudos mais robustos metodologicamente e que consideram de modo adequado as variáveis de confundimento podem trazer resultados mais confiáveis.[5]

Crescimento fetal restrito, baixo peso e parto prematuro são alguns desfechos associados ao uso de psicofármacos na gestação, assim como são também associados a presença dos transtornos mentais e outros fatores, o que exige utilizar como critério o peso dessas informações científicas.[13]

Após o nascimento, bebês expostos intraútero a antidepressivos, antipsicóticos e benzodiazepínicos (BZDs) têm maior risco de síndrome de má adaptação neonatal. Este é um quadro transitório, que se resolve em torno de dois a seis dias, que pode incluir sintomas autonômicos, respiratórios e gastrintestinais, podendo influenciar o escore de Apgar e ser necessária observação clínica ou monitoramento.[14] Não é claro se o quadro decorre da abstinência ou da toxicidade pela exposição intraútero ao fármaco.[15]

Dados sobre repercussões a longo prazo como problemas comportamentais ou impacto negativo no neurodesenvolvimento em decorrência da exposição intraútero a fármacos nem sempre estão disponíveis. É preciso se atentar aos múltiplos fatores que são pesquisados como desfechos, como transtornos mentais e alterações no desenvolvimento e no comportamento da prole, em que pesem a herança genética e os fatores ambientais ocasionados pelo adoecimento materno.

CATEGORIAS DE SEGURANÇA DOS PSICOFÁRMACOS NA GESTAÇÃO

Em resposta aos trágicos efeitos da talidomida, a partir da década de 1960, surgiram iniciativas para a regulamentação de fármacos. Em 1979, a Food and Drug Administration (FDA), agência governamental dos Estados Unidos, elaborou normas gerais e o sistema que classificava as medicações nas categorias A, B, C, D ou X. Nenhum psicofármaco foi classificado como A pela ausência de estudos bem-controlados, adequados, em mulheres grávidas, que pudessem demonstrar não haver riscos para o feto. A maioria dos psicofármacos foi classificada entre B, C ou D, ajudando pouco o clínico no seu dia a dia quanto à decisão sobre a terapêutica.[16,17] A FDA, após reconhecer as limitações do sistema classificatório anterior, em 2015, decidiu remover as categorias A, B, C, D e X e substituir pelo Pregnancy and Lactation Labeling Rule (PLLR), que contém uma descrição narrativa resumida dos riscos associados ao uso do fármaco na gestação e lactação. Em três seções, são descritos 1) resumo sobre o risco fetal, 2) considerações clínicas e 3) dados de estudos em animais e em humanos.[16,17]

FARMACOCINÉTICA ENVOLVIDA NO USO DOS PSICOFÁRMACOS NA GESTAÇÃO

A placenta é uma barreira semipermeável na passagem de fármacos. A transferência passiva é determinada pela lipossolubilidade, pelo peso molecular e pela concentração entre membranas.[18] A placenta também é capaz de metabolizar fármacos por meio de conjugação e de enzimas de oxidação, redução e hidroxilação, como CYP1A1, CYP2E1, CYPP3A4, CYP3A5, CYP3A7, CYP4B1 e CYP19.[18] Três fatores principais determinam a taxa de transferência de um fármaco da placenta para o feto: a lipofilicidade do fármaco, o gradiente de pH pela placenta e as propriedades de ligação às proteínas do fármaco.[19,20]

Fármacos não ionizados, com baixo peso molecular e lipossolúveis têm a transferência placentária facilitada. A concentração de fármacos lipofílicos tende a alcançar equilíbrio entre o plasma materno e o fetal. A maioria dos psicofármacos é altamente lipofílica, atravessa a barreira placentária e é distribuída aos compartimentos fetais com facilidade.[19,20]

As diversas alterações fisiológicas que ocorrem na gestação alteram o processo farmacocinético e requerem do clínico atenção extra com a prescrição e o manejo dos psicofármacos.[21] A biodisponibilidade oral dos medicamentos pode ser modificada pelas múltiplas alterações gastrintestinais da gestação, como a redução da motilidade intestinal, o prolongamento do tempo de esvaziamento gástrico e o aumento do pH. O volume de distribuição é alterado pelo volume plasmático, que chega a cerca de 50% na gestação, e o aumento da gordura corporal. O aumento de volume de distribuição leva a menor concentração de pico, maior dificuldade do fármaco em atingir o tecido-alvo e aumento da meia-vida de eliminação. A fração livre de fármaco é maior na gestação devido à albuminemia. O *clearance* sofre modificações por causa do aumento da perfusão renal na gestação, o que leva a aumento da taxa de filtração glomerular e da eliminação renal dos fármacos.[18,22,23] Assim, espera-se que a depuração dos fármacos de excreção essencialmente pelos rins aumente em até 50%.[24] Como tanto o volume de distribuição e o *clearance* aumentam durante a gestação, não é possível predizer as mudanças na meia-vida dos fármacos, e cada fármaco precisa ser estudado de modo individual.

O metabolismo hepático sofre mudanças na gravidez, pois as atividades de enzimas específicas do CYP 450 variam e contribuem para alterar as concentrações plasmáticas do fármaco. Este parece ser o principal mecanismo de alterações farmacocinéticas relacionadas ao uso de psicofármacos na gestação.[20] As CYP3A4, CYP2B6 e CYP2C9 têm atividade aumentada na gestação. As CYP1A2 e CYP2C19 têm menor atividade em mulheres grávidas.[25] Já a CYP2D6 demonstra mudanças variáveis, mulheres metabolizadoras extensas e ultrarrápidas de CYP2D6 apresentam maior atividade enzimática, enquanto metabolizadoras intermediárias e fracas de CYP2D6 apresentam menor atividade enzimática na gestação.[25]

Dadas as intensas alterações farmacocinéticas, é importante que a gestante em uso de psicofármacos seja monitorada regularmente para que a resposta possa ser avaliada e os ajustes na dose possam ser feitos, quando necessários. A mulher grávida deve ser tratada com a menor dose eficaz, mas isso não significa que deve ser tratada com doses baixas de medicações. Novos ajustes podem ser necessários após o parto, pois várias alterações fisiológicas adaptativas da gestação se revertem, inclusive, o metabolismo hepático retorna ao estado pré-gestacional dentro de 11 semanas após o parto, e isso pode resultar em aumento das concentrações de alguns medicamentos no puerpério.[25]

Fatores relacionados ao feto indicam a necessidade de atenção na escolha de psicofármacos. O risco de dano fetal é uma preocupação constante, e o perfil farmacocinético do feto não é favorável, pois ele não tem a mesma capacidade de metabolizar e eliminar fármacos como o adulto. O feto tem grande concentração de água corporal e volume extracelular, com grande volume de distribuição. Ele tem o sistema renal imaturo, reduzida taxa de filtração glomerular e pequena atividade de enzimas hepáticas e menor capacidade de metabolismo hepático. Dessa forma, fármacos de metabolização hepática e excreção renal podem ter significativo aumento de meia-vida e maior tempo de atividade no feto e no neonato. O feto tem baixa capacidade plasmática de ligar fármacos à proteína, levando a maior concentração de fármaco livre.[18,22,23] A exposição fetal depende da dose utilizada pela mãe; da absorção, distribuição e eliminação maternas; do grau de transferência placentária e da distribuição e capacidade de eliminação fetal.[20]

PRINCÍPIOS GERAIS DO USO DE PSICOFÁRMACOS NA GESTAÇÃO

No **Quadro 19.1**, a seguir, estão listados os princípios gerais do uso de psicofármacos na gestação.[5,10,21,26,27]

■ **Quadro 19.1**
Princípios gerais quanto ao uso de psicofármacos na gravidez

- Mulheres com transtornos mentais prévios devem ter suas gestações planejadas, para que ajustes, suspensão ou trocas de medicações idealmente sejam feitas antes da gestação.
- A decisão pela prescrição de psicofármacos deve ser feita de maneira criteriosa, sendo avaliados os riscos e os benefícios de seu uso.
- Nesse processo de decisão, é levado em consideração o diagnóstico, a gravidade do quadro, a história prévia do transtorno, a presença de comorbidades, o risco de recaída/recorrência e os riscos do transtorno mental para a mulher e para o feto/criança.
- A decisão pelo uso de psicofármacos deve ser feita de modo compartilhado com a gestante e sua família, assim, é necessário boa comunicação entre médico e paciente, em que ocorra troca de informações e respostas às dúvidas e às preocupações sobre o tema.
- O processo de decisão, a sua justificativa e a anuência da gestante devem ser registrados em prontuário.
- Os fármacos que apresentam mais estudos e mostram maiores níveis de segurança devem ser os fármacos de preferência.
- Fármacos de menor meia-vida, maior grau de ligação a proteínas, maior peso molecular, sem metabólitos ativos, em geral, devem ser preferidos.
- De modo ideal, é preferível o uso de fármacos que sejam também compatíveis com a amamentação e possam ser continuados no pós-parto.
- A monoterapia deve ser preferida.
- O monitoramento regular da gestante é necessário para avaliar ajustes de dose. A menor dose efetiva deve ser utilizada, mas deve-se ficar atento para não utilizar subdoses.
- O desenvolvimento fetal e da saúde materna devem ser acompanhados, e a comunicação e a parceria com obstetra e demais membros da equipe assistente devem ser incrementadas.
- Atenção a ajustes de dose que deverão ser realizados no puerpério.

ESPECIFICIDADES DE CADA CLASSE DE PSICOFÁRMACOS NA GESTAÇÃO

■ ANTIDEPRESSIVOS

Um risco elevado de abortamento espontâneo foi relatado em gestantes expostas a antidepressivos, em comparação com mulheres grávidas não expostas (razão de risco [RR] = 1,08; IC 95% = 1,04-1,13). No entanto, fatores associados à depressão subjacente, como hábitos de saúde materna e estilo de vida, foram variáveis de confusão, que aumentaram as estimativas de risco. Dessa forma, as taxas de abortamento em mulheres com uso de antidepressivos devem estar dentro da faixa esperada de abortos na população geral.[8]

Pesquisadores da Harvard Medical School utilizaram um desenho de estudo robusto, com dados do Medicaid Database, para definir a associação entre o uso de antidepressivos e o risco de malformações cardíacas. Esse estudo incluiu 949.504 gestantes, dentre elas, 6,8% usaram antidepressivos durante o primeiro trimestre. Mulheres expostas a antidepressivos foram comparadas com as que não foram expostas. Os antidepressivos incluíram paroxetina, sertralina, fluoxetina, antidepressivos tricíclicos (ADTs) (como um grupo), inibidores da recaptação de serotonina e norepinefrina (IRSNs) (também como um grupo), inibidores da monoaminoxidase (IMAOs) e bupropiona. A análise inicial não ajustada mostrou uma razão de chances elevada (RC 1,25; IC 95% = 1,15-1,36), o que sugeriu uma associação entre malformações cardíacas e exposição a antidepressivos no primeiro trimestre. No entanto, após restringir a análise a apenas mulheres com diagnóstico de depressão, a RC em mulheres tratadas, em comparação com mulheres não tratadas, foi reduzida (RC ajustada [aRC] 1,12; IC 95% = 1,01-1,25). Ajuste adicional com estratificação do escore de propensão reduziu a RC para não significância (aRC 1,02; IC 95% = 0,09-1,15). A correspondência do escore de propensão contabiliza de maneira estatística as variáveis que afetam tanto a exposição (uso de antidepressivos) quanto o desfecho (malformação cardíaca congênita).[28]

Mesches e colaboradores sugeriram que, embora as mulheres que tomam antidepressivos possam ter maior risco de ter um filho com defeito cardíaco congênito, o risco é atribuível a outros fatores além dos medicamentos antidepressivos.[8] Nesse mesmo sentido, os autores referem que tanto a depressão quanto o uso de antidepressivos são independentemente associados ao risco de desfechos perinatais adversos; no entanto, o risco associado aos antidepressivos parece ser um tanto maior do que o risco associado à depressão. Isso pode refletir os efeitos biológicos dos antidepressivos e maior gravidade da depressão nas mulheres tratadas ou ambos.[29]

Além disso, Mesches e colaboradores citam um estudo prospectivo de mulheres que foram tratadas com ISRSs, em comparação com mulheres deprimidas não tratadas. Ambos os grupos apresentaram taxas mais altas de parto prematuro (23 e 21%, respectivamente), do que mulheres sem depressão ou exposição a antidepressivos (6%). Também citam um estudo escandinavo, no qual o uso de ISRSs durante a gravidez estava associado a menor taxa de prematuros tardios (32 a 37 semanas de idade gestacional) (RC = 0,84, IC 95%; 0,74-0,96) e parto muito prematuro (28 a 32 semanas de idade gestacional) (RC = 0,52, IC 95%; 0,37-0,74), em comparação com mulheres não medicadas com transtornos psiquiátricos. Os autores sugeriram que o efeito protetor observado poderia ser devido à redução dos sintomas depressivos com farmacoterapia.[8]

A síndrome de má adaptação neonatal foi relatada em até 30% das crianças expostas a ISRSs durante o terceiro trimestre, e é mais frequentemente observada em crianças expostas a venlafaxina, paroxetina e fluoxetina. A má adaptação pode ser manifestação de aumento da estimulação serotoninérgica no nascimento, retirada (rápido declínio da medicação após o nascimento) ou efeitos neurocomportamentais na função cerebral fetal. O uso de BZDs concomitantemente com medicamentos antidepressivos aumenta a probabilidade e a duração da má adaptação. É importante que se saiba que o manejo de suporte no hospital é suficiente para a maioria dos recém-nascidos (RNs) com má-adaptação.[8]

Parece haver uma associação entre a exposição a antidepressivos no final da gravidez e aumento do risco de hipertensão pulmonar persistente do RN (HPPRN). No entanto, autores consideram que o risco absoluto de HPPRN é baixo, e o número de mães que precisam ser tratadas com antidepressivos para resultar em um caso adicional de HPPRN variou de 417 a 5 mil mulheres, a depender da análise.[30]

Entre 2012 e 2022, quase uma dúzia de pequenos e grandes estudos observacionais prospectivos e retrospectivos examinaram os resultados do neurodesenvolvimento cognitivo na infância após a exposição gestacional a medicamentos antidepressivos. Alguns dos estudos sugeriram que a exposição estava associada a piores resultados em medidas de linguagem, cognição, habilidades intelectuais e desempenho acadêmico, mas, na maioria dos casos, a associação parecia estar mais relacionada à depressão materna durante a gravidez e a outros fatores de confusão do que ao antidepressivo em si. Um grande estudo observacional baseado na população examinou especificamente o desempenho em linguagem e matemática em testes seriados. O estudo descobriu que, em análises totalmente ajustadas, em crianças e adolescentes de 9 a 15 anos, um histórico de exposição gestacional a medicamentos antidepressivos foi associado a um desempenho pouco menor (em cerca de 2 em 100 pontos) em matemática, mas não na linguagem. Os achados foram consistentes, embora atenuados em um grande número de análises de sensibilidade importantes e apropriadas. No entanto, em termos gerais, os autores terminam por admitir que a literatura revisada sugere que a exposição pré-natal a antidepressivos está associada a déficits de neurodesenvolvimento cognitivo, e que os déficits são atenuados ou eliminados pelo ajuste para depressão materna e outros fatores de confusão. Sugere-se que os déficits que permanecem, apesar do ajuste, podem ser devidos à confusão residual de variáveis comportamentais e de ambiente não medidas, e que estão associadas à depressão materna não tratada. Assim, a exposição pré-natal a antidepressivos pode ser meramente um marcador, e não a causa de déficits de neurodesenvolvimento cognitivo. Considerando que a literatura na área não defende a retirada de antidepressivos de mulheres grávidas deprimidas, a tomada de decisão deve permanecer um processo compartilhado.[31]

Estudos sobre a associação de transtorno do espectro autista (TEA) e exposição a ISRSs no útero produziram grande ruído na literatura e na mídia leiga. Estudos em grande escala, usando dados do registro de saúde que permitiram o ajuste de fatores de confusão, incluindo distúrbios psiquiátricos maternos, outras doenças e fatores de risco familiares, não demonstraram um risco aumentado de TEA atribuível à exposição *in utero* a medicamentos antidepressivos.[8]

■ ANTIPSICÓTICOS

Dados científicos têm apontado alguns índices de segurança tanto para os antipsicóticos típicos quanto os atípicos, e tem sido crescente o seu uso na gestação. Em uma revisão de 2015, os dados acumulados para a olanzapina somaram 1.090 gestações expostas no primeiro trimestre com 38 malformações, resultando em uma taxa de malformação de 3,5%. Os números correspondentes para quetiapina, risperidona e aripiprazol foram 443/16 (3,6%), 432/22 (5,1%) e 100/5 (5%), respectivamente. A exposição à olanzapina no primeiro trimestre não estava associada a um risco aumentado de malformação congênita. Os dados para quetiapina e risperidona não sugeriam um risco substancialmente aumentado, enquanto a estimativa de risco para o aripiprazol permanecia imprecisa, devido à baixa quantidade de dados.[32] Em uma avaliação individual dos fármacos, a risperidona mostrou um pequeno risco aumentado de malformações globais e malformações cardíacas independentemente de confundidores,[33] quando utilizada em doses maiores que 2 mg/dia.[34] Já, ziprasidona, lurasidona, paliperidona e clozapina têm dados insuficientes para conclusões.[35] Em uma revisão recente, com dados de cerca de 10 mil exposições a antipsicóticos na gestação, concluiu-se que malformações congênitas não têm sido associadas a exposição intraútero de antipsicóticos típicos ou atípicos, inclusive os autores ponderam que o pequeno aumento de risco de malformações cardíacas observado com a risperidona pode ser um achado acidental.[36]

Diabetes melito gestacional (DMG) é um possível efeito metabólico decorrente do uso de antipsicótico atípico. A maioria dos estudos comparativos relatou que os antipsicóticos, como um grupo, durante a gravidez, não foram significativamente associados ao aumento do risco de DMG.[37] Em um grande estudo de banco de dados, gestantes em uso de aripiprazol (N = 1.924), ziprasidona (N = 673), quetiapina (N = 4.533), risperidona (N = 1.824) ou olanzapina (N = 1.425) foram comparadas com mulheres que interromperam o uso de um medicamento antipsicótico atípico antes do início da gravidez, e foi observado que as gestantes que continuaram o tratamento com olanzapina ou quetiapina tiveram um risco aumentado de DMG.[38]

Um estudo prospectivo observacional avaliou as concentrações do fármaco no cordão umbilical ao nascimento e o cálculo da transferência placentária em 54 gestantes com uso de antipsicóticos. A taxa de passagem da placenta foi mais alta para olanzapina (média = 72,1%, DP = 42%), seguida de haloperidol (média = 65,5%, DP = 40,3%), risperidona (média = 49,2%, DP = 33,9%) e quetiapina (média = 23,8%, DP = 11%).[39] Isso parece ter impactado nos resultados obstétricos, uma vez que houve tendências para maiores taxas de baixo peso ao nascer e admissão neonatal na UTIN entre neonatos expostos à olanzapina.[39] Maior incidência de baixo peso ao nascer, parto prematuro e complicações neonatais foram relatadas em alguns estudos com antipsicóticos na gestação, embora fatores de confusão como exposição a outros medicamentos, uso de substâncias e diabetes pré-gestacional e hipertensão possam limitar quaisquer conclusões definitivas sobre uma relação causal específica.

A síndrome de má adaptação neonatal pode ocorrer em RNs expostos a antipsicóticos e, apesar do número pequeno, alguns estudos indicam algum impacto no desenvolvimento a longo prazo. Peng e colaboradores[40] observaram que, aos 2 meses de idade, as crianças expostas a antipsicóticos exibiram escores significativamente mais baixos em relação aos funcionamentos comportamental, cognitivo, motor, socioemocional e adaptativo. Aos 6 meses de idade, os escores referentes às funções comportamental, socioemocional e adaptativa ainda eram menores, mas não significativamente diferentes entre os grupos nos escores cognitivos ou motores. Mais adiante, aos 12 meses de idade, nenhum desses efeitos persistiu.[40]

O uso de antipsicóticos na gestação requer acompanhamento clínico rigoroso durante toda a gestação, sobretudo no terceiro trimestre, devido a alterações nos níveis séricos dos fármacos. A principal enzima metabólica, CYP1A2, revela uma redução acentuada em sua atividade durante a gravidez, mas as concentrações plasmáticas de olanzapina tendem a não ser marcadamente alteradas.[41] Já as concentrações séricas de quetiapina foram significativamente menores ao longo da gestação, pois é metabolizada, principalmente, pela CYPP3A4, assim como o aripiprazol, que é metabolizado pelas CYP3A4 e CYP2D6. A redução do nível sérico chega a 50% para a quetiapina e 60% para o aripiprazol no terceiro trimestre.[42] Em um estudo com 110 gestações, as concentrações séricas no terceiro trimestre foram significativamente menores do que a linha de base para quetiapina (-76%; $P < 0,001$) e aripiprazol (-52%; $P < 0,001$), mas não para olanzapina (-9%; $P = 0,40$). Para os antipsicóticos perfenazina, haloperidol, ziprasidona, risperidona e clozapina, o conjunto de dados foi limitado.[43]

■ LÍTIO

Lítio tem a transferência placentária facilitada, e suas concentrações séricas maternas se equilibram com as concentrações séricas fetais. O lítio tem baixo peso molecular, não é ligado a proteínas, não é metabolizado, sendo eliminado quase exclusivamente pelos rins. Seu uso na gestação requer avaliação cautelosa sobre os riscos e benefícios. O lítio está associado a alta eficácia na prevenção de recaídas na gravidez, mas requer monitoramento da mãe e do RN e de possíveis riscos, especialmente associados ao uso no primeiro trimestre, como o aumento da probabilidade de abortamento espontâneo e de malformações congênitas.[44,45]

A exposição ao lítio durante o primeiro trimestre foi associada a malformações congênitas em vários estudos, apesar de que estudos recentes estimem riscos menores do que os relatados em décadas passadas. A associação com o uso de lítio durante a gravidez e anomalia de Ebstein foi relatada pela primeira vez nos anos 1970, no *Register of Lithium Babies*. Com base nos dados à época, foi estimado um aumento de cinco vezes no risco de doença cardíaca congênita e um aumento de cerca de 400 vezes no risco de anomalia de Ebstein. Em contraste, estudos de caso-controle em crianças nascidas com anomalia de Ebstein ou outras malformações cardiovasculares não encontraram associação com a exposição ao lítio.[44] Em uma metanálise conduzida por Munk-Olsen e colaboradores, 22.124 gestações elegíveis foram identificadas em seis coortes, das quais 727 gestações foram elegíveis para inclusão no grupo exposto ao lítio. A exposição ao lítio durante o primeiro trimestre foi associada a um risco aumentado de malformações maiores, mas não houve associação com malformações cardíacas.[46] Nessa metanálise, a exposição ao lítio não mostrou associação com pré-eclampsia, sofrimento fetal, hemorragia pós-parto, cesariana, parto prematuro ou baixo peso ao nascer.

Apesar de alguns desfechos adversos serem relatados no RN exposto intraútero ao lítio, como diabetes insípido, problemas respiratórios, taquicardia, hipotireoidismo neonatal transitório, tremor e complicações neuromusculares,[47] Munk-Olsen e colaboradores observaram que o risco relativo de desfechos adversos em crianças expostas ao lítio foi semelhante quando comparado ao grupo de referência com diagnóstico materno de transtorno do humor.[46]

Em um estudo de coorte retrospectivo observacional, 15 crianças que foram expostas ao lítio intraútero foram investigadas aos 3–15 anos de idade. Observou-se que uma das crianças apresentou sinais de disfunção neurológica leve, mas sem maiores implicações clínicas. Os resultados dos testes cognitivos estavam dentro dos limites da normalidade, embora a maioria das crianças tivesse pontuações mais baixas no subteste de QI de desempenho. O crescimento, o comportamento e o desenvolvimento geral estavam dentro da normalidade.[48]

O manejo da dose de lítio pode ser desafiador, devido às adaptações fisiológicas ao longo da gravidez. Os níveis sanguíneos de lítio diminuem gradualmente no primeiro e no segundo trimestres, retornando ao nível pré-concepcional no terceiro trimestre. Como consequência, há risco de níveis subterapêuticos de lítio no primeiro e no segundo trimestres, e um risco aumentado de intoxicação por lítio no terceiro trimestre e no período pós-parto. Recomenda-se o monitoramento frequente da litemia durante a gravidez, e a prescrição deve ser ajustada para que ela fique dentro da janela terapêutica (0,5 mmol/L a 1,2 mmol/L).[49] O nível de lítio deve ser verificado a cada trimestre (para pacientes em doses estáveis) ou mensalmente (para mulheres que reiniciam o medicamento ou para aquelas que sofrem de hiperêmese gravídica ou desidratação, comorbidades que afetam a absorção ou a depuração do medicamento).[47,50,51] Alguns pesquisadores sugerem a suspensão do lítio ou a diminuição da dose em 50% no início do trabalho de parto ou 24 a 48 horas antes da indução planejada do parto ou da cesariana. Além disso, é recomendado que os níveis terapêuticos de lítio devam ser verificados na mãe 24 horas após o parto, pois os níveis dessa substância podem aumentar, devido à diminuição da depuração renal e do volume vascular após o parto.[47,50,51]

■ ANTICONVULSIVANTES

A maior parte da informação sobre o uso dos anticonvulsivantes na gestação vem de estudos feitos com mulheres em tratamento de epilepsia. Como um grupo, os anticonvulsivantes precisam ser usados com cautela na gestação, especialmente devido ao risco de malformações fetais. Em uma revisão da Cochrane, crianças expostas ao valproato estavam em maior risco de malformação, em comparação com crianças nascidas de mulheres sem epilepsia e mulheres com epilepsia não tratadas. O mesmo aconteceu com a carbamazepina e o topiramato. Não houve aumento do risco de malformação grave para a lamotrigina. Quanto à gabapentina e à oxcarbazepina, não foram associadas a um risco aumentado, no entanto, havia substancialmente menos dados para esses medicamentos.[52]

Os dados de um estudo de coorte prospectivo do International Registry of Antiepileptic Drugs and Pregnancy (EURAP) mostraram que os riscos de malformações congênitas importantes associadas com lamotrigina, levetiracetam e oxcarbazepina estavam dentro da faixa relatada na literatura para crianças não expostas a medicações antiepilépticas na gravidez (**Tab. 19.1**). O risco de malformações congênitas maiores aumentou com a dose utilizada de carbamazepina, lamotrigina e valproato.[53]

O uso do valproato não é indicado durante a gestação, devido à associação a risco de malformação e, sobretudo, ao impacto negativo no neurodesenvolvimento. Mulheres em idade fértil que utilizem esse fármaco devem utilizar métodos contraceptivos. Em caso de gestação não planejada em mulheres com transtorno psiquiátrico em uso do fármaco, a medicação deve ser suspensa ou substituída.[45] A exposição ao valproato intraútero é associada a um risco aumentado de defeitos do tubo neural, sobretudo espinha bífida, e uma taxa aumentada de malformações congênitas totais, incluindo anormalidades craniofaciais, cardíacas, genitais e esqueléticas ou de membros. Em alguns estudos, as taxas totais de malformação chegaram a 15% ou, no caso da espinha bífida, de 12 a 16 vezes mais do que na população geral.[54] O risco de malformações congênitas em bebês expostos ao valproato na gravidez é da ordem de 10–11%, mas se amplia à medida que a dose aumenta, podendo chegar a 24%.[55]

■ **Tabela 19.1**
Prevalência de malformações congênitas maiores associadas aos anticonvulsivantes segundo dados do EURAP

Anticonvulsivante	Prevalência de malformações nos expostos intraútero (número de ocorrências/número de expostos e %)
Valproato	142 em 1.381 (10,3%)
Carbamazepina	107 em 1.957 (5,5%)
Topiramato	6 em 152 (3,9%)
Oxcarbamazepina	10 em 333 (3%)
Lamotrigina	74 em 2.514 (2,9%)
Levetiracetam	17 em 599 (2,8%)

Fonte: Elaborada com base em Vossler.[53]

A exposição ao intraútero é associada a um dismorfismo facial específico, caracterizado por uma ponte nasal larga, nariz curto com narinas voltadas para frente (antevertidas), boca pequena com lábio superior fino, filtro plano do lábio inferior evertido, sulco da sutura metópica e sobrancelhas bem arqueadas.[54]

Como mencionado, a exposição ao valproato intraútero também se mostra associada a transtornos do neurodesenvolvimento, transtornos invasivos do desenvolvimento, deficiência intelectual e transtornos do desenvolvimento psicológico.[54] Cento e sessenta e uma crianças (um conjunto de gêmeos e 21 pares de irmãos) de 6 ou 7 anos de idade, de 139 mães expostas a antiepilépticos na gravidez foram incluídas em uma pesquisa. Crianças expostas ao valproato (n = 22) tiveram desempenho inferior em todos os seis domínios neurocognitivos avaliados pela Escala de Inteligência Wechsler para Crianças e por uma avaliação neuropsicológica do desenvolvimento, especialmente linguagem. Após o controle do QI materno e da dose do medicamento, o QI verbal das crianças expostas ao valproato foi em média 9,1 pontos menor do que aquelas expostas a outros anticonvulsivantes.[56] A prevalência dos déficits cognitivos e neuropsicológicos são maiores do que as malformações após exposição ao valproato intraútero. Parece existir uma relação entre risco de malformação com a dosagem utilizada, mas o comprometimento funcional pode ocorrer mesmo com doses baixas do fármaco.[54]

Lamotrigina tem mostrado alguns bons índices de segurança para o uso na gestação. A exposição à lamotrigina não tem sido associada a um risco aumentado de malformações congênitas.[47] Knight e colaboradores avaliaram 14 estudos relatando resultados para crianças expostas à lamotrigina de até 12 anos de idade, investigando uma miríade de resultados de neurodesenvolvimento. Apresentaram um grande estudo de conjunto de dados populacionais que não identificou diferenças no risco de dificuldades de aprendizagem para crianças expostas à lamotrigina (n = 90). Após o ajuste para covariáveis, não foram encontradas diferenças significativas nas estimativas de capacidade global para crianças expostas à lamotrigina *versus* crianças não expostas.[57]

A dose de lamotrigina vai requer ajustes ao longo da gravidez. Durante a gestação, as pacientes podem precisar do dobro ou do triplo da dose pré-gravídica. A depuração da lamotrigina aumenta em até 330% na gestação, em decorrência do aumento de estradiol e da regulação positiva associada à enzima metabólica primária para a lamotrigina, a uridina difosfato-glucuronosil transferase (UGT1A4). As concentrações de lamotrigina começam a diminuir logo em 10 semanas de gestação e estabilizam no terceiro trimestre. É recomendável que a concentração plasmática de lamotrigina seja medida uma vez por mês durante a gestação. Quando a concentração plasmática de lamotrigina cair abaixo da concentração plasmática de referência, a dose deve ser aumentada em 20-25%.[58] É aconselhável o uso da lamotrigina em duas tomadas ao dia e no mesmo horário para manter as concentrações estáveis.[47] No pós-parto, a dose de lamotrigina deve retornar aos níveis pré-gravídicos dentro das duas semanas de puerpério, devido ao rápido declínio na depuração. Recomenda-se uma redução da dose no período pós-parto imediato em 25% para evitar sintomas de toxicidade como ataxia, tontura e visão dupla ou turva, bem como prevenir a transferência de altas concentrações por meio da amamentação. A dose deve ser reduzida ainda mais a cada três a quatro dias, até que a dose pré-gestacional seja atingida.[47] De preferência, o nível plasmático deve ser medido na primeira ou na segunda semana de pós-parto, e, se ele estiver superior à concentração plasmática de referência, a dose de lamotrigina deve ser reduzida em 20–25%, e o procedimento repetido até que a concentração plasmática de referência seja novamente estabelecida.[58]

■ PSICOESTIMULANTES

O uso de psicoestimulantes no período perinatal tem crescido nos últimos anos.[59] Um estudo de coorte com dados de 2,5 milhões de gestações únicas nos registros de saúde nórdicos sugere um pequeno aumento potencial de risco de malformações cardíacas associadas ao uso de metilfenidato (risco relativo combinado, 1,28; IC 95%, 1–1,64); o mesmo não foi encontrado para anfetaminas. Nem o metilfenidato e nem as anfetaminas foram associados a um risco aumentado de malformações em geral.[60] Uma recente metanálise de quatro estudos de coorte, com quase 3 mil mulheres expostas apenas ao metilfenidato e quase 3 milhões de controles não expostos, produziu uma RC de 1,26 (IC 95% 1,05–1,51) para malformações maiores e 1,59 (IC 95% 1,02–2,49) para malformações cardíacas.[61]

O uso de psicoestimulantes durante a gravidez foi associado a um pequeno aumento do risco relativo de pré-eclâmpsia e parto prematuro. Os aumentos absolutos nos riscos são pequenos. Uma coorte americana, com 1,5 milhão de gestações, avaliou mulheres expostas à monoterapia de anfetamina/dextroanfetamina (n = 3.331), metilfenidato (n = 1.515) e atomoxetina (n = 453) no início de gravidez. Dentre as mulheres não expostas, os riscos dos desfechos foram de 3,7% para pré-eclâmpsia, 1,4% para descolamento de placenta, 2,9% para bebês pequenos para a idade gestacional (PIG) e 11,2% para parto prematuro. A razão de risco ajustada para o uso de estimulantes foi de 1,29 para pré-eclâmpsia (IC 95% 1,11–1,49), 1,13 para descolamento prematuro da placenta (0,88–1,44), 0,91 para bebês PIG (0,77–1,07) e 1,06 para parto prematuro (0,97–1,44). 1,16). Comparada com a descontinuação (n = 3.527), a razão de risco ajustada para a continuação do uso de estimulantes na segunda metade da gravidez (n =1.319) foi de 1,26 para pré-eclâmpsia (0,94-1,67), 1,08 para descolamento prematuro da placenta (0,67–1,74), 1,37 para bebês PIG (0,97–1,93) e 1,30 para parto prematuro (1,10–1,55). A atomoxetina não foi associada com os desfechos estudados.[62]

■ BENZODIAZEPÍNICOS E DROGAS-Z (HIPNÓTICOS)

Apesar de alguns estudos indicarem risco de malformação com a exposição intraútero a BZDs, estudos robustos não confirmam a associação.[63,64] A associação entre exposição intraútero e ocorrência de fendas palatina e labial, encontrada em estudos caso-controle, não se mostra presente em estudos de coorte.[65] Na metanálise de Dolovihv e colaboradores, incluindo 11 estudos de coorte e 11 casos-controle, não foram encontradas anomalias congênitas associadas à exposição a BZDs (incluindo fenda palatina/labial).[66]

Em um estudo de coorte, que incluiu 82.038 gestações, observou-se que o uso de BZDs ou hipnóticos durante a gravidez foi associado a índices discretos de desfechos obstétricos negativos, como uma diminuição média no peso ao nascer de 79 g e uma diminuição média na idade gestacional de 2,1 dias.[67]

Piores índices motores e de linguagem ou TDAH em pré-escolares não têm sido associados à exposição intraútero a BZDs ou hipnóticos.[68] A síndrome de *Floppy Baby*, que se desenvolve logo após o nascimento, consiste em sintomas como hipotonia, hipotermia, depressão respiratória, cianose, arritmias e diminuição do reflexo de sucção. Essa síndrome tem sido relacionada, sobretudo, à exposição intraútero ao lítio e aos BZDs.[14]

CONSIDERAÇÕES FINAIS

A prescrição de psicofármacos na gestação requer uma prática clínica atenta, que avalie os diversos aspectos do adoecimento mental da gestante e, assim, pondere os riscos e os benefícios do uso da medicação, levando em consideração o bem-estar e a segurança materna e fetal. A tomada de decisão e o manejo dos psicofármacos na gestação são auxiliados pelo conhecimento das alterações farmacocinéticas dessa época da vida e pela avaliação criteriosa de dados científicos, que indicam segurança na exposição intraútero quanto a malformações fetais, desfechos obstétricos, adaptação neonatal e repercussões a longo prazo para a criança.

REFERÊNCIAS

1. Lega I, Maraschini A, D'Aloja P, Andreozzi S, Spettoli D, Giangreco M, et al. Maternal suicide in Italy. Arch Womens Ment Health. 2020;23(2):199-206.
2. Oates M. Perinatal psychiatric disorders: a leading cause of maternal morbidity and mortality. Br Med Bull. 2003;67:219-29.
3. Van Niel MS, Payne JL. Perinatal depression: a review. Cleve Clin J Med. 2020;87(5):273-7.
4. Grigoriadis S, Wilton AS, Kurdyak PA, Rhodes AE, VonderPorten EH, Levitt A, et al. Perinatal suicide in Ontario, Canada: a 15-year population-based study. CMAJ. 2017;189(34):E1085-E92.
5. Bellantuono C, Martellini M, Orsolini L. General approach to pharmacological treatment: during the perinatal period. In: Uguz F, Orsolini L, editors. Perinatal psychopharmacology. Berlin: Springer; 2019. p. 55-66.
6. Smith A, Twynstra J, Seabrook JA. Antenatal depression and offspring health outcomes. Obstet Med. 2020;13(2):55-61.
7. Kwon EJ, Kim YJ. What is fetal programming?: a lifetime health is under the control of in utero health. Obstet Gynecol Sci. 2017;60(6):506-19.
8. Mesches GA, Wisner KL, Betcher HK. A common clinical conundrum: antidepressant treatment of depression in pregnant women. Semin Perinatol. 2020;44(3):151229.
9. Smith KE, Pollak SD. Early life stress and development: potential mechanisms for adverse outcomes. J Neurodev Disord. 2020;12(1):34.
10. Howard LM, Molyneaux E, Dennis CL, Rochat T, Stein A, Milgrom J. Non-psychotic mental disorders in the perinatal period. Lancet. 2014;384(9956):1775-88.
11. Kendig S, Keats JP, Hoffman MC, Kay LB, Miller ES, Moore Simas TA, et al. Consensus Bundle on Maternal Mental Health: Perinatal Depression and Anxiety. Obstet Gynecol. 2017;129(3):422-30.

12. Einarson A. Critical evaluation of the literature: understanding the complexities of observational research. In: Galbally M, Snellen M, Lewis A, editors. Psychopharmacology and pregnancy: treatment efficacy, risks, and guidelines. Berlin: Springer-Verlag; 2014. p. 19-31.
13. Chisolm MS, Payne JL. Management of psychotropic drugs during pregnancy. BMJ. 2016;532:h5918.
14. Kieviet N, Dolman KM, Honig A. The use of psychotropic medication during pregnancy: how about the newborn? Neuropsychiatr Dis Treat. 2013;9:1257-66.
15. Grigoriadis S, Peer M. Antidepressant in pregnancy. In: Uguz F, Orsolini L, editors. Perinatal psychopharmacology. Berlin: Springer; 2019. p. 69-98.
16. Pernia S, DeMaagd G. The New Pregnancy and Lactation Labeling Rule. P T. 2016;41(11):713-15.
17. Rocha R, Rennó Jr J, Ribeiro HL, Cavalsan JP, Cantilino A, Ribeiro JDAM, et al. Medicamentos na gravidez e na lactação: novas normas da FDA. Debates Psiquiatr. 2015;5(5):28-31.
18. Ansari J, Carvalho B, Shafer SL, Flood P. Pharmacokinetics and pharmacodynamics of drugs commonly used in pregnancy and parturition. Anesth Analg. 2016;122(3):786-804.
19. Kokras N, Sotiropoulos MG, Poulogiannopoulou E, Dalla C. Maternal and infant pharmacokinetics of psychotropic medications during pregnancy and lactation. In: Uguz F, Orsolini L, editors. Perinatal psychopharmacology. Berlin: Springer; 2019. p. 17-35.
20. Kokras N, Erol-Coskun H. Safety parameters and risk categories used for psychotropic drugs in pregnancy and lactation. In: Uguz F, Orsolini L, editors. Perinatal psychopharmacology. Berlin: Springer; 2019. p. 37-53
21. Payne JL. Psychopharmacology in pregnancy and breastfeeding. Med Clin North Am. 2019;103(4):629-50.
22. Koren G, Pariente G. Pregnancy-associated changes in pharmacokinetics and their clinical implications. Pharm Res. 2018;35(3):61.
23. Pariente G, Leibson T, Carls A, Adams-Webber T, Ito S, Koren G. Pregnancy-associated changes in pharmacokinetics: a systematic review. PLoS Med. 2016;13(11):e1002160.
24. Westin AA, Reimers A, Spigset O. Should pregnant women receive lower or higher medication doses? Tidsskr Nor Laegeforen. 2018;138(17).
25. Betcher HK, Wisner KL. Psychotropic treatment during pregnancy: research synthesis and clinical care principles. J Womens Health (Larchmt). 2020;29(3):310-8.
26. Payne JL. Psychiatric medication use in pregnancy and breastfeeding. Obstet Gynecol Clin North Am. 2021;48(1):131-49.
27. Payne JL. Psychopharmacology in pregnancy and lactation. In: Rennó Jr J, Valadares G, Cantilino A, Mendes-Ribeiro J, Rocha R, Silva AG, editors. Women's mental health: a clinical and evidence-based guide. Berlin: Springer Nature; 2020.
28. Huybrechts KF, Palmsten K, Avorn J, Cohen LS, Holmes LB, Franklin JM, et al. Antidepressant use in pregnancy and the risk of cardiac defects. N Engl J Med. 2014;370(25):2397-407.
29. Adhikari K, Patten SB, Lee S, Metcalfe A. Risk of adverse perinatal outcomes among women with pharmacologically treated and untreated depression during pregnancy: a retrospective cohort study. Paediatr Perinat Epidemiol. 2019;33(5):323-31.
30. Munk-Olsen T, Bergink V, Rommel AS, Momen N, Liu X. Association of persistent pulmonary hypertension in infants with the timing and type of antidepressants in utero. JAMA Netw Open. 2021;4(12):e2136639.
31. Andrade C. Gestational exposure to antidepressant drugs and neurodevelopment: an examination of language, mathematics, intelligence, and other cognitive outcomes. J Clin Psychiatry. 2022;83(1):22f14388.
32. Ennis ZN, Damkier P. Pregnancy exposure to olanzapine, quetiapine, risperidone, aripiprazole and risk of congenital malformations. A systematic review. Basic Clin Pharmacol Toxicol. 2015;116(4):315-20.
33. Ornoy A, Weinstein-Fudim L, Ergaz Z. Antidepressants, antipsychotics, and mood stabilizers in pregnancy: what do we know and how should we treat pregnant women with depression. Birth Defects Res. 2017;109(12):933-56.
34. Wang Z, Brauer R, Man KKC, Alfageh B, Mongkhon P, Wong ICK. Prenatal exposure to antipsychotic agents and the risk of congenital malformations in children: a systematic review and meta-analysis. Br J Clin Pharmacol. 2021;87(11):4101-23.

35. Damkier P, Videbech P. The safety of second-generation antipsychotics during pregnancy: a clinically focused review. CNS Drugs. 2018;32(4):351-66.
36. Hillemacher T, Simen S, Rehme MK, Frieling H. Antipsychotika in der Schwangerschaft: eine systematische Übersichtsarbeit [Antipsychotics during pregnancy: a systematic review]. Nervenarzt. 2021;92(5):494-500.
37. Uguz F. Antipsychotic use during pregnancy and the risk of gestational diabetes mellitus: a systematic review. J Clin Psychopharmacol. 2019;39(2):162-7.
38. Park Y, Hernandez-Diaz S, Bateman BT, Cohen JM, Desai RJ, Patorno E, et al. Continuation of atypical antipsychotic medication during early pregnancy and the risk of gestational diabetes. Am J Psychiatry. 2018;175(6):564-74.
39. Newport DJ, Calamaras MR, DeVane CL, Donovan J, Beach AJ, Winn S, et al. Atypical antipsychotic administration during late pregnancy: placental passage and obstetrical outcomes. Am J Psychiatry. 2007;164(8):1214-20.
40. Peng M, Gao K, Ding Y, Ou J, Calabrese JR, Wu R, et al. Effects of prenatal exposure to atypical antipsychotics on postnatal development and growth of infants: a case-controlled, prospective study. Psychopharmacology (Berl). 2013;228(4):577-84.
41. Zheng L, Yang H, Dallmann A, Jiang X, Wang L, Hu W. Physiologically based pharmacokinetic modeling in pregnant women suggests minor decrease in maternal exposure to olanzapine. Front Pharmacol. 2022;12:793346.
42. Zheng L, Tang S, Tang R, Xu M, Jiang X, Wang L. Dose adjustment of quetiapine and aripiprazole for pregnant women using physiologically based pharmacokinetic modeling and simulation. Clin Pharmacokinet. 2021;60(5):623-35.
43. Westin AA, Brekke M, Molden E, Skogvoll E, Castberg I, Spigset O. Treatment with antipsychotics in pregnancy: changes in drug disposition. Clin Pharmacol Ther. 2018;103(3):477-84.
44. Poels EMP, Bijma HH, Galbally M, Bergink V. Lithium during pregnancy and after delivery: a review. Int J Bipolar Disord. 2018;6(1):26.
45. Sutter-Dallay A, Gressier F. Mood stabilizer in pregnancy. In: Uguz F, Orsolini L, editors. Perinatal psychopharmacology. Berlin: Springer; 2019. p. 181-9.
46. Munk-Olsen T, Liu X, Viktorin A, Brown HK, Di Florio A, D'Onofrio BM, et al. Maternal and infant outcomes associated with lithium use in pregnancy: an international meta-analysis of six cohort studies. Lancet Psychiatry. 2018;5(8):644-52.
47. Clark CT, Wisner KL. Treatment of peripartum bipolar disorder. Obstet Gynecol Clin North Am. 2018;45(3):403-17.
48. van der Lugt NM, van de Maat JS, van Kamp IL, Knoppert-van der Klein EA, Hovens JG, Walther FJ. Fetal, neonatal and developmental outcomes of lithium-exposed pregnancies. Early Hum Dev. 2012;88(6):375-8.
49. Molenaar NM, Poels EMP, Robakis T, Wesseloo R, Bergink V. Management of lithium dosing around delivery: an observational study. Bipolar Disord. 2021;23(1):49-54.
50. Clark CT. Psychotropic drug use in perinatal women with bipolar disorder. Semin Perinatol. 2020;44(3):151230.
51. Trifu SC, Popescu A, Marian MA. Affective disorders: a question of continuing treatment during pregnancy (Review). Exp Ther Med. 2020;20(4):3474-82.
52. Weston J, Bromley R, Jackson CF, Adab N, Clayton-Smith J, Greenhalgh J, et al. Monotherapy treatment of epilepsy in pregnancy: congenital malformation outcomes in the child. Cochrane Database Syst Rev. 2016;11(11):CD010224.
53. Vossler DG. Comparative risk of major congenital malformations with 8 different antiepileptic drugs: a prospective cohort study of the EURAP Registry. Epilepsy Curr. 2019;19(2):83-5.
54. Clayton-Smith J, Bromley R, Dean J, Journel H, Odent S, Wood A, et al. Diagnosis and management of individuals with Fetal Valproate Spectrum Disorder; a consensus statement from the European Reference Network for Congenital Malformations and Intellectual Disability. Orphanet J Rare Dis. 2019;14(1):180.
55. Tomson T, Battino D, Bonizzoni E, Craig J, Lindhout D, Sabers A, et al. Dose-dependent risk of malformations with antiepileptic drugs: an analysis of data from the EURAP epilepsy and pregnancy registry. Lancet Neurol. 2011;10(7):609-17.
56. Huber-Mollema Y, van Iterson L, Oort FJ, Lindhout D, Rodenburg R. Neurocognition after prenatal levetiracetam, lamotrigine, carbamazepine or valproate exposure. J Neurol. 2020;267(6):1724-36.

57. Knight R, Wittkowski A, Bromley RL. Neurodevelopmental outcomes in children exposed to newer antiseizure medications: a systematic review. Epilepsia. 2021;62(8):1765-79.
58. Sabers A. Algorithm for lamotrigine dose adjustment before, during, and after pregnancy. Acta Neurol Scand. 2012;126(1):e1-4.
59. Lemelin M, Boukhris T, Zhao JP, Sheehy O, Bérard A. Prevalence and determinants of attention deficit/hyperactivity disorder (ADHD) medication use during pregnancy: results from the Quebec Pregnancy/Children Cohort. Pharmacol Res Perspect. 2021;9(3):e00781.
60. Huybrechts KF, Bröms G, Christensen LB, Einarsdóttir K, Engeland A, Furu K, et al. Association between methylphenidate and amphetamine use in pregnancy and risk of congenital malformations: a cohort study from the International Pregnancy Safety Study Consortium. JAMA Psychiatry. 2018;75(2):167-75.
61. Koren G, Barer Y, Ornoy A. Fetal safety of methylphenidate-A scoping review and meta analysis. Reprod Toxicol. 2020;93:230-4.
62. Cohen JM, Hernández-Díaz S, Bateman BT, Park Y, Desai RJ, Gray KJ, et al. Placental complications associated with psychostimulant use in pregnancy. Obstet Gynecol. 2017;130(6):1192-201.
63. Ban L, West J, Gibson JE, Fiaschi L, Sokal R, Doyle P, et al. First trimester exposure to anxiolytic and hypnotic drugs and the risks of major congenital anomalies: a United Kingdom population-based cohort study. PLoS One. 2014;9(6):e100996.
64. Tinker SC, Reefhuis J, Bitsko RH, Gilboa SM, Mitchell AA, Tran EL, et al. Use of benzodiazepine medications during pregnancy and potential risk for birth defects, National Birth Defects Prevention Study, 1997-2011. Birth Defects Res. 2019;111(10):613-20.
65. Bellantuono C, Martellini M, Orsolini L. Benzodiazepines and z-drugs in pregnancy. In: Uguz F, Orsolini L, editors. Perinatal psychopharmacology. Berlin: Springer; 2019. p. 203-14.
66. Dolovich LR, Addis A, Vaillancourt JM, Power JD, Koren G, Einarson TR. Benzodiazepine use in pregnancy and major malformations or oral cleft: meta-analysis of cohort and case-control studies. BMJ. 1998;317(7162):839-43.
67. Huitfeldt A, Sundbakk LM, Skurtveit S, Handal M, Nordeng H. Associations of maternal use of benzodiazepines or benzodiazepine-like hypnotics during pregnancy with immediate pregnancy outcomes in Norway. JAMA Netw Open. 2020;3(6):e205860.
68. Lupattelli A, Chambers CD, Bandoli G, Handal M, Skurtveit S, Nordeng H. Association of maternal use of benzodiazepines and Z-Hypnotics during pregnancy with motor and communication skills and attention-deficit/hyperactivity disorder symptoms in preschoolers. JAMA Netw Open. 2019;2(4):e191835.

20 USO DE PSICOFÁRMACOS NA LACTAÇÃO

Christiane Carvalho Ribeiro
Sarah Cristina Zanghellini Rückl
Caroline M. Magalhães

Inúmeros são os benefícios da amamentação para o bebê, bem como para a saúde materna. O ato de amamentar é um dos principais vínculos entre a mãe e a criança em seus primeiros dias de vida e, sempre que possível, deve ser estimulado. Dessa forma, é importante que o profissional de saúde saiba indicar e prescrever os medicamentos que vão impactar minimamente na saúde da criança durante esse importante processo e possibilitar que o ato de amamentar não seja motivo de sofrimento e nem seja interrompido diante da necessidade de tratamento psiquiátrico materno.

ASPECTOS BIOLÓGICOS LIGADOS À AMAMENTAÇÃO

■ ASPECTOS FARMACOCINÉTICOS

Durante a gestação, o corpo sofre alterações fisiológicas, que impactarão na absorção, na distribuição, no metabolismo e na eliminação de medicamentos. Os hormônios sexuais elevados diminuem o esvaziamento gástrico e a motilidade intestinal, levando à diminuição da absorção dos medicamentos.[1] Além disso, ocorre o aumento do volume plasmático, com redução da ligação dos medicamentos a proteínas, o que aumenta sua fração livre e biodisponibilidade.[1] Por fim, o *clearance* e a filtração glomerular intensificam-se, resultando em menor concentração plasmática e maior velocidade de eliminação, respectivamente.[1]

Os processos metabólicos também são influenciados pelas alterações hormonais desse período, e estes podem ser induzidos ou inibidos. Por exemplo, os citocromos CYP3A3, CYP2A6, CYP2D6 e a glucoronidação são induzidos pelos hormônios sexuais, enquanto os citocromos CYP1A2 e CYP2C19 são inibidos.[1] No final da gestação, as atividades dos CYP1A2 e CYP2C19 estão reduzidas em 70 e 50%, respectivamente, quando comparadas ao período puerperal.[1]

O fenótipo metabólico materno é importante, uma vez que metabolizadoras lentas apresentam concentração plasmática mais elevada, com consequente exposição fetal a níveis mais elevados de psicofármacos. Portanto, o monitoramento da concentração plasmática de psicofármacos poderia contribuir na otimização da dose, de modo a não expor nem a mãe nem o feto a doses mais elevadas do que necessárias. Entretanto, esse recurso não está disponível no Brasil.

A exposição fetal à droga está relacionada à absorção materna, distribuição e eliminação, além da transferência placentária e da distribuição fetal e eliminação da droga.[1] A maioria das drogas é lipossolúvel, e sua concentração atinge um equilíbrio entre os dois lados da placenta. Entretanto, após o nascimento, esse equilíbrio deixa de existir, e a concentração da droga pode variar, resultando em efeitos prolongados no neonato.[2] Após o nascimento da criança, as alterações fisiológicas secundárias às alterações hormonais retornam ao funcionamento basal de forma gradual.

Todos os psicofármacos são excretados no leite, porém, diferentemente dos adultos, crianças, sobretudo as prematuras, apresentam capacidade limitada de eliminação destes.[1,3] A concentração do psicofármaco tem um fluxo bidirecional, passando do plasma para o leite, e vice-versa, por difusão passiva, até atingir um equilíbrio.[1,3] A farmacocinética da amamentação pode ser avaliada a partir de três parâmetros, a farmacocinética da lactante, isto é, como é a absorção, a distribuição, o metabolismo e a eliminação de medicamentos pela mãe, a excreção do psicofármaco no leite e a farmacocinética do lactente.[1,3]

Três parâmetros influenciam a concentração do psicofármaco no leite: (1) características da droga em si, como lipossolubilidade, peso molecular e grau de ionização; (2) características do leite, como pH, concentração de proteínas e lipídeos; (3) farmacocinética relacionada à mãe, como dose utilizada do medicamento, frequência das tomadas, absorção do medicamento, grau de irrigação sanguínea das mamas e o metabolismo do medicamento também no próprio tecido mamário.[1,3]

A farmacocinética da criança depende de sua idade, quantidade de leite ingerido, do intervalo entre as mamadas e do tempo de mamada em cada mama.[1,3] Algumas alterações fisiológicas, próprias do recém-nascido (RN), podem influenciar a farmacocinética. Por exemplo, a motilidade do trato gastrintestinal é irregular nesse período, o que pode diminuir a taxa de absorção.[1,3] Além disso, a fração de ligação do psicofármaco a proteínas é menor em crianças, fazendo com que maior taxa da droga fique disponível.[1,3] Adicionalmente, devido à imaturidade da barreira hematoencefálica, ocorre aumento da concentração de drogas lipossolúveis em até 30 vezes, em comparação ao plasma.[1,3] Devido à pouca quantidade de gordura, as drogas lipossolúveis têm poucos locais para ficarem armazenadas e se acumulam no sistema nervoso central (SNC) da criança.[1,3] A excreção é menor também, sobretudo em prematuros, e devido às menores taxas de filtração glomerular e à atividade de enzima do CYP, que está ativa em apenas 20% nas primeiras semanas de vida.[1,3]

Há duas formas de se determinar a exposição do lactente a um psicofármaco: a razão leite–plasma e a dose relativa do lactente. A razão leite–plasma estabelece a quantidade de psicofármaco transferido para o leite materno. Ambos podem ser medidos de maneira simultânea por meio da análise do leite e do plasma maternos. Uma razão maior que 1 indica exposição significativa da criança ao psicofármaco, exceto se a concentração da droga for pequena ou o bebê absorver pouco.

A dose relativa do lactente estabelece a porcentagem de psicofármaco materno recebida pelo lactente por meio do leite. Esta é calculada pela seguinte fórmula: dose relativa do lactente (%) = dose absoluta no lactente (mg/kg/dia) / dose materna (mg/kg/dia) × 100. Doses relativas do lactente são consideradas seguras quando menores que 10%. Essa fórmula não leva em consideração as diferenças na absorção, metabolização e excreção de lactante e lactente. Portanto, são medidas aproximadas.

É importante ressaltar que algumas medidas podem ser favoráveis aos lactentes em relação à sua exposição a psicofármacos. Ajustar a tomada da medicação pode diminuir a exposição do lactente à medicação. Drogas com liberação imediata logo após a mamada terão sua concentração no leite diminuída após algumas horas. Bebês prematuros merecem atenção especial, e é indicada a amamentação a partir do segundo dia, uma vez que, a partir deste, a taxa de filtração glomerular triplica, diminuindo a chance de intoxicação.[1]

PRINCIPAIS DIFICULDADES PSÍQUICAS QUE AFETAM A AMAMENTAÇÃO

■ DEPRESSÃO

Os sintomas depressivos têm um efeito negativo significativo na amamentação, e as lactantes com depressão têm maior probabilidade de descontinuar o ato de amamentar nos primeiros meses do puerpério do que as não deprimidas.[4,5] As dificuldades podem ser explicadas tanto pelo maior distanciamento afetivo quanto pela noção de baixa autoeficácia, típicos da sintomatologia depressiva.

Um estudo aponta que mães que apresentaram pontuação ⩾13 na Edinburgh Postnatal Depression Scale (EPDS) na quarta semana do puerpério tiveram cinco vezes mais dificuldades de conexão com a criança do que as que apresentaram pontuações menores.[6] Além disso, mulheres com sintomas depressivos tiveram menor sintonia e mais dificuldades com o filho no primeiro ano em relação às mulheres sem sintomas depressivos.[7]

As mães deprimidas sentem-se mais frequentemente insatisfeitas com a amamentação e têm maiores dificuldades, menos confiança,[5] alimentam mais seus bebês com mamadeiras[8] e se sentem menos eficazes em relação à amamentação do que as mães não deprimidas. Groer e Morgan[9] verificaram que mães deprimidas eram mais propensas a dar mamadeira do que as não deprimidas nas primeiras quatro a seis semanas de vida do bebê.

■ ANSIEDADE

A ansiedade perinatal pode influenciar a amamentação por dois mecanismos. No primeiro, a ansiedade diminui a autoestima e a confiança da mulher, impactando negativamente nas interações mãe–bebê e na amamentação. No segundo mecanismo, a ansiedade está relacionada ao estresse materno, que pode interferir na liberação de ocitocina, impactando no reflexo de ejeção do leite.[10] Níveis mais elevados de ansiedade pós-parto foram associados a taxas mais baixas de mulheres que dão início à amamentação, menor duração da amamentação e períodos mais curtos de amamentação exclusiva.[10]

■ REFLEXO DISFÓRICO DE EJEÇÃO DO LEITE

O reflexo disfórico de ejeção do leite (D-MER, do inglês *dysphoric milk ejection reflex*) é descrito pelas lactantes como a presença de sentimentos negativos que surgem de forma abrupta associados a tonturas, tristeza avassaladora, irritabilidade, inquietação, raiva, pânico, choro e sintomas autonômicos que começam após o início da amamentação. Trata-se de um quadro ainda pouco estudado e ausente dos manuais diagnósticos de psiquiatria, mas que pode afetar lactantes e impactar em sua qualidade de vida. A literatura científica sobre o tema é escassa e, em sua maioria, composta por estudos de caso. Esses sintomas ocorrem em segundos e podem desaparecer em 10 minutos após o início da amamentação e, em casos graves, podem ser acompanhados de ideação suicida e sintomas depressivos severos. Devido à sua curta duração, esses sintomas não podem ser classificados como ansiedade ou depressão pós-parto (DPP), porém podem ocorrer de forma concomitante.[11]

A etiologia do D-MER ainda não é bem estabelecida. Alguns autores indicam relação com a liberação de dopamina, mas há evidências mais robustas de etiologia hormonal. A ocitocina é excretada quase imediatamente em resposta à sucção do bebê, em pequenos pulsos, por cerca de 10 minutos. A prolactina é liberada de modo mais gradual, 10 a 20 minutos após o início da amamentação, e, dessa forma, a ocitocina parece ser a principal responsável pela etiologia dos sintomas. Estudos indicam uma relação entre os níveis circulantes de ocitocina e o nível de apego entre mãe e bebê.[12] Porém, a ocitocina não é só responsável pela sensação de bem-estar apresentada pelas mães ao estarem com seus filhos, mas também pelo instinto protetor materno, o que pode ser responsável por desencadear a agressividade e a resposta luta–fuga. Em algumas mulheres, entretanto, essa resposta poderia estar ativada cronicamente, em um padrão de hiperexcitação crônica, que se assemelha ao mecanismo neurobiológico do transtorno de estresse pós-traumático (TEPT).[13] No entanto, ainda não se sabe se essa resposta disfuncional, presente em algumas mulheres, poderia estar associada a traumas ou eventos estressores prévios.

■ QUANDO A AMAMENTAÇÃO DEVE SER DESCONTINUADA

A psicose pós-parto é uma emergência psiquiátrica com início rápido dos sintomas, que incluem labilidade do humor, distratibilidade, confusão mental e delírios que podem ser relacionados à criança e incluir ideações neonaticidas. As ideias delirantes de ferir a criança podem ser egossintônicas e há perda do juízo crítico. A hospitalização é necessária, em grande parte dos casos, para avaliação diagnóstica e gerenciamento de segurança e tratamento. Embora o vínculo mãe–bebê no período perinatal seja importante, em casos graves, a amamentação deve ser desencorajada para a segurança do bebê, bem como para evitar a privação do sono da mãe.[14] Em alguns casos, a decisão de amamentar poderá ser mantida, caso as medicações utilizadas sejam apropriadas para o uso durante a lactação e a mulher tenha suporte familiar ou social adequado e não apresente ideações neonaticidas.

A dependência química é outro fator que, muitas vezes, contraindica a amamentação. Estudos sugerem que crianças expostas à *cannabis* por meio da amamentação irão excretar tetra-hidrocanabinol (THC) em sua urina por duas a três semanas e podem apresentar sedação, alterações no crescimento e redução do tônus muscular.[15] Taquicardia, taquipneia, hipertensão, irritabilidade, tremores e convulsões podem estar presentes em crianças que foram amamentadas após suas mães utilizarem cocaína.[14] O álcool (etanol) tem um peso molecular muito baixo, não se liga às proteínas plasmáticas e sua quantidade no leite depende da ingestão e da quantidade sérica da lactante.[14] A amamentação não deve ocorrer até pelo menos duas horas após a bebida ter sido consumida. Os níveis de álcool no leite normalmente atingem o pico em cerca de 30 a 60 minutos após a ingestão materna. A ingestão de álcool interfere no mecanismo de produção da prolactina e diminui a sensibilidade em relação à sucção do bebê, além de ter efeito negativo sobre o desenvolvimento motor infantil.[14]

PSICOFÁRMACOS E AMAMENTAÇÃO

Os quadros e tabelas a seguir apresentam orientações a respeito da utilização de psicofármacos durante a lactação.

■ GUIA DE PRESCRIÇÃO

■ **Quadro 20.1**
Guia de prescrição de psicofármacos na amamentação

• A transferência da droga no leite materno pode ser mensurada pela proporção da dose materna ajustada ao peso da criança, que é conhecida como dose relativa infantil (RID). Medicamentos com RID abaixo de 10% são geralmente considerados seguros na amamentação. Porém, a RID deve ser usada apenas como guia, pois os valores são estimativas que variam amplamente na literatura.
• As discussões sobre a segurança dos medicamentos na amamentação devem ser realizadas o mais cedo possível, sendo ideal antes da concepção ou no início da gravidez. Decisões sobre o uso de drogas na gravidez devem incluir a discussão sobre aleitamento materno, uma vez que a troca de drogas no final da gravidez ou logo após o parto não é aconselhável, devido ao alto risco de recaída.
• A amamentação não deve ser interrompida, salvo exceções. Nos casos de contraindicação, o tratamento da doença mental materna é prioridade e deve ser empregado o uso de fórmula infantil.
• É importante considerar as meias-vidas dos medicamentos para avaliar se há risco de acúmulo no leite materno e, sobretudo, no soro infantil, uma vez que RNs e bebês não têm a mesma capacidade de depuração de drogas que os adultos. Atenção especial aos prematuros e lactentes com insuficiências renal, hepática, cardíaca ou neurológica.
• Os bebês devem ser monitorados quanto a quaisquer efeitos adversos específicos dos medicamentos, como sonolência excessiva ou agitação, bem como anormalidades nos padrões de alimentação, crescimento e desenvolvimento.

(Continua)

■ **Quadro 20.1** *(Continuação)*
Guia de prescrição de psicofármacos na amamentação

- As mulheres que recebem medicação sedativa devem ser fortemente aconselhadas a não amamentar em cama, pois podem adormecer e rolar sobre o bebê, com risco potencial de sufocamento para a criança.

- Sempre que possível, usar a dose mínima eficaz e evitar a polifarmácia.

- Antidepressivos: preferencialmente, manter o medicamento iniciado na gestação. Evitar fluoxetina (meia-vida longa). Considerar sertralina, paroxetina, mirtazapina.

- Antipsicóticos: mulheres em uso de clozapina devem ser desaconselhadas a amamentar. Ao iniciar um antipsicótico pós-parto, olanzapina ou quetiapina devem ser consideradas.

- Estabilizadores de humor: as mulheres que tomam lítio devem ser desaconselhadas a amamentar. O valproato de sódio pode ser utilizado na amamentação, desde que seja garantida a proteção anticoncepcional. Ao iniciar um estabilizador de humor pós-parto, um antipsicótico estabilizador de humor, como olanzapina ou quetiapina, pode ser considerado.

- Sedativos: usar apenas quando estritamente necessário. Preferir drogas com meia-vida curta. Lorazepam pode ser considerado.

■ **ANSIOLÍTICOS E BENZODIAZEPÍNICOS**

■ **Tabela 20.1**
Ansiolíticos e benzodiazepínicos (BZDs)

Ansiolítico/BZD	Dose usual prescrita para adultos	RID (%)	Comentários
Clonazepam	0,5-4 mg/dia	2,8	Pode ser usado com cautela, em doses baixas. Monitorar sedação na criança e marcos do desenvolvimento. Preferível trocar por outro de meia-vida mais curta.[15,16]
Lorazepam	1-4 mg/dia	2,6-2,9	Pode ser usado com cautela. Monitorar sedação na criança e marcos do desenvolvimento.[15,16]
Diazepam	5-20 mg/dia	0,88-7,14	Evitar devido à meia-vida muito longa.[15,16]

(Continua)

Tabela 20.1
Ansiolíticos e benzodiazepínicos (BZDs)

(Continuação)

Ansiolítico/BZD	Dose usual prescrita para adultos	RID (%)	Comentários
Alprazolam	0,5-4 mg/dia	3,3-9,3%	Pode ser usado com cautela. Monitorar sedação na criança e marcos do desenvolvimento. Seu uso é preferível devido à meia-vida mais curta. Pode aumentar a prolactina e causar galactorreia.[15,16]

HIPNÓTICOS

Tabela 20.2
Hipnóticos

Hipnótico	Dose usual prescrita para adultos	RID (%)	Comentários
Zolpidem	5-10 mg/dia	2,8	Observar sedação na criança, sobretudo quando administrado juntamente com outros medicamentos depressores do SNC. O uso na amamentação é permitido com cautela em doses baixas, mas é preferível modificar para BZD de ação mais curta.[15,16]
Eszopiclona	1-2 mg/dia	2,6-2,9	É uma das opções para o uso em lactantes.[15,16]
Melatonina	3-5 mg/dia	0,4-1	Já faz parte da composição do leite. Poucos estudos e relatos de casos indicam alterações na coagulação,[15,16] mas, de forma geral, é considerado seguro.
Ramelteona	8 mg/dia	—	Parece aumentar os níveis de prolactina em mulheres não lactantes.[15,16] Não há dados suficientes disponíveis, dar preferência para outro hipnótico.

ANTIDEPRESSIVOS

Tabela 20.3
Antidepressivos da classe dos inibidores seletivos da recaptação de serotonina (ISRSs)

Antidepressivo ISRS	Dose usual prescrita para adultos	RID (%)	Comentários
Sertralina	50-200 mg/dia	0,2-2,4	É provavelmente o antidepressivo mais seguro durante a amamentação.[15,16]
Paroxetina	10-40 mg/dia	1,2	Um dos antidepressivos preferidos durante a amamentação. Efeitos colaterais leves ocasionais, como insônia, agitação e choro aumentado, foram relatados. Não recomendado na gestação.[15,16]
Citalopram	20-40 mg/dia	7,9	Alguns casos de efeitos colaterais comportamentais menores, como sonolência ou agitação, foram relatados, mas nenhum efeito adverso no desenvolvimento foi encontrado em bebês acompanhados por até um ano.[15,16]
Escitalopram	10-20 mg/dia	0,5-5,9	Informações limitadas indicam que doses maternas de escitalopram de até 20 mg diários produzem níveis baixos no leite e não se espera que causem efeitos adversos em lactentes, sobretudo se este tiver mais de 2 meses.[15,16]
Fluvoxamina	50-300 mg/dia	0,98	Informações limitadas indicam que doses maternas de fluvoxamina de até 300 mg diários produzem níveis baixos no leite materno e não se espera que causem efeitos adversos em lactentes, sobretudo se este tiver mais de 2 meses.[15,16]

(Continua)

■ Tabela 20.3
Antidepressivos da classe dos inibidores seletivos da recaptação de serotonina (ISRSs)

(Continuação)

Antidepressivo ISRS	Dose usual prescrita para adultos	RID (%)	Comentários
Fluoxetina	20-80 mg/dia	6,5->10	A quantidade média do fármaco no leite materno é maior com a fluoxetina do que com a maioria dos outros ISRSs, e o metabólito ativo de ação prolongada, a norfluoxetina, é detectável no soro da maioria dos lactentes durante os primeiros dois meses pós-parto e em poucos meses depois. Efeitos adversos como cólicas, agitação e sonolência foram relatados em alguns lactentes.[15,16]

■ Tabela 20.4
Outros antidepressivos

Antidepressivo	Dose usual prescrita para adultos	RID (%)	Comentários
Venlafaxina	75-300 mg/dia	6-9	Os bebês recebem venlafaxina em seu metabólito ativo (desvenlafaxina) no leite materno, e o metabólito da droga pode ser encontrado no plasma da maioria dos lactentes; entretanto, raramente foram relatados efeitos colaterais concomitantes.[15,16]
Desvenlafaxina	50-100 mg/dia	6,8	Metabólito ativo da venlafaxina.[15,16]
Duloxetina	30-90 mg/dia	<1	Por haver menos experiências publicadas do que com outros antidepressivos do mesmo grupo farmacológico, deve-se dar preferência ao uso de um medicamento alternativo que se saiba ser mais seguro no período neonatal ou na prematuridade.[15,16]

(Continua)

■ Tabela 20.4 (Continuação)
Outros antidepressivos

Antidepressivo	Dose usual prescrita para adultos	RID (%)	Comentários
Bupropiona	150-450 mg/dia	0,2-2	Informações limitadas indicam que doses maternas de bupropiona de até 300 mg diários produzem níveis baixos no leite materno e não se espera que causem efeitos adversos em lactentes. No entanto, há poucos relatos de casos de convulsão em bebês de 6 meses parcialmente amamentados.[15,16]
Trazodona	50-150 mg/dia	2,8	Informações limitadas indicam que os níveis de trazodona no leite são baixos e não se espera que causem efeitos adversos em lactentes, sobretudo se este tiver mais de 2 meses, ou quando doses de 100 mg ou menos forem usadas para dormir.[15,16]
Mirtazapina	15-45 mg/dia	0,5-4,4	Informações limitadas indicam que doses maternas de até 120 mg diários produzem baixos níveis no leite e não se espera que causem efeitos adversos em lactentes, sobretudo se este tiver mais de 2 meses.[15,16]
Tricíclicos (amitriptilina, nortriptilina, clomipramina)	25-150 mg/dia	1-3	Efeitos colaterais imediatos não foram relatados, e uma quantidade limitada de acompanhamento não encontrou efeitos adversos no crescimento e no desenvolvimento infantis. Outros agentes podem ser preferidos quando são necessárias grandes doses ou durante a amamentação de um RN ou prematuro.[15,16]

(Continua)

Uso de psicofármacos na lactação

■ **Tabela 20.4** (Continuação)
Outros antidepressivos

Antidepressivo	Dose usual prescrita para adultos	RID(%)	Comentários
Agomelatina	25-50 mg/dia	—	Os efeitos colaterais são geralmente leves ou moderados, embora danos hepáticos tenham sido relatados em 4% dos usuários. Seu efeito dopaminérgico é antiprolactina (a dopamina inibe a secreção de prolactina) e pode diminuir a produção de leite durante as primeiras semanas após o parto.[15,16]
Vortioxetina	10-20 mg/dia	1,1-1,7	Apesar de apenas um estudo encontrado (análise de três pacientes), a transmissão pelo leite materno parece ser baixa.[15,16]

ANTIPSICÓTICOS

■ **Tabela 20.5**
Antipsicóticos

Antipsicótico	Dose prescrita para adultos	RID(%)	Comentários
Amissulprida	100-2.300 mg/dia	3,9-10,7	Excreção no leite materno é maior que outros antipsicóticos. Substituir por outro antipsicótico.[15,16]
Aripiprazol	10-30 mg/dia	0,7-12,7	Pode diminuir a produção de leite. Poucos dados sobre risco vs. benefício. Monitorar sedação na criança. Substituir por outro de meia-vida mais curta.[15,16]
Clorpromazina	300-1.200 mg/dia	Indetectável a 1,6	Pode ser usado com cautela. Monitorar sedação na criança e marcos do desenvolvimento.[15,16]

(Continua)

■ Tabela 20.5
Antipsicóticos

(Continuação)

Antipsicótico	Dose prescrita para adultos	RID (%)	Comentários
Haloperidol	Oral: 10-30 mg/dia Haloperidol decanoato injetável de longa duração: 150-200 mg/mês	Indetectável	Pode ser usado com cautela. Monitorar sedação na criança e marcos do desenvolvimento.[15,16]
Olanzapina	10-40 mg/dia	Indetectável a 4	Pode ser usado com cautela. Monitorar sedação, irritabilidade, tremor e insônia na criança e marcos do desenvolvimento.[15,16]
Paliperidona	Oral: 6-12 mg/dia Injetável de longa duração: 50-150 mg/mês	Menor que 1	Pode ser usado com cautela. Monitorar sedação na criança e marcos do desenvolvimento.[15,16]
Quetiapina	400-800 mg/dia	Menor que 0,5	Pode ser usado com cautela. Monitorar sedação na criança e marcos do desenvolvimento.[15,16]
Risperidona	2-6 mg/dia	0,84-4,3	Pode ser usado com cautela. Monitorar sedação na criança e marcos do desenvolvimento.[15,16]
Sulpirida	50-1.800 mg/dia	2-18	Pode ser usado com cautela. Monitorar sedação na criança e marcos do desenvolvimento.[15,16]
Tioridazina	300-800 mg/dia	–	Não há dados suficientes disponíveis. Trocar por outro antipsicótico.
Ziprasidona	80-160 mg/dia	–	Não há dados suficientes disponíveis. Trocar por outro antipsicótico.[15,16]

(Continua)

■ **Tabela 20.5** (Continuação)
Antipsicóticos

Antipsicótico	Dose prescrita para adultos	RID (%)	Comentários
Zuclopentixol	10–75 mg/dia Decanoato de zuclopentixol injetável de longa duração: 200–400 mg/15 a 30 dias.	0,3–0,8	Pode ser usado com cautela. Monitorar sedação na criança e marcos do desenvolvimento.[15,16]

ESTABILIZADORES DO HUMOR

■ **Tabela 20.6**
Estabilizadores do humor

Estabilizadores de humor	Dose	RDI (%)	Comentários
Carbamazepina	400–1.600 mg/dia	0,9–9,6	Pode ser usado com cautela. Monitorar sedação na criança e marcos do desenvolvimento.[15,16]
Lamotrigina	200–500 mg/dia	5,7–21,1	Pode ser usado com cautela. Monitorar apneia, *rash* cutâneo, sedação na criança e marcos do desenvolvimento.[15,16]
Lítio	900–2.100 mg/dia	1–56	Não amamentar crianças prematuras ou com complicações no pós-parto. Pode ser usado após o segundo mês, com monitoração dos níveis de lítio, função renal e função tireoidiana.[15,16]
Valproato de sódio/ ácido valproico	750–3.000 mg/dia	1,3–10	Pode ser usado com cautela. Monitorar sedação na criança e marcos do desenvolvimento.

ASPECTOS SUBJETIVOS DA LACTAÇÃO

Embora dados extensos na literatura sustentem que transtornos mentais como a depressão perinatal impactem de maneira negativa na amamentação, estabelecer a causalidade entre esses fatores ainda é um desafio. É plausível que os sintomas depressivos tornem mais difícil o estabelecimento do aleitamento materno, mas também é perceptível que resultados insuficientes na amamentação possam afetar a sintomatologia depressiva.[17] Nesse sentido, além de compreender e caracterizar os transtornos mentais perinatais, faz-se necessário ampliar os conhecimentos sobre os aspectos subjetivos da amamentação, compreender melhor a percepção das mulheres nesse período e intervir de modo adequado no suporte a essa população.

Uma revisão conduzida no Reino Unido avaliou 59 estudos sobre a percepção das mulheres em relação ao aleitamento materno. O trabalho concluiu que as gestantes e as lactantes, em geral, estão cientes dos benefícios da amamentação e, em sua maioria, manifestam intenção de amamentar.[18]

Dentre os aspectos positivos estudados, foram frequentemente mencionados:

- benefícios no vínculo emocional entre mãe e filho;
- fortalecimento do sistema imunológico da criança;
- autonomia e conveniência para a mãe (disponibilidade e baixo custo);
- auxílio na perda de peso.

Infelizmente, os índices de aleitamento materno exclusivo preconizados pelos órgãos de saúde ainda estão distantes das metas almejadas no Brasil e no mundo. Entre as crianças menores de 6 meses, o índice no Brasil é de 45,7%.[19] Diante dos baixos índices de mulheres que amamentam, percebe-se a presença de muitas barreiras em diversos níveis para se obter o sucesso na amamentação. Os desafios vão desde obstáculos físicos, como dor mamilar e produção inadequada de leite, até o baixo suporte socioambiental, como a ausência de locais públicos reservados e o retorno precoce ao trabalho.

Existe, ainda, a associação entre a DPP e a baixa eficácia da amamentação. As mulheres que experimentam dificuldades para amamentar seus bebês seriam mais propensas a apresentarem sintomas de DPP. A experiência de não conseguir nutrir o seu filho parece trazer à mulher sentimentos de culpa, vergonha e ansiedade.[20] Pesquisas quantitativas sugerem que a culpa é sentida com maior frequência à medida que diminui a exclusividade da amamentação, sobretudo quando as intenções de amamentar não foram atendidas.[20] Para as mães não deprimidas que conseguem amamentar conforme o planejado, os riscos de DPP são reduzidos, enquanto para as que não cumpriram seus planos, os riscos aumentam.[21] Quando iniciada na gestação, a depressão perinatal parece prejudicar ainda mais o aleitamento materno. É possível que sintomas depressivos comprometam o desejo e a motivação para amamentar ou que esta seja apenas uma consequência de maior gravidade desses quadros.[21]

Apesar das dificuldades de vínculo com o bebê, a literatura aponta que mesmo as mulheres deprimidas, em sua maioria, estão dispostas a amamentar. No entanto, essa motivação nem sempre se dá somente pelos benefícios já citados, mas pela percepção de que amamentar é imprescindível para ser uma boa mãe. Desse modo, acredita-se que algumas mulheres deprimidas possam tentar estabelecer a amamentação a qualquer custo, a ponto de omitirem os sintomas depressivos pelo medo de serem orientadas a suspender o aleitamento ou exporem seus bebês a medicamentos.[22]

ATENDIMENTO A MULHERES DURANTE A AMAMENTAÇÃO

É de fundamental importância que os profissionais de saúde ofereçam um diálogo sensível e encorajador, norteado por evidências científicas e necessidades individuais de cada paciente. Indica-se optar por perguntas abertas (p. ex., "Como você gostaria de amamentar?" "Quais são suas preocupações?").[23]

Quanto às mulheres que não estão em aleitamento exclusivo, há a necessidade de um apoio não julgador, centrado na mulher, para minimizar as experiências de culpa e vergonha relacionadas à alimentação artificial.[20]

É importante oferecer espaço para o parceiro ou outros membros da família que possam contribuir no apoio e no cuidado da mulher que amamenta. Aconselha-se o fortalecimento da percepção da amamentação como uma prática familiar, na qual a mulher não carrega sozinha a responsabilidade pela nutrição do bebê.

A seguir, são destacados recursos facilitadores no estabelecimento da amamentação.

- Grupos de apoio
- Uso de plataformas de mídia social
- Clínicas de saúde pública de amamentação
- Especialistas em lactação
- Aulas pré-natais e pós-natais
- Grupos de educação para mães[18]

CONSIDERAÇÕES FINAIS

O tratamento à doença mental é prioritário, e, por isso, é imprescindível identificar de maneira precoce as mulheres em situação de vulnerabilidade, como aquelas que apresentam depressão perinatal. Oferecer acolhimento personalizado e empático, reconhecer desafios e melhorar a autoconfiança parecem ser elementos fundamentais para alcançar resultados positivos na saúde mental e a manutenção do aleitamento materno.

REFERÊNCIAS

1. Uguz F, Orsolini L, editors. Perinatal psychopharmacology. Cham: Springer International; 2019.
2. Deligiannidis KM, Byatt N, Freeman MP. Pharmacotherapy for mood disorders in pregnancy: a review of pharmacokinetic changes and clinical recommendations for therapeutic drug monitoring. J Clin Psychopharmacol. 2014;34(2):244-55.
3. Yoshida K, Smith B, Kumar R. Psychotropic drugs in mothers' milk: a comprehensive review of assay methods, pharmacokinetics and of safety of breast-feeding. J Psychopharmacol. 1999;13(1):64-80.
4. Stuebe AM, Grewen K, Meltzer-Brody S. Association between maternal mood and oxytocin response to breastfeeding. J Womens Health (Larchmt). 2013;22(4):352-61.
5. Dennis CL, McQueen K. Does maternal postpartum depressive symptomatology influence infant feeding outcomes? Acta Paediatr. 2007;96(4):590-4.
6. O'Higgins M, Roberts IS, Glover V, Taylor A. Mother-child bonding at 1 year; associations with symptoms of postnatal depression and bonding in the first few weeks. Arch Womens Ment Health. 2013;16(5):381-9.
7. Lilja G, Edhborg M, Nissen E. Depressive mood in women at childbirth predicts their mood and relationship with infant and partner during the first year postpartum. Scand J Caring Sci. 2012;26(2):245-53.
8. Gollan JK, Hoxha D, Getch S, Sankin L, Michon R. Affective information processing in pregnancy and postpartum with and without major depression. Psychiatry Res. 2013;206(2-3):206-12.
9. Groer MW, Morgan K. Immune, health and endocrine characteristics of depressed postpartum mothers. Psychoneuroendocrinology. 2007;32(2):133-9.
10. Hoff CE, Movva N, Rosen Vollmar AK, Pérez-Escamilla R. Impact of maternal anxiety on breastfeeding outcomes: a systematic review. Adv Nutr. 2019;10(5):816-26.
11. Uvnas-Moberg K, Kendall-Tackett K. The mystery of D-MER: what can hormonal research tell us about dysphoric milk-ejection reflex? Clin Lact (Amarillo). 2018;9(1):23-9.
12. Strathearn L, Mamun AA, Najman JM, O'Callaghan MJ. Does breastfeeding protect against substantiated child abuse and neglect? A 15-year cohort study. Pediatrics. 2009;123(2):483-93.
13. Kendall-Tackett K. The new paradigm for depression in new mothers: current findings on maternal depression, breastfeeding and resiliency across the lifespan. Breastfeed Rev. 2015;23(1):7-10.
14. D'Apolito K. Breastfeeding and substance abuse. Clin Obstet Gynecol. 2013;56(1):202-11.
15. Drugs and Lactation Database (LactMed) [Internet]. Bethesda: National Library of Medicine; 2006 [capturado em 20 abr. 2022]. Disponível em: https://www.ncbi.nlm.nih.gov/books/NBK501922/.
16. E-lactancia.org [Internet]. Dénia: APILAM; 2022 [atualizado em 25 abr. 2022; capturado em 29 jan. 2022]. Disponível em: https://e-lactancia.org/breastfeeding.
17. Butler MS, Young SL, Tuthill EL. Perinatal depressive symptoms and breastfeeding behaviors: A systematic literature review and biosocial research agenda. J Affect Disord. 2021;283:441-71.
18. Beggs B, Koshy L, Neiterman E. Women's Perceptions and Experiences of Breastfeeding: a scoping review of the literature. BMC Public Health. 2021;21(1):2169.
19. Brasil. Ministério da Saúde. Pesquisa inédita revela que índices de amamentação cresceram no Brasil [Internet]. Brasília: Universidade Aberta do SUS; 2020 [capturado em 29 jan. 2022]. Disponível em: https://www.unasus.gov.br/noticia/pesquisa-inedita-revela-que-indices-de-amamentacao-cresceram-no-brasil.
20. Jackson L, De Pascalis L, Harrold J, Fallon V. Guilt, shame, and postpartum infant feeding outcomes: a systematic review. Matern Child Nutr. 2021;17(3):e13141.
21. Ahlqvist-Björkroth S, Vaarno J, Junttila N, Pajulo M, Räihä H, Niinikoski H, et al. Initiation and exclusivity of breastfeeding: association with mothers' and fathers' prenatal and postnatal depression and marital distress. Acta Obstet Gynecol Scand. 2016;95(4):396-404.
22. Silva Tanganhito D, Bick D, Chang YS. Breastfeeding experiences and perspectives among women with postnatal depression: a qualitative evidence synthesis. Women Birth. 2020;33(3):231-9.
23. Blixt I, Johansson M, Hildingsson I, Papoutsi Z, Rubertsson C. Women's advice to healthcare professionals regarding breastfeeding: "offer sensitive individualized breastfeeding support"- an interview study. Int Breastfeed J. 2019;14:51.

ial, sua indicação permanece como um complexo processo de tomada
21 NEUROMODULAÇÃO NO PERÍODO PERINATAL

Dennison Carreiro Monteiro

Apesar da relativa segurança de certos psicofármacos no período perinatal, sua indicação permanece como um complexo processo de tomada de decisão por parte do médico e da paciente. Como alternativa, a psicoterapia pode não ser suficiente para casos mais graves, fazendo-se imprescindível ampliar o arsenal terapêutico psiquiátrico, incluindo opções eficazes, mas com baixo potencial de risco materno-fetal.[1]

A neuromodulação agrupa um amplo conjunto de técnicas que utilizam campos eletromagnéticos para modificar a atividade cerebral com finalidade terapêutica, sendo os termos "neuroestimulação" e "estimulação cerebral" habitualmente utilizados como sinônimos. Os métodos podem ser subdivididos didaticamente em **não invasivos**, quando não há acesso direto ao sistema nervoso (p. ex., estimulação transcraniana por corrente contínua [ETCC], estimulação magnética transcraniana [EMT] e eletroconvulsoterapia [ECT]) e **invasivos**, que necessitam de procedimentos neurocirúrgicos (p. ex., estimulação do nervo vago e estimulação cerebral profunda [ECP])[2,3] (**Fig. 21.1**).

Na prática clínica, esses métodos costumam ser indicados quando há falha na resposta aos tratamentos usuais ou quando há pouca tolerabilidade aos efeitos colaterais dos psicofármacos. Neste capítulo, serão abordadas as atuais evidências de segurança e eficácia das principais terapias de neuromodulação, tanto durante a gravidez quanto no período puerperal.

NEUROMODULAÇÃO NÃO INVASIVA

■ ESTIMULAÇÃO TRANSCRANIANA POR CORRENTE CONTÍNUA

A ETCC, ou *transcranial direct current stimulation* (tDCS), consiste na aplicação de uma corrente elétrica de baixa intensidade (0,5 a 2 mA), por meio de eletrodos de superfície, como esponjas embebidas em solução salina. A corrente transpassa o crânio, formando

■ **Figura 21.1**
Terapias de neuromodulação não invasivas e invasivas.

ETCC: estimulação transcraniana por corrente contínua; EMT: estimulação magnética transcraniana; ECT: eletroconvulsoterapia; ENV: estimulaçao do nervo vago; EEP: estimulação encefálica profunda.

uma diferença de potencial entre o ânodo e o cátodo, sendo que, sob o ânodo, os neurônios sofrem despolarização, com aumento da excitabilidade, enquanto sob o cátodo ocorre hiperpolarização, com efeito inibitório[4] (**Fig. 21.2**).

Ensaios clínicos controlados sugerem sua provável eficácia nos quadros depressivos leves a moderados, com maiores evidências para a montagem de eletrodos com o ânodo posicionado sobre o córtex pré-frontal dorsolateral (CPFDL) esquerdo e o cátodo sobre o CPFDL direito ou região supraorbital direita.[2,5] Os efeitos adversos mais descritos são prurido local, fosfenas e cefaleia leve, porém são considerados incomuns.[6]

No tratamento da depressão e de outros transtornos mentais durante a gravidez, a ETCC emerge com potencial de se tornar o tratamento ideal, por sua ausência de efeitos

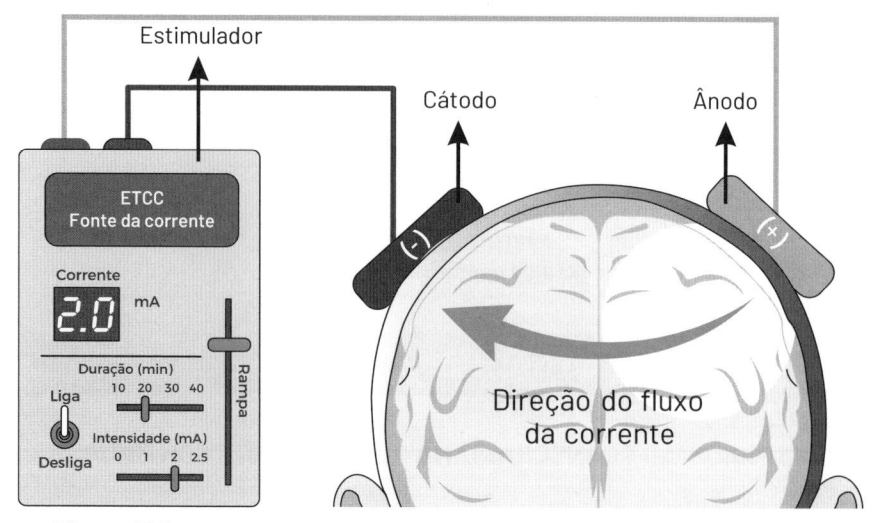

■ **Figura 21.2**
ETCC.
Ilustração: Gilnei da Costa Cunha.

sistêmicos, ótima tolerabilidade e baixo custo-efetividade.[7] Entretanto, a literatura sobre o tema ainda é escassa, com apenas poucos relatos de caso e estudos com pequeno número de participantes.[8,9]

O primeiro caso de uso da ETCC no tratamento da depressão durante a gravidez descreveu uma jovem de 23 anos, na sexta semana de gestação, com sintomas depressivos moderados e ansiosos, tratada em monoterapia com ETCC anódica sobre o CPFDL esquerdo e catódica sobre o CPFDL direito. Após um mês de seguimento, observou-se remissão clínica, sem efeitos adversos significativos.[7]

No ensaio clínico pioneiro de Vigod e colaboradores,[10] 16 mulheres entre 14 e 32 semanas de gestação, com depressão de moderada a grave, mas que não aceitaram fazer uso de antidepressivos, receberam 15 sessões de 30 minutos de estimulação anódica do CPFDL esquerdo e catódica do CPFDL direito, por três semanas. A ETCC foi superior ao placebo apenas na quarta semana pós-parto (75 vs. 12,5%), sem diferença significativa logo após a intervenção ou na 12ª semana pós-parto. Na pesquisa, a maioria das voluntárias relataram se sentir "satisfeitas" ou "extremamente satisfeitas" com o tratamento e o consideraram uma alternativa aceitável.[10]

Utilizando a mesma montagem de eletrodos, um estudo-piloto aberto selecionou seis gestantes com depressão moderada ou grave, que não estavam em uso de psicofármacos ou psicoterapia. Inicialmente, foram realizadas 20 sessões de 30 minutos (2x/dia), em duas semanas e, em seguida, mais 10 sessões diárias. Ao término da intervenção, houve significativa redução nos escores de depressão da amostra, mas apenas duas pacientes obtiveram resposta e uma remitiu. Como esperado, os efeitos adversos foram leves, sem qualquer consequência negativa para a mãe ou o bebê.[9]

A aplicação da ETCC no tratamento de alucinações auditivas, durante a gravidez, foi descrita em dois relatos, sendo o primeiro em associação a antipsicóticos (18ª semana de gestação), e o segundo, em monoterapia (32ª semana de gestação). Em ambos, as sessões foram realizadas duas vezes ao dia, com o ânodo localizado sobre o CPFDL esquerdo e o cátodo sobre a junção têmporo-parietal esquerda, resultando em remissão das alucinações após 20 e 30 sessões, respectivamente.[11,12]

■ ESTIMULAÇÃO MAGNÉTICA TRANSCRANIANA

A EMT é um método de neuromodulação não invasivo, capaz de modificar a excitabilidade cerebral por meio de pulsos magnéticos induzidos por uma bobina posicionada sobre o escalpo (**Fig. 21.3**). Quando os estímulos são repetidos em altas frequências (>1 Hz), há aumento da excitabilidade neuronal; já quando em baixas frequências (≤1 Hz), resulta em inibição cortical.[13]

Os efeitos adversos da EMT costumam ser bem tolerados, sendo os mais comuns desconforto local durante a estimulação e cefaleia, que podem ser atenuados com o uso de analgésicos. Crises convulsivas acidentais já foram referidas na literatura, mas são consideradas raríssimas. Tem como contraindicações absolutas a presença de objetos metálicos ferromagnéticos intracranianos ou de implante coclear.[14]

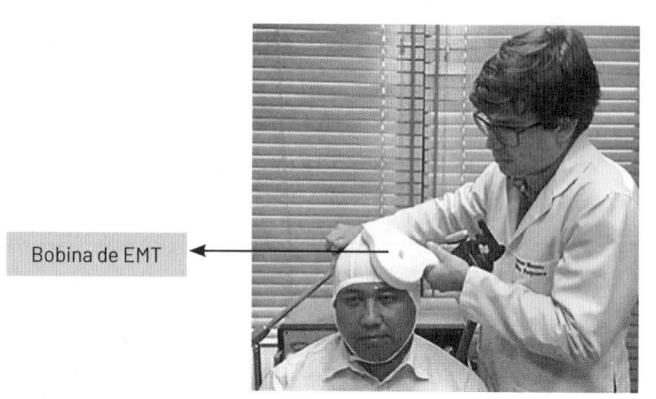

Figura 21.3
EMT.

Metanálises sustentam a eficácia da EMT no tratamento dos episódios depressivos, sobretudo, quando adotados protocolos de alta frequência sobre o CPFDL esquerdo. Outro protocolo frequentemente utilizado na depressão é a estimulação de baixa frequência sobre o CPFDL direito, com nível de evidência equiparável.[5,15]

Na primeria série de casos sobre o uso da EMT na depressão durante a gravidez, 10 mulheres com sintomas moderados a graves foram tratadas com 20 sessões diárias a 1 Hz sobre o CPFDL direito. Após quatro semanas, houve redução média de 60% nos escores iniciais de depressão, sendo que 70% das pacientes obtiveram resposta e 30% remitiram. Além disso, não houve diferença nos resultados quanto ao uso ou não de antidepressivos concomitatemente e não foram relatados eventos adversos materno-fetais relevantes.[16]

Uma recente revisão reuniu 10 estudos sobre a EMT na depressão perinatal, adotando como alvo tanto o CPFDL esquerdo quanto o CPFDL direito. A amostra total incluiu 84 gestantes e 17 puérperas, das quais 37% obtiveram remissão e 66% resposta com tamanho de efeito significativo (1.394; 95% IC: 0,944–1,843; p <0,01) e efeitos adversos pouco relevantes. Algumas mães referiram hipotensão supina, contornável com correção da postura durante a sessão, e cinco bebês nasceram prematuros, porém saudáveis.[17]

Na depressão pós-parto (DPP), Garcia e colaboradores investigaram o efeito de 20 sessões de EMT a 10 Hz sobre o CPFDL esquerdo, em nove mulheres não medicadas. Ao fim das quatro semanas de intervenção, oito puérperas apresentaram remissão, das quais sete mantiveram-se assintomáticas após seis meses de seguimento, com significativa melhora na ligação mãe-bebê.[18] Em uma série de seis casos com protocolo similar, também observou-se importante redução na pontuação inicial da Edinburgh Postnatal Depression Scale (EPDS) após quatro semanas, com quatro participantes atigindo remissão, que se manteve em três delas, mesmo após seis meses de acompanhamento.[19]

No ensaio clínico de Myczkowski e colaboradores,[20] 14 puérperas foram randomizadas para receber 20 sessões de EMT a 5 Hz sobre o CPFDL esquerdo ou EMT *sham* (placebo). Após duas semanas da conclusão do tratamento, evidenciou-se resposta antidepressiva mais signifivativa no grupo-ativo do que no *sham* (p = 0,02), além de melhor desempenho no seu funcionamento cognitivo e social.[20]

■ ELETROCONVULSOTERAPIA

A ECT consiste na indução de uma crise convulsiva tônico-clônica generalizada por meio de uma corrente elétrica controlada. Desde a década de 1970, o procedimento é realizado sob anestesia geral, relaxamento muscular, oxigenação e monitoração com eletrocardiograma (ECG), eletroencefalograma (EEG) e oximetria de pulso (**Fig. 21.4**). Sua principal indicação é na depressão grave, refratária ou com elevado risco de suicídio, com taxas de resposta de até 80%. Outras indicações bem-estabelecidas são em esquizofrenia refratária, catatonia, mania e síndrome neuroléptica maligna.[21]

Os efeitos adversos da ECT, em geral, são leves e bem tolerados, como dor muscular, cefaleia, náuseas e amnésia transitória. Apesar de não haver contraindicações absolutas, algumas condições tendem a aumentar seu risco, como doenças cardíacas agudas ou descompensadas e, sobretudo, lesões cerebrais que elevem a pressão intracraniana.[21]

A segurança da ECT na gravidez tem sido amplamente explorada nos últimos 50 anos, com efeitos adversos comparáveis quando em outros contextos, não havendo qualquer associação com malformações congênitas ou prejuízos neurocognitivos no bebê.[22] Apesar disso, essa alternativa persiste subutilizada na prática clínica, devido ao estigma, pouco acesso aos serviços especializados e ao desconforto de alguns profissionais em indicá-la.[23]

Alguns fatores podem confundir a interpretação dos dados sobre eventos adversos materno-fetais da ECT, como a tendência de não se publicar casos sem intercorrências e a dificuldade de se estabelecer uma correlação de causa–efeito aceitável. Os efeitos adversos maternos mais relatados são contrações uterinas prematuras e indução de trabalho de parto, ambos mais observados no segundo e terceiro trimestres, com pre-

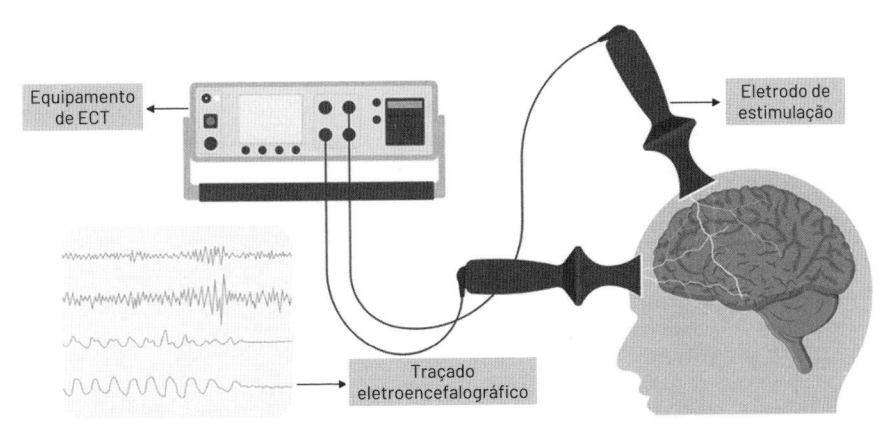

■ **Figura 21.4**
ECT.
Fonte: Adaptada de Shutterstock.

valência de 3,5 e 0,6–24%, respectivamente. Destaca-se, porém, que não há relação da ECT com o aumento do risco de parto prematuro. Sangramento vaginal também é descrito em 0,6–12% dos casos, sobretudo no primeiro trimestre, e tipicamente com resolução espontânea. Abortamento é observado em 0,3–7% das gestantes que realizaram ECT, o que não difere do esperado na população geral.[24,25]

Complicações fetais após a ECT foram relatadas em 7,4% dos casos, mas apenas uma pequena parcela pode ser correlacionada ao procedimento em si. Os eventos indesejáveis mais citados são bradiarritmias fetais transitórias e diminuição da variabilidade da frequência cardíaca (FC).[26] Na revisão de Anderson e Reti,[25] que reuniu 339 casos de grávidas tratadas com ECT entre 1941 e 2007, 11 óbitos fetais foram relatados, dos quais apenas um foi diretamente relacionado ao procedimento, pois resultou de *status epilepticus* materno.[25]

A respeito da anestesia, alguns cuidados adicionais podem ser necessários, como descritos no **Quadro 21.1**. Apesar de os fármacos utilizados (proporfol e succinilcolina) atravessarem a barreira placentária, seus efeitos sob o feto são desprezíveis. Se a paciente apresenta elevado risco de trabalho de parto prematuro ou outras complicações, é prudente ter um médico obstetra presente e os equipamentos necessários para realização do parto (transvaginal ou cirúrgico) de urgência.[22]

No pós-parto, uma publicação de 1969 descrevendo o acompanhamento de longo prazo (1927–1961) de 134 mulheres com psicose puerperal, observou que a elevada mortalidade materna devido a complicações clínicas foi drasticamente reduzida quando a ECT tornou-se o tratamento de escolha, a partir de 1943.[27]

Em trabalhos mais recentes, a ECT permanece demonstrando robusta ação tanto na depressão quanto na psicose puerperal, sendo considerada a primeira escolha para casos graves ou refratários à farmacoterapia.[28] No estudo caso-controle de Haxton e colaboradores,[29] 12 pacientes com depressão pós-parto (DPP) obtiveram maior redução dos sintomas depressivos após a ECT, quando comparadas a 23 controles

■ **Quadro 21.1**
Recomendações para ECT durante a gravidez

- Suspender medicamentos anticolinérgicos não essenciais 24 horas antes do procedimento, pois reduzem o tônus do esfíncter esofagiano e aumentam o risco de broncoaspiração.
- Administrar antiácidos anteriormente, como ranitidina, para minimizar o risco de refluxo de conteúdo gástrico ácido, com consequente pneumonia aspirativa.
- Posicionar a paciente em decúbito lateral esquerdo para evitar hipotensão devido à compressão da veia cava, principalmente no terceiro trimestre.
- Evitar hiperventilação, pelo risco de alcalose respiratória, que pode dificultar a passagem de oxigênio da mãe para o feto.
- Considerar necessidade de intubação orotraqueal, sobretudo após o primeiro trimestre (a critério do anestesiologista).
- Monitorar contrações uterinas e batimentos cardíacos fetais antes e depois da ECT.

Fonte: Adaptado de Ward e colaboradores.[22]

com depressão não relacionadas ao pós-parto.[29] De forma semelhante, outro trabalho evidenciou que mulheres com psicose puerperal apresentavam resposta clínica à ECT significativamente superior a mulheres com outras psicoses e que essa diferença não era atribuída à predominância de sintomas afetivos nas primeiras.[30]

Durante a amamentação, as drogas anestésicas parecem não repercutir negativamente no bebê, com concentrações no feto abaixo de 0,1% da materna nas primerias 24 horas após sua administração. No estudo prospectivo de Babu e colaboradores[31] com 34 pacientes submetidas à ECT no puerpério, 10 das que estavam internadas em unidade materno–infantil mantiveram a amamentação, sem qualquer efeito indesejado no recém-nascido (RN).[28,31]

NEUROMODUALÇÃO INVASIVA

ESTIMULAÇÃO DO NERVO VAGO

A indicação da estimulação do nervo vago (ENV) para depressão refratária foi aprovada pela Food and Drug Administration (FDA) em 2005 para casos de falha terapêutica após tratamento com, ao menos, quatro fármacos antidepressivos. No entanto, sua principal aplicabilidade permanece sendo na epilepsia de difícil controle. Na técnica, um pequeno gerador de pulso, subcutâneo, é implantado na região torácia e seus eletrodos enrolados no nervo vago esquerdo, na altura do pescoço. As evidências de eficácia na depressão ainda são limitadas, e seus efeitos colaterais mais comuns são tontura, rouquidão e bradiarritmias.[32] (**Fig. 21.5**).

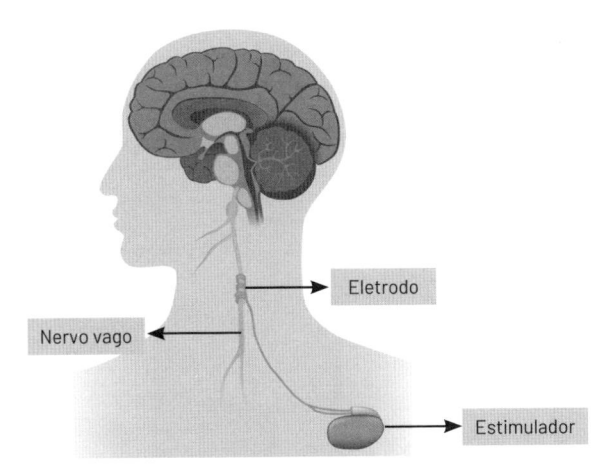

■ **Figura 21.5**
ENV.
Fonte: Adaptada de Shutterstock.

Na revisão de Ding e colaboradores, que avaliou 44 gestações concomitantes ao uso de ENV para epilepsia refratária, houve abortamento em 4,5% dos casos (2/44) e malformações congênitas em 4,8% (2/42). Porém, estes desfechos negativos poderiam ser atribuídos ao uso das drogas antiepilépticas. No artigo, os autores destacaram o importante papel do nervo vago na regulação da contratilidade uterina e do seu fluxo sanguíneo e concluíram que a técnica pode ser uma alternativa relativamente segura na gravidez.[33] Há apenas um relato de caso de uma paciente, com diagnóstico de depressão recorrente e refratária, que havia implantado um estimulador vagal cerca de três anos antes de engravidar. Ao longo da gestação, a paciente permaneceu em remissão dos sintomas depressivos, e o parto transcorreu a termo, sem intercorrências.[34] No pós-parto, não foram encontrados dados na literatura científica, mas é razoável hipotetizar que sua segurança e eficácia sejam equiparadas aos obtidos nas depressões não relacionadas ao pós-parto.

■ ESTIMULAÇÃO ENCEFÁLICA PROFUNDA

A estimulação encefálica profunda (EEP), ou Deep Brain Stimulation (BDS), é uma técnia neurocirúrgica na qual eletrodos são implantados em regiões profundas do cérebro, por estereotaxia, e conectados a um gerador de pulso colocado na região subclavicular. Suas aplicações clínicas mais relevantes são na doença de Parkinson, na distonia, no tremor essencial, no transtorno de Tourette, na depressão refratária e no transtorno obsessivo-compulsivo (TOC) grave. Suas limitações são elevado custo, risco de infecção do equipamento ou hemorragia e a necessidade de troca cirúrgica da bateria em alguns anos[35] (**Fig. 21.6**).

Na depressão refratária, o córtex cingulado anterior subgenual é o alvo mais investigado, sendo que cerca de um terço dos pacientes atinge remissão, um terço obtém melhora parcial e outro terço não tem qualquer benefício.[36] Até o momento, os dados na literatura científica sobre uso perinatal da EEP estão limitados a poucos

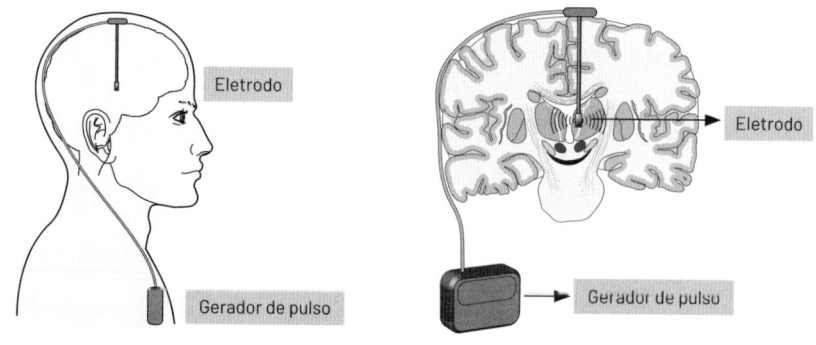

■ **Figura 21.6**
EEP.
Fonte: Adaptada de Shutterstock.

relatos de casos. A série de casos de Scelzo e colaboradores reuniu 11 gestantes (três com doença de Parkinson, cinco com distonia, duas com transtorno de Tourette e uma com TOC) em tratamento bem-sucedido com EEP. Com excessão do abortamento espontâneo de um feto nas primeiras semanas de uma gravidez gemelar, todos os demais bebês nasceram sem intercorrências. Em contrapartida, no pós-parto, algumas pacientes apresentaram piora transitória dos sintomas motores e comportamentais. Os autores destacaram, ainda, que apenas duas pacientes permanecem em uso de medicamentos ao longo da gravidez, sugerindo que a EEP deverá ter um importante papel no manejo de pacientes jovens com doenças neuropsiquiátricas graves que desejam engravidar.[37]

CONSIDERAÇÕES FINAIS

A neuromodulação como área do conhecimento tem se expandido exponencialmente, despertanto o interesse crescente de pequisadores e profissionais que atuam na prática clínica. Em contrapartida, os transtornos mentais, quando ocorrem no período perinatal, tornam-se ainda mais desafiadores, fazendo com que médico e paciente tenham que decidir conjuntamente pela opção mais eficiente e com menor risco de dano para a mãe e seu bebê. Apesar da relativa escassez de estudos sobre o uso desses métodos na gravidez e no puerpério, deve-se levar em consideração seus potentes efeitos terapêuticos e baixo índice de eventos negativos materno-fetais.

■ **Tabela 21.1**
Técnicas de neuromodulação no período perinatal (gravidez/puerpério)

	Publicações	Necessidade de anestesia	Segurança materno-fetal	Tolerabilidade	Eficácia**
ETCC	+/-	-/-	+++/*	+++/+++	+/*
EMT	++/+	-/-	+++/+++	+++/+++	++/++
ECT	+++/++	++/++	++/++	++/++	+++/+++
ENV	+/-	+++/+++	+/*	+/*	*/*
EEP	+/-	+++/+++	+/*	+/*	*/*

* Insuficiência de dados na literatura; ** Resposta na depressão perinatal.
ETCC: estimulação transcraniana por corrente contínua; EMT: estimulação magnética transcraniana; ECT: eletroconvulsoterapia; ENV: estimulaçao do nervo vago; EEP: estimulação encefálica profunda.

REFERÊNCIAS

1. Konstantinou GN, Vigod SN, Mehta S, Daskalakis ZJ, Blumberger DM. A systematic review of non-invasive neurostimulation for the treatment of depression during pregnancy. J Affect Disord. 2020;272:259-68.
2. Milev RV, Giacobbe P, Kennedy SH, Blumberger DM, Daskalakis ZJ, Downar J, et al. Canadian network for mood and anxiety treatments (CANMAT) 2016 Clinical guidelines for the management of adults with major depressive disorder: section 4. Neurostimulation Treatments. Can J Psychiatry. 2016;61(9):561-75.
3. Bewernick B, Schlaepfer TE. Update on neuromodulation for treatment-resistant depression. F1000Res. 2015;4:F1000 Faculty Rev-1389.
4. Kekic M, Boysen E, Campbell IC, Schmidt U. A systematic review of the clinical efficacy of transcranial direct current stimulation (tDCS) in psychiatric disorders. J Psychiatr Res. 2016;74:70-86.
5. Lefaucheur JP, Aleman A, Baeken C, Benninger DH, Brunelin J, Di Lazzaro V, et al. Evidence-based guidelines on the therapeutic use of repetitive transcranial magnetic stimulation (rTMS): an update (2014-2018). Clin Neurophysiol. 2020;131(2):474-528.
6. Brunoni AR, Boggio P. Clinical use of transcranial direct current stimulation in psychiatry. In: Kadosh RC, editor. The stimulated brain: cognitive enhancement using non-invasive brain stimulation. London: Elsevier; 2014. p. 568.
7. Sreeraj VS, Bose A, Shanbhag V, Narayanaswamy JC, Venkatasubramanian G, Benegal V. Monotherapy with tDCS for treatment of depressive episode during pregnancy: a case report. Brain Stimul. 2016;9(3):457-58.
8. Kurzeck AK, Kirsch B, Weidinger E, Padberg F, Palm U. Transcranial direct current stimulation (tDCS) for depression during pregnancy: scientific evidence and what is being said in the media-a systematic review. Brain Sci. 2018;8(8):155.
9. Kurzeck AK, Dechantsreiter E, Wilkening A, Kumpf U, Nenov-Matt T, Padberg F, et al. Transcranial direct current stimulation (tDCS) for depression during pregnancy: results from an open-label pilot study. Brain Sci. 2021;11(7):947.
10. Vigod SN, Murphy KE, Dennis CL, Oberlander TF, Ray JG, Daskalakis ZJ, et al. Transcranial direct current stimulation (tDCS) for depression in pregnancy: a pilot randomized controlled trial. Brain Stimul. 2019;12(6):1475-83.
11. Shenoy S, Bose A, Chhabra H, Dinakaran D, Agarwal SM, Shivakumar V, et al. Transcranial direct current stimulation (tDCS) for auditory verbal hallucinations in schizophrenia during pregnancy: a case report. Brain Stimul. 2015;8(1):163-4.
12. Strube W, Kirsch B, Padberg F, Hasan A, Palm U. Transcranial direct current stimulation as monotherapy for the treatment of auditory hallucinations during pregnancy: a case report. J Clin Psychopharmacol. 2016;36(5):534-5.
13. Rotenberg A, Horvath JC, Pascual-Leone A, editors. Transcranial magnetic stimulation. New York: Humana Press; 2014.
14. Taylor R, Galvez V, Loo C. Transcranial magnetic stimulation (TMS) safety: a practical guide for psychiatrists. Australas Psychiatry. 2018;26(2):189-92.
15. Brunoni AR, Chaimani A, Moffa AH, Razza LB, Gattaz WF, Daskalakis ZJ, et al. Repetitive transcranial magnetic stimulation for the acute treatment of major depressive episodes: a systematic review with network meta-analysis. JAMA Psychiatry. 2017;74(2):143-52.
16. Kim DR, Epperson N, Paré E, Gonzalez JM, Parry S, Thase ME, et al. An open label pilot study of transcranial magnetic stimulation for pregnant women with major depressive disorder. J Womens Health (Larchmt). 2011;20(2):255-61.
17. Lee HJ, Kim SM, Kwon JY. Repetitive transcranial magnetic stimulation treatment for peripartum depression: systematic review & meta-analysis. BMC Pregnancy Childbirth. 2021;21(1):118.
18. Garcia KS, Flynn P, Pierce KJ, Caudle M. Repetitive transcranial magnetic stimulation treats postpartum depression. Brain Stimul. 2010;3(1):36-41.
19. Cox EQ, Killenberg S, Frische R, McClure R, Hill M, Jenson J, et al. Repetitive transcranial magnetic stimulation for the treatment of postpartum depression. J Affect Disord. 2020;264:193-200.

20. Myczkowski ML, Dias AM, Luvisotto T, Arnaut D, Bellini BB, Mansur CG, et al. Effects of repetitive transcranial magnetic stimulation on clinical, social, and cognitive performance in postpartum depression. Neuropsychiatr Dis Treat. 2012;8:491-500.
21. Monteiro DC, Lira E, Costa-Filho JM. Eletroconvulsoterapia. In: Cantilino A, Monteiro DC, editores. Psiquiatria clínica: um guia para médicos e profissionais de saúde mental. Rio de Janeiro: Medbook; 2017. p. 496.
22. Ward HB, Fromson JA, Cooper JJ, De Oliveira G, Almeida M. Recommendations for the use of ECT in pregnancy: literature review and proposed clinical protocol. Arch Womens Ment Health. 2018;21(6):715-22.
23. Rose S, Dotters-Katz SK, Kuller JA. Electroconvulsive therapy in pregnancy: safety, best practices, and barriers to care. Obstet Gynecol Surv. 2020;75(3):199-203.
24. Leiknes KA, Cooke MJ, Jarosch-von Schweder L, Harboe I, Høie B. Electroconvulsive therapy during pregnancy: a systematic review of case studies. Arch Womens Ment Health. 2015;18(1):1-39.
25. Anderson EL, Reti IM. ECT in pregnancy: a review of the literature from 1941 to 2007. Psychosom Med. 2009;71(2):235-42.
26. Miller LJ. Use of electroconvulsive therapy during pregnancy. Hosp Community Psychiatry. 1994;45(5):444-50.
27. Protheroe C. Puerperal psychoses: a long term study 1927-1961. Br J Psychiatry. 1969;115(518):9-30.
28. Gressier F, Rotenberg S, Cazas O, Hardy P. Postpartum electroconvulsive therapy: a systematic review and case report. Gen Hosp Psychiatry. 2015;37(4):310-4.
29. Haxton C, Kelly S, Young D, Cantwell R. The efficacy of electroconvulsive therapy in a perinatal population: a comparative pilot study. J ECT. 2016;32(2):113-5.
30. Reed P, Sermin N, Appleby L, Faragher B. A comparison of clinical response to electroconvulsive therapy in puerperal and non-puerperal psychoses. J Affect Disord. 1999;54(3):255-60.
31. Babu GN, Thippeswamy H, Chandra PS. Use of electroconvulsive therapy (ECT) in postpartum psychosis--a naturalistic prospective study. Arch Womens Ment Health. 2013;16(3):247-51.
32. Daban C, Martinez-Aran A, Cruz N, Vieta E. Safety and efficacy of vagus nerve stimulation in treatment-resistant depression. A systematic review. J Affect Disord. 2008;110(1-2):1-15.
33. Ding J, Wang L, Wang C, Gao C, Wang F, Sun T. Is vagal-nerve stimulation safe during pregnancy? A mini review. Epilepsy Res. 2021;174:106671.
34. Husain MM, Stegman D, Trevino K. Pregnancy and delivery while receiving vagus nerve stimulation for the treatment of major depression: a case report. Ann Gen Psychiatry. 2005;4:16.
35. Aum DJ, Tierney TS. Deep brain stimulation: foundations and future trends. Front Biosci (Landmark Ed). 2018;23(1):162-82.
36. Drobisz D, Damborská A. Deep brain stimulation targets for treating depression. Behav Brain Res. 2019;359:266-73.
37. Scelzo E, Mehrkens JH, Bötzel K, Krack P, Mendes A, Chabardès S, et al. Deep Brain Stimulation during Pregnancy and Delivery: experience from a series of "DBS Babies". Front Neurol. 2015;6:191.

22 PSICOTERAPIA NA MULHER

Igor Emanuel Vasconcelos e Martins Gomes
Tiago Costa Gomes
Marcela Clementino

Derivada do grego *psyche* (mente, alma) e *therapeia* (cuidar, dar suporte), a palavra psicoterapia tem sido usada desde o século XIX para se referir à dinâmica em que, por meio da interação entre pessoas e usando intervenções psicologicamente guiadas, busca-se ajudar alguém em sofrimento.[1]

Trata-se de um processo bastante heterogêneo, em relação ao formato de atendimento, às técnicas usadas e aos objetivos a serem alcançados. Entretanto, de uma forma bem sucinta, a psicoterapia pode ser, atualmente, entendida como procedimentos psicológicos que abordam o bem-estar individual ou de um grupo, bem como processos para uma autocompreensão.[2]

Já está bem estabelecido na literatura que as psicoterapias podem ser efetivas no tratamento de transtornos mentais, incluindo depressão, transtorno bipolar (TB), transtornos de ansiedade; transtorno de estresse pós-traumático (TEPT); transtorno obsessivo-compulsivo (TOC); transtornos psicóticos; transtornos alimentares (TAs) e transtornos da personalidade.[3]

Cientistas têm buscado entender os mecanismos responsáveis por esses efeitos terapêuticos, analisando os fatores comuns entre as diferentes abordagens (p. ex., estabelecer um vínculo genuíno entre terapeuta e paciente, fornecer explicações acerca dos problemas enfrentados pela pessoa e delimitar um *setting* terapêutico com rituais adequados), bem como os fatores específicos de cada uma delas. Entretanto, apesar de todos os esforços, ainda não está claro se as terapias funcionam por meio de fatores comuns ou específicos ou pela complexa interação entre ambos.[1,3]

No tratamento dos transtornos psiquiátricos, a psicoterapia assume um papel ainda mais relevante quando o tratamento farmacológico não é recomendado, não é desejado ou não tem eficácia suficiente.

É o que ocorre no período perinatal, por exemplo, em que a gravidez e a amamentação restringem as possibilidades terapêuticas, devido aos riscos relacionados à saúde do feto/bebê. Felizmente, estudos recentes têm evidenciado benefícios no uso de técnicas psicoterápicas nessa população.

Na depressão perinatal, por exemplo, as intervenções psicológicas se mostram eficazes, com tamanho de efeito moderado (g = 0,67) e significância estatística mesmo após 12 meses do início do tratamento, sendo consideradas primeira linha no tratamento.[4] Esse tema será abordado adiante, de forma mais detalhada.

Com a evolução da tecnologia, novas modalidades de atendimento têm sido aplicadas, como os atendimentos *on-line* com terapeutas e as terapias digitais, realizadas por aplicativos. Alguns estudos recentes advogam potenciais benefícios nesse formato de terapia para o tratamento de transtornos psiquiátricos ou de sintomas específicos, com redução substancial dos custos, maior facilidade de acesso e maior escalabilidade, sem aparente prejuízo nos resultados alcançados.[5,6]

BURNOUT: SÍNDROME DO ESGOTAMENTO PROFISSIONAL, SEU IMPACTO NA MULHER E O PAPEL DA PSICOTERAPIA

■ DIAGNÓSTICO E APRESENTAÇÃO CLÍNICA

O *burnout* é uma síndrome relacionada ao estresse crônico no local de trabalho, que não foi manejado de maneira adequada, com potencial de provocar graves consequências à saúde física e psíquica do indivíduo, bem como prejuízos econômicos de magnitude global (atualmente, estimados em cerca de 300 bilhões de dólares ao ano),[7] pois está relacionado a níveis mais elevados de absenteísmo, licenças médicas, presenteísmo com menor produtividade e maior rotatividade dos colaboradores.[8]

Apesar de todo esse impacto psicológico e financeiro, trata-se de uma condição que não está descrita na 5ª edição do *Manual diagnóstico e estatístico de transtornos mentais* (DSM-5). Na 11ª versão da *Classificação internacional das doenças* (CID-11), que entrou em vigor em janeiro de 2022, também não aparece listado como uma doença psiquiátrica, mas como um fator relacionado ao trabalho que influencia o estado de saúde, codificado como "QD85". Assim, por ser uma condição estritamente relacionada ao contexto ocupacional, o *burnout* não deve ser usado para descrever experiências em outras áreas da vida.[9]

O diagnóstico do *burnout* é clínico, sendo orientado por três dimensões principais: 1) sensação de esgotamento ou falta de energia constantes; 2) sentimentos negativos relacionados ao trabalho ou a um distanciamento emocional deste; 3) sentir-se incapaz e não realizado.[9] Esses sintomas costumam ser desencadeados pela incongruência entre as expectativas e ideais elaborados pelos funcionários e as reais atribuições do seu cargo.

Essas dimensões foram elaboradas com base no questionário Maslach Burnout Inventory (MBI), constituído por 22 itens, distribuídos em três subescalas: exaustão emocional, despersonalização e realização pessoal. Esse inventário foi desenhado para avaliar a hipótese dos autores de que o *burnout* acontecia quando os três fatores destacados estavam presentes. Entretanto, o MBI não tem uma validade diagnóstica, pois os estudos não conseguiram demonstrar uma pontuação específica que determinasse quando uma pessoa estaria esgotada. Também não pode ser usado como ferramenta de embasamento para o diagnóstico diferencial. Uma discussão mais aprofundada sobre o MBI e os sintomas definidores do *burnout* é abordada em Tavella e colaboradores.[7]

Para diagnosticar o *burnout* é necessário excluir outras condições que podem se apresentar com sintomas semelhantes, mas que são enfermidades primariamente psiquiátricas. Os principais destacados são os transtornos do humor, os transtornos de ansiedade, as condições relacionadas aos traumas e estressores e o transtorno de adaptação.

■ PARTICULARIDADES NO SEXO FEMININO

Atualmente, ainda há uma grande dificuldade em se compreender a real epidemiologia dessa síndrome, devido às inconsistências entre os estudos. Para tornar mais clara a real dimensão do problema, vale citar uma revisão sistemática[10] que buscou avaliar a prevalência de esgotamento entre médicos, na qual foram analisados 182 estudos, publicados entre 1991 e 2018, envolvendo cerca de 110 mil pessoas em 45 países. Nela, foi demonstrado que quase 80% das publicações verificadas apresentavam diferentes definições dessa condição, com prevalências de *burnout* entre médicos variando de 0 a 80,5% nos estudos. Essa acentuada heterogeneidade nos resultados tem dificultado o entendimento e a medida adequados do fenômeno.

Profissionais de todos os campos de atuação estão suscetíveis ao esgotamento, inclusive, aqueles sem história prévia de transtornos psiquiátricos. Contudo, os que trabalham em áreas que demandam maior interação social e envolvimento emocional, como os profissionais da saúde e da educação, estão sob maior risco. Ser do sexo feminino também é fator associado a essa condição em alguns estudos.[8,11]

Estima-se que mulheres médicas têm prevalência de *burnout* entre 20 e 60% maior do que homens, o que também se reflete em maior taxa nas residentes em treinamento. Contudo, há certa controvérsia na literatura sobre se, efetivamente, há maior prevalência de síndrome de *burnout* nesse sexo, pois, quando há controle estatístico para a idade, não haveria um acréscimo das taxas nas mulheres.[12]

Um dos fatores contribuintes para uma prevalência possivelmente maior de *burnout* no sexo feminino são as interações entre a sobrecarga no trabalho e as atividades domésticas e de cuidados aos filhos. Mulheres mais comumente estão sobrecarregadas com as tarefas domiciliares, e estima-se que mulheres empregadas em tempo integral gastam 8,5 horas adicionais/semana envolvidas nos cuidados aos filhos e outras atividades domésticas.[12]

Quando o *burnout* ocorre em mulheres, elas, em geral, costumam relatar níveis significativamente maiores de exaustão emocional com redução da eficiência no trabalho. Diferentemente dos homens, nos quais o esgotamento apresenta um pico de incidência em adultos jovens e reduz gradualmente com o decorrer da idade, elas tendem a apresentar uma associação bimodal, com um pico entre 20 e 35 anos de idade e outro a partir dos 55 anos.[13]

A razão para essa apresentação distinta é multifatorial e não foi completamente esclarecida, mas acredita-se que a dupla jornada de trabalho e os cuidados maternos com a prole contribuam de modo significativo para o primeiro pico, o qual é seguido de um período de baixa incidência, devido a uma melhor adaptação aos estressores laborais, facilitada pelo ganho de experiência profissional. Posteriormente, um segundo pico costuma ocorrer após a menopausa, o que parece estar relacionado com uma diminuição da resistência e da capacidade de adaptação às pressões do ofício à medida que a mulher vai envelhecendo. Além disso, novas atribuições familiares, que promovam conflitos com o trabalho, como a necessidade de se tornar cuidadora de um parente idoso, uma função exercida muito mais comumente pelo gênero feminino, também parece favorecer essa segunda onda.[13]

■ INTERVENÇÕES PSICOTERÁPICAS PARA *BURNOUT*

O tratamento baseado em evidências para o *burnout* ainda não está estabelecido. A reabilitação dos indivíduos afetados geralmente é multimodal, envolvendo suporte psicológico, atividades físicas, técnicas de relaxamento e outras intervenções para o manejo do estresse no trabalho (p. ex., mudança de cargo ou alteração do horário de trabalho). A terapia cognitivo-comportamental (TCC), individual ou em grupo, geralmente, é a mais recomendada, com duração média de 8 a 16 semanas nas pesquisas, embora o tempo ideal de seguimento dos pacientes ainda não esteja definido. É importante destacar que a TCC, por si só, ainda não demonstrou implicar consideravelmente no tempo de afastamento do trabalho, e a recaída é relativamente comum nesses indivíduos.[8]

Um estudo avaliando o papel da TCC na síndrome do *burnout*, usando modelos lineares mistos para análise de 82 pacientes, sendo 84,1% dessas mulheres, mostrou eficácia superior da TCC ante outros grupos de tratamentos psicológicos (tamanho de efeito: 0,93). Foram avaliados semanalmente potenciais moderadores de resposta, como ativação comportamental, aliança terapêutica, qualidade do sono, melhora na qualidade do sono e percepção da própria competência pelo paciente. Apenas os dois últimos fatores estiveram relacionados com resposta superior da TCC.[14]

Evidências crescentes na literatura apontam a prática de *mindfulness* (atenção plena) como uma ferramenta bastante útil na redução dos sintomas do *burnout*. Essa técnica meditativa pode ser definida como a consciência que emerge ao prestar atenção de forma plena à experiência do momento, de forma proposital e sem julgamento.[11] Um indivíduo que pratica a atenção plena vive o momento presente e reconhece, em vez de julgar, o que está ocorrendo ao seu redor, como os eventos e as emoções. Trata-se de uma técnica que pode ser aprendida informalmente (p. ex., aprendizagem autoguiada, por meio de livros ou aplicativos) ou de maneira formal (cursos *on-line* ou programas estruturados) e que traz benefícios psicológicos e cognitivos aos praticantes. Exercícios específicos de *mindfulness* podem incluir alimentação consciente, meditação sentada, práticas de ioga, etc.

Um ensaio clínico randomizado (ECR) simples-cego[8] comparou o efeito de ioga tradicional, terapia cognitiva baseada em *mindfulness* e TCC no tratamento durante 20 semanas em pacientes que receberam licença médica de afastamento por esgotamento, causado, principalmente, por dificuldades laborais. Ressalta-se que a maioria da amostra (89,4%) era composta de mulheres. As principais melhorias com ioga ocorreram nas subescalas relacionadas ao bem-estar emocional (tamanho de efeito: $d > 0,9$), independentemente do estilo praticado. O tamanho de efeito foi de moderado ($d \geq 0,5$) a alto ($d \geq 0,8$) em todas as subescalas que apresentaram relevância estatística ($p < 0,05$).

O mesmo estudo apontou que o *mindfulness* também apresentou padrão semelhante à ioga, com destaque na melhora da qualidade do sono ($d = 0,97$). Por fim, vale salientar que a comparação entre os três tratamentos mostrou tamanhos de efeito ligeiramente maiores para ioga e *mindfulness* em diversas subescalas, quando o alvo de comparação foi a TCC.

PSICOTERAPIAS NO PERÍODO PERINATAL

O período perinatal, compreendido como aquele entre a gestação e o primeiro ano de pós-parto, figura como um período de importante vulnerabilidade para o acometimento da saúde mental da mulher. Conforme foi evidenciado em revisão sistemática,[15] a prevalência agregada de depressão na gestação foi de 9,2% em países de alta renda, e naqueles com baixa/média renda, a taxa foi de 19,2%. No pós-parto, por sua vez, a prevalência agregada foi de 9,5% nos países de alta renda, e de 18,7% nos países de baixa/média renda.

Ademais, a doença não tratada implica aumento do risco de graves repercussões para o binômio mãe–bebê, como prematuridade e baixo peso ao nascer. Desse modo, urge a implementação de tratamentos eficazes e seguros durante o período perinatal, sobretudo, diante do potencial de riscos de algumas classes de psicofármacos, podendo ser citada a associação entre inibidores seletivos da recaptação de serotonina (ISRSs) e pequeno aumento do risco de prematuridade e baixo peso ao nascer.[16]

Nesse contexto, a psicoterapia no período perinatal desponta como um método com bastante aceitabilidade por parte das pacientes nessa fase do ciclo reprodutivo, conforme apontado em estudo, que tentou avaliar aceitação do tratamento por mulheres grávidas (n = 377), as quais foram comparadas com não grávidas (n = 399).[17] Nessa pesquisa, demonstrou-se que 74% das mulheres grávidas preferiram TCC em monoterapia para a ansiedade, enquanto apenas 47% das não grávidas preferiram essa modalidade de intervenção.

No mesmo estudo,[17] ambos os grupos avaliaram a TCC como mais favorável frente à farmacoterapia, em termos de disposição ao uso, credibilidade e preocupações sobre o tratamento. A magnitude dessas preferências foi significativamente maior entre mulheres grávidas frente às não gestantes.

■ INTERVENÇÕES PSICOTERÁPICAS ESPECÍFICAS

TERAPIA COGNITIVO-COMPORTAMENTAL

A TCC é uma psicoterapia focada em modificar padrões disfuncionais de cognições, na medida em que esses seriam as fontes de comportamentos desadaptativos e emoções incômodas. Tem como método ajudar as pacientes a identificar e analisar essas crenças disfuncionais, de forma que poderiam ser modificadas, culminando, enfim, na melhora emocional.[18]

No que concerne ao foco perinatal, mesmo mães sem sofrimento psíquico acentuado ou propriamente transtornos mentais costumam vivenciar algumas distorções cognitivas, como: perfeccionismo; expectativas exageradas sobre a maternidade; senso de hiper-responsabilidade; preocupações excessivas sobre a segurança do bebê; senso de ser julgada pelos outros e avaliação negativa da situação de vida atual.[19]

Sabe-se que pensamentos distorcidos envolvendo preocupações com competência materna, perfeccionismo e conflito entre os diversos papéis no pós-parto estão presentes em mães deprimidas. Ademais, temas como a incongruência entre as expectativas sobre a maternidade e a realidade apresentada, bem como um senso de perda generalizada do *self* surgem com bastante frequência em mulheres com depressão perinatal.[19]

Nesse contexto, em modelo de análise por regressão múltipla hierárquica, um estudo demonstrou que crenças maternas sobre maternidade e perfeccionismo foram capazes de predizer mais a variância de depressão pós-parto (DPP), quando em comparação com outras variáveis sociodemográficas e clínicas (p. ex., história de dificuldades emocionais, conforme autorrelato das pacientes), em mulheres até um ano após o nascimento do bebê.[19]

Evidências reforçam o papel contributivo para a DPP de um estilo cognitivo de autocrítica excessiva como fomentador de pensamentos automáticos negativos, e, por conseguinte, de uma reavaliação a respeito desses pensamentos (metacognições) também negativa.[20] Nessa pesquisa, demonstrou-se, também, que a autocompaixão serviu como um protetor contra os efeitos deletérios do padrão metacognitivo acima referido.

Algumas revisões sistemáticas com metanálises já demonstraram a TCC como sendo uma intervenção efetiva para a depressão perinatal, tanto na gestação[18,21] como no pós-parto.[18,22] Os benefícios foram atingidos tanto nas intervenções para tratamento de transtornos mentais já estabelecidos como também para a prevenção desses desfechos.[18,23]

Um desses estudos,[18] envolvendo 40 pesquisas, apontou que a TCC teve tamanhos de efeito de 0,65 e 0,64 — considerados moderados — para tratamento e prevenção, respectivamente. Nessa análise, a TCC seria até mais efetiva quando iniciada no pós-parto, frente ao começo, durante a gestação. Ademais, as intervenções de TCC preventivas seriam mais efetivas quando implementadas de forma individual; ainda assim, a intervenção de TCC em grupo foi superior ao controle e traz possibilidade de benefícios adicionais (p. ex., suporte social e menor custo, o que facilitaria o acesso à psicoterapia).

Outra revisão sistemática,[18] englobando especificamente TCC para depressão gestacional, evidenciou que os cinco ECRs incluídos demonstraram melhora significativa nos sintomas de depressão. Apenas um estudo implementou TCC baseada em internet, enquanto as outras quatro intervenções ocorreram em formato presencial, sendo duas na forma de TCC em grupo e duas em psicoterapia individual. O número de sessões nos estudos variou de 7 a 12.

A diminuição da ansiedade foi um desfecho secundário avaliado em três estudos incluídos nessa revisão, havendo superioridade frente ao grupo-controle em todas as pesquisas. Quatro ensaios também coletaram dados qualitativos sobre a percepção das participantes, no que se refere às experiências e à satisfação com a intervenção, sendo evidenciado que essas mulheres tiveram sentimentos positivos em relação aos protocolos de TCC.

É importante ressaltar que muitas dessas pesquisas incluídas nessa metanálise[18] usaram técnicas da TCC dentro de uma terapia multimodal, com metade dos estudos envolvendo esse formato de intervenção mais heterogênea, o que poderia colocar em discussão a especificidade dos benefícios das técnicas da TCC. Contudo, uma das revisões sistemáticas[21] excluiu intervenções que não foram exclusivamente baseadas na TCC, e restou mantida a eficácia da intervenção antenatal, com melhora dos escores de depressão — inclusive no longo prazo — e com alta satisfação das participantes envolvidas nos protocolos.

Algumas adaptações da TCC foram feitas no sentido de explorar mais especificamente os pensamentos disfuncionais concernentes à relação entre a depressão e a gravidez, desmistificando os estigmas e mitos sobre como uma mulher deveria sentir-se durante esse período. Considerações específicas também devem ser feitas no sentido de analisar quais barreiras podem dificultar acesso ao tratamento no público perinatal (p. ex., falta de tempo em virtude dos cuidados ao bebê; dificuldades quanto a com quem deixar o bebê, etc.).[21]

Nesse contexto de adaptação da TCC ao período perinatal, ressalta-se que as intervenções baseadas na internet podem ser métodos que oferecem mais flexibilidade às mães, tornando a psicoterapia mais facilmente acessível.[21] A respeito disso, uma revisão sistemática — envolvendo oito ECRs — demonstrou que a TCC *on-line* no pós-parto, com suporte de psicoterapeuta, é efetiva no tratamento de sintomas de estresse (tamanho de efeito; d = 0,84); depressão (d = 0,63) e ansiedade (d = 0,36).[24]

Ressalta-se também que são promissoras outras formas de intervenções *on-line* com tecnologias móveis, não necessariamente guiadas por terapeutas, chamadas em conjunto de *mobile health* (*mHealth*). Essas intervenções englobam, por exemplo, uso de mensagens (SMS) e aplicativos para *smartphones*. Apesar dos resultados preliminares de eficácia na DPP, o corpo de literatura científica ainda carece de pesquisas com maior escala, qualidade metodológica, além de estudos de coorte e de intervenção.[25]

TERAPIAS COGNITIVO-COMPORTAMENTAIS DE TERCEIRA ONDA (TERAPIAS CONTEXTUAIS)

Mais recentemente, desenvolvimentos da TCC tradicional têm sido empregados, embora em menor escala, nas mulheres sofrendo de depressão e ansiedade, demonstrando resultados promissores no tratamento. As linhas psicoterapêuticas mais estudadas são as intervenções baseadas em *mindfulness* (atenção plena), terapia focada na compaixão e terapia de aceitação e compromisso (ACT, em inglês, *acceptance and commitment therapy*).[26]

Essas intervenções psicológicas foram pesquisadas em vários formatos, incluindo terapia individual ou em grupo, bem como na modalidade *on-line* ou presencial, contudo, ainda há poucos dados consistentes a respeito da eficácia dessas intervenções, havendo número limitado e baixa qualidade dos estudos.[26]

Dentre as intervenções de terceira onda, parecem ser mais estudados os protocolos de intervenções baseadas em *mindfulness*, inclusive, com adaptações perinatais específicas, como o desenvolvimento do Protocolo de Nascimento e Parentalidade Baseados em Atenção Plena (MBCP, em inglês, *Mindfulness-Based Childbirth and Parenting*).[27,28]

No protocolo de MBCP, além de práticas tradicionais de *mindfulness* (escaneamento corporal; movimentos *mindfulness*; meditação sentada, etc.), há algumas particularidades e adaptações, como a prática de escuta e fala *mindfulness*, melhorando a comunicação interpessoal entre o casal; práticas voltadas a aumentar a consciência do bebê e o enfoque no treino para lidar com a dor do parto.[28]

Na avaliação das intervenções baseadas em *mindfulness*, houve tamanho de efeito pequeno na melhoria de sintomas de depressão e de aumento dos traços de *mindfulness* (capacidade de estar consciente/atento de forma intencional, na experiência do presente momento, sem julgamento), conforme demonstrado em revisão sistemática com metanálise de 12 ensaios clínicos controlados, a qual incluiu pessoas sem patologia prévia (estudos de prevenção).[27]

Nessa mesma revisão, evidenciou-se que nenhum estudo seguiu de forma precisa os protocolos mais consolidados e com forte nível de evidência fora do período perinatal, como redução de estresse baseada em *mindfulness* (MBSR, do inglês *mindfulness-based stress reduction*) e terapia cognitiva baseada em *mindfulness* (MBCT, do inglês *mindfulness-based cognitive therapy*). A maioria dos programas implementou variações desses protocolos, notadamente, do MBCT.

TERAPIA INTERPESSOAL

A terapia interpessoal (TIP) é uma forma de intervenção breve, originalmente desenvolvida por Gerald Klerman e Myrna Weissman para o tratamento da depressão maior não perinatal. Essa modalidade psicoterapêutica é formatada com base teórica nos modelos de apego e nas teorias interpessoais, com ênfase mais específica no papel das relações entre indivíduos como precipitadoras ou mantenedoras do sofrimento psíquico.[29]

Dado o seu modelo teórico, a TIP pode ser especialmente útil para pacientes no período perinatal, haja vista a importante contribuição de fatores de conflitos interpessoais, como baixo suporte social e insatisfação marital, na gênese do processo de depressão e ansiedade nesse público. Não somente esse é um fator de relevo, mas também as transições de papéis em circunstância da maternidade e os desafios interpessoais dela decorrentes, que contribuem como áreas de problema e são focos específicos da TIP perinatal.[29]

Uma revisão sistemática com metanálise, a qual incluiu 28 estudos de mulheres na gestação e com até um ano de pós-parto, apontou que a TIP é eficaz na prevenção de depressão perinatal, mas sem dados suficientes para se mostrar eficaz na prevenção da ansiedade. A intervenção demonstrou também bom resultado no tratamento da depressão aguda, e existe potencial no tratamento da ansiedade, embora com apenas um estudo para esse desfecho. Em consonância com a proposta nuclear do modelo terapêutico, ou seja, a de fomentar a melhoria das relações interpessoais, essa revisão demonstrou que a TIP promove melhor funcionamento interpessoal nessa população.[29]

Apesar de menos reconhecida que a TCC, a TIP já demonstrou, em revisão sistemática prévia,[30] até mesmo superioridade frente à primeira e mais consagrada forma de intervenção (tamanho de efeito de 0,96 na TIP vs. 0,40 na TCC). Ressalta-se, contudo, que essa pesquisa foi publicada em 2011, quando havia comparativamente mais estudos de TIP no período perinatal. A evidência atual aponta, por meio de revisões sistemáticas, que a TCC é o principal tratamento baseado em evidências, independentemente da modalidade de intervenção (individual; grupo; presencial; *on-line*).[26]

PSICOTERAPIAS NOS TRANSTORNOS ALIMENTARES DA MULHER

Os transtornos alimentares (TAs) são doenças psiquiátricas graves, caracterizadas por perturbações do comportamento alimentar e do peso corporal, que interferem nocivamente no funcionamento psicossocial do indivíduo.[31] Essas doenças apresentam etiologia multifatorial e estão associadas a altas taxas de morbimortalidade.[32]

Em 2019, uma revisão sistemática concluiu que esses transtornos representam um problema de saúde pública mundial de difícil controle. A pesquisa, que analisou cerca de 94 artigos científicos, revelou ainda um aumento da média ponderada da prevalência de TAs para 7,8% entre 2013 e 2018, ante 3,5% entre 2000 e 2006,[33] sendo mulheres jovens o grupo mais afetado.[34]

Outro aspecto que requer atenção, embora ainda não analisado com a devida profundidade científica, trata-se do efeito da pandemia da covid-19, que promoveu mudanças significativas e, em muitos casos, prejudiciais para o estilo de vida e a saúde mental das pessoas no mundo, aumentando a demanda por serviços especializados em TAs.[35,36]

Ademais, devido à complexidade de tratamento, a abordagem normalmente adotada para lidar com TAs é multifacetada, ou seja, com a interação e atuação conjunta de diversos profissionais e intervenções, como a psicoterapia e a farmacoterapia, usadas em diversos momentos do tratamento. Cabe destacar que, dentre as terapias psicológicas, a terapia cognitivo-comportamental ampliada (TCC-A) tem sido apontada como padrão-ouro para o devido suporte a esse tipo de condição.[31]

A TCC-A é uma abordagem transdiagnóstica, por reconhecer processos de manutenção compartilhados entre os vários TAs, como a sobrevalorização do peso e da forma corporal, a contenção alimentar, a baixa autoestima, os problemas interpessoais, o perfeccionismo e a intolerância a afetos negativos, que são detalhados na **Figura 22.1**. Diversos estudos também indicam que o curso dos pacientes com TAs migra, ao longo do tempo, de uma psicopatologia alimentar para outra,[36] o que torna a TCC-A uma psicoterapia adequada a todos os TAs, dado o seu elevado grau de adaptabilidade.[37]

Corrobora a indicação da TCC-A como padrão-ouro para o tratamento de TAs, dentre outros estudos, um ECR incluindo 143 pacientes adultos com TAs.[38] Essa pesquisa buscava comparar a TCC-A com outros tratamentos habitualmente usados, que também seguiam princípios da TCC. Como conclusão, obteve-se que a TCC-A demonstrou (i) atingir resultados mais rapidamente em relação à diminuição da psicopatologia central dos TAs e (ii) aumento dos níveis de autoestima do paciente, com números significativamente menores de sessões.[39]

De maneira complementar, outra revisão sistemática e uma metanálise da TCC-A para TAs, que incluíram 15 ensaios controlados e não controlados, publicados até junho de 2017, demonstrou que a TCC-A está associada a grandes efeitos na melhora da psicopatologia central, no índice de massa corporal (IMC) e na diminuição dos comportamentos purgativos.[40]

Em decorrência da fundamentação apresentada, ressalta-se que a TCC-A foi desenvolvida com o propósito de potencializar os resultados e a aderência ao tratamento de TAs, pois atua diretamente nos seguintes aspectos: (i) fatores externos que influenciam na permanência desses transtornos; (ii) busca por mudanças dos padrões cognitivos e comportamentais. Nesse sentido, importa referenciar duas formas aplicáveis de TCC-A aos pacientes com TAs: a forma dirigida e a forma ampla.[37]

A forma chamada dirigida pode ser considerada a padrão, sendo viável para a maioria dos pacientes com TAs, porquanto se concentra na psicopatologia central. Já

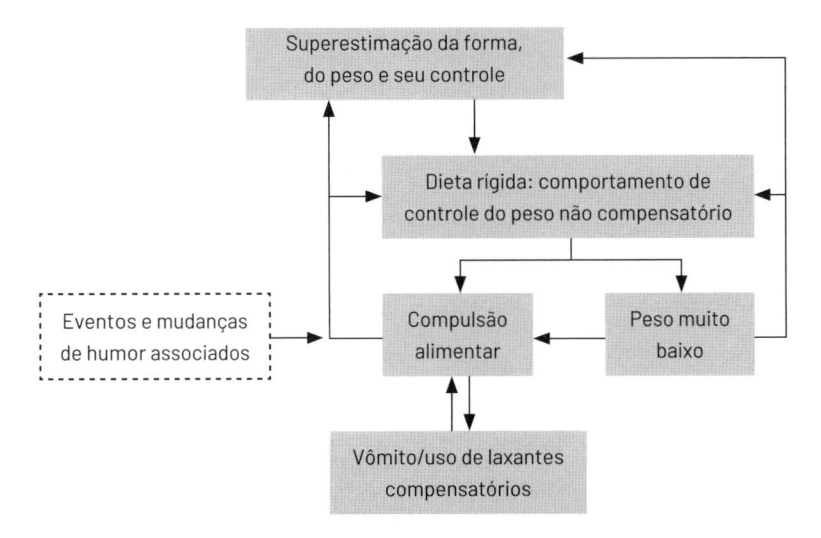

■ **Figura 22.1**
Teoria cognitivo-comportamental transdiagnóstica para TAs.
Fonte: Elaborada com base em Barlow.[38]

a forma ampla é mais complexa, por abordar quatro obstáculos externos à mudança, a saber: a intolerância ao humor, o perfeccionismo, a baixa autoestima e as dificuldades interpessoais. Assim, é indicada para pacientes que apresentam quadro clínico mais grave. A adequação da forma tem em conta, principalmente, o IMC do paciente.[38,41]

O número de sessões e o tempo do processo terapêutico podem variar nas diferentes formas. Na dirigida, indicada para as pacientes que não estejam significativamente abaixo do peso, cujo IMC é superior a 17,5, o tratamento irá acontecer em torno de 20 sessões e ao longo de 20 semanas, enquanto na ampla, indicada para aquelas cujo IMC é inferior a 17,5, deve se estender por aproximadamente 40 sessões, ao longo de 40 semanas.[41]

Estudos demonstram a aplicabilidade da TCC-A no contexto individual, em pacientes hospitalizados e em adolescentes. Ademais, dependendo da forma usada, são observados estágios distintos, detalhados nas **Tabelas 22.1** e **22.2**, a seguir.

■ Tabela 22.1
Forma dirigida para pacientes com IMC superior a 17,5

Estágios	Principais objetivos	Duração
1	• Engajar o paciente no tratamento e na mudança. • Desenvolver de modo colaborativo a formulação dos processos que mantêm os TAs. • Psicoeducar sobre o tratamento e o TA. • Compreender as preocupações com o peso. • Introduzir 2 procedimentos importantes: pesagem semanal e um padrão regular de alimentação.	8 sessões, 2 vezes por semana, durante 4 semanas.
2	• Fazer uma análise do processo e revisão do progresso. • Identificar as barreiras à mudança. • Modificar a formulação do caso, se necessário. • Planejar o estágio 3.	2 consultas, com 1 semana de intervalo.
3	• Parte principal do tratamento. • Abordar os principais mecanismos de manutenção dos TAs.	8 consultas, 1 por semana.
4	• Fase final do tratamento, com foco no futuro. • Assegurar que as mudanças sejam mantidas nos meses seguintes. • Minimizar o risco de recaída no longo prazo.	3 consultas, com 2 semanas de intervalo entre cada uma.
Entrevista de revisão única é proposta 20 semanas após a conclusão do tratamento.		

Fonte: Elaborada com base em Barlow.[38]

■ Tabela 22.2
Forma ampla para pacientes com IMC inferior a 17,5

Estágios	Principais objetivos	Duração
Estágio 1	Vincular o paciente e ajudá-lo a decidir que precisa recuperar o peso.	8 semanas.
Estágio 2	Auxiliar os pacientes a ganhar peso em um ritmo de cerca de 0,5 kg por semana.	A duração dessa fase irá depender da quantidade de peso a ser recuperada.
Estágio 3	Auxiliar na manutenção do peso saudável.	8 semanas.
Entrevista de revisão única é proposta 20 semanas após a conclusão do tratamento.		

Fonte: Elaborada com base em Barlow.[38]

Apesar de os estágios citados estarem originalmente relacionados com o atendimento presencial, o cenário pandêmico permitiu a adoção do atendimento remoto, contanto que assegurada a adequação desses estágios e o emprego de ferramentas como chamadas de vídeo, compartilhamento de tela, etc. Não obstante, o atendimento remoto não é indicado para pacientes com quadro clínico grave.[42]

Por suas características inerentes, a TCC-A representa um importante avanço para o tratamento dos TAs. Sua aplicação dá-se por meio de estágios bem-definidos, adaptáveis à particularidade de cada indivíduo. Sua versatilidade também permite que seus estágios, devidamente dimensionados, sejam executados de forma remota.

CONSIDERAÇÕES FINAIS

Estudos indicam que modalidades de tratamento psicossocial podem ser úteis na prevenção e no tratamento de transtornos psíquicos na mulher. As abordagens descritas neste capítulo são algumas das mais encontradas na literatura. Outras linhas de psicoterapia também podem beneficiar as pacientes. No entanto, recomenda-se que mais pesquisas sejam realizadas para elucidar e solidificar as abordagens de psicoterapias mais indicadas na terapêutica dos diversos transtornos mentais nas mulheres, facilitando a prática clínica baseada em evidências, sobretudo no que se refere à modalidade de atendimento *on-line*. Além disso, as particularidades relacionadas ao gênero, ao período perinatal, ao climatério, etc., devem ser mais bem exploradas.

REFERÊNCIAS

1. Miguel Filho EC, Lafer B, Elkis H, Forlenza OV. Clínica psiquiátrica: a terapêutica psiquiátrica. 2. ed. Barueri: Manole; 2021.
2. Buchanan RD, Haslam N. Psychotherapy. In: Sternberg RJ, Pickren WE. The Cambridge handbook of the intellectual history of psychology. Cambridge: Cambridge University; 2019. p. 468-94.
3. Cuijpers P, Reijnders M, Huibers MJH. The role of common factors in psychotherapy outcomes. Annu Rev Clin Psychol. 2019;15:207-31.
4. Cuijpers P, Karyotaki E. The effects of psychological treatment of perinatal depression: an overview. Arch Womens Ment Health. 2021;24(5):801-6.
5. Axelsson E, Andersson E, Ljótsson B, Björkander D, Hedman-Lagerlöf M, Hedman-Lagerlöf E. Effect of internet vs face-to-face cognitive behavior therapy for health anxiety: a randomized noninferiority clinical trial. JAMA Psychiatry. 2020;77(9):915-24.
6. Felder JN, Epel ES, Neuhaus J, Krystal AD, Prather AA. Efficacy of digital cognitive behavioral therapy for the treatment of insomnia symptoms among pregnant women: a randomized clinical trial. JAMA Psychiatry. 2020;77(5):484.
7. Tavella G, Hadzi-Pavlovic D, Parker G. Burnout: redefining its key symptoms. Psychiatry Res. 2021;302:114023.
8. Grensman A, Acharya BD, Wändell P, Nilsson GH, Falkenberg T, Sundin Ö, et al. Effect of traditional yoga, mindfulness-based cognitive therapy, and cognitive behavioral therapy, on health related quality of life: a randomized controlled trial on patients on sick leave because of burnout. BMC Complement Altern Med. 2018;18(1):80.
9. ICD-11 for mortality and morbidity statistics [Internet]. New York: World Health Organization; 2022 [capturado em 22 abr. 2022]. Disponível em: https://icd.who.int/browse11/l-m/en.
10. Rotenstein LS, Torre M, Ramos MA, Rosales RC, Guille C, Sen S, et al. Prevalence of burnout among physicians: a systematic review. JAMA. 2018;320(11):1131-50.
11. Luken M, Sammons A. Systematic review of mindfulness practice for reducing job burnout. Am J Occup Ther. 2016;70(2):7002250020p1-7002250020p10.
12. Templeton K, Bernstein CA, Sukhera J, Nora LM, Newman C, Burstin H, et al. Gender-based differences in burnout: issues faced by women physicians. Washington: National Academy of Medicine; 2019.
13. Marchand A, Blanc ME, Beauregard N. Do age and gender contribute to workers' burnout symptoms? Occup Med (Lond). 2018;68(6):405-11.
14. Santoft F, Salomonsson S, Hesser H, Lindsäter E, Ljótsson B, Lekander M, et al. Mediators of change in cognitive behavior therapy for clinical burnout. Behav Ther. 2019;50(3):475-88.
15. Woody CA, Ferrari AJ, Siskind DJ, Whiteford HA, Harris MG. A systematic review and meta-regression of the prevalence and incidence of perinatal depression. J Affect Disord. 2017;219:86-92.
16. Payne JL. Psychopharmacology in pregnancy and breastfeeding. Med Clin North Am. 2019;103(4):629-50.
17. Arch JJ. Cognitive behavioral therapy and pharmacotherapy for anxiety: treatment preferences and credibility among pregnant and non-pregnant women. Behav Res Ther. 2014;52:53-60.
18. Sockol LE. A systematic review of the efficacy of cognitive behavioral therapy for treating and preventing perinatal depression. J Affect Disord. 2015;177:7-21.
19. Wittkowski A, Garrett C, Cooper A, Wieck A. The relationship between postpartum depression and cognitions about motherhood during pregnancy. J Woman's Reprod Heal. 2017;1(4):9-23.
20. Pedro L, Branquinho M, Canavarro MC, Fonseca A. Self-criticism, negative automatic thoughts and postpartum depressive symptoms: the buffering effect of self-compassion. J Reprod Infant Psychol. 2019;37(5):539-53.
21. Shortis E, Warrington D, Whittaker P. The efficacy of cognitive behavioral therapy for the treatment of antenatal depression: a systematic review. J Affect Disord. 2020;272:485-95.
22. Huang L, Zhao Y, Qiang C, Fan B. Is cognitive behavioral therapy a better choice for women with postnatal depression? A systematic review and meta-analysis. PLoS One. 2018;13(10):e0205243.

23. Sockol LE, Epperson CN, Barber JP. Preventing postpartum depression: a meta-analytic review. Clin Psychol Rev. 2013;33(8):1205-17.
24. Lau Y, Htun TP, Wong SN, Tam WSW, Klainin-Yobas P. Therapist-supported internet-based cognitive behavior therapy for stress, anxiety, and depressive symptoms among postpartum women: a systematic review and meta-analysis. J Med Internet Res. 2017;19(4):e138.
25. Zhou C, Hu H, Wang C, Zhu Z, Feng G, Xue J, et al. The effectiveness of mHealth interventions on postpartum depression: a systematic review and meta-analysis. J Telemed Telecare. 2022;28(2):83-95.
26. Branquinho M, Rodriguez-Muñoz MF, Maia BR, Marques M, Matos M, Osma J, et al. Effectiveness of psychological interventions in the treatment of perinatal depression: a systematic review of systematic reviews and meta-analyses. J Affect Disord. 2021;291:294-306.
27. Corbally L, Wilkinson M. The effect of mindfulness-based interventions on stress, depression and anxiety during the perinatal period in women without pre-existing stress, depressive or anxiety disorders: a systematic review and meta-analysis of controlled trials. Mindfulness. 2021;12(10):2357-70.
28. Lönnberg G, Jonas W, Unternaehrer E, Bränström R, Nissen E, Niemi M. Effects of a mindfulness based childbirth and parenting program on pregnant women's perceived stress and risk of perinatal depression-results from a randomized controlled trial. J Affect Disord. 2020;262:133-42.
29. Sockol LE. A systematic review and meta-analysis of interpersonal psychotherapy for perinatal women. J Affect Disord. 2018;232:316-28.
30. Sockol LE, Epperson CN, Barber JP. A meta-analysis of treatments for perinatal depression. Clin Psychol Rev. 2011;31(5):839-49.
31. Hay P. Current approach to eating disorders: a clinical update. Intern Med J. 2020;50(1):24-9.
32. Davis LE, Attia E. Recent advances in therapies for eating disorders. F1000Res. 2019;26(8):1693.
33. Galmiche M, Déchelotte P, Lambert G, Tavolacci MP. Prevalence of eating disorders over the 2000-2018 period: a systematic literature review. Am J Clin Nutr. 2019;109(5):1402-13.
34. Kolar DR, Rodriguez DL, Chams MM, Hoek HW. Epidemiology of eating disorders in Latin America: a systematic review and meta-analysis. Curr Opin Psychiatry. 2016;29(6):363-71.
35. Weissman RS, Bauer S, Thomas JJ. Access to evidence-based care for eating disorders during the COVID-19 crisis. Int J Eat Disord. 2020;53(5):369-76.
36. Malta DC, Szwarcwald CL, Barros MBA, Gomes CS, Machado ÍE, Souza Júnior PRB, et al. A pandemia da COVID-19 e as mudanças no estilo de vida dos brasileiros adultos: um estudo transversal, 2020. Epidemiol Serv Saúde. 2020;29(4):e2020407.
37. Atwood ME, Friedman A. A systematic review of enhanced cognitive behavioral therapy (CBT-E) for eating disorders. Int J Eat Disord. 2020;53(3):311-30.
38. Barlow DH, organizador. Manual clínico dos transtornos psicológicos: tratamento passo a passo. 5. ed. Porto Alegre: Artmed; 2016.
39. Jong M, Spinhoven P, Korrelboom K, Deen M, van der Meer I, Danner UN, et al. Effectiveness of enhanced cognitive behavior therapy for eating disorders: a randomized controlled trial. Int J Eat Disord. 2020;53(5):447-57.
40. Dahlenburg SC, Gleaves DH, Hutchinson AD. Treatment outcome research of enhanced cognitive behaviour therapy for eating disorders: a systematic review with narrative and meta-analytic synthesis. Eat Disord. 2019;27(5):482-502.
41. Murphy R, Straebler S, Cooper Z, Fairburn CG. Cognitive behavioral therapy for eating disorders. Psychiatr Clin North Am. 2010;33(3):611-27.
42. Murphy R, Calugi S, Cooper Z, Dalle Grave R. Challenges and opportunities for enhanced cognitive behaviour therapy (CBT-E) in light of COVID-19. Cogn Behav Therap. 2020;13:e14.

23 INTERCONSULTA PSIQUIÁTRICA NA MULHER

Carlos Eduardo Rosa
Sarah Cristina Zanghellini Rückl
Tiago Couto

A consultoria psiquiátrica envolve a prática de 1) interconsulta psiquiátrica, quando há uma solicitação de outra especialidade médica para avaliação do psiquiatra, sendo normalmente considerada de caráter emergencial; e 2) psiquiatria de ligação, em que o psiquiatra integra parte de outra equipe ou serviço de outra especialidade médica.[1] Em ambas, há corresponsabilidade e parceria permeada pela ética e pelo respeito entre as diferentes especialidades no cuidado do paciente.[1] Embora mais comum em hospitais gerais, a prática da consultoria também se estende ao seguimento ambulatorial.[1] Sua atuação engloba diversas peculiaridades e condições, como: 1) transtornos psiquiátricos superpostos a condições médicas gerais, nos quais as duas condições clínicas comórbidas compartilham mecanismos etiofisiopatológicos, de modo que o curso, a evolução e o manejo de uma implica em modificações na outra. Essa interação pode ser direta, como na insônia crônica e nas síndromes de apneia e hipopneia, conhecida como apneia *plus*, em geral, subdiagnosticadas em mulheres, ou indiretamente, como no exemplo das manifestações do espectro do transtorno depressivo maior (TDM), agravando o desfecho clínico de cardiopatias, nefropatias, acidentes vasculares cerebrais (AVCs) e quadros álgicos e metabólicos;[1] 2) transtornos psiquiátricos e/ou tratamentos que, primariamente, levam às condições médicas gerais de maneira secundária, como o impacto da depressão periparto nos desfechos gestacionais e no recém-nascido (RN);[1] 3) condições médicas gerais e/ou seus tratamentos, como causas primárias das alterações psiquiátricas, como a tireotoxicose, que pode cursar com mania, o hipotireoidismo com TDM ou vasculite lúpica com psicose;[1] 4) condições médicas gerais agravantes de transtornos psiquiátricos já existentes, como dor pélvica crônica agravando um espectro de manifestações dos transtornos de ansiedade (TAs)[1]; 5) resolução de conflitos entre pacientes ou seus familiares com a equipe de saúde e entre membros da própria equipe médica;[1] 6) questões ético-legais e forenses, na avaliação da capacidade civil na tomada de decisões importantes, como aborto legal ou transplante; e a crítica de morbidade nos transtornos por uso de substâncias (TUS), transtornos factícios, simulações entre outras condições;[1] e, por fim, na prevenção e promoção de saúde mental,[2] pelo engajamento de comportamentos saudáveis, desempenhando um papel protetor de condições médicas e psiquiátricas, redução de comportamentos de risco, atenção às condições de vulnerabilidade, extensão dos cuidados para a família do paciente adoecido e adesão aos seguimentos médicos, englobando a prevenção, o tratamento e a reabilitação.[1]

O sexo genético e o gênero sociocultural estão relacionados às diferenças de etiofisiopatologia, fatores de risco, manifestações clínicas, prognóstico e evolução com implicações para o manejo terapêutico.[1,3] O sexo biológico determina a função reprodutiva, os hormônios sexuais e a expressão gênica, enquanto o gênero está associado ao comportamento e à experiência de vida. Além disso, o gênero é considerado um fator de risco independente, mesmo quando controladas variáveis como idade, comorbidades, estilo de vida e etnia.[1,3] Ambos, sexo e gênero, têm impacto nos sistemas anátomo-fisiológicos e funções cardiovascular, pulmonar, nefrológica, metabólica, imunológica e neurológica, com implicações diferentes nas especialidades médicas.[1,3] Tais aspectos somam-se à confluência de fatores genéticos, epigenéticos, hormonais,[4] imunológicos, inflamatórios, vasculares, substratos neuronais[5] e fatores ambientais e farmacogenéticos.[6] Por fim, acrescentam-se as peculiaridades fisiológicas inerentes às fases reprodutivas da vida da mulher.[3-6]

RELEVÂNCIA CLÍNICA DA CONSULTORIA PSIQUIÁTRICA NA MULHER

Há uma redução da expectativa de vida de 13 a 30 anos em pacientes com transtornos mentais graves (TMS) quando comparados à população em geral, sendo que cerca de 60% do excesso de mortalidade é atribuído a condições médicas gerais e multimorbidade.[7,8] Diversos fatores de risco contribuem para taxas mais altas de problemas de saúde nessa população, como 1) fatores comportamentais (p. ex., falta de atividade física, dieta inadequada, tabagismo, efeitos adversos de medicações psicotrópicas);[2,7,8] 2) fatores de vulnerabilidade social (p. ex., pobreza, desemprego, ausência de moradia, incapacidade); 3) dificuldade de acesso a serviços de saúde, incluindo promoção, prevenção, tratamento e reabilitação.[2,7,8]

O aumento progressivo da expectativa de vida da mulher, em comparação à dos homens, implica em aumento de patologias crônicas nas mulheres, tanto de natureza clínica quanto psiquiátrica.[9,10] Atualmente, o tratamento por meio de intervenções psicofarmacológicas predomina na prática psiquiátrica. Deve-se salientar que, historicamente, a maioria dos *clinical trials* sobre intervenções farmacológicas, inclusive em psiquiatria, utilizaram amostragens de participantes com predominância de homens, sobretudo jovens, e desconsideraram peculiaridades de sexo e gênero.[11] Não é uma surpresa que efeitos adversos sejam reportados de 1,5 a 1,8 vezes mais em mulheres idosas do que em homens idosos.[11] A Society for Women's Health Research alerta para uma lacuna de conhecimento entre diferenças de sexo e gênero, propondo esforços para mitigá-las.[12]

A abordagem psiquiátrica apropriada em consultoria psiquiátrica deveria considerar a tradição da observação clínica com anamnese, exame do estado mental, escalas psicométricas, exame físico e neurológico, exames complementares, uma abordagem biopsicossocial do paciente, assim como o conhecimento de seu *status* clínico" e seu respectivo monitoramento ativo.[1,3] Além disso, triagens de variadas condições médicas têm recomendações e evidências frequentemente revistas pela U.S. Preventive Services Task Force.[13] Torna-se evidente o papel extremamente proativo do consultor em psiquiatria, estendendo seus esforços para além de sua área de atuação.[1,3] Por fim, na consultoria psiquiátrica da mulher, é imprescindível a formação sólida dos transtornos do início da fase reprodutiva, do ciclo menstrual, da psiquiatria perinatal e reprodutiva, da sexualidade, da perimenopausa e do climatério precoce e tardio.[1,3]

Embora inúmeras condições médicas possam ser amplamente abordadas na consultoria psiquiátrica da mulher, este capítulo restringe-se a algumas condições consideradas relevantes e frequentes em ginecologia e que não são abordadas em outros capítulos deste livro.

PLANEJAMENTO REPRODUTIVO, CONTRACEPÇÃO HORMONAL E INTERAÇÕES COM PSICOTRÓPICOS

Aproximadamente 50% das gestações não são planejadas, inclusive, em países desenvolvidos. Além disso, deve-se antecipar que o período gravídico puerperal traz uma real possibilidade de complicações para transtornos psiquiátricos, sejam prévios e que se agravam, ou que se iniciam na gestação e no puerpério.[14,15] Assim, a prescrição de psicofármacos e de outras medicações para a mulher em fase reprodutiva deve presumir a possibilidade de uma gestação e, portanto, interações com contraceptivos, sendo desejáveis a discussão, o esclarecimento e as orientações junto à paciente e/ou a seus familiares sobre planejamento reprodutivo.[16] Inclusive, a Organização Mundial da Saúde (OMS) atualiza frequentemente critérios médicos de elegibilidade para métodos contraceptivos,[17] considerando idade, condições clínicas, medicações em uso, histórico gestacional, aspectos sociodemográficos, além de outros fatores, disponibilizando diretrizes, materiais e outras ferramentas, como aplicativos para clínicos.[17]

A seguir, no que tange aos contraceptivos hormonais, destacam-se interações e implicações de psicofármacos, inclusive, para algumas peculiaridades clínicas que não devem ser desconsideradas.

A carbamazepina é um potente indutor das CYP3A4, CYP1A2 e CYP2C9, induzindo seu próprio metabolismo, de modo que seu uso crônico reduz a meia-vida para 5 a 26 horas, sendo necessário seu monitoramento nos primeiros meses de uso.

A carbamazepina é excretada pelas fezes e urina e interfere no metabolismo de várias outras drogas, incluindo os próprios contraceptivos hormonais.[18]

A oxcarbazepina induz a CYP34A e, sobretudo em altas dosagens, pode reduzir os contraceptivos hormonais em 50%.[18]

O topiramato tem efeito discreto na indução de enzimas hepáticas, podendo acelerar o metabolismo de etinilestradiol. Dados disponíveis sugerem que, em doses de até 200 mg/dia, essa indução metabólica é mínima, mas com dosagens acima de 200 mg/dia, a indução torna-se dose-dependente, de modo que mulheres em uso de contraceptivo hormonal oral combinado devam ser selecionadas.[18] Considerações adicionais da utilização do topiramato se expressam na enxaqueca com áurea, sendo que contracepção hormonal oral combinada deve ser evitada, pelo risco de trombose nessas circunstâncias.[17] Outro aspecto reside em sua propriedade de inibir a anidrase carbônica, com potencial significativo aumento das chances de litíase renal, especialmente, em adultos com história pessoal e familiar de litíase renal, em dietas cetogênicas ou na vigência do uso de outros inibidores da anidrase carbônica.[18]

A lamotrigina é considerada antiarrítmico IB, segundo a classificação de Singh-Vaughan-Williams, com uma farmacocinética relacionando exponencialmente nível sérico e dose oral, sendo que, em concentrações séricas elevadas, pode implicar em riscos para pacientes cardiopatas.[19] Sua farmacocinética altera-se na gestação, sendo necessário monitoramento, visto que suas propriedades podem gerar arritmias por alterações de QT e do intervalo PR.[18,19] Os anticoncepcionais hormonais com estrogênio diminuem as concentrações séricas de lamotrigina, podendo demandar ajustes na prescrição.[18]

Inúmeros psicotrópicos utilizados, inclusive, em neuropsiquiatria, como fenitoína, primidona, entre outros, podem comprometer a contracepção hormonal oral.[18]

De modo inverso, os contraceptivos hormonais, compostos de progesterona e estrogênio têm implicações nas enzimas CYP3A4, sulfotransferase-1E1 e uridina 50-difosfo-glucuronosiltransferase 1A8 e 1A9 e podem afetar o metabolismo de diversos psicofármacos.[20] De forma ainda mais ampla, as alterações decorrentes das modificações hormonais do próprio ciclo menstrual, das diferentes fases da gestação e do puerpério, da estimulação hormonal na reprodução assistida, as fases da perimenopausa e do climatério têm implicações para a farmacocinética dos psicofármacos, constituindo-se em um amplo campo de estudos.[20,21]

Dessa forma, recomenda-se uma discussão consistente entre o especialista assistente e o consultor em psiquiatria da mulher sobre as interações aqui citadas, além do envolvimento do paciente e de seus familiares nas decisões.

ENDOMETRIOSE

A endometriose afeta 10% das mulheres, sendo definida pela presença de tecido endometrial fora da cavidade uterina, enquanto o implante de tecido endometrial intrauterino é designado adenomiose. Embora sua etiofisiopatogenia não seja completamente conhecida, foram aventadas teorias, como refluxo menstrual, metaplasia celômica, implantes iatrogênicos, bem como interação entre fatores genéticos, ambientais, imunológicos e hormonais. Pode estar associada a dismenorreia, dor pélvica crônica, dores lombares, dispareunia, desconfortos intestinais e infertilidade.[22] Embora os sintomas sejam cíclicos, podem ocorrer de maneira contínua. O manejo pode ser clínico, envolvendo o uso de anti-inflamatórios não esteroidais (AINEs), anticoncepcionais orais combinados ou progestágenos: danazol, gestrimona, inibidores da aromatase, antagonistas do GnRH, além de abordagem cirúrgica.[22]

Ciclicidade, cronicidade e desconforto sintomatológico estão relacionados a impactos psicológicos e psiquiátricos, sobretudo no TDM e nas manifestações do TA.[23] A sintomatologia depressiva esteve mais associada a dores crônicas, dispareunia ou infertilidade e correlacionada ao uso antagonistas do GnRH com morbidade psiquiátrica.[24] O manejo apropriado das manifestações psiquiátricas envolve abordagem multidisciplinar, com psicoterapia, psicofármacos e intervenções ginecológicas, colaborando para melhores desfechos.[25] São frequentes o uso de inibidores seletivos da recaptação de serotonina (ISRSs) e de inibidores de recaptação de serotonina e noradrenalina (IRSNs), os quais são considerados efetivos no manejo de sintomas psiquiátricos associados ao antagonismo do GnRH.[26] O manejo da dor com IRSNs, gabapentinoides (gabapentina e pregabalina) e opioides, assim como da ansiedade e da insônia secundária aos desconfortos, devem ser considerados.[25]

SÍNDROME DO OVÁRIO POLICÍSTICO

A síndrome do ovário policístico (SOP) é a endocrinopatia mais comumente diagnosticada na mulher em idade reprodutiva. Afeta em torno 5-10% das mulheres desse grupo e é uma das principais causas de infertilidade.[27] Caracteriza-se pela tríade hiperandrogenismo, irregularidade menstrual (inclusive, amenorreia) e ovários policísticos visualizados em ultrassonografia.[27] A etiofisiopatogenia ainda não está totalmente descrita, sendo a hipótese mais difundida a de resistência insulínica e hiperinsulinemia, culminando com hiperandrogenismo. Entretanto, o hiperestrogenismo periférico e a resistência insulínica parecem ser condições causais prévias.[27] O próprio diagnóstico de SOP já deveria motivar a prevenção e o tratamento precoce de fatores de risco e monitoramento ativo de condições cardiovasculares e metabólicas.[28]

Maior prevalência de transtornos psiquiátricos nas mulheres com SOP foi atribuída a hiperandrogenismo e sintomas somáticos associados, como acne, hirsutismo, alopecia androgenética, obesidade, irregularidades menstruais e infertilidade.[29] Ademais, as manifestações do TDM compartilham desregulação do eixo hipotálamo-hipófise-adrenal (HHA), também presente na SOP.[29] Um ensaio clínico randomizado (ECR), duplo-cego, evidenciou significativa associação da depressão na SOP à resistência insulínica (HOMA-IR> 2,2), aumentando a chance de TDM em 2,3 vezes, mesmo após ajuste para peso e índice de massa corporal (IMC).[30] A SOP também constitui um fator de risco para depressão periparto, além de sintomas depressivos e ansiosos ao longo do ciclo de vida da mulher.[31] Ainda, o aumento ponderal associado à SOP pode se relacionar com transtornos alimentares,[32] os quais, por sua vez, têm desfechos desfavoráveis sobre a gestação e o RN.[33] Mudanças de estilo de vida como dieta e perda de peso podem, com isso, desempenhar papel significativo em prevenir e manejar depressão comórbida à SOP.[34] Terapia cognitivo-comportamental (TCC) pode ajudar na perda de peso e no tratamento da depressão, que, por sua vez, pode necessitar do uso adjunto de antidepressivos.[34] É importante ponderar custo-efetividade no emprego de psicofármacos com potencial em agravar ganho de peso e síndromes metabólicas.[34] Mediante impossibilidade de evitá-los, considera-se que sejam prescritos com fortes recomendações quanto a dieta e atividade física.[34]

INCONTINÊNCIA URINÁRIA

A incontinência urinária (IU) afeta o bem-estar físico, emocional, sexual, social e econômico, acometendo desde mulheres jovens, puérperas, adultas na perimeopausa, às mulheres idosas, associando-se à redução de autoestima, a sintomas depressivos, ansiosos e à redução da qualidade de vida e morbidade.[35,36]

Uma teoria integral da continência sugere que esses sintomas se originam de modificações teciduais dos elementos de suporte uretral, dos ligamentos e músculos do assoalho pélvico.[37] O conhecimento da neurofisiologia da micção possibilita a compreensão da etiofisiopatologia pertinente aos subtipos de IU, dos substratos das intervenções farmacológicas.[38] Envolve 1) sistema nervoso simpático: as fibras pré-ganglionares liberam noradrenalina, ativando receptores α-adrenérgicos da musculatura lisa da uretra e receptores β-adrenérgicos do músculo detrusor da bexiga; 2) sistema nervoso parassimpático: as fibras originam-se do centro sacral da micção e proporcionam rica inervação colinérgica para o músculo detrusor da bexiga; 3) o sistema nervoso somático, sendo uma via importante no controle voluntário da micção e alvo terapêutico de inúmeros tratamentos relativos ao treinamento.[38] Adicionalmente, neurotrofinas, sobretudo o fator neurotrófico derivado do cérebro (BNDF), foram associadas à fisiologia miccional e compartilham mecanismos fisiopatológicos com IU de esforço, síndrome da bexiga dolorosa e cistite intersticial, com implicações centrais da modulação glutamatérgica[39] e correlacionando, inclusive, a incontinência no pós-parto com sintomas ansiosos, depressivos e estressores psicossociais puerperais.[35,39]

O tratamento varia do manejo da constipação intestinal, perda ponderal, adequação da ingesta de líquidos, restrição de cafeína e frutas cítricas, esvaziamento vesical, fisioterapia e métodos comportamentais até farmacoterapia e abordagem cirúrgica, conforme subtipo, fisiopatologia e anatomia.[40] Em geral, drogas antimuscarínicas, agonistas adrenérgicos $\beta3$, bloqueadores adrenérgicos $\beta1$, estrogênios e progestagênios, isoladamente ou em combinação, de maneira diferente dos inibidores da fosfodiesterase 5 e da aromatase empregados no homem.[40]

ONCOLOGIA

Câncer é causa frequente de morte em mulheres em todo o mundo, sobretudo em países de alta e média rendas.[41] Devido às melhores condições sanitárias e reduções das taxas de mortalidade materno-infantil, houve aumento da expectativa de vida de mulheres em países de baixa renda, levando ao crescimento da incidência de câncer nessa população.[41] Adicionalmente, mudanças socioculturais aumentaram a exposição de mulheres de países de baixa renda a fatores de risco relacionados ao câncer: tabagismo, excesso de peso, sedentarismo, poucos filhos e idade avançada na primeira gestação.[41] Os cânceres de mama, colo uterino, útero, ovário, colorretal, pulmão e fígado perfazem 60% dos casos de câncer e morte em mulheres.[41]

O diagnóstico de câncer e seu tratamento, que incluem procedimentos cirúrgicos, quimioterapia e radioterapia, afetam o corpo, sua aparência e função, as relações sociais e a qualidade de vida. Em relação ao corpo, podem ocorrer mudanças em sua funcionalidade, deformidades, além da menopausa precoce e cessação da vida reprodutiva, causando impacto na autoimagem, autoestima e vida sexual. Já no aspecto social, ser mulher e ter uma doença grave é um preditor importante de abandono por parte do cônjuge.[42]

A prevalência de transtornos psiquiátricos é maior em pacientes com câncer do que na população em geral, sendo os mais comuns as manifestações dos TAs e do TDM.[43] Wang e colaboradores[43] demonstraram que ansiedade, depressão e combinação das duas são fatores de risco independentes para a recorrência de câncer e mortalidade por todas as causas. Segundo os autores, mulheres com depressão e ansiedade podem apresentar 1) estilo de vida prejudicial, com fatores de risco, como tabagismo e obesidade; 2) postura não aderente em relação ao tratamento. Ambos podem piorar o prognóstico do câncer.[43] Também há pior controle da dor e menor desejo por terapia de suporte à vida em pacientes deprimidos.[43]

A ansiedade é relativamente comum nas pacientes com câncer, uma vez que incerteza e perda do controle, medo, deformidade, abandono, dor e morte estão presentes.[43] Com o decorrer do tratamento e às vezes, com a recorrência do câncer, pode haver aumento da gravidade e manifestações de TA. As pacientes podem apresentar inapetência, insônia e alterações cognitivas, principalmente alterações na concentração e preocupações excessivas. Os TAs mais comuns são fobia específica (FE), transtorno de pânico, agorafobia, transtorno de ansiedade generalizada (TAG) e transtorno de estresse pós-traumático (TEPT).[43] As TAs também afetam a aderência ao tratamento, e tanto ansiedade antecipatória quanto FEs podem impedir o paciente de fazer os rastreamentos, exames e tratamentos necessários (p. ex., apreensão e comportamento de esquiva para realizar uma mamografia, dificuldades em realizar um exame de ressonância magnética [RM] por claustrofobia, medo de agulha).[43]

Manifestações do espectro do TDM e do TA no paciente com câncer podem ocorrer em diferentes momentos da trajetória da doença (p. ex., diagnóstico, início e conclusão do tratamento, sobrevivência, recorrência, paliação) ou serem causados pelo próprio câncer

(p. ex., tumores cerebrais primários, secundários e manifestações paraneoplásicas), seus sintomas relacionados (p. ex., fadiga ou dor) e tratamentos (p. ex., imunoterápicos, corticoides, tamoxifeno).[44] Embora a prevalência de TDM em pessoas com câncer seja pelo menos três vezes maior do que na população em geral, e que sabidamente a prevalência de TDM é duas vezes maior em mulheres, quando comparadas aos homens,[44] há um contraste da prevalência no ambiente de oncologia, sugerindo-se um subdiagnóstico.[45]

Nos Estados Unidos, os pacientes com câncer têm o dobro da incidência de suicídio, em comparação com a população em geral.[46] O risco relativo (RR) de suicídio foi considerado elevado, de 12,69, na primeira semana após o recebimento do diagnóstico de câncer, caindo para 3,1 durante o primeiro ano.[47] O maior risco de suicídio foi encontrado em pacientes oncológicos com prognóstico ruim.[46,47] Dentre os pacientes que admitiram ideação suicida, apenas 11-33% endossaram intenção suicida na entrevista de acompanhamento, um achado que ressalta a importância da análise crítica na triagem para ideação e intenção.[48]

Todos os tipos de câncer ginecológico têm o potencial de impactar negativamente o funcionamento sexual e a fertilidade, afetando o senso de identidade da mulher. Apesar de uma proporção significativa de mulheres com câncer de mama terem preocupações com saúde sexual (32-93%) e imagem corporal (27-88%), cuidados inadequados nesses domínios são frequentemente relatados.[49] Quase metade das mulheres recentemente diagnosticadas com câncer ginecológico (a maior parte da amostra com câncer de ovário em estágio III) experimentou medo de recorrência que persistiu por seis meses após o diagnóstico.[50]

Uma revisão sistemática de 17 estudos indicou que o TDM tem prevalência maior entre as sobreviventes do câncer de mama do que entre as mulheres na população em geral, e essa prevalência ainda maior é evidente após cinco anos do diagnóstico.[51] Não houve, no entanto, indicação de aumento da prevalência de sintomas de ansiedade.[51] Embora apenas 5% dos cânceres de mama ocorra em mulheres com menos de 40 anos, mulheres jovens carregam uma carga desproporcional da morbidade psicológica associada ao diagnóstico e seus tratamentos,[52] pois enfrentam decisões difíceis e questões relacionadas às opções de tratamento; seus efeitos colaterais sexuais; preocupações com a fertilidade e a segurança de atuais e futuras gestações; autoimagem e imagem corporal; possibilidade de mastectomia contralateral profilática, teste genético e o efeito do câncer em relacionamentos atuais ou potenciais, filhos ou carreiras.[53] Sofrimento psicológico e medo de recorrência, acompanhados por autoexame frequente e demanda excessiva por exames nas consultas médicas são comuns na conclusão do tratamento do câncer de mama.[53] Em um estudo de coorte multicêntrico retrospectivo de 333 mulheres com gravidez após o tratamento do câncer de mama, não houve diferença na sobrevida livre de doença entre mulheres grávidas e não grávidas no seguimento de cinco anos.[54] As diretrizes do consenso recomendam que a gravidez não seja desencorajada após o tratamento do câncer de mama.[55]

Mulheres que têm níveis mais altos de depressão, ansiedade, sofrimento relacionado ao câncer e interleucina-6 circulante relatam dor mais intensa após a cirurgia para câncer de endométrio.[56] Dado que os sintomas da menopausa e do linfedema são sequelas incapacitantes da cirurgia para câncer de endométrio, a preservação do ovário deve ser considerada para mulheres na pré-menopausa.[57]

A relação do câncer de colo do útero (ou cervical) com a infecção pelo papilomavírus humano (HPV) tornou aquele o primeiro câncer evitável por meio da vacinação. Talvez por isso, estigma e autocensura sobre o diagnóstico podem aumentar. Além de causar efeitos colaterais sexuais, os tratamentos do câncer cervical também podem contribuir para os sintomas anorretais, urinários e linfedema.[58] A radiação pode estar associada a uma pior qualidade de vida, em comparação a outros tratamentos.[58]

Depressão e ansiedade são elevadas em mulheres com câncer de ovário. Ao longo da trajetória da doença, a depressão se mostrou mais elevada antes do que após o tratamento, enquanto a ansiedade mostrou aumento na conclusão do tratamento, consistente com os temores pelo conhecido alto risco de recorrência.[59]

A diferenciação entre sintomas somáticos do câncer e seu tratamento e sintomas depressivos primários pode ser um desafio para o médico, uma vez que sintomas como a fadiga, por exemplo, podem pertencer a ambas as entidades diagnósticas.[44,60] É importante lembrar que a liberação de citocinas inflamatórias e o estresse oxidativo após quimioterapia e/ou radioterapia culminam em astenia, avolição, apatia, anedonia e disfunções cognitivas, e que apenas os pacientes com TDM apresentam cognições negativas sobre si, o mundo e o futuro, que podem provocar sentimentos de tristeza, medo e desespero, além de ideação suicida.[44,60]

A quimioterapia com agentes alquilantes pode causar alopecia, insuficiência ovariana, menopausa prematura, alterações cognitivas e ganho de peso.[61] Os taxanos podem causar neuropatia periférica dolorosa e incapacitante, artralgia ou mialgia.[61] A terapia antiestrogênica (inibidores de tamoxifeno ou aromatase), frequentemente prescrita por 10 anos após o tratamento do câncer de mama, pode causar insônia, ondas de calor, irritabilidade e depressão em algumas mulheres.[61] Foi constatado que mulheres que tomam um inibidor da aromatase relatam taxas mais altas de disfunção sexual (lubrificação, dispareunia, insatisfação global com a vida sexual), em comparação com mulheres que tomam tamoxifeno e mulheres sem câncer de mama.[61] O tamoxifeno é um pró-fármaco que requer metabolismo pelo citocromo P450 CYP2D6 para endoxifeno, a forma ativa.[62] Existe a preocupação de que a coadministração de antidepressivos que inibem o CYP2D6 possam bloquear os efeitos terapêuticos do tamoxifeno, mas os dados são mistos sobre a gravidade do risco que isso representa.[62] Assim, é prudente evitar inibidores relevantes da CYP2D6 (p. ex., paroxetina, fluoxetina, sertralina em alta dosagem, bupropiona e duloxetina) nessa população de pacientes.[62]

Em relação ao uso de psicofármacos, pacientes com câncer têm maior risco de efeitos colaterais, e o aumento de dose deve ser gradual, de modo a se ponderar tolerância. Muitos agentes quimioterápicos têm toxicidade em diferentes órgãos e tecidos, como o cardíaco, hepático, renal, medular, além do próprio efeito sobre os sistemas nervoso central (SNC) e periférico (SNP), entre outros. Adicionalmente, diversas medicações como atropina, antieméticos (para êmese precoce e tardia), corticoides, analgésicos, fatores de crescimento e de estimulação de colônias, drogas antiangiogênicas, imunoglobulinas, antimicrobianos, etc. são frequentemente utilizadas em algum momento. Dessa forma, um minucioso estudo sobre interações farmacológicas, ajuste para funções renal e hepática, farmacogenética, assim como implicações para a condução cardíaca (p. ex., sob risco de prolongar o intervalo

QTc e favorecer Torsades de Pointes) devem ser consideradas, sob pena de interferir no tratamento oncológico ou psiquiátrico e colocar em risco a vida do paciente.[63,64]

Os psicofármacos poderão ser prescritos para pacientes oncológicas tanto para tratar transtornos psiquiátricos primários quanto para o manejo de transtornos secundários ao tratamento, como insônia pelo uso de corticoides e *delirium* pelo uso de interferon-α, bem como as ondas de calor secundárias ao tratamento oncológico.[65] Essas podem causar ansiedade e comprometimento significativo da qualidade do sono, resultando na não adesão à terapia hormonal, uma consequência que destaca a importância do controle eficaz dos sintomas vasomotores.[65] As intervenções farmacológicas eficazes incluem antidepressivos da classe dos ISRSs, como escitalopram, citalopram, sertralina, paroxetina; e IRSNs, como venlafaxina, desvenlafaxina, duloxetina; tricíclicos, mirtazapina; além de gabapentinoides.[65]

A prescrição de benzodiazepínicos (BZDs) pode ocorrer, quando necessário, em associação com o psicofármaco de eleição para o tratamento dos TAs, buscando uma melhora sintomatológica. Além disso, podem ser utilizados para crises de pânico e fobia específica, sobretudo antes de procedimentos relacionados ao tratamento (p. ex., claustrofobia e necessidade de exame de ressonância nuclear magnética.[63,64] Nesse caso, há preferência para as drogas de meia-vida curta, como alprazolam. Em outros contextos, nos quadros graves de TA, como TAG, de pânico, transtornos de ajustamento, em que se fazem necessários BZDs com meia-vida mais longa, como clonazepam, diazepam, cloxazolam, entre outros, desde que não contraindicados, preferindo-se um período mais curto de administração.[63,64] Quadros álgicos associados a contraturas musculares secundárias, associados a TA podem se beneficiar de BZDs com efeitos meio relaxantes, como o diazepam.[63,64] Pacientes com histórico familiar de alcoolismo ou histórico pessoal de TUS têm sua prescrição relativizada, pois há risco de abuso e tolerância. Nesse caso, drogas anti-histaminérgicas e antipsicóticos com efeito anti-histaminérgico podem ser utilizados.[63,64] Anti-histamínicos, como hidroxizina, podem ser utilizados em quadros de ansiedade e agitação, sempre que necessário.[63,64] Eles têm a vantagem de não causarem dependência, nem tolerância. Gabapentinoides podem auxiliar na substituição ou redução dos BZDs.

No caso de insônia, tanto os BZDs como as drogas-z (zolpidem, eszopiclona e zaleplon) podem ser prescritos.[63,64] É importante se atentar ao tipo de insônia, se inicial, intermediária ou terminal, e à meia-vida da droga prescrita, bem como à possibilidade de favorecer *delirium*.[63,64]

A bupropiona pode ser utilizada para o tratamento do tabagismo, associada ao uso de reposição de nicotina, por meio de adesivos e goma. Além disso, seu uso melhora o cansaço, porém pode piorar a ansiedade em pacientes que já apresentam esses sintomas.[63,64] A mirtazapina pode melhorar sintomas depressivos e ansiosos, insônia, perda ponderal e falta de apetite, além das propriedades antieméticas pelos efeitos sobre os receptores serotoninérgicos 5HT3, sendo necessário, contudo, a ressalva e a observação de discrasias sanguíneas, secundárias ao tratamento quimioterápico ou intrínsecas aos efeitos adversos da própria mirtazapina.[63,64] Trazodona também pode auxiliar na insônia em doses menores, e, nas maiores, na depressão e na ansiedade, e não aumenta o peso nem afeta a esfera sexual.[63,64]

Os antipsicóticos podem ser utilizados em casos de *delirium* e psicose induzida por outro fármaco, como corticoides. Sintomas como ansiedade, insônia, náusea, perda do apetite e soluços também podem ser controlados com sua prescrição.[63,64] No caso de *delirium*, o haloperidol é a opção mais segura. Este pode ser administrado via oral ou intramuscular.[63,64] O uso de risperidona também está indicado em sua formulação oral, ressaltando-se os cuidados com hipotensão.[63,64] Drogas como efeito anticolinérgico, como a clorpromazina, devem ser evitadas, pois podem piorar o quadro de *delirium*.[63,64] Os antipsicóticos têm vantagem nos casos de ansiedade, quando comparados aos BZDs, pois a interação desses com opioides, comumente utilizados no tratamento da dor, pode provocar depressão respiratória.[63,64] Nos casos de ansiedade, a quetiapina e a olanzapina são utilizadas.[63,64] Elas têm efeito sedativo e podem tratar insônia também, além de colaborarem para ganho de peso, sendo que a olanzapina também tem propriedades antieméticas pela ação em receptores 5HT3.[63,64] Pacientes com câncer de mama apresentam expressão de receptores de prolactina em tumores ductais, de modo que a hiperprolactinemia secundária ao uso de antipsicóticos pode promover o crescimento do tumor. Portanto, é necessário checar os níveis de prolactina e optar por antipsicóticos que causam menor chance de aumento desse hormônio, como quetiapina, ziprasidona e aripiprazol.[63,64]

Lítio e anticonvulsivantes podem ser utilizados para sintomas como irritabilidade, impulsividade e agressividade, principalmente secundários ao uso de hormônios. A gabapentina e a pregabalina podem ser utilizadas em quadros de ansiedade e no tratamento de dor e de prurido, ao qual também se aplica hidroxizina e dozezepina.[63,64]

Os psicoestimulantes podem ser utilizados para sintomas de falta de energia e de motivação. Sua ação é rápida e, por conta disso, podem ser prescritos concomitantemente com os antidepressivos, até estes fazerem efeito.[63,64] Diferentemente da população em geral, eles melhoram o apetite de pacientes com câncer.[63,64] O metilfenidato é o mais estudado, embora a modafinila também possa ser utilizada, com menores perfis de abuso e tolerância.[63,64]

Por fim, intervenção específica para melhorar estratégias de enfrentamento e melhoria da comunicação foi significativamente superior a intervenções de aconselhamento e apoio ou de cuidados usuais na melhora de depressão, sofrimento específico do câncer e bem-estar emocional.[50,61] Essa intervenção específica inclui a educação em abordagens cognitivo-comportamentais e habilidades de enfrentamento, focadas no problema, na emoção e no medo de recorrência, cujos detalhes podem ser encontrados em Manne e colaboradores.[50,61]

REFERÊNCIAS

1. Smith FA, Leverson JL, Stern TA. Psychiatric assessment and consultation. In: Levenson JL, editor. The American Psychiatric Association publishing textbook of psychosomatic medicine and consultation-liaison psychiatry. 3rd ed. Washington: APA; 2019. p. 3-24.
2. Liu NH, Daumit GL, Dua T, Aquila R, Charlson F, Cuijpers P, et al. Excess mortality in persons with severe mental disorders: a multilevel intervention framework and priorities for clinical practice, policy and research agendas. World Psychiatry. 2017;16(1):30-40.

3. Rückl S, Couto T, Parada J, Rosa CE. Medical conditions affecting women's mental health. In: Rennó Jr J, Valadares G, Cantilino A, Mendes-Ribeiro J, Rocha R, da Silva AG, editors. Women's mental health: a clinical and evidence-based guide. Berlin: Springer Nature; 2020. p. 241-64.
4. Rezende MG, Rosa CE, Garcia-Leal C, de Figueiredo FP, Cavalli RC, Bettiol H, et al. Correlations between changes in the hypothalamic-pituitary-adrenal axis and neurochemistry of the anterior cingulate gyrus in postpartum depression. J Affect Disord. 2018;239:274-81.
5. Rosa CE, Soares JC, Figueiredo FP, Cavalli RC, Barbieri MA, Schaufelberger MS, et al. Glutamatergic and neural dysfunction in postpartum depression using magnetic resonance spectroscopy. Psychiatry Res Neuroimaging. 2017;265:18-25.
6. Bartz D, Chitnis T, Kaiser UB, Rich-Edwards JW, Rexrode KM, Pennell PB, et al. Clinical advances in sex- and gender-informed medicine to improve the health of all: a review. JAMA Intern Med. 2020;180(4):574-83.
7. Arias-de la Torre J, Ronaldson A, Prina M, Matcham F, Pinto Pereira SM, Hatch SL, et al. Depressive symptoms during early adulthood and the development of physical multimorbidity in the UK: an observational cohort study. Lancet Healthy Longev. 2021;2(12):e801-e10.
8. Hert M, Correll CU, Bobes J, Cetkovich-Bakmas M, Cohen D, Asai I, et al. Physical illness in patients with severe mental disorders. I. Prevalence, impact of medications and disparities in health care. World Psychiatry. 2011;10(1):52-77.
9. Paranjpe MD, Belonwu S, Wang JK, Oskotsky T, Gupta A, Taubes A, et al. Sex-specific cross tissue meta-analysis identifies immune dysregulation in women with Alzheimer's disease. Front Aging Neurosci. 2021;13:735611.
10. Barry LC, Allore HG, Guo Z, Bruce ML, Gill TM. Higher burden of depression among older women: the effect of onset, persistence, and mortality over time. Arch Gen Psychiatry. 2008;65(2):172-8.
11. Franconi F, Campesi I. Pharmacogenomics, pharmacokinetics and pharmacodynamics: interaction with biological differences between men and women. Br J Pharmacol. 2014;171(3):580-94.
12. Society for Women's Health Research. Environmental health perspectives [Internet]. Washington; 2003 [capturado em 25 jan. 2022]. Disponível em: https://swhr.org/.
13. United States Preventive Services Task Force [Internet]. Rockville: USPSTF; c2017 [capturado em 25 jan. 2022]. Disponível em: https://www.uspreventiveservicestaskforce.org/uspstf/.
14. Castro e Couto T, Cardoso MN, Brancaglion MY, Faria GC, Garcia FD, Nicolato R, et al. Antenatal depression: prevalence and risk factor patterns across the gestational period. J Affect Disord. 2016;192:70-5.
15. Castro e Couto T, Brancaglion MY, Cardoso MN, Faria GC, Garcia FD, Nicolato R, et al. Suicidality among pregnant women in Brazil: prevalence and risk factors. Arch Womens Ment Health. 2016;19(2):343-8.
16. McCloskey LR, Wisner KL, Cattan MK, Betcher HK, Stika CS, Kiley JW. Contraception for women with psychiatric disorders. Am J Psychiatry. 2021;178(3):247-55.
17. World Health Organization. Medical eligibility criteria for contraceptive use. 5th ed. Geneve: WHO; 2015.
18. Juruena MF, Rosa CE, Sena EP, Oliveira IR. Anticonvulsivantes em neuropsiquiatria. In: Sena EP, Oliveira IR, editores. Irismar: psicofarmacologia clínica. 3. ed. Rio de Janeiro: MedBook; 2011. p. 240-60.
19. French JA, Perucca E, Sander JW, Bergfeldt L, Baulac M, Auerbach DS, et al. FDA safety warning on the cardiac effects of lamotrigine: An advisory from the Ad Hoc ILAE/AES Task Force. Epilepsia Open. 2021;6(1):45-8.
20. Damoiseaux VA, Proost JH, Jiawan VC, Melgert BN. Sex differences in the pharmacokinetics of antidepressants: influence of female sex hormones and oral contraceptives. Clin Pharmacokinet. 2014;53(6):509-19.
21. LeGates TA, Kvarta MD, Thompson SM. Sex differences in antidepressant efficacy. Neuropsychopharmacology. 2019;44(1):140-54.
22. Koninckx PR, Fernandes R, Ussia A, Schindler L, Wattiez A, Al-Suwaidi S, et al. Pathogenesis based diagnosis and treatment of endometriosis. Front Endocrinol (Lausanne). 2021;12:745548.
23. Delanerolle G, Ramakrishnan R, Hapangama D, Zeng Y, Shetty A, Elneil S, et al. A systematic review and meta-analysis of the endometriosis and mental-health sequelae; The ELEMI Project. Womens Health (Lond). 2021;17:17455065211019717.
24. Missmer SA, Tu FF, Agarwal SK, Chapron C, Soliman AM, Chiuve S, et al. Impact of endometriosis on life-course potential: a narrative review. Int J Gen Med. 2021;14:9-25.
25. Carbone MG, Campo G, Papaleo E, Marazziti D, Maremmani I. The importance of a multi-disciplinary approach to the endometriotic patients: the relationship between endometriosis and psychic vulnerability. J Clin Med. 2021;10(8):1616.

26. Warnock JK, Bundren JC, Morris DW. Depressive mood symptoms associated with ovarian suppression. Fertil Steril. 2000;74(5):984-6.
27. Leon LIR, Anastasopoulou C, Mayrin JV. Polycystic ovarian disease. In: Rédei GP. Encyclopedia of genetics, genomics, proteomics and informatics. 3rd ed. Berlin: Springer Reference; 2021. p. 1528.
28. Osibogun O, Ogunmoroti O, Michos ED. Polycystic ovary syndrome and cardiometabolic risk: opportunities for cardiovascular disease prevention. Trends Cardiovasc Med. 2020;30(7):399-404.
29. Ethirajulu A, Alkasabera A, Onyali CB, Anim-Koranteng C, Shah HE, Bhawnani N, et al. Insulin resistance, hyperandrogenism, and its associated symptoms are the precipitating factors for depression in women with polycystic ovarian syndrome. Cureus. 2021;13(9):e18013.
30. Greenwood EA, Pasch LA, Cedars MI, Legro RS, Eisenberg E, Huddleston HG, et al. Insulin resistance is associated with depression risk in polycystic ovary syndrome. Fertil Steril. 2018;110(1):27-34.
31. Schoretsanitis G, Gastaldon C, Kalaitzopoulos DR, Ochsenbein-Koelble N, Barbui C, Seifritz E. Polycystic ovary syndrome and postpartum depression: a systematic review and meta-analysis of observational studies. J Affect Disord. 2022;299:463-9.
32. Kimmel MC, Ferguson EH, Zerwas S, Bulik CM, Meltzer-Brody S. Obstetric and gynecologic problems associated with eating disorders. Int J Eat Disord. 2016;49(3):260-75.
33. Neves MC, Teixeira AA, Garcia FM, Rennó J, da Silva AG, Cantilino A, et al. Eating disorders are associated with adverse obstetric and perinatal outcomes: a systematic review. Braz J Psychiatry. 2021:S1516-44462021005015201.
34. Goodman NF, Cobin RH, Futterweit W, Glueck JS, Legro RS, Carmina E, et al. American Association of Clinical Endocrinologists, American College of Endocrinology, and Androgen Excess and PCOS Society Disease State Clinical Review: guide to the best practices in the evaluation and treatment of polycystic ovary syndrome - Part 2. Endocr Pract. 2015;21(12):1415-26.
35. Shimizu T, Shimizu S, Higashi Y, Saito M. Psychological/mental stress-induced effects on urinary function: possible brain molecules related to psychological/mental stress-induced effects on urinary function. Int J Urol. 2021;28(11):1093-104.
36. Bryant C, Kleinstäuber M, Judd F. Asptects of mental health care in the gynecological setting. Womens Health (Lond). 2014;10(3):237-54.
37. Jundt K, Peschers U, Kentenich H. The investigation and treatment of female pelvic floor dysfunction. Dtsch Arztebl Int. 2015;112(33-34):564-74.
38. Unger CA, Tunitsky-Bitton E, Muffly T, Barber MD. Neuroanatomy, neurophysiology, and dysfunction of the female lower urinary tract: a review. Female Pelvic Med Reconstr Surg. 2014;20(2):65-75.
39. Song QX, Chermansky CJ, Birder LA, Li L, Damaser MS. Brain-derived neurotrophic factor in urinary continence and incontinence. Nat Rev Urol. 2014;11(10):579-88.
40. Lenger SM, Chu CM, Ghetti C, Hardi AC, Lai HH, Pakpahan R, et al. Adult female urinary incontinence guidelines: a systematic review of evaluation guidelines across clinical specialties. Int Urogynecol J. 2021;32(10):2671-91.
41. Torre LA, Islami F, Siegel RL, Ward EM, Jemal A. Global cancer in women: burden and trends. cancer epidemiol biomarkers prev. 2017;26(4):444-57.
42. Glantz MJ, Chamberlain MC, Liu Q, Hsieh CC, Edwards KR, Van Horn A, et al. Gender disparity in the rate of partner abandonment in patients with serious medical illness. Cancer. 2009;115(22):5237-42.
43. Wang YH, Li JQ, Shi JF, Que JY, Liu JJ, Lappin JM, et al. Depression and anxiety in relation to cancer incidence and mortality: a systematic review and meta-analysis of cohort studies. Mol Psychiatry. 2020;25(7):1487-99.
44. Mitchell AJ, Chan M, Bhatti H, Halton M, Grassi L, Johansen C, et al. Prevalence of depression, anxiety, and adjustment disorder in oncological, haematological, and palliative-care settings: a meta-analysis of 94 interview-based studies. Lancet Oncol. 2011;12(2):160-74.
45. Rodin G, Walsh A, Zimmermann C, Gagliese L, Jones J, Shepherd FA, et al. The contribution of attachment security and social support to depressive symptoms in patients with metastatic cancer. Psychooncology. 2007;16(12):1080-91.
46. Misono S, Weiss NS, Fann JR, Redman M, Yueh B. Incidence of suicide in persons with cancer. J Clin Oncol. 2008;26(29):4731-8.

47. Stattin P, Garmo H, Steineck G, Bill-Axelson A. Re: Immediate risk of suicide and cardiovascular death after a prostate cancer diagnosis: cohort study in the United States. J Natl Cancer Inst. 2010;102(18):1447-8; author reply 1448.
48. Leung YW, Li M, Devins G, Zimmermann C, Rydall A, Lo C, et al. Routine screening for suicidal intention in patients with cancer. Psychooncology. 2013;22(11):2537-45.
49. Male DA, Fergus KD, Cullen K. Sexual identity after breast cancer: sexuality, body image, and relationship repercussions. Curr Opin Support Palliat Care. 2016;10(1):66-74.
50. Manne SL, Myers-Virtue S, Kissane D, Ozga ML, Kashy DA, Rubin SC, t al. Group-based trajectory modeling of fear of disease recurrence among women recently diagnosed with gynecological cancers. Psychooncology. 2017;26(11):1799-809.
51. Maass SW, Roorda C, Berendsen AJ, Verhaak PF, de Bock GH. The prevalence of long-term symptoms of depression and anxiety after breast cancer treatment: a systematic review. Maturitas. 2015;82(1):100-8.
52. Ribnikar D, Ribeiro JM, Pinto D, Sousa B, Pinto AC, Gomes E, et al. Breast cancer under age 40: a different approach. Curr Treat Options Oncol. 2015;16(4):16.
53. Custers JA, van den Berg SW, van Laarhoven HW, Bleiker EM, Gielissen MF, Prins JB. The cancer worry scale: detecting fear of recurrence in breast cancer survivors. Cancer Nurs. 2014;37(1):E44-50.
54. Azim HA Jr, Kroman N, Paesmans M, Gelber S, Rotmensz N, Ameye L, et al. Prognostic impact of pregnancy after breast cancer according to estrogen receptor status: a multicenter retrospective study. J Clin Oncol. 2013;31(1):73-9.
55. Partridge AH, Pagani O, Abulkhair O, Aebi S, Amant F, Azim HA Jr, et al. First international consensus guidelines for breast cancer in young women (BCY1). Breast. 2014;23(3):209-20.
56. Honerlaw KR, Rumble ME, Rose SL, Coe CL, Costanzo ES. Biopsychosocial predictors of pain among women recovering from surgery for endometrial cancer. Gynecol Oncol. 2016;140(2):301-6.
57. Ferrandina G, Petrillo M, Mantegna G, Fuoco G, Terzano S, Venditti L, et al. Evaluation of quality of life and emotional distress in endometrial cancer patients: a 2-year prospective, longitudinal study. Gynecol Oncol. 2014;133(3):518-25.
58. Ye S, Yang J, Cao D, Lang J, Shen K. A systematic review of quality of life and sexual function of patients with cervical cancer after treatment. Int J Gynecol Cancer. 2014;24(7):1146-57.
59. Watts S, Prescott P, Mason J, McLeod N, Lewith G. Depression and anxiety in ovarian cancer: a systematic review and meta-analysis of prevalence rates. BMJ Open. 2015;5(11):e007618.
60. Miller K, Massie MJ. Oncology. In: Levenson JL, editor. The American Psychiatric Association publishing textbook of psychosomatic medicine and consultation-liaison psychiatry. 3th ed. Washington: APA; 2019. p. 625-58.
61. Manne SL, Virtue SM, Ozga M, Kashy D, Heckman C, Kissane D, et al. A comparison of two psychological interventions for newly-diagnosed gynecological cancer patients. Gynecol Oncol. 2017;144(2):354-62.
62. Leon-Ferre RA, Majithia N, Loprinzi CL. Management of hot flashes in women with breast cancer receiving ovarian function suppression. Cancer Treat Rev. 2017;52:82-90.
63. Thekdi SM, Trinidad A, Roth A. Psychopharmacology in cancer. Curr Psychiatry Rep. 2015;17(1):529.
64. Caruso R, Grassi L, Nanni MG, Riba M. Psychopharmacology in psycho-oncology. Curr Psychiatry Rep. 2013;15(9):393.
65. Haque R, Shi J, Schottinger JE, Ahmed SA, Cheetham TC, Chung J, et al. Tamoxifen and antidepressant drug interaction in a cohort of 16,887 breast cancer survivors. J Natl Cancer Inst. 2015;108(3):djv337.

24 ASPECTOS FORENSES RELACIONADOS AOS TRANSTORNOS PSIQUIÁTRICOS NA MULHER

Hewdy Lobo Ribeiro

A psiquiatria forense e a psicologia jurídica são subáreas do conhecimento que promovem o diálogo entre a saúde mental e o Poder Judiciário, com o objetivo de esclarecer temas comuns e produzir trabalhos periciais ou de consultoria, para atender a demandas dos operadores do Direito, como juízes, advogados, promotores, delegados, dentre outras autoridades.

Os transtornos psiquiátricos, de maneira geral, recebem o mesmo enquadramento nas leis brasileiras, tanto para homens quanto para mulheres, no entanto, existem especificidades legais quando se trata do gênero feminino, e estas serão destacadas neste capítulo.

Os profissionais de saúde mental que atuam na clínica precisam ter conhecimentos apropriados dessas especificidades, para orientarem as pacientes, atuarem ou recusarem convocações jurídicas, quando são solicitados esclarecimentos das autoridades, e na elaboração de documentos que poderão ser questionados.

Este capítulo tem por objetivo trazer informações das interfaces clínicas e jurídicas que tenham utilidade prática para os clínicos que atendem ao público feminino. Esse conhecimento possibilita a atuação no dia a dia de forma segura, minimizando os riscos de complicações jurídicas para os profissionais e para as pacientes.

DIGNIDADE DA PESSOA HUMANA

Ao se fazer referência ao tratamento jurídico dispensado às mulheres quando acometidas por transtornos psiquiátricos, é necessário, antes de qualquer consideração, resgatar a ideia de dignidade da pessoa humana, pois é no conceito deste princípio fundamental que reside todo o fundamento legal que sustenta as medidas jurídicas capazes de proteger e amparar mulheres com esses adoecimentos.

Este tema antecipa todos os outros, porque os direitos efetivos da mulher são recentes, se verificar a história, estando ainda em construção lenta. Dessa forma, citações específicas nas leis brasileiras para o gênero feminino padecendo de adoecimentos mentais são raríssimas, por estarem em processo de construção e superando muitas resistências.

O princípio da dignidade da pessoa humana é uma concepção filosófica e abstrata, que informa o valor da moralidade, espiritualidade e honra de todo indivíduo. Trata-se de um valor fundamental, que norteia a harmonia social e sem ele a convivência coletiva se tornaria impossível. Na esfera nacional, é um dos princípios mais importantes do ordenamento jurídico brasileiro, a ponto de ser elevado ao patamar de fundamento primário da República, encontrando-se cristalizado no artigo 1º da Constituição Federal de 1988,[1] no seu inciso III.

Os juristas têm como consenso natural que todas as normas jurídicas devem conformar-se com a Constituição Federal vigente; dito de outra forma, todas as leis, decretos e atos normativos devem se submeter ao comando constitucional, sob pena de ver sua extinção decretada por meio de decisão judicial exarada pelo Supremo Tribunal Federal (STF).

O sistema jurídico brasileiro desdobra-se em vários ramos, como civil, penal, trabalhista, previdenciário, entre outros. Todos esses campos têm dispositivos específicos fazendo referência à proteção da mulher, porém, infelizmente, nem sempre com a especificidade para as que apresentam doenças mentais.

POLÍTICAS DE SAÚDE MENTAL NO BRASIL

A Lei nº 10.216, de 6 de abril de 2001,[2] dispõe sobre a proteção e os direitos das pessoas portadoras de transtornos mentais e redireciona o modelo assistencial em saúde psíquica, bem como o modelo de assistência psiquiátrica no Brasil.

A Política Nacional de Saúde Mental, até dezembro de 2017, estava alinhada com as principais convenções internacionais, como a Proteção de Pessoas com Transtornos Mentais e a Melhoria da Assistência à Saúde Mental, de 1991, e, particularmente, a Convenção dos Direitos das Pessoas com Deficiência, de 2007, depois aprovada no Brasil pelo Decreto nº 6.949/09,[3] com o mesmo *status* jurídico de Emenda Constitucional, e que depois foi regulamentada pela Lei Brasileira de Inclusão da Pessoa com Deficiência, Lei nº 13.146/15.

Nesse sentido, a lei em epígrafe mostra-se de grande importância, pois, entre várias perspectivas, também garante inúmeros direitos aos pacientes com transtornos psíquicos, destacando a participação da família no tratamento e a proteção do indivíduo contra qualquer forma de abuso.

No que diz respeito às mulheres, a carga excessiva de responsabilidades impostas pela carreira profissional, atenção aos filhos e à família, sobretudo a administração da dinâmica familiar, impondo-lhe dupla (às vezes, até tripla) jornada, acaba por produzir um estado de esgotamento físico e mental disparando gatilhos, para moléstias como depressão, síndrome do pânico, *burnout**, entre outras.

O Projeto de Lei nº 4.918/19[2] propõe a criação de uma legislação especifica para estabelecer direitos e garantias às pessoas com transtornos mentais e inclui expressamente esse segmento no rol das pessoas com deficiência. A proposta visa a alterar a Lei da Reforma Psiquiátrica (Lei nº 10.216/2001),[2] reconhecendo direitos e garantias às pessoas com transtornos mentais, como: exercer atividade profissional; ser incluído em políticas de reserva de vagas de trabalho em corporações públicas e privadas, alcançando a inclusão profissional; ter direito à igualdade de oportunidades de emprego, assegurada proteção contra a exploração e a demissão do trabalho exclusivamente por causa de transtorno mental.

O Projeto acrescenta, ainda, que se constitui crime de discriminação contra a pessoa portadora de transtorno mental, com pena de reclusão de dois a quatro anos: proibir o acesso a qualquer cargo público ou a qualquer concurso público, por motivos derivados de seu transtorno mental; negar, sem justa causa, emprego ou trabalho por motivos derivados de seu transtorno mental.

A proposta estabelece regras para os períodos de internação desses pacientes, como a obrigação de tratamento humanitário e com respeito, conforme pressupõe o princípio da dignidade humana, buscando assegurar sua recuperação e seu retorno ao convívio social.

Em caso de descumprimento, o texto estabelece que o gestor ou responsável pelo hospital seja responsabilizado na esfera civil, administrativa e criminal, assim como afastado imediatamente de suas atividades.[4]

No dia 14 de agosto de 2019, o Ministério da Mulher, da Família e dos Direitos Humanos, por meio do Conselho Nacional dos Direitos Humanos, editou a Resolução nº 8, que dispõe sobre soluções preventivas de violação e garantidoras de direitos aos portadores de transtornos mentais e usuários problemáticos de álcool e outras drogas.[5] Essa Resolução está direcionada aos agentes e instituições do Estado, indo além das entidades dedicadas à saúde, que devem zelar pela dignidade do paciente, nos seguintes termos:

> Art. 2º - [...]
>
> § 1º: A assistência em saúde mental e seus serviços devem garantir acesso a cuidados sem qualquer forma de violação dos direitos humanos, abolindo tratamentos cruéis e degradantes, maus tratos, contenções físicas e químicas, perda de direitos civis, ou que estimulem a discriminação, o preconceito e o estigma.[5]

---

*A síndrome de *burnout* é um transtorno psíquico causado pela exaustão extrema, sempre relacionada à atividade profissional, afetando todas as facetas da vida de um indivíduo. O termo *burnout* vem do inglês *to burn out*, queimar por completo. Ou seja, um desgaste que prejudica os aspectos físicos e emocionais da pessoa. Ele foi criado pelo psicanalista americano Herbert Freudenberger, em 1974, para descrever o problema que ele mesmo enfrentava junto com seus colegas.

Nas legislações de regulamentação dos tratamentos e internações psiquiátricas, não há nenhuma especificidade da assistência das mulheres, mas, felizmente, os pacientes, independentemente do gênero, estão com seus direitos garantidos.

DIREITO PENAL

O Direito Penal brasileiro é um segmento que regula o poder punitivo do Estado, apontando quais as condutas consideradas reprováveis e que colocam em risco a harmonia social, além de estabelecer as punições para aqueles que incorrerem em tais condutas.

O Código Penal[6] condensa a maioria dos comportamentos considerados reprováveis, indicando quais as respectivas penas. No que diz respeito à mulher, pode-se encontrar, dentre os dispositivos, elementos que minimizem a punição, levando-se em conta o fato das infrações terem sido praticadas por mulheres, em uma condição específica, atenuando e/ou até, a depender do caso, extinguindo a punibilidade.

O artigo 123 descreve a seguinte conduta: matar, sob influência do estado puerperal, o próprio filho, durante o parto ou logo após resultará em pena de detenção de 2 a 6 anos.[6] Segundo Fernando Capez,[7] o estado puerperal é um período de perturbações de ordem física e psicológica, que acometem as mulheres, e que só podem ser decorrentes do parto, como única causa.

Ocorre, por vezes, que o desgaste da parturiente, ao dar à luz, pode vir a acarretar transtornos de ordem mental na mulher, produzindo sentimentos de angústia, ódio, desespero, levando-a ao ato extremo de eliminar a vida de seu próprio filho.[7] Em certa medida, ao contemporizar o ato criminoso da mulher, resultado da perda temporária da racionalidade, relaxando a punibilidade, a lei penal está protegendo essa mulher. Isso ocorre porque se reconhece o pós-parto como uma circunstância em que a mulher sofre uma queda nos níveis hormonais e, em decorrência disso, sente-se cansada, sem ânimo, triste e insegura, o que altera sua capacidade de discernimento.

No mesmo sentido, em 28 de julho de 2021, o sistema jurídico brasileiro recepcionou a Lei do Sinal Vermelho, nome popular dado à Lei nº 14.188/2021,[8] criando um novo tipo penal, a violência psicológica contra a mulher, conforme se depreende no artigo 147-B:

> **Artigo 147-B.** Causar dano emocional à mulher que a prejudique e perturbe seu pleno desenvolvimento ou que vise a degradar ou a controlar suas ações, comportamentos, crenças e decisões, mediante ameaça, constrangimento, humilhação, manipulação, isolamento, chantagem, ridicularização, limitação do direito de ir e vir ou qualquer outro meio que cause prejuízo à sua saúde psicológica e autodeterminação: Pena — reclusão, de seis meses a dois anos, e multa, se a conduta não constitui crime mais grave.[8]

Nesse mesmo sentido, a Lei Maria da Penha,[9] no inciso II, do artigo 7º, já prenunciava o mesmo tipo penal, conforme pode-se observar:

Artigo 7º — são formas de violência doméstica e familiar contra a mulher, entre outras:
[...]
II — a violência psicológica, entendida como qualquer conduta que lhe cause dano emocional e diminuição da autoestima ou que lhe prejudique e perturbe o pleno desenvolvimento ou que vise degradar ou controlar suas ações, comportamentos, crenças e decisões, mediante ameaça, constrangimento, humilhação, manipulação, isolamento, vigilância constante, perseguição contumaz, insulto, chantagem, violação de sua intimidade, ridicularização, exploração e limitação do direito de ir e vir ou qualquer outro meio que lhe cause prejuízo à saúde psicológica e à autodeterminação.[9]

É importante destacar que as condutas descritas são meramente exemplificativas, ou seja, mesmo que o modo de agir seja distinto daquele descrito na lei, se o resultado configurar dano psicológico, a regra pode ser aplicada da mesma forma, por analogia. Ressalte-se que o objetivo da conduta delituosa é o dano emocional, aquele que prejudica a saúde psicológica.

O dano não se confunde com mero aborrecimento, ou seja, aquele cujo resultado tem a capacidade de alterar o estado psíquico da vítima, culminando em doenças como depressão, estresse, transtornos alimentares, de ansiedade, obsessivo-compulsivo (TOC), aborto, infertilidade e outros, caminhando para quadros mais graves, como surtos psicóticos transitórios.

Nota-se, no legislador, ao elaborar a lei, uma preocupação em proteger a saúde mental da mulher contra investidas que prejudiquem e desequilibrem seu estado mental ou que tenham por objetivo controlar seus atos, decisões ou crenças, utilizando a coação, o constrangimento mediante ameaça, a manipulação, o isolamento, a chantagem e o ciúme desmedido.

Na maioria dos casos, a conduta lesiva implementada pelo violador vem disfarçada de afeto, cuidado, amor ou ciúme excessivo, mas, na verdade, por trás de um companheiro amoroso, o agressor revela traços de uma personalidade extremamente narcisista e doentia.

Os atos de violência contra as mulheres ocorrem, frequentemente, no ambiente doméstico, evoluindo de agressões verbais e psicológicas para enfrentamento físico, e, não raras vezes, terminando em mortes violentas.

Conforme destaca Juliana Oliveira,

> Os atos de violência e os homicídios praticados no âmbito familiar ou doméstico, por questões de gênero, têm aumentado significativamente ao longo dos anos, sendo necessário que o Estado, cada vez mais, busque dar uma resposta às ocorrências que estão se tornando mais frequentes e que escandalizam a sociedade.
> [...]
> Neste sentido, o Estado vem tentando trazer maior respaldo contra a violência de gênero através da criação de legislação mais rigorosa e específica, bem como por meio da implementação de políticas públicas que aproximem a vítima do socorro estatal, dando assim, um respaldo mais efetivo contra a impunidade dos agressores, como por exemplo, o disque-denúncia.[10]

No caso do Direito Penal, estão claras as situações em que a mulher com doença mental recebe tratamento diferenciado, quando comete crime em estado puerperal, tendo pena reduzida, e que o autor que provocar dano psíquico na mulher, levando ao seu adoecimento, está cometendo crime por mais de um dispositivo legal.

Um aspecto interessante de se abordar diz respeito às mulheres homicidas, pois muito pouco se fala sobre o tema. O debate é muito mais frequente sobre crimes perpetrados contra mulheres (feminicídio), no entanto, quando a agressora é a mulher, a discussão desperta menos interesse. Talvez porque a natureza feminina seja associada a características como docilidade, sentimentos maternais, sensibilidade e compaixão. De fato, em regra, essas características são muito mais frequentes em mulheres, no entanto, também existem mulheres com traços de agressividade, e, até mesmo, homicidas.

Adriana Martorelli assevera que ainda são escassos os estudos a respeito de mulheres que matam, destacando os estudos realizados pelo médico psiquiatra José Maria Marlet, em seu artigo cujo título *Estudos dos Homicídios de Autoria Feminina*, originado da análise de 400 prontuários de mulheres homicidas, retirados aleatoriamente dos arquivos da PRODESP.[11] A autora chama a atenção para um dado que Marlet destacou em seus estudos, no que se refere à reincidência, em que ele afirma não ser comum mulheres reincidirem mais de três vezes após o primeiro homicídio.

A autora faz menção, ainda, ao trabalho da pesquisadora Kathryn M. Whiteley, desenvolvido a partir da seguinte indagação: "Por que estudar mulheres que matam?". O que motivou a pesquisa de Whiteley foi o fato de haver um domínio masculino no contexto de infrações e contravenções penais, embasando-se em dados estatísticos apurados pelo FBI, em um levantamento realizado em 2002.

Martorelli ainda chama a atenção para a seguinte questão:

> Mulheres assassinas geralmente são associadas e interpretadas como aquelas que matam parceiros íntimos, movidas por ciúmes, vingança, paixão, ou mesmo como uma reação aos anos de submissão ao sofrimento imposto pela violência doméstica. Entretanto, além das mulheres que matam seus agressores ou mesmo aquelas que matam em conluio com seus parceiros, existem também as que matam motivadas por interesses econômicos, situação comum no contexto de tráfico de drogas.[11]

Martorelli, ao citar Wezmann-Henelius, reforça que mulheres que matam vítimas desconhecidas, comumente apresentam dificuldades de relacionamento com os seus familiares, apresentando também histórico pessoal de envolvimento em problemas psicológicos, como depressão e abuso de substâncias.[11]

Carla Martins de Oliveira observa que o Brasil é o quarto país com mais mulheres presas no mundo. Em 2016, a população carcerária feminina alcançou o número de 42 mil mulheres presas, cifra que representa um aumento de 656%, em comparação ao total registrado em 2000.[12]

O aumento desmedido da população carcerária feminina obrigou as instituições e a sociedade a buscar medidas que atendam a essas mulheres, historicamente ignoradas.

As mulheres em situação de privação de liberdade têm necessidades muito específicas, o que é comum se tornar mais grave, por históricos de violência familiar e condições como a maternidade, o estrangeirismo, a perda financeira ou o uso de drogas.

A relação das mulheres com a família, sobretudo os filhos e as razões de envolvimento com o crime são muito distintos dos padrões masculinos.

Oliveira assinala, ainda, com muita razão, que:[12]

> [...] Historicamente, a ótica masculina tem sido tomada como regra para o contexto prisional, com prevalência de serviços e políticas penais direcionadas para homens, deixando em segundo plano as diversidades que compreendem a realidade prisional feminina, que se relacionam com sua raça e etnia, idade, deficiência, orientação sexual, identidade de gênero, nacionalidade, situação de gestação e maternidade, entre tantas outras nuanças.
>
> Nesse contexto, apenas muito recentemente surgiram políticas públicas e inovações legislativas e jurisprudenciais com foco na mulher privada de liberdade. Merecem destaque as Leis nº 13.257/2016 e nº 13.769/2018, que facilitaram a substituição de prisão preventiva por domiciliar para mulheres gestantes e mães, ampliando as hipóteses do Código de Processo Penal.

DIREITO DO TRABALHO

No Direito do Trabalho, é importante observar que a proteção ao trabalho da mulher, aparentemente, não anuncia uma ligação direta com a prevenção da ocorrência de transtornos mentais, contudo, se considerar que proporcionar condições mais favoráveis de exercício laboral para o gênero feminino, respeitando sua constituição física e condições hormonais, estará evitando a ocorrência de adoecimentos emocionais.

A proteção ao trabalho da mulher está assegurada no artigo 7º, inciso XX, da Constituição Federal de 1988.[1] Já a Consolidação das Leis Trabalhistas (CLT)[13] dispôs todo o Capítulo III, a partir do artigo 372, em favor das mulheres. Essas regras estão relacionadas ao local de trabalho, à proteção à gestante, ao descanso semanal remunerado, à amamentação, ao carregamento de peso e à exposição a situações de risco ou insalubres.

O descanso semanal remunerado está previsto na Lei nº 605/1949.[14] Na CLT, esse direito para a mulher vem determinado pelo artigo 381, o qual prevê que o descanso será de 24 horas consecutivas e coincidirá no todo ou em parte com o domingo, salvo motivo de conveniência pública ou necessidade imperiosa de serviço, a juízo da autoridade competente, na forma das disposições gerais, caso em que recairá em outro dia.[13]

A diferença para as empregadas mulheres está no artigo 386, o qual determina que, havendo trabalho aos domingos, será organizada uma escala de revezamento quinzenal, que favoreça o repouso dominical.[13]

A partir do artigo 389, encontram-se regras de higiene, proteção e local de trabalho para a mulher.[13] O referido dispositivo legal menciona que o empregador deverá adotar medidas de higiene, ventilação, iluminação e outros meios de segurança para garantir ambiente saudável, confortável e seguro para o trabalho feminino. Nas empresas que exijam a troca de roupas, o empregador deverá instalar vestiários com armários individuais privativos das mulheres.

O artigo ainda traz algumas orientações quanto ao fornecimento de equipamentos de proteção individual (EPIs) e demais mobiliários para o ambiente de trabalho, a fim de propiciar conforto e segurança, como luvas, protetores auriculares, máscaras, protetor solar, óculos e proteção e apoio ergonômico para os pés.

A proteção à maternidade vem a partir do artigo 391 da CLT, que estabelece que não é justo motivo para dispensa da mulher ela encontrar-se em estado gravídico.[13] A licença-maternidade para as empregadas, a qual será de 120 dias, sendo esse período garantido também para as empregadas que adotarem ou obtiverem guarda judicial, conforme o artigo 392-A da CLT.[13] Durante o período de licença-maternidade, a mulher terá direito ao salário integral e, quando variável, calculado de acordo com a média dos 6 (seis) últimos meses de trabalho, bem como os direitos e as vantagens adquiridos, sendo-lhe, ainda, facultado reverter à função que anteriormente ocupava.

O artigo 396 prevê que a mulher, para amamentar seu filho, inclusive, se advindo de adoção, até que este complete 6 (seis) meses de idade, terá direito, durante a jornada de trabalho, a 2 (dois) descansos especiais de meia hora.[13]

O artigo 394-A determina que a empregada deverá ser afastada de:[13]

> I - atividades consideradas insalubres em grau máximo, enquanto durar a gestação;
> II - atividades consideradas insalubres em grau médio ou mínimo durante a gestação;
> III - atividades consideradas insalubres em qualquer grau, durante a lactação.

Não sendo possível que a gestante ou a lactante afastada exerça suas atividades em local salubre na empresa, a hipótese será considerada como gravidez de risco e ensejará a percepção de salário-maternidade, durante todo o período de afastamento.

Quanto aos filhos, o local de guarda dos infantes está no artigo 389, contendo a previsão de que todos os estabelecimentos, com pelo menos 30 mulheres com mais de 16 anos de idade, terão local apropriado, onde seja permitido às empregadas guardar, sob vigilância e assistência, os seus filhos, no período da amamentação.[13]

Essa exigência poderá ser suprida por meio de creches distritais mantidas, diretamente ou mediante convênios, com outras entidades públicas ou privadas, pelas próprias empresas, em regime comunitário ou a cargo de entidades da sociedade civil.

O artigo 400 da CLT menciona que os locais destinados à guarda dos filhos das trabalhadoras durante o período da amamentação deverão ter, no mínimo, um berçário, uma saleta de amamentação, uma cozinha dietética e uma instalação sanitária.[13]

No que diz respeito às práticas discriminatórias contra a mulher, a Lei nº 9.029, de 13 de abril de 1995,[15] determina a proibição da exigência de atestados de gravidez, práticas de esterilização e qualquer outra conduta discriminatória, seja no momento de admissão, período de manutenção do contrato de trabalho ou dispensa. A punição para o empregador poderá ser de multa e até detenção. A mulher também pode ser indenizada por dano existencial no ambiente de trabalho. A Reforma Trabalhista de 2017 alterou a CLT e incluiu a obrigatoriedade de reparação, por danos moral e existencial, nos seguintes termos:[17]

> **Art. 223-B.** Causa dano de natureza extrapatrimonial a ação ou omissão que ofenda a esfera moral ou existencial da pessoa física ou jurídica, as quais são as titulares exclusivas do direito à reparação.

Sublinhe-se que, eventualmente, o transtorno mental ou as doenças psicológicas, oriundos de causas relacionadas ao trabalho, poderá gerar o dano existencial ou moral, ambos passíveis de indenização.

Dessa forma, a característica do Direito do Trabalho brasileiro é de assegurar respeito e segurança nos cuidados especiais ao gênero feminino, o que corresponde automaticamente a práticas jurídicas preventivas de adoecimento mental.

CÓDIGO CIVIL

■ INDENIZAÇÃO POR DANOS DE QUALQUER NATUREZA

No primeiro Código Civil Brasileiro, de 1916, já havia previsão no sentido de disciplinar o dever de indenizar, consequência da responsabilidade civil. A obrigação de reparar é consequência da responsabilidade civil, isto é, na medida em que se cause danos ao patrimônio material ou imaterial de alguém, surge o dever de recompor os prejuízos.

O Código Civil Brasileiro atual, que é a Lei nº 10.406/2002, traz em dispositivo próprio o seguinte comando:[17]

> **Art. 927.** Aquele que, por ato ilícito (arts. 186 e 187), causar dano a outrem, fica obrigado a repará-lo.
> **Parágrafo único.** Haverá obrigação de reparar o dano, independentemente de culpa, nos casos especificados em lei, ou quando a atividade normalmente desenvolvida pelo autor do dano implicar, por sua natureza, risco para os direitos de outrem.

Para que o dano seja passível de reparação, há de ser certo, atual e subsistente. O prejuízo deve ser revestido de certeza, impedindo-se a indenização por algo fantasioso e que só existe na imaginação da vítima. Entretanto, essa certeza diz respeito à existência do dano, ainda que não seja presente; meras conjecturas afastam a certeza do dano.

A lesão tem que ser real, e não cabe indenização por mero perigo ou simples ameaça, e, para esclarecer isso, será necessária perícia, pois os relatórios dos profissionais clínicos geralmente não são suficientes e não devem assumir essa responsabilidade, caso não estejam muito seguros. Isso porque podem incorrer em erros profissionais e sofrerem diversas sanções, incluindo as indenizatórias.

Quando se trata de dano certo, geralmente, está se referindo ao dano já produzido. Contudo, pode também haver um dano futuro, que muito embora não tenha ocorrido, tem-se a certeza de sua ocorrência. Este, no entanto, não é passível de reparação, sendo qualificado como dano eventual ou hipotético.

De um lado, temos o dano certo e indenizável, de outro, temos o dano eventual ou hipotético, que não suporta reparação; entre um e outro, encontramos uma zona neutra, em que se coloca o que vem sendo denominado "perda da chance".[18]

No que diz respeito ao valor da indenização que uma pessoa pode receber por qualquer tipo de dano, somente um advogado pode analisar o caso concreto e estabelecer um nível viável para o pedido de reparação. No entanto, existem três aspectos que são fundamentais para se definir o valor da indenização por dano moral, existencial, à imagem ou estético.

O primeiro aspecto é que um dos princípios para se estabelecer a reparação é a proporcionalidade. Em outras palavras, o valor da indenização depende da gravidade do dano sofrido pela vítima e, em geral, também do grau de culpabilidade do responsável.

Outro ponto importante é o valor estabelecido na condenação da primeira instância, que pode ser alterado nas instâncias superiores.

O terceiro aspecto importante é que, como não existe uma medida objetiva para o valor de uma indenização, a reparação de danos extrapatrimoniais, diferentemente do dano material, que é mais fácil de quantificar, os tribunais costumam seguir a regra dos casos que o antecederam, que são os precedentes. Se uma situação parecida já foi julgada antes, fica estabelecida a reparação no mesmo valor.

O **dano patrimonial, ou material,** é o mais fácil de ser compreendido, pois é aquele que pode ser avaliado pecuniariamente, por critérios objetivos, podendo ser reparado, senão diretamente, mediante restauração natural ou reconstituição específica da situação anterior à lesão, pelo menos indiretamente, por meio de equivalente ou indenização pecuniária.

O **dano existencial**[19] está na categoria de dano extrapatrimonial, e é aquele que atinge a qualidade de vida da mulher, causando dificuldades ou até impossibilitando que ela desempenhe atividades cotidianas, nos cenários pessoal, social e profissional.

Alguns especialistas afirmam que ele ocorre em dois planos: o plano da vida e o do projeto de vida.

No primeiro, ele prejudica a capacidade da pessoa de manter a rotina e as relações sociais no presente; enquanto isso, no segundo, ele prejudica a capacidade individual para concretizar suas expectativas de futuro, seus sonhos, metas e objetivos.[20]

O Direito Civil garante a indenização por dano existencial, muito embora não seja tão fácil identificar em que hipóteses ele pode ocorrer. Para tornar mais ilustrativa a ideia, tomemos como exemplo a seguinte situação: duas pessoas se casam, mas o marido não informa à esposa que ele tem um problema de saúde impeditivo de ter filhos. O Código Civil já determina que essa situação torna o casamento anulável, de acordo com os artigos 1.556, 1.557 e 1.550.[17] Vários anos depois do casamento, sem conseguir engravidar, a esposa, por fim, descobre sobre a condição do marido. Além de pedir a anulação do casamento, ela pode entrar com uma ação de reparação por dano existencial, já que a ação do marido prejudicou sua qualidade de vida, impedindo que ela realizasse um projeto de vida: tornar-se mãe.

O **dano moral** pode ser compreendido como aquela lesão que provoca prejuízo ao estado anímico de outrem, podendo ser relacionado com os sentimentos de dor, vexame, menoscabo e humilhação da vítima. Esse tipo de dano altera o estado psíquico do ser humano, prejudicando seu comportamento e sua visão de mundo e de si mesmo.

A reparação por esse tipo de lesão tem dupla função: punitiva (ao ofensor) e reparatória (aos sentimentos do ofendido). Apesar disso, a questão está longe de ser pacificada. A legislação também é muito indigente, não ajudando muito quanto ao aclaramento dessa questão, pois não aponta os elementos que permitiriam fixar um conceito preciso de dano moral.

A Constituição Federal de 1988,[1] em seu artigo 5º, inciso X, faz uma menção genérica, assegurando a indenização pelo dano material ou moral decorrente da violação da intimidade, vida privada, honra e imagem das pessoas, parecendo contrapor o moral ao material (o que equivale, assim, ao imaterial), o que não é de boa técnica, nem está de acordo com o sentido das palavras material e imaterial.

O Código Civil Brasileiro, em seu artigo 186, faz referência à ocorrência de dano a outrem "ainda que exclusivamente moral" e, em seu artigo 52, assegura às pessoas jurídicas a extensão, no que couber, da proteção aos direitos da personalidade, além de conter previsões pontuais ao dever de indenizar.[17]

Já o Código de Defesa do Consumidor (CDC) não menciona a expressão "dano moral", mas, por força das previsões contidas na Constituição Federal e no Código Civil, também acata, em seu regime, a indenização dos danos patrimoniais e não patrimoniais.[21]

O **dano estético** é aquele que se caracteriza pela alteração da forma de origem da vítima, lesiona a integridade física e promove alteração do padrão estético do corpo, a diferença entre o seu estado normal para um estado de inferioridade, assim como o dano moral, também causa embaraço, porém de apresentação visual e estética.

A prova irrefutável do dano estético é o contato visual com a vítima, pessoalmente ou por meio de imagens, que demonstram a diferença visual, após o acontecimento danoso, e infunde uma sensação extremamente desagradável. Destaque-se que a aparência é de grande importância para as pessoas de modo geral; para as mulheres, é quase uma questão de sobrevivência, principalmente em um universo onde se tem instalada a ditadura da beleza.

O **dano à imagem** ocorre quando há uma violação de quaisquer aspectos relacionados à reputação pessoal de uma pessoa, uma vez que a imagem se caracteriza por uma construção individual tendo como resultado cumulativo de interações, formada por comportamentos, hábitos, posturas, conhecimentos, habilidades e competências.

O artigo 5º, inciso V, da Constituição Federal de 1988,[1] estabelece que *é assegurado o direito de resposta, proporcional ao agravo, além da indenização por dano moral ou à imagem*. Com a explosão digital, a imagem é um meio muito utilizado virtualmente, seja para publicidade, notoriedade pessoal, trabalho e tantas outras possibilidades.

O direito à imagem qualifica-se como direito de personalidade, extrapatrimonial, de caráter personalíssimo, por proteger o interesse que tem a pessoa de opor-se à divulgação dessa imagem, em circunstâncias concernentes à sua vida privada.

Esse direito à imagem diz respeito à faculdade que a pessoa tem sobre a exibição de sua integridade, física ou moral, ante a sociedade, pois refere-se de um direito facilmente violável, o que gera grande repercussão no meio jurídico, uma vez que a exposição à imagem pode ocasionar graves danos àquele que sofreu a violação.

O direito à imagem reveste-se de duplo conteúdo: moral, por ser direito de personalidade; patrimonial porque é assentado no princípio segundo o qual a ninguém é lícito locupletar-se à custa alheia.

Vale ressaltar que o Superior Tribunal de Justiça (STJ) já pacificou o entendimento de que valores recebidos por dano moral têm natureza jurídica de indenização e não proporciona qualquer acréscimo patrimonial.

A jurisprudência entende que a ausência da incidência de imposto não depende da natureza do dano a ser reparado. Ou seja, mesmo que a indenização seja por danos materiais de qualquer outra natureza, também não há incidência de Imposto de Renda. Dito de outra forma, qualquer espécie de dano indenizado, o valor concretizado, como ressarcimento, está livre da incidência de Imposto de Renda.

ALIENAÇÃO PARENTAL

Apesar de a alienação parental ser uma expressão contemporânea, o fenômeno que ocorre no âmbito familiar a que se refere é bem antigo. Trata-se de uma campanha promovida por um dos genitores (ou parentes) para afastar a criança do outro. O alienador utiliza diferentes estratégias, com o objetivo de impedir ou mesmo eliminar os vínculos entre a criança e o não guardião.

O artigo 2º da Lei nº 12.318/2010 dispõe sobre a alienação parental, nos seguintes termos:[22]

> Artigo 2º: Considera-se ato de alienação parental a interferência na formação psicológica da criança ou do adolescente promovida ou induzida por um dos genitores, pelos avós ou pelos que tenham a criança ou adolescente sob a sua autoridade, guarda ou vigilância para que repudie genitor ou que cause prejuízo ao estabelecimento ou à manutenção de vínculos com este.

Em uma primeira análise, pode parecer que não há relação entre alienação parental e transtornos de natureza mentais, entretanto, o que os estudos científicos nessa área revelam é que a alienação parental pode ser causa de vários problemas de ordem psicológica, comportamental e até mesmo interferindo em questões relacionadas à sexualidade.

O Direito Civil brasileiro não faz especificações legislativas para mulheres com doenças mentais, mas tem características bem protetivas que asseguram, de forma adaptativa, muitas garantias para mulheres vítimas de situações que tenham tido perdas psíquicas por culpa de terceiros, com muitas possibilidades, por exemplo, de solicitação de indenizações, por danos à saúde psíquica.

DIREITO PREVIDENCIÁRIO

As doenças psiquiátricas, com alguns critérios, são consideradas para afastamentos de diferentes períodos e podem garantir o direito de se aposentar por invalidez. Mesmo não havendo uma lista taxativa de doenças que facultem o afastamento definitivo, sendo considerado pelo profissional de saúde incapaz ou sem condições de reabilitação, para retomar suas atividades profissionais, a aposentadoria será concedida.

A Lei nº 8.213/1991,[23] no artigo 59, determina que, uma vez comprovada as condições perante o Instituto Nacional de Seguridade Social (INSS), fica assegurado o amparo do Estado.

Existem oito transtornos mentais que ensejam pedidos e concessão de auxílio-doença pela *Classificação internacional de doenças* (CID). De forma mais clara:[24]

- F32 – Episódios depressivos
- F41 – Transtornos ansiosos
- F33 – Transtorno depressivo recorrente
- F31 – Transtorno afetivo bipolar
- F19 – Transtornos mentais e comportamentais devidos ao uso de múltiplas drogas e ao uso de outras substâncias psicoativas
- F43 – Reações ao estresse grave e transtornos de adaptação
- F10 – Transtornos mentais e comportamentais devidos ao uso de álcool
- F14 – Transtornos mentais e comportamentais devidos ao uso de cocaína

São causas mais frequentes de concessão de aposentadoria por invalidez permanente, segundo a CID:[24]

- F20 – Esquizofrenia
- F33 – Transtorno depressivo recorrente
- F31 – Transtorno afetivo bipolar
- F32 – Episódios depressivos
- Transtornos mentais e comportamentais devidos ao uso de álcool
- F29 – Psicose não orgânica não especificada
- F25 – Transtornos esquizoafetivos
- F06 – Outros transtornos mentais devidos à lesão e disfunção cerebral e a doenças físicas

No Direito Previdenciário brasileiro, não existem exclusividades ao segurar o gênero feminino, mas isso não faz tanta falta, porque está bem claro para ambos os gêneros, e a igualdade de tratamento deve ser reconhecida.

CONSIDERAÇÕES FINAIS

As mulheres passaram a ter direitos iguais aos dos homens na história recente no Brasil, e este marco concretizou-se com a Constituição de 1988, quando, de fato, a dignidade da pessoa humana feminina ficou bem estabelecida, ainda que não plenamente cumprida.

A assistência à saúde mental no Brasil é regulamentada pela Lei nº 10.216/2001, que vem sendo complementada com novas proposições. Essa lei não tem nenhuma especificidade nos cuidados com gênero feminino. Poderia, por exemplo, garantir vagas de psiquiatria em maternidades para mulheres gestantes com necessidade de internação e flexibilização para laqueadura em mulheres com transtornos mentais graves, com uso irregular de métodos contraceptivos.

Nos códigos jurídicos brasileiros, o Direito Penal é exemplar na customização de artigos para atender a demandas femininas, como aplicar pena diferenciada para crime durante estado puerperal e deixar claro como o crime causa dano psíquico na mulher.

Nos outros códigos, as menções específicas para mulheres são ausentes ou muito discretas. Cabe aos profissionais clínicos estarem bem informados, para orientarem suas pacientes sobre direitos, tanto exclusivos como também comuns a ambos os gêneros.

Na seara jurídica, vale lembrar que o Direito acompanha os fatos, ou seja, o legislador cria a norma para corrigir um comportamento rechaçado pela sociedade ou para proteger um direito subjetivo. A ciência jurídica nunca está à frente dos fatos sociais, muito pelo contrário, às vezes, manifesta-se com bastante atraso.

Restringindo-se à questão relacionada ao tratamento jurídico dado às mulheres portadoras de transtornos mentais, aquilo que é possível ser feito, o Direito tem avançado enormemente. No entanto, vale sublinhar que toda a legislação produzida está orientada pelo comportamento e pela aceitação da sociedade, na qualidade de grupo ou coletividade.

A legislação ainda é muito precária, entretanto, as políticas públicas que vêm sendo gradativamente implementadas sobre a temática de saúde/doença mental da mulher e, nos vários aspectos que permeia, busca dar respostas eficazes às aspirações dos membros dessa mesma sociedade.

Muito embora estejamos longe da situação ideal e haja muito a se fazer, não se pode perder de vista o fato de que muito já se avançou, fazendo uma comparação no tempo e no espaço, sobretudo, desde a Constituição de 1988.

REFERÊNCIAS

1. Brasil. Constituição da República Federativa do Brasil. Brasília: DOU; 1988.
2. Silva B. Projeto de Lei nº 4.918, de 2019. Confere uma série de direitos e garantias às pessoas com transtornos mentais e inclui expressamente esse segmento, na Lei nº 10.216, de 6 de abril de 2001, no rol das pessoas com deficiência. Brasília: Câmara dos Deputados; 2021.
3. Brasil. Decreto nº 6.949, de 25 de agosto de 2009. Promulga a Convenção Internacional sobre os Direitos das Pessoas com Deficiência e seu Protocolo Facultativo, assinados em Nova York, em 30 de março de 2007. Brasília: Casa Civil; 2009.
4. Comissão dos Direitos da Pessoa com Deficiência da Câmara dos Deputados [Internet]. Comissão aprova direitos e garantias às pessoas com transtornos mentais [capturado em 25 jan 2022]. Brasília: Agência Câmara de Notícias; 2021. Disponível em: https://www.camara.leg.br/noticias/751315-comissao-aprova-direitos-e--garantias-as-pessoas-com-transtornos-mentais/.
5. Brasil. Resolução nº 8, de 14 de agosto de 2019. Brasília: DOU; 2019.
6. Brasil. Decreto-Lei nº 2.848, de 7 de dezembro de 1940. Código Penal. Brasília: Presidência da República; 1940.
7. Capez F. Curso de direito penal 2: parte especial, arts 121 a 212. 19. ed. São Paulo: Saraiva; 2019.
8. Brasil. Lei nº 14.188, de 28 de julho de 2021. Lei do sinal vermelho. Brasília: Presidência da República; 2021.

9. Brasil. Lei nº 11.340, de 7 de agosto de 2006. Lei Maria da Penha. Brasília: Congresso Nacional; 2006.
10. Oliveira JD. A tipificação do crime de feminicídio como instrumento ao combate à violência de gênero. In: Martorelli AMN, Prudente EAJ, Torres VG, organizadores. Gênero, etnia e sexualidade: mecanismos de prevenção à violência. São Paulo: LiberArs; 2020.
11. Martorelli AMN. Mulheres homicidas: consumo de álcool e drogas ilícitas, sintomas depressivos e aspectos da sexualidade. São Paulo: LiberArs; 2018.
12. Oliveira CM. A prisão domiciliar de mulheres gestantes e mães no Estado de São Paulo após o Habeas Corpus coletivo do Supremo Tribunal Federal. In: Martorelli AMN, Prudente EAJ, Torres VG, organizadores. Gênero, etnia e sexualidade: mecanismos de prevenção à violência. São Paulo: LiberArs; 2020. p. 59.
13. Brasil. Decreto-Lei nº 5.452, de 1º de maio de 1943. CLT: Consolidação das Leis Trabalhistas. Brasília: Casa Civil; 1943.
14. Brasil. Lei nº 605, de 5 de janeiro de 1949. Lei do repouso semanal remunerado. Rio de Janeiro: DOU; 1949.
15. Brasil. Lei n° 9.029, de 13 de abril de 1995. Brasília: DOU; 1995.
16. Brasil. Lei nº 13.467, de 13 de julho de 2017. Altera a Consolidação das Leis do Trabalho (CLT). Brasília: DOU; 2017.
17. Brasil. Lei n° 10.406, de 10 de janeiro de 2002. Código Civil Brasileiro. Brasília: DOU; 2002.
18. Pedreira AM. A Responsabilidade do Estado por omissão: a aplicabilidade dos princípios da prevenção e precaução e o controle na administração pública: Porto Alegre: Núria Fabris; 2016.
19. Soares FR. Responsabilidade civil por dano existencial. Porto Alegre: Livraria do Advogado; 2009.
20. Ramos W. Dano existencial trabalhista [Internet]. São Paulo: Saber a Lei; 2020 [capturado em 26 jan. 2022]. Disponível em: https://saberalei.com.br/dano-existencial/.
21. Brasil. Lei nº 8.078, de 11 de setembro de 1990. Código de defesa do consumidor e normas correlatas. Brasília: DOU; 1990.
22. Brasil. Lei n° 12.318, de 26 de agosto de 2010. Dispõe sobre a alienação parental e altera o art. 236 da Lei no 8.069, de 13 de julho de 1990. Brasília: DOU; 2010.
23. Brasil. Lei nº 8.213, de 24 de julho de 1991. Lei Orgânica da Assistência Social–LOAS. Brasília: Casa Civil; 1991.
24. Organização Mundial da Saúde. Classificação de transtornos mentais e de comportamento da CID-10. Porto Alegre: Artmed; 1993.

ÍNDICE

A
Aspectos forenses relacionados aos transtornos psiquiátricos, 338
  alienação parental, 349
  código civil, 346
    indenização por danos de qualquer natureza, 346
    dignidade da pessoa humana, 338
  direito do trabalho, 344
  direito penal, 341
  direito previdenciário, 349
  políticas de saúde mental no Brasil, 339
Atividade sexual da mulher, 17
  abordagem às dificuldades sexuais no consultório, 26
  alterações comportamento sexual em outros transtornos psiquiátricos, 29
  depressão e função sexual, 28
  diagnóstico diferencial, 24
  DSM-5, 25
  dificuldades sexuais ao longo da vida, 21
  disforia/incongruência de gênero, 31
  exames complementares, 24
  longo da vida, 17
    aspectos físicos e psicológicos da resposta sexual, 18
    assexualidade feminina, 20
    função sexual, 20
      envelhecimento, 20
      gestação, 20
      idade madura, 20
    modelo de resposta sexual, 17
    queixas sexuais, mulheres não heterossexuais, 20
    relacionamentos, questões, 18
      desejo espontâneo, relacionamentos de longa duração, 19
      relacionamento monogâmico, interesse sexual, 19
  parafilias e transtornos parafílicos, 30
  prevalência das disfunções sexuais, 21
  quadro clínico e diagnóstico das disfunções sexuais, 22
    descrição, 22
    transtornos psiquiátricos, 17
  tratamento da disfunção sexual, 26
    fisioterapia de assoalho pélvico e genitais, 27
    intervenções medicamentosas, 27
      uso de testosterona, mulheres desejo hipoativo, 28
      recomendações, 28
    terapia sexual e psicoterapia, 26

C
Climatério e transtornos do humor, 57
  epidemiologia, 61
  estágios, 57
    ciclo reprodutivo STRAW+10, 58
  fatores de risco para transtornos depressivos na perimenopausa, 64
  influência dos hormônios reprodutivos no sistema nervoso central, 62
  genética, 63
  quadro clínico e diagnóstico de depressão, 65
    sobreposição de sintomas, 66
  sintomas da síndrome climatérica, 60
  terminologia, 59
  transtorno bipolar na perimenopausa, 69
  tratamento da depressão, 67
    tratamentos farmacológicos de sintomas menopausais, 68
    tratamentos não farmacológicos de sintomas menopausais, 69

D
Dependências comportamentais na mulher, 72
Depressão perinatal, 122
  diagnóstico, 122
    diagnóstico diferencial, 126
      blues puerperal, 127
      fatores para depressão, 127
      depressão bipolar, 129
      psicose puerperal, 127
      diferenças, 128
    instrumentos de avaliação e rastreamento, 124
      alguns instrumentos úteis para avaliação, 126
      Edinburgh Postnatal Depression Scale, 125
      Postpartum Depression Screening Scale, 125
    prevenção, 135
    sintomas mais frequentes ou mais graves, 124
    tratamento, 129
      antidepressivos, 130
        desfechos relacionados ao desenvolvimento, 131
        malformações congênitas, 130
        mulheres lactantes, 132
        síndrome da adaptação neonatal, 131
      hormônios, 132
        brexanolona, 133
        estradiol, 133
      neuromodulação, 134
      terapias psicossociais, 134

E
Estresse precoce na vida e transtornos mentais, 243
  diferenças de sexo, 249
  epigenética, 246

espectro das doenças mentais associadas ao estresse precoce, 249
estresse precoce, 244
   abuso emocional, 245
   abuso físico, 245
   abuso sexual, 245
   negligência emocional, 245
   negligência física, 245

F

Fisiologia feminina, 1
   ciclo menstrual, 1
      hipotálamo-hipófise-ovariano, sistema, 1
   esteroides sexuais, 3
      efeito modulações estrutural e funcional do cérebro, 4
         conectividade neural/excitabilidade, 5
         neuroplasticidade, 6
         neuroproteção, 6
         programação/ativação cerebral, 5
         regulação função células neurais, 5
         regulação transmissão neural, 5
      efeito regulação das funções cerebrais, 6
         cognição, 8
         humor e comportamento, 6
         sono, 9
      efeito sistemas neurotransmissores, transtornos psiquiátricos, 10
   estrogênios, 3
   progesterona, 4
   estrogênios nos transtornos psiquiátricos, papel, 11
      consumo de drogas, 13
      esquizofrenia, 11
      transtorno bipolar, 12
      transtorno de ansiedade generalizada, 13
      transtorno de estresse pós-traumático, 13
      transtorno depressivo maior, 12
      transtornos alimentares, 13

I

Infertilidade e perda perinatal, 35
   infertilidade, 35
      definições e epidemiologia, 35
      manejo dos sintomas ansiosos e depressivos, 38
      sintomas ansiosos, 37
      sintomas depressivos e transtorno depressivo maior, 36
      transtornos psiquiátricos, 36
   perda perinatal, 38
      depressão, 40
      manejo dos transtornos psiquiátricos, 41
      tipos, 39
      transtorno de ansiedade generalizada, 41
      transtorno de estresse pós-traumático, 40
Interconsulta psiquiátrica, 324
   contracepção hormonal, 326
   endometriose, 328
   incontinência urinária, 329
   interações com psicotrópicos, 326
   oncologia, 330
   planejamento reprodutivo, 326
   relevância clínica, 325
   síndrome do ovário policístico, 328

N

Neuromodulação no período perinatal, 299
   invasiva, 305
      estimulação do nervo vago, 305
      estimulação encefálica profunda, 306
   não invasiva, 299
      eletroconvulsoterapia, 303
      estimulação magnética transcraniana, 301
      estimulação transcraniana por corrente contínua, 299

P

Psicofarmacologia, particularidades, 253
   farmacocinética, 257
   farmacodinâmica e mulheres, 256
   grupos específicos de fármacos e diferenças entre os sexos na farmacocinética, 261
      antidepressivos, 262
      antipsicóticos, 261
      benzodiazepínicos, 261
Psicofármacos na gestação, 266
   categorias de segurança, 268
   especificidade de cada classe, 271
      anticonvulsivantes, 275
      prevalência de malformações congênitas, 276
      antidepressivos, 271
      antipsicóticos, 273
      benzodiazepínicos e drogas-Z, hipnóticos, 278
      lítio, 274
      psicoestimulantes, 278
   farmacocinética, 268
   princípios gerais, 270
   riscos no uso, 267
   riscos nos transtornos mentais na gestação, 266
Psicofármacos na lactação, 283
   aspectos biológicos ligados à amamentação, 283
      farmacocinéticos, 283
   aspectos subjetivos da lactação, 296
   atendimento a mulheres durante amamentação, 297
   atividades psíquicas que afetam amamentação, 285
      ansiedade, 285
      depressão, 285
      descontinuidade da amamentação, 286
      reflexo disfórico de ejeção do leite, 286
   psicofármacos e amamentação, 287
      ansiolíticos e benzodiazepínicos, 288
      antidepressivos, 290
      antipsicóticos, 293
      estabilizadores do humor, 295
      guia de prescrição, 287
      hipnóticos, 289
Psicoterapia, 310
   bournout, 311
      diagnóstico e apresentação clínica, 311
      intervenções psicoterápicas, 313
      particularidades no sexo feminino, 312
   período perinatal, 314
      intervenções específicas, 315
      terapia cognitivo-comportamental, 315
      terapia interpessoal, 317

Índice

terapias cognitivo-
comportamentais de
terceira onda, 316
contextuais, 316
transtornos alimentares, 318

S

Suicídio e automutilação, 234
autolesões e comportamento
suicida, 235
fatores de risco e estratégias de
apoio ao manejo clínico,
237
perspectivas históricas sobre
comportamentos
suicida e de
automutilação, 236

T

Transtorno bipolar, 98
comorbidades, 106
epidemiologia, 99
longo do ciclo vital, 103
infância e adolescência, 103
menopausa, 106
mulher adulta, 103
período perinatal, 104
neurobiologia, 100
fatores envolvidos, 102
Transtorno disfórico pré-menstrual,
111
diagnóstico, 111
critérios de acordo com DSM-
5, 113
diagnósticos diferenciais, 114
exames complementares, 115
instrumentos de avaliação e
rastreamento, 112
Daily Record of Severity of
Problems, 114
Premenstrual Symptoms
Screening Tool, 114
fisiopatologia, 115
tratamento, 117
Transtornos alimentares, 199
diagnóstico diferencial, 210
etiopatogenia, 200
exames complementares, 210
quadro clínico e diagnóstico, 202
anorexia nervosa, 202
critérios segundo a CID-11,
204
critérios segundo o DSM-5,
205
bulimia nervosa, 204
critérios segundo a CID-11,
206
critérios segundo o DSM-5,
207
transtorno de compulsão
alimentar, 208
critérios segundo a CID-11,
208
critérios segundo o DSM-5,
209
tratamento, 211
anorexia nervosa, 211
bulimia nervosa, 212
transtorno de compulsão
alimentar, 212
Transtornos da personalidade, 216
diagnóstico, 217
transtorno da personalidade
antissocial, 222
transtorno da personalidade
borderline, 220
transtorno da personalidade
dependente, 223
transtorno da personalidade
evitativa, 224
transtorno da personalidade
histriônica, 221
transtorno da personalidade
narcisista, 220
transtorno da personalidade
obsessivo-compulsiva
ou anancástica, 224
tratamento, 225
transtorno da personalidade
antissocial, 228
medicamentos, 228
transtorno da personalidade
borderline, 225
medicamentos, 226
transtorno da personalidade
dependente, 229
medicamentos, 229
transtorno da personalidade
evitativa, 230
medicamentos, 230
transtorno da personalidade
histriônica, 227
medicamentos, 228
transtorno da personalidade
narcisista, 227
medicamentos, 227
transtorno da personalidade
obsessivo-compulsiva
ou anancástica, 231
medicamentos, 231
violência baseada em gênero, 231
Transtornos de ansiedade, 139
fobias específicas, 149
apresentação clínica e
especificidades, 150
diagnóstico, 149
epidemiologia, 149
neurobiologia, 150
tratamento e resposta ao
tratamento, 151
mutismo seletivo, 159
apresentação clínica e
especificidade, 160
diagnóstico, 159
epidemiologia, 159
neurobiologia, 160
tratamento e resposta ao
tratamento, 160
transtorno de ansiedade
generalizada, 140
apresentação clínica e
especificidades, 140
diagnóstico, 139
epidemiologia, 140
neurobiologia, 141
inflamação em transtornos
relacionados a medo e
ansiedade, 142
tratamento e resposta ao
tratamento, 143
transtorno de ansiedade de
separação, 155
apresentação clínica e
especificidades, 157
diagnóstico, 155
segundo DSM-5
epidemiologia, 156
neurobiologia, 158
tratamento e resposta ao
tratamento, 159
transtorno de ansiedade social,
151
apresentação clínica e
especificidades, 152
diagnóstico, 151
epidemiologia, 152
neurobiologia, 153
tratamento e resposta ao
tratamento, 154
transtorno de pânico e
agorafobia, 143
apresentação clínica e
especificidades, 145
diagnóstico, 143
epidemiologia, 145
neurobiologia, 146
esquema das vias
neuroanatômicas de
informação, 147

tratamento e resposta ao tratamento, 148
processo etiológico e de manutenção, 148
Transtornos do espectro obsessivo-compulsivo, 164
dismórfico corporal, 169
apresentação clínica e especificidades, 170
diagnóstico, 169
epidemiologia, 169
neurobiologia, 179
tratamento e resposta ao tratamento, 170
obsessivo-compulsivo, 164
apresentação clínica e especificidades, 165
diagnóstico, 164
diagnóstico diferencial, 165
epidemiologia, 165
neurobiologia, 166
expressão do TOC, diferenças, 167
neurocircuito CSTC, 166
tratamento e resposta ao tratamento, 168
síndrome da referência olfativa, 171
apresentação clínica e especificidades, 171
diagnóstico, 171
epidemiologia, 171
neurobiologia, 172
transtorno de acumulação, 172
apresentação clínica e especificidades, 174
diagnóstico, 172
epidemiologia, 173
neurobiologia, 174
tratamento e resposta ao tratamento, 174
transtorno de Tourette, 177
apresentação clínica e especificidades, 179
diagnóstico, 178
epidemiologia, 179
neurobiologia, 179
tratamento e resposta ao tratamento, 181
transtornos de comportamento repetitivo focado no corpo, 174
tricotilomania e dermatotilexomania

ou comportamentos de *grooming*, 174
apresentação clínica e especificidades, 176
diagnóstico, 174
epidemiologia, 175
neurobiologia, 176
tratamento e resposta ao tratamento, 177
Transtornos por uso de substâncias, 72
Transtornos psicóticos, 85
esquizofrenia, 85
diferenças clínicas, 86
principais diferenças, 87
estrogênio, 88
sexualidade, 88
esquizofrenia na gravidez e na lactação, 89
peri e pós-menopausa, 91
avaliação na perimenopausa, 92
psicose puerperal, 82
Transtornos psiquiátricos, 17
atividade sexual da mulher, 17
Transtornos relacionados ao estresse e ao trauma, 185
diferenças entre sexos na suscetibilidade e resiliência ao estresse, 186
estresse, processo traumático e neurobiologia, 185
longo do ciclo vital, 187
estresse precoce, 187
sofrimento materno, 188
peculiaridades dos transtornos, 188
abordagens terapêuticas do transtorno de estresse pós-traumático, 192
alteração negativa nas cognições e no humor, 188
aspectos diagnósticos do transtorno de estresse pós-traumático perinatal, 191
câncer de mama, 192
diferenças entre sexos na suscetibilidade ao transtorno de estresse pós-traumático, 189
evitação de estímulos associados aos

comportamentos de trauma, 188
parto e puerpério, 190
reexperimentação, 188
regulação emocional, 190
sintomas de excitação, 189
transtorno da personalidade *borderline* e transtorno de estresse pós-traumático complexo, 195
transtorno de adaptação, 194
transtorno de estresse agudo, 193
transtorno de luto complexo persistente e perda traumática, 194

U

Uso de substâncias, transtornos, 72
dependências comportamentais, 72
aspectos físicos, 75
aspectos nutricionais, 77
aspectos psicológicos e sociais, 79
diagnóstico, 72
epidemiologia, 73
evolução, 74
genética, 74
gestação, 76
suicídio, 77
tratamento, 80

V

Violência contra a mulher, 44
impactos psicológicos, 44
acolhimento e manejo, 52
rede de atendimento, 53
consequências das vivências de violência, 48
formas de violência, 45
doméstica e parceiro íntimo, 46
física, 46
institucional, 48
obstétrica, 48
patrimonial, 47
psicológica, 46
sexual, 47
saúde mental, 49
quadros psiquiátricos mais comuns, 49
síndrome da mulher espancada, 50